新编临床护理丛书

ADVANCED CLINICAL NURSING PRACTICE

高级临床护理实践

主　审　陶秀彬　李远珍

主　编　沈棫华　袁莉萍

副主编　曾美红　王翠珍　孙翔云

编　委（以姓氏笔画为序）

关春兰　江海娇　朱家梅　李迎霞

李娟娟　吴　俊　吴明星　吴赞芳

余正芝　余金甜　汪　君　汪玲玲

张　帆　张必兰　张志云　陈敬涛

罗　雪　罗　琨　金玲丽　奚卫珍

蒋莉莉　曾红美　詹凤丽　潘玲玲

戴海英

中国科学技术大学出版社

内 容 简 介

本书基于典型病例对患者的病因、病理生理变化、治疗原则、护理措施、疾病转归等进行动态分析，涵盖呼吸系统疾病护理、循环系统疾病护理、消化系统疾病护理、血液系统疾病护理、内分泌系统疾病护理、泌尿系统疾病护理、肌肉与骨骼系统疾病护理、神经系统疾病护理、产科疾病护理、儿童疾病护理、老年慢性病护理、老年精神疾病护理、血液净化护理、呼吸治疗护理、静脉治疗护理、术后伤口感染护理等方面的专业护理内容。本书培养学生初步学会运用护理知识和程序对患者开展整体护理，并培养其临床护理思维能力，进而提高学生分析和解决临床护理问题的能力。

图书在版编目(CIP)数据

高级临床护理实践 / 沈棫华，袁莉萍主编．-- 合肥：中国科学技术大学出版社，2025. 6. -- ISBN 978-7-312-06280-3

Ⅰ. R47

中国国家版本馆CIP数据核字第2025RW3425号

高级临床护理实践

GAOJI LINCHUANG HULI SHIJIAN

出版 中国科学技术大学出版社
安徽省合肥市金寨路96号，230026
http://press.ustc.edu.cn
https://zgkxjsdxcbs.tmall.com

印刷 安徽国文彩印有限公司

发行 中国科学技术大学出版社

开本 880 mm×1230 mm 1/16

印张 25

字数 770千

版次 2025年6月第1版

印次 2025年6月第1次印刷

定价 78.00元

序

护理学作为医学领域守护人类健康的核心支撑体系，其内涵与外延伴随着医疗技术的革新与健康需求的多元化而持续深化。在人口老龄化与疾病谱变迁的背景下，高级护理实践(advanced nursing practice，ANP)作为学科前沿，其角色已从传统执行者演进为分级诊疗体系中关键的决策协调者与质量提升枢纽，重要性日益凸显。

该书旨在为护理学研究生、临床护理骨干及护理教育工作者提供系统性的专业指导，内容聚焦科研方法论与临床转化思维的融合应用，系统阐述了危重症预警评估工具、慢病管理优化路径、跨学科协作实践模式等核心议题，并创新性地融入了课程思政案例。该书不仅系统梳理了ANP的理论基础与发展脉络，更依托详实的临床案例分析与循证实践指南，深入探讨了ANP在危重症救护、慢性病全周期管理、社区健康干预等关键领域的应用价值与效能。

该书编写团队兼具深厚专业素养与丰富临床经验，秉持严谨求实与开拓创新的精神，以案例为驱动，将理论精髓与实践智慧紧密结合。书中案例设计紧扣临床实际，将疾病常见问题与基于最佳证据的护理策略系统整合，致力于为读者呈现一本兼具较强实践指导性与一定学术深度的专业图书。

该书客观呈现了ANP在改善患者健康结局、优化医疗资源配置方面所取得的实证成效，并提炼总结了具有推广价值的护理实践模式与方法。书中特别强化了课程思政元素的融入，科学论证了ANP在提升护理队伍核心能力、促进多学科高效协同以及引领护理学科内涵建设方面的关键作用与发展方向。期望该书的出版，能为推动中国高级护理实践的专业化、科学化发展提供有力支撑，并成为广大护理同仁专业实践中可靠的知识参考与行动指南。

同时，愿该书的出版，为高级护理实践的理论探索与临床革新提供坚实助力，推动护理学科迈向更高水平的发展。

重庆医科大学附属第一医院原护理部主任

重庆市护理学会理事长

赵庆华

2025年5月

前　言

护理学作为一门兼具科学与人文关怀的学科，始终以促进人类健康、减轻病痛为己任。在医疗政策改革、疾病诊断相关分组(diagnosis related groups, DRG)付费改革与患者个性化需求的双重驱动下，护理实践面临“标准化流程”与“个体化照护”的价值平衡挑战。高级护理实践(advanced nursing practice, ANP)作为护理学科的前沿领域，不仅是护理专业发展的必然趋势，更是提升医疗服务质量、优化患者健康结局的重要途径。

本书的编写初衷，是回应护理学科发展的时代需求，帮助护理从业者更好地理解高级护理实践的核心概念、理论框架与实践方法，从而在临床工作中发挥更大作用，并为护理学研究生、临床护理人员及护理教育者提供具有专业实践性的指导。

本书内容涵盖高级护理实践的理论基础、核心能力要求及不同临床场景中的应用。书中先通过丰富的案例分析，阐释高级护理实践的基本概念与理论模型，再展示其在急危重症护理、慢性病管理等领域的具体应用。

本书以案例病情进展为引，生动形象且深入浅出地分析各系统疾病，融入护理新进展，并将思想政治教育元素贯穿护理实践，注重职业道德、社会责任感和人文关怀能力的培养，强化社会主义核心价值观，增强学生对护理职业的使命感与荣誉感。

在编写过程中，我们始终坚持以读者为中心，力求内容严谨、语言通俗、案例生动。书中既融入国内外高级护理实践的最新研究成果，又结合国内护理实践实际，为读者提供本土化的实践指导。

我们期待这本书如同一面棱镜，既能折射国际ANP发展的先进理念，又能散射中国护理实践的独特光谱。当读者合上最后一页时,收获的不应仅是知识图谱的扩充,更应是“让技术传递温度,用专业守护尊严”的信念。

最后,特别感谢所有参与本书编写的人员,他们以深厚的学术造诣和丰富的临床经验,为本书提供了宝贵支持,确保了本书的顺利出版。

沈槭华　袁莉萍

2025年4月

目　录

第一章 呼吸系统疾病护理

第一节　慢性阻塞性肺疾病

案　例　一

一、案例导入

一般资料：患者，男，68岁。

现病史：患者家属诉患者5天前受凉后出现咳嗽、咳痰、气喘等症状，痰液较多，为白痰，后转为黄色浓痰，活动后气喘加重并有呼吸困难，伴发热，遂于当地县医院就诊，CT提示肺部炎症，予福多斯坦片、头孢哌酮、甲泼尼龙琥珀酸钠、溴己新对症治疗，治疗后体温下降，咳嗽、咳痰、气喘等症状未有明显好转。初步诊断：① 慢性阻塞性肺疾病伴有急性加重。② 重症肺炎。③ 急性呼吸衰竭。④ 贲门胃底恶性肿瘤术后。

辅助检查：2024年2月13日血常规＋CRP(静脉血)：白细胞5.0×10^9/L，中性粒细胞百分比95.1％，红细胞3.11×10^{12}/L，血红蛋白87 g/L，血小板284×10^9/L，超敏C反应蛋白69.81 mg/L。动脉血血气分析：酸碱度7.348，CO_2分压74.0 mmHg，氧分压222 mmHg，碳酸氢根36.3 mmol/L，碱剩余13.4 mmol/L，氧饱和度99.8％，乳酸0.7 mmol/L。

主要治疗：① 呼吸治疗方面予间断高流量吸氧及间断无创辅助通气，动态复查血气，根据结果及时调整呼吸支持力度。② 现患者长期卧床中，属于肺栓塞高危人群，注意预防下肢深静脉血栓形成，定期复查血凝常规及开展下肢血管彩超等检查。完善检查以协助诊断，如动脉血气、血常规、血生化、血凝常规、CRP、PCT、痰培养、心肌酶谱、肌钙蛋白等。予抗感染、化痰、护胃及防治并发症对症治疗，密切监测患者生命体征。

其他史：贲门胃底恶性肿瘤术后。

二、临床问题解析

1. 什么是慢性阻塞性肺疾病？

答　慢性阻塞性肺疾病(chronic obstructive pulmoriary disease，COPD)是一组以气流受限为特征的肺部疾病，气流受限不完全可逆，呈进行性发展，主要累及肺部。

知识链接

COPD、慢性支气管炎、支气管哮喘

COPD是一种具有气流受限特征的可以预防和治疗的疾病。其气流受限不完全可逆，呈进行性发展，与肺脏对吸入烟草烟雾等有害气体或颗粒的异常炎性反应有关。COPD主要累及肺脏，但也可引起全身(或称肺外)的不良效应。肺功能检查对明确是否存在气流受限有重要意义。在吸入支气管舒张剂后，如果1 s用力呼气容积(FEV1)占用力肺活量(FVC)的百分比(FEV1/FVC；也称1秒率，即FEV1%)<70%，则表明存在不完全可逆的气流受限。

慢性支气管炎是具有慢性咳嗽、咳痰特征的一种疾病。其患者为咳嗽、咳痰至少每年3个月、连续2年并排除其他原因所致的慢性咳嗽者。支气管哮喘的气流阻塞具有可逆性，现已认为它是一种具有复杂的细胞与化学介质参与的特殊炎症性疾病，不属于COPD。但也有某些支气管哮喘患者，在疾病进程中发展为不可逆性气流阻塞，当支气管哮喘与慢性支气管炎和(或)肺气肿重叠存在或难以鉴别时，也可列入COPD范围。没有气流阻塞的慢性支气管炎或肺气肿不属于COPD。已知病因或具有特异病理表现并有气流阻塞的一些疾病，如囊性纤维化、弥漫性泛细支气管炎或闭塞性细支气管炎等也不包括在COPD内。

2. 该患者属于什么程度的COPD?

答 该患者为COPD急性加重期。

拓展阅读

COPD的诊断与分级

COPD诊断要根据病史、体征、实验室检查等多方面综合进行。肺功能检查(FEV1/FVC、RV/TLC)对确定气流阻塞及其严重程度、肺气肿诊断有重要意义。如有FEV1下降即可诊断有气流阻塞。胸部X线检查对肺气肿诊断和鉴别其他原因所致肺部疾病有较大意义。由于FEV1下降与COPD严重程度和预后有很好的相关关系，故根据FEV1下降情况可将COPD分为Ⅰ级、Ⅱ级和Ⅲ级(表1-1)。

表1-1　COPD分级

分级	FEV1%
Ⅰ级	≥70
Ⅱ级	50～69
Ⅲ级	≤49

Ⅱ、Ⅲ级应做动脉血气检查，以了解 PaO_2和动脉血CO_2分压($PaCO_2$)改变情况。在COPD发展过程中，根据病情可分为急性加重期和稳定期。急性加重期：患者在短期内咳嗽、喘息加重，痰呈脓性或黏液脓性，量明显增加或可伴发热等炎性表现。稳定期：患者咳嗽、咳痰、气短等症状稳定或症状轻微。

3. COPD的临床表现有哪些?

答 ① 咳嗽：初起早晨加重，以后晚上也明显。② 咳痰：黏液性痰，合并感染时有脓性痰。③ 气短：逐渐加重，活动后明显。④ 喘息：部分患者发生。⑤ 吸烟史：多有长期大量吸烟病史。⑥ 职业史：如较长期粉尘、烟雾或有害气体接触史。在发病过程中，常有反复呼吸道感染史，冬季发病多。随疾病进展，急性加重变得频繁。COPD后期发生低氧血症和(或)高碳酸血症，并可发生肺源性心脏病。

4. 该患者急性加重期治疗原则有哪些?

答 (1) 根据症状、血气分析结果、X线胸片评估病情的严重程度。

(2) 控制性氧疗。氧疗是COPD住院患者的基础治疗手段。无严重并发症的患者氧疗后易达到满意的氧合水平[PaO_2>60 mmHg或脉搏血氧饱和度(SpO_2)>90%]。应予控制性低浓度氧疗，避免PaO_2骤然大幅升高引起呼吸抑制导致CO_2潴留及呼吸性酸中毒。施行氧疗30 min后，需复查动脉血气以了解氧疗效果。

(3) 抗菌药物。抗菌药物治疗在COPD患者住院治疗手段中居重要地位。当患者呼吸困难加重，咳嗽伴有痰量增多及脓性痰时，应根据病情严重程度，结合当地常见致病菌类型、耐药趋势和药敏情况尽早选择敏感药物。

(4) 支气管舒张剂。短效β_2受体激动剂较适用于COPD急性加重的治疗。若效果不显著，建议加用抗胆碱能药物(异丙托溴铵、噻托溴铵等)。对于较为严重的COPD急性加重，可考虑静脉滴注茶碱类药物，但需警惕心血管与神经系统不良反应。β_2受体激动剂、抗胆碱能药物及茶碱类药物可合理联合应用以发挥协同作用。

(5) 糖皮质激素。COPD急性加重住院患者在应用支气管舒张剂基础上，口服或静脉滴注糖皮质激素。使用糖皮质激素要权衡疗效及安全性。建议口服泼尼龙，每日30～40 mg，连续7～10 d后减量停药。也可以先静脉给予甲泼尼松龙，每日1次，每日40 mg，3～5 d后改为口服。延长糖皮质激素用药疗程并不能增加疗效，反而会使不良反应风险增加。

(6) 利尿剂。COPD急性加重合并右心衰竭时可选用利尿剂，利尿剂不可过量过急使用，避免血液浓缩、痰黏稠而不易咳出及电解质紊乱。

(7) 强心剂。COPD急性加重合并有左心室功能不全时可适当应用强心剂；对于感染已经控制，呼吸功能已改善，经利尿剂治疗后右心功能仍未改善者也可适当应用强心剂。应用强心剂需慎重，因为COPD患者长期处于缺氧状态，对洋地黄的耐受性低，若洋地黄治疗量与中毒量接近，易发生毒性反应，引起心律失常。

(8) 血管扩张剂。COPD急性加重合并肺动脉高压和右心功能不全时，在改善呼吸功能的前提下可以应用血管扩张剂。

(9) 抗凝药物。COPD患者有高凝倾向。对卧床、有红细胞增多症或脱水难以纠正的患者，如无禁忌证均可考虑使用肝素或低分子肝素。COPD急性加重合并深静脉血栓形成和肺血栓栓塞症时应予相应抗凝治疗，发生大面积或高危肺血栓栓塞症可予溶栓治疗。

(10) 呼吸兴奋剂。危重患者，如出现$PaCO_2$明显升高、意识模糊、咳嗽反射显著减弱，若无条件使用或患者不同意使用机械通气，在努力保持气道通畅的前提下可使用呼吸兴奋剂治疗，以维持呼吸及苏醒状态。目前国内常用的药物为尼可刹米(可拉明)、山梗菜碱(洛贝林)和吗乙苯吡酮等。由于中枢性呼吸兴奋剂作用有限，且易产生耐受性，同时有惊厥、升高血压、增加全身氧耗量等不良反应，对于已有呼吸肌疲劳的患者应慎用。

5. 该患者疾病稳定期管理的目的是什么？

答 COPD稳定期管理的目的是减轻症状、提高运动耐力、改善健康状况，最重要的是减少恶化的风险(预防急性加重、防止疾病进展、减少死亡)，需要反复多次进行病情评估和调整治疗方案(图1-1)。

(1) 初期管理。稳定期管理的基础是要求患者戒烟(包括电子烟)，减少接触职业性粉尘、烟雾气体以及室内外空气污染物等，对烟草依赖者除进行戒烟健康教育外，必要时可给予药物治疗，如伐尼克兰、安非他酮缓释剂及各剂型尼古丁。

(2) 支气管扩张剂。吸入(不建议口服)支气管扩张剂是COPD症状管理的核心，给予常规基础剂量可以预防或减轻症状。

6. 该患者如何进行氧疗？

答 (1) 医院内氧疗。在疾病急骤发生的严重缺氧时，给氧具有第一位重要性，通常可通过鼻导管、Ven turi面罩或通过机械通气给氧。氧疗的目的是使氧饱和度(SaO_2)上升至>90%及(或)PaO_2≥8.0 kPa (60 mmHg)而不使$PaCO_2$上升超过1.3 kPa(10 mmHg)或pH<7.25。给氧应从低剂量开始(鼻导管氧流量为1～2 L/min)。但对严重低氧血症、CO_2潴留不太严重者，可逐步增大吸氧浓度。

(2) 长期家庭氧疗(LTOT)。缺氧可迅速引起细胞损伤，纠正缺氧对具有进行性低氧血症的COPD患者具有重要作用，已证明LTOT可改善COPD伴慢性呼吸衰竭患者的生存率。当呼吸衰竭稳定3~4周，PaO_2≤7.3 kPa(55 mmHg)，不论是否有高碳酸血症都可进行LTOT。在有些国家，PaO_2 7.3~7.9 kPa(55~59 mmHg)并存肺动脉高压、肺心病、红细胞增多症或严重夜间低氧血症者也可进行LTOT。但对仍然继续吸烟者，一般不进行LTOT。LTOT通常经鼻导管吸入氧气，流量1.5~2.5 L/min，PaO_2一般可达8.0 kPa(60 mmHg)以上。吸氧持续时间不应少于15 h/d，包括睡眠时间。我国目前限于条件，虽不能广泛开展家庭长期氧疗，但随着条件改进，LTOT将会发挥应有的作用。

知识链接

COPD稳定期管理流程

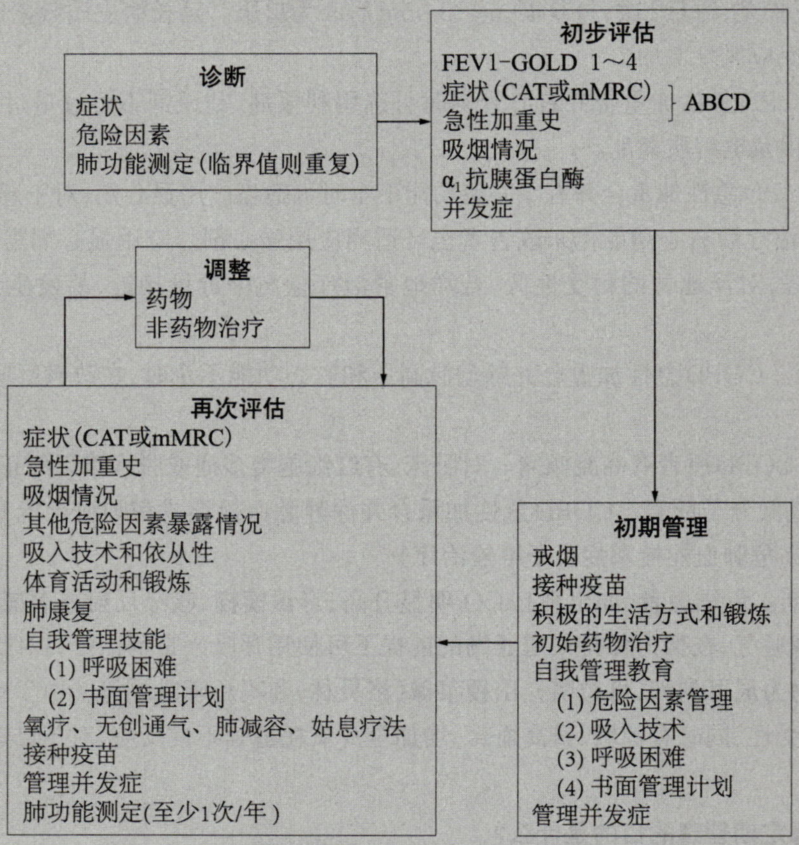

图1-1 COPD稳定期管理流程

拓展阅读

长期家庭氧疗患者的评估

为了保证长期家庭氧疗的适用性，避免不必要的长期家庭氧疗的治疗和医疗资源的浪费，必须在开展长期家庭氧疗前对COPD患者进行全面的评估。英国的一项关于长期家庭氧疗评估体系改革的研究结果表明，以护士为主导的评估体系能为有限数量的患者提供高标准的护理服务。长期家庭氧疗的评估方式主要包括脉搏血氧浓度测量及血气分析，现有的指南均指出不应以脉搏血氧浓度为单一的评估方式，应将患者3周内2次的血气分析结果作为是否开展长期家庭氧疗的标准。美国一项多中心的回顾性研究表明，仅用脉搏血氧浓度测定法可能过高估计患者的动脉血氧饱和度而导致患者无法得到合适的治疗。因此，在初次评估患者是否符合长期家庭氧疗要求的情况下，应考虑使用准确性更高的血气分析进行评估。在不同的指南中，对采用动脉血气分析或毛细血管血气分析有不同的建议，德国呼吸协会发布的《长期家庭氧疗指南》中提出要以4周内3次不同的毛细血管血气分析结果为判断标准，《慢性阻塞性肺疾病全球倡议》(GOLD指南)提出要以3周内2次不同的动脉血气分析结果为判断标准,而研究表明基于毛细血管血气分析结果而开具的长期家庭氧疗处方会更大程度导致不必要的治疗,且毛细血管血气取样会使患者承受更大的痛苦,因而建议采用动脉血气分析,但目前仍需要更多的循证证据加以补充。为了保证患者的评估结果具有可信性,现有的指南均强调急性加重治疗出院后的患者应进行再次评估,急性加重入院的患者在治疗出院后一段时间其低氧血症可能好转,再次评估可避免不必要的治疗,减轻患者的负担。护士作为长期家庭氧疗的主要评估者,应熟悉并掌握相关评估内容。

7. 如何制定长期家庭氧疗的护理方案?

答 家庭护理方案以保证患者长期顺利实施家庭氧疗为目的,主要包括根据患者情况进行氧流量的调整、确保足够的氧疗时长、健康教育以及其他肺康复训练的联合治疗等内容。

(1) 氧流量的调整。目前国内的长期家庭氧疗处方大部分以持续的低流量给氧为主,一般为1～2 L/min。爱尔兰《长期家庭氧疗指南》(2015年版)建议,长期家庭氧疗的氧流量应从1 L/min开始,在执行氧流量30 min后再调整氧流量,以1 L/min逐渐增加,以保证患者的血氧饱和度在静息状态下达到90%以上,或血氧分压达到60 mmHg以上。此外,在长期家庭氧疗的实施过程中应再次对患者进行血气分析,以保证患者在休息、活动和睡眠时保持足够的氧气或避免患者产生高碳酸血症。长期家庭氧疗的目的是保证患者有足够的氧气吸入,护理人员应根据患者的病情变化及环境变化进行调整。

(2) 确保足够的氧疗时长。目前的相关指南建议长期家庭氧疗的时长至少为15 h/d,应尽可能多地延长氧疗时间,最佳氧疗时长是24 h/d。这是基于MRC与NOTT试验的研究结果所提出的建议,即在MRC试验中,18 h/d组的病死率低于15 h/d组,但该试验是非随机对照试验且没有根据研究对象的混杂因素进行调整,因此,有学者对氧疗时长“越长越好”提出了质疑。一项观察性研究对2 249例氧依赖型COPD患者进行了随访,在对一些潜在的混杂因素进行调整后发现,24 h/d和15～16 h/d的患者的存活率相似。Mazzarin等实施了一项横断面调查,探讨了39例COPD患者的肺功能、呼吸困难程度、体力活动水平等与长期家庭氧疗的关系,发现长期家庭氧疗时间越长的患者其体力活动水平越低,也从另一方面说明了长期家庭氧疗的时长并不是越长对患者越有利,但该项研究纳入的样本量较少,研究结果的普及需要进一步验证。由于氧疗设备的限制,过长的氧疗时间会在一定程度上限制患者的活动,可能会影响患者的日常生活以及社会交往,造成患者不必要的负担。因此,患者每天具体需要持续进行多长时间的氧疗,尚需更多的高质量随机对照试验进行验证。

知识链接

长期家庭氧疗患者的其他联合治疗

长期家庭氧疗患者的氧疗时长一般会限制患者的日常活动,是长期家庭氧疗患者日常活动能力和肺功能状态的影响因素。因此,护理人员在保证患者有足够氧疗时长的同时,应将日常活动能力及肺功能的训练等内容纳入长期家庭氧疗的护理方案。Sahin等对长期家庭氧疗的患者联合8周的肺康复训练进行了研究,结果表明长期家庭氧疗联合肺康复训练能使患者的6 min步行距离和肺功能的指标改善,并能提高患者的生活质量;国内学者陈敏等通过医护人员指导患者进行家庭氧疗配合呼吸操训练,在长达1年的干预后,试验组的肺功能、生存质量、急性加重及再次住院的频率与干预前和对照组比较均有明显改善,与国内研究者的研究结果一致。上述研究的训练方案主要包括呼吸肌训练、肢体的伸展和跳操等活动,但在干预方案、干预强度、干预时间以及干预频率上存在较大的差异,因此,如何在长期家庭氧疗患者中实施有效的康复训练还需要进一步探索,未来研究可尝试构建一个能与长期家庭氧疗患者的疾病严重程度、体力活动模式以及日常生活自理能力水平相匹配的个性化体力活动方案,并实施高质量的随机对照试验进行验证,从而提高长期家庭氧疗患者的体力活动水平。

8. 根据《慢性阻塞性肺疾病全球倡议》，如何进行运动训练？

答 据英国胸科协会(BTS)成人肺康复质量标准，肺康复计划首先应包括有监督、个体化、循序渐进的运动训练。运动耐力是健康状况损伤的评价指标和疾病预后的预测因子，开始运动训练前可利用6 min步行测试(6-MWT)、穿梭步行测试(SWT)或心肺运动测试(CPET)对其进行评估。

(1) 耐力训练。耐力训练，也称适应性训练，是肺康复中最常用的训练模式，包括下肢和(或)上肢训练，其中骑脚踏车(固定式)、跑步(跑步机)或步行等下肢训练是大多数肺康复项目的核心，能够在一定程度上改善COPD患者的运动耐力、呼吸困难和生活质量。另有研究表明，持续12～15个月的下肢训练还具有降低COPD急性加重风险的潜在作用。进行耐力训练时，患者需佩戴测力仪(手臂或腿部)，并应以最大功率的60%或以上持续锻炼20～30 min。

(2) 抗阻力/力量训练。抗阻力/力量训练比耐力训练有更大的潜力来改善肌力。抗阻力/力量训练可降低耗氧量、减轻呼吸困难，这对训练耐受性较差的患者可能是有利的。在进行抗阻力/力量训练和耐力训练时，一定要考虑患者的心肺功能、合并症等，训练时间和强度需循序渐进、因人而异。

(3) 间歇训练。间歇训练是指高强度训练与休息或低强度训练交替进行，但通常需要达到与持续训练相近的总做功。研究表明，对于中、重度COPD患者间歇负荷训练与持续负荷训练在生存质量、6-MWT及BODE指数[由体质指数(body mass index)、气流阻塞程度(obstruction)、呼吸困难(dyspnea)、运动耐力(exercise)组成]的改善方面相似。所以，建议心肺功能较差、年龄较大、合并症较多的COPD患者采取间歇训练的方式，以患者较为适应的训练方式和强度进行。

临床上，对大多数心肺功能较好的COPD患者，以耐力训练、抗阻力/力量训练为主，间歇训练为辅。而对心肺功能较差的患者，则应以间歇训练为主，耐力训练、抗阻力/力量训练为辅。GOLD指南新增了对无慢性低氧血症而仅在运动后出现血氧饱和度下降的患者，可以在运动期间增加氧供以提高运动耐力的内容。其中对于开展长期氧疗(LTOT)的基于GOLD指南划分的3～4级COPD患者在进行肺康复运动训练时，GOLD指南建议采用加温、加湿经鼻高流量吸入治疗(high-flow nasal therapy，HFNT)，即通过鼻腔以20～60 L/min的流速吸入湿化的空气－氧气混合物[吸入氧浓度(FiO_2)＜30%]。研究表明，运动期间给予HFNT能在一定程度上减少GOLD指南划分的3～4级COPD患者的呼吸肌负荷和呼吸频率，延长呼气时间。因此，本书建议，长期氧疗的GOLD指南划分的3～4级COPD患者在进行运动训练时辅助给予HFNT。如果条件允许，对于mMRC评分≥2分的其他患者也可考虑给予HFNT。

拓展阅读

替代性运动训练

(1) 呼吸再训练。呼吸困难患者多存在不利于肺通气和肺换气的浅快呼吸，而降低呼吸频率和延长呼吸时间的呼吸再训练具有潜在益处。研究表明，瑜伽和吹笛样呼吸法可增加潮气量和血氧饱和度，并减轻呼吸困难。为期4周的有监督的膈式呼吸能够改善呼吸困难、增加6-MWT距离。但也有研究表明，膈式呼吸增加了呼吸功且加重了呼吸困难。

(2) 呼吸肌训练(VMT)。研究表明，与骨骼肌训练相似，呼吸肌的力量和耐力也可在特定的训练(超过最大力量的30%)下增强。吸气肌肌力下降在COPD患者中十分明显，研究发现吸气肌训练(IMT)可改善吸气肌肌力、6-MWT距离及减轻呼吸困难。但与上肢和下肢耐力运动训练一样，IMT的最佳持续时间、频率和强度仍未确定。

(3) 其他神经肌肉电刺激(NMES)。主要通过电刺激引发肌肉收缩。英国国家卫生与临床优化研究所(NICE)发布的相关指南强调，NMES可与体育锻炼相结合，但不应将其作为运动锻炼的替代方式。另外，2021年GOLD指南新增了针灸和穴位按摩也可能会在一定程度上减轻重度气流受限患者的呼吸困难和提高生活质量的内容。太极，是一种伴随深呼吸、保持专注的缓慢节律性运动。研究表明，太极可改善患者运动能力和肺功能，但相较于标准肺康复训练项目，太极的益处尚不明确。

9. 该患者使用无创机械通气的适应证是什么？

答 应用无创机械通气可降低$PaCO_2$，缓解呼吸肌疲劳，减轻呼吸困难，从而减少气管插管和有创呼吸机的使用，缩短住院天数。使用无创机械通气要注意掌握合理的操作方法，提高患者依从性，以达到满意的疗效。

知识链接

COPD患者无创机械通气禁忌证

禁忌证（符合下述条件之一）为呼吸抑制或停止；心血管系统功能不稳定（顽固性低血压、严重心律失常、心肌梗死）；嗜睡、意识障碍或不合作者；易误吸者（吞咽反射异常、严重上消化道出血）；痰液黏稠或有大量气道分泌物；近期曾行面部或胃食管手术；头面部外伤；固有的鼻咽部异常；极度肥胖；严重的胃肠胀气。

10. 该患者出院时如何进行出院指导和预防慢阻肺急性加重？

答 (1) 出院标准。① 患者能够使用长效支气管扩张剂，应用β_2受体激动剂和（或）抗胆碱药，联合或不联合吸入糖皮质激素进行稳定期吸入治疗。② 吸入短效β_2受体激动剂应少于每4 h一次。③ 如果患者以前没有卧床，需能在室内行走。④ 患者能够进食，且睡眠不受呼吸困难影响。⑤ 患者临床稳定12～24 h。⑥ 动脉血气分析稳定12～24 h。⑦ 患者（或家庭保姆）完全明白慢阻肺稳定期药物的正确使用方法。⑧ 随访和家庭护理计划安排妥当（如随访社区医生、氧气输送、饮食提供）。⑨ 临床医生认为患者可以适应在家中的治疗。

慢阻肺急性加重（AECOPD）患者出院时，应该制定有效的长期家庭维持药物治疗方案，也就是慢性阻塞性肺疾病稳定期药物治疗的方案。对患者的药物吸入技术进行再次培训，并针对慢阻肺稳定期维持治疗方案的疗效进行宣教。指导如何停止全身糖皮质激素和抗菌药物治疗。评价是否需要长期氧疗。确定已安排4～8周后随访，提供合并症的处理和随访计划。

(2) 随访项目。患者出院后6周随访时，评价患者对家庭日常生活环境的适应能力；检测肺功能（FEV1）；对患者的药物吸入技术进行再次评价以及评估患者对治疗方案的理解程度，并对是否需要长期氧疗和（或）家庭雾化治疗进行再评价，考查患者体力活动和日常活动的能力，可对患者进行呼吸困难指数（mMRC）或慢阻肺评估测试（CAT）问卷调查，以及了解患者合并症的情况。如果社区医生能够进行家庭随访，那么因急性加重而住院的慢阻肺患者将有可能尽早出院，而再住院率也不会增加。制定治疗计划可以增加合理的干预措施，缩短急性加重的康复时间。急性加重过程中存在低氧血症的患者，出院前和出院后3个月均应检测动脉血气分析和（或）动脉氧饱和度。如患者仍存在低氧血症则需要长期氧疗。

(3) AECOPD预防。AECOPD通常是可以预防的。戒烟、流感疫苗接种和肺炎球菌疫苗接种、掌握药物吸入技术等现有治疗的相关知识、长效支气管扩张剂治疗联合或不联合吸入糖皮质激素、应用磷酸二酯酶-4抑制剂，均可减少AECOPD的发生和住院次数。国际权威文献尤其强力推荐慢阻肺稳定期患者吸入糖皮质激素/支气管扩张剂治疗，适用于AECOPD的预防。N-乙酰半胱氨酸可能具有抗氧化作用，故推测这类药物对反复急性加重的慢阻肺患者有一定治疗作用。有证据表明在没有应用吸入糖皮质激素的慢阻肺患者中，应用化痰剂羧甲司坦、N-乙酰半胱氨酸可减少急性加重次数。应用免疫调节剂治疗慢阻肺可降低严重程度及急性加重频率。AECOPD患者出院后尽早进行肺康复，能显著改善出院3个月后的运动能力和健康状态。必须指出，上述预防AECOPD的方法不一定完全有效，尚需要探索和研发更为有效的预防AECOPD的新药物和新方法。

案 例 二

一、案例导入

一般资料：患者，男，73岁。

现病史：患者反复咳嗽、咳痰、气喘10年余，诊断为慢阻肺；雾化吸入药物控制，平素病情控制稳定；5天前患者无明显诱因下出现活动后胸闷气喘，伴有咳嗽，痰液为白色黏痰，伴有乏力，无头疼头晕，无心慌胸痛，无畏寒发热，未做特殊治疗，病情无明显变化；当日患者腹泻两次，为稀便，无黏液脓血，上午11点左右患者家属发现患者出现意识模糊，立即以救护车将患者送至医院急诊，测量患者体温约40℃。

既往史：2008年确诊COPD，平素雾化吸入噻托溴铵（qd）联合沙美特罗替卡松（bid）、口服氨茶碱片0.1 g（bid）控制，病情控制尚可。

辅助检查：2024年7月27日动脉血血气分析：酸碱度7.203，CO_2分压80.9 mmHg，氧分压134 mmHg。血常规＋CRP（静脉血）：白细胞15.9×10^9/L，中性粒细胞百分比90.8%，淋巴细胞百分比4.5%，单核细胞百分比4.4%，血小板159×10^9/L，血红蛋白137 g/L，超敏C反应蛋白12.21 mg/L。胸部CT平扫示：双侧放射冠区、基底节区腔隙性脑梗死，脑萎缩，心脏起搏器术后改变，双肺下叶支气管扩张并感染性，两肺多发炎症。

主要治疗：经口气管插管接有创呼吸机辅助通气治疗5天后拔管，患者经鼻高流量加温加湿氧疗与无创呼吸机辅助呼吸交替使用中，予左氧氟沙星、哌拉西林钠舒巴坦钠消炎、化痰、平喘等对症治疗，雾化吸入稀释痰液，严密监测患者生命体征变化，动态复查血常规、动脉血气、血凝常规等指标。

其他史：高血压病史多年，心脏起搏器术后3年。

二、临床问题解析

1. 该患者患慢阻肺可能的病因有哪些？

答 引起COPD的危险因素包括个体易感因素以及环境因素两个方面，两者相互影响。

（1）个体因素。某些遗传因素可增加COPD发病的危险性。已知的遗传因素为α_1抗胰蛋白酶缺乏。重度α_1抗胰蛋白酶缺乏与非吸烟者的肺气肿形成有关。在我国，α_1抗胰蛋白酶缺乏引起的肺气肿迄今尚未见正式报道。支气管哮喘和气道高反应性是COPD的危险因素，气道高反应性可能与机体某些基因和环境因素有关。

（2）环境因素。① 吸烟：吸烟为COPD重要发病因素，吸烟能使支气管上皮纤毛变短、不规则，纤毛运动发生障碍，降低局部抵抗力，削弱肺泡吞噬细胞的吞噬、灭菌作用，还可引起支气管痉挛，增加气道阻力。吸烟者肺功能的异常率较高，FEV1的年下降率较快，吸烟者死于COPD的人数较非吸烟者为多。被动吸烟也可能导致呼吸道症状以及COPD的发生。孕期妇女吸烟可能会影响胎儿肺脏的生长及在子宫内的发育，并对胎儿免疫系统功能有一定影响。② 职业性粉尘和化学物质：当职业性粉尘及化学物质（烟雾、过敏原、工业废气及室内空气污染等）的浓度过大或接触时间过久，均可导致与吸烟无关的COPD发生。接触某些特殊的物质、刺激性物质、有机粉尘及过敏原能使气道反应性增加。③ 空气污染：化学气体如氯、氧化氮、二氧化硫等，对支气管黏膜有刺激和细胞毒性作用。空气中的烟尘或二氧化硫明显增加时，COPD急性发作显著增多。其他粉尘如二氧化硅、煤尘、棉尘、蔗尘等也刺激支气管黏膜，使气道清除功能遭受损害，为细菌入侵创造条件。COPD的危险因素还可能与烹调时产生的大量油烟和燃料产生的烟尘有关。④ 感染：呼吸道感染是COPD发病和加剧的另一个重要因素，肺炎链球菌和流感嗜血杆菌可能为COPD急性发作的主要病原菌。病毒也对COPD的发生和发展起重要作用，肺炎衣原体和肺炎支原体与COPD发病的直接关系仍有待进一步阐明。儿童期重度呼吸道感染和成年时的肺功能降低及呼吸系统症状发生有关。⑤ 社会经济地位：COPD的发病与患者社会经济地位相关。这也许与室内外空气污染的程度不同、营养状况或其他和社会经济地位等差异有一定内在的联系。

知识链接

COPD病理生理

在COPD肺部病理学改变的基础上出现相应COPD特征性病理生理学改变，包括黏液高分泌、纤毛功能失调、气流受限、肺过度充气、气体交换异常、肺动脉高压和肺心病。黏液高分泌和纤毛功能失调导致慢性咳嗽及多痰，这些症状可出现在其他症状和病理生理异常发生之前。呼气气流受限，是COPD病理生理改变的标志，是疾病诊断的关键，主要是由气道固定性阻塞及随之发生的气道阻力增加所致。肺泡附着的破坏，使小气道维持开放的能力受损，但这在气流受限中所起的作用较小。随着COPD的进展，外周气道阻塞、肺实质破坏及肺血管的异常等减少了肺气体交换容量，产生低氧血症，以后可出现高碳酸血症。长期慢性缺氧可导致肺血管广泛收缩和肺动脉高压，常伴有血管内膜增生，某些血管发生纤维化和闭塞，造成肺循环的结构重组。在肺血管结构重组的过程中可能涉及血管内皮生长因子、成纤维生成因子以及内皮素1(ET-1)。慢性缺氧所致的肺动脉高压患者，肺血管内皮的ET-1表达显著增加。在COPD后期产生的肺动脉高压中ET-1具有一定作用。COPD晚期出现的肺动脉高压是COPD重要的心血管并发症，并进而产生慢性肺源性心脏病及右心衰竭，提示预后不良。

2. 该患者可以通过什么实验室检查和特殊检查确诊COPD？

答 ① 肺功能检查。② 胸部X线检查。③ 胸部CT检查。④ 血气检查。⑤ 其他检查：低氧血症，即PaO_2＜55 mmHg时，血红蛋白及红细胞可增高，红细胞压积＞55％可诊断为红细胞增多症。并发感染时，痰涂片可见大量中性白细胞，痰培养可检出各种病原菌，常见者为肺炎链球菌、流感嗜血杆菌、卡他莫拉菌、肺炎克雷伯杆菌等。

拓展阅读

肺功能检查

肺功能检查是判断气流受限增高且重复性好的客观指标，对COPD的诊断、严重程度评价、疾病进展、预后及治疗反应等均有重要意义。气流受限是以FEV1和FEV1与FVC之比(FEV1/FVC)降低来确定的。FEV1/FVC是COPD的一项敏感指标，可检出轻度气流受限。FEV1占预计值的百分比是中、重度气流受限的良好指标，它变异性小，易于操作，应作为COPD肺功能检查的基本项目。吸入支气管舒张剂后FEV1＜80％预计值且FEV1/FVC＜0.7者，可确定为不能完全可逆的气流受限。呼气峰流速(PEF)及最大呼气流量-容积曲线(MEFV)也可作为气流受限的参考指标，但COPD时PEF与FEV1的相关性不够强，PEF有可能低估气流阻塞的程度。气流受限可导致肺过度充气，使肺总量(TLC)、功能残气量(FRC)和残气容积(RV)增高，肺活量(VC)减低。TLC增加不及RV增加的程度大，故RV/TLC增高。肺泡隔破坏及肺毛细血管床丧失可使弥散功能受损，一氧化碳弥散量(DLCO)降低，DLCO与肺泡通气量(VA)之比(DLCO/VA)比单纯DLCO更敏感。作为辅助检查，支气管舒张试验有一定价值，因为：① 有利于鉴别COPD与支气管哮喘。② 可获知患者能达到的最佳肺功能状态。③ 与预后有更好的相关性。④ 可预测患者对支气管舒张剂和吸入皮质激素的治疗反应。

3. 根据GOLD指南，肺功能测定和评估如何开展？

答 GOLD指南强调，进行COPD确诊检查之前应常规吸入支气管扩张剂，给药方案见表1-2，测量前应对肺功能仪进行校准，测量时需同时观察监测系统显示的呼出气流曲线变化，以发现异常及其原因。同时应确保患者尽最大努力呼气以免低估检测结果导致诊断、评估错误，正常人与COPD患者的肺功能曲线如图1-2所示。为保证测量的准确性，测定时还应注意：① 呼气/时间流速曲线应光滑平整，吸气、呼气中断应小于1 s。② 记录时间应足够长以保证达到峰流速，对于严重疾病可能至少需要15 s。③ 用力肺活量(FVC)和第1秒用力呼气末容积(FEV1)均应从三条检测质量较好的曲线中选取最大值，且FVC和FEV1在这三条曲线中各自间的差异不应超过5%或150 mL。④ FEV1/FVC应从检测质量较好的曲线中选取FVC与FEV1之和最大者计算得出。⑤ 测量结果应与适合的参照比较，综合考虑年龄、身高、性别和种族。⑥ 吸入支气管扩张剂后FEV1/FVC<0.7则确定存在气流受限，若FEV1/FVC为0.6～0.8，应至少再重复测量一次。准确的肺功能测定和评估是COPD稳定期非药物管理的关键和基础，但操作要点、细节较多，最好由临床科室（而非辅检科室）医生严格按照操作标准执行。

表1-2　COPD确诊检查的支气管扩张剂吸入给药方案

方　　案	检查时间
短效β_2受体激动剂（如沙丁胺醇）400 μg	给药后10～15 min
短效抗胆碱剂（如异丙托溴铵）160 μg	给药后30～45 min
短效β_2受体激动剂400 μg和短效抗胆碱剂160 μg	给药后30～45 min

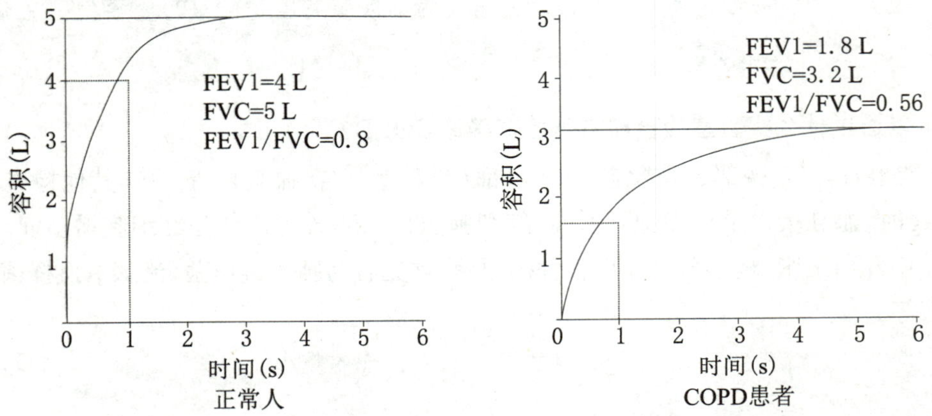

图1-2　正常人与COPD患者的肺功能

4. COPD外科治疗方法有哪些?

答 对于保守治疗无效的晚期肺气肿患者，手术或支气管镜介入干预可能是有益的。全球用于治疗COPD和肺气肿的各种外科疗法如图1-3所示。

(1) 肺大疱切除术。GOLD指南指出，对存在巨大肺大疱的特定人群可以考虑肺大疱切除术，通过减少对临近正常肺组织的压迫，减轻呼吸困难、改善肺功能和提高运动耐量。英国国家卫生与临床优化研究所发布的指南（NICE指南）指出，如果呼吸困难且CT扫描显示肺大疱至少占据三分之一胸腔者，可进行肺大疱切除术相关评估。肺动脉高压、高碳酸血症和严重肺气肿不是肺大疱切除术的绝对禁忌证。本书认为，是否适合行肺大疱切除术需综合考虑患者整体健康状况、肺功能、肺大疱病变程度、手术获益/风险等。

(2) 肺减容手术(LVRS)。LVRS旨在切除肺部功能最差的部分，从而增加正常肺组织的弹性回缩力，增大呼气流速。GOLD指南指出，LVRS可改善肺康复后运动能力低下的重度上叶肺气肿患者的生存率，对存在上叶肺气肿的特定人群可以考虑该类手术。

(3) 支气管镜介入减容术(BLVR)。BLVR是在患者镇静或全麻的情况下通过支气管镜阻塞膨胀过度的肺部无功能的气管从而实现治疗目的。GOLD指南认为，在某些具有适应证的晚期肺气肿患者中，支气管镜介入——单向活瓣置入术(EBV)、热蒸气消融术(VA)、肺减容线圈置入术(LVRC)可在治疗后6～12个月减少患者呼气末肺容积并改善其运动耐量、健康状况和肺功能。

(4) 肺移植。GOLD指南推荐,对于非常严重的COPD患者(疾病呈进展性,BODE评分7~10分,不适合LVRS)且具有下述至少1条时可以考虑肺移植:① 急性加重住院史伴高碳酸血症($PaCO_2$>50 mmHg)。② 持续氧疗下仍发生肺动脉高压和(或)肺心病。③ FEV1<20%预计值,且一氧化碳弥散量(DLCO)<20%预计值或肺气肿呈均质性分布。

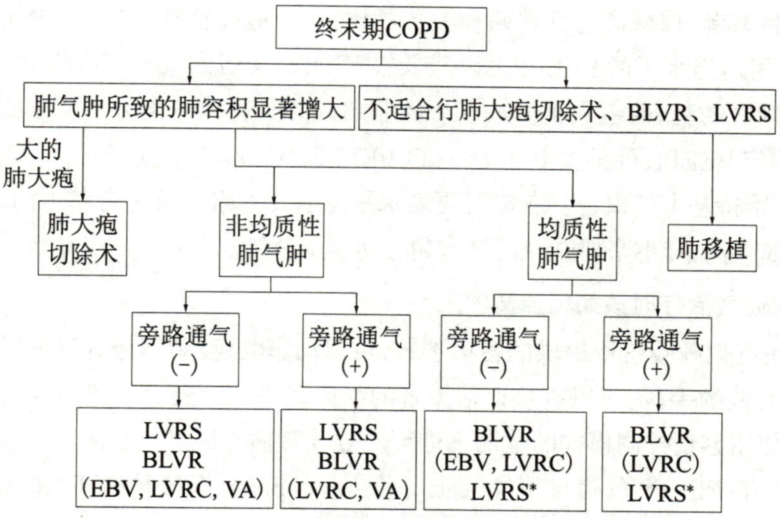

图1-3 用于治疗COPD和肺气肿的外科疗法

注:BLVR=支气管镜介入肺减容手术,EBV=经支气管镜单向活瓣置入术,LVRS=肺减容手术,LVRC=肺减容线圈置入术,VA=经支气管镜热蒸气消融术;*表示部分中心,而不是所有中心。

5. COPD患者有创机械通气指征有哪些?

答 对于AECOPD患者,早期无创正压机械通气(NIV)的干预明显减少了有创通气的使用,但对于有NIV禁忌或使用NIV失败的严重呼吸衰竭患者,一旦出现严重的呼吸形式、意识、血流动力学等改变,应及早插管改用有创通气。AECOPD并发呼吸衰竭时有创通气指征如表1-3所示。

表1-3 AECOPD并发急性呼吸衰竭时有创通气指征

序号	有创通气指征
1	不能耐受NIV或NIV治疗失败(或不适合NIV)。
2	呼吸或心脏暂停。
3	呼吸暂停伴有意识丧失。
4	精神状态受损,严重的精神障碍需要镇静剂控制。
5	严重误吸。
6	长期不能排出呼吸道的分泌物。
7	心率<50次/min,伴有意识丧失。
8	严重的血流动力学不稳定,对液体疗法和血管活性药物无反应。
9	严重的室性心律失常。
10	危及生命的低氧血症,不能耐受NIV。

6. 该患者通气参数如何调节?

答 动态肺过度充气(dynamic pulmonary hyperinflation,DPH)和内源性呼气末正压(PEEPi)的存在是导致AECOPD合并呼吸衰竭的最重要的呼吸力学改变,为缓解其不利影响,可采取限制潮气量和呼吸频率、增加吸气流速等措施以促进呼气,同时给予合适水平的外源性呼气末正压(PEEPe),降低吸气触发功耗,改善人机的协调性。① 潮气量或气道压力:目标潮气量达到7~9 mL/kg即可,或使平台压不超过30 cmH_2O和(或)气道峰压不超过35 cmH_2O,以避免DPH的进一步加重和气压伤的发生;同时要配合一定的通气频率以保证基本的分钟通气量,使$PaCO_2$值逐渐恢复到缓解期水平,以避免$PaCO_2$下降过快而导致的碱中毒的发生。② 通气频率:需与潮气量配合以保证基本的分钟通气量,同时注意过高频率可能导致DPH加重,一般10~15次/min即可。③ 吸气流速:通常选择较高的吸气流速(>60 L/min),但亦可选用更高的吸气流速(100 L/min)以改善氧合,增加通气一灌注匹配。吸呼比为1:2或1:3,以延长呼气时间,同时满足AECOPD患者较强的通气需求,降低呼吸功耗,改善气体交换。临床上常用的流速波形主要是递减波、方波和正弦波。对于AECOPD患者,递减波与其他两种波形相比,具有能降低气道压、减少死腔量和降低$PaCO_2$等优点。④ PEEPe:加用适当水平的PEEPe可以降低AECOPD患者的气道与肺泡之间的压差,从而减少患者的吸气负荷,降低呼吸功耗,改善人机协调性。控制通气时PEEPe一般不超过PEEPi的80%,否则会加重DPH。如果无法测定PEEPi,可设置4~6 cmH_2O PEEPe。⑤ 吸氧浓度(FiO_2):AECOPD通常只需要低水平的氧浓度就可以维持基本的氧合。若需要更高水平的氧浓度来维持患者基本的氧合,提示存在某些合并症和(或)并发症,如肺炎、肺不张、肺栓塞、气胸和心功能不全等。

7. 该患者有创通气治疗时该如何监测?

答 临床上利用有创呼吸机所提供的各项参数,可以动态测定/观察患者气流动力学的参数变化。此为一种简便、易行和有效的手段,可以直接评估患者的临床状态和疗效。上述测定过程需在充分镇静、肌松、患者无自主通气、使用容量控制模式的情况下进行。故气管插管后迅速实施以获取基础值是最适当的时间点。所获取的参数有:PEEPi、气道峰压(Ppeak)、平台压(Pplat)、潮气量(VT)和气流流速(Flow)。有创通气治疗AECOPD时的常用参数:① 气道压:应严密监测气道峰压(<35 cm H_2O)和平台压(<30 cm H_2O),以避免发生气压伤。AECOPD患者在机械通气时若出现气道峰压增加,提示气道阻力的增加和(或)DPH加重,但若同时出现平台压的同步增高,则DPH加重是致气道压增加的主要原因。② PEEPi:PEEPi的形成主要与气道阻力的增加、肺部弹性回缩力的下降、呼气时间缩短和分钟通气量增加等有关。可根据临床症状、体征及呼吸循环监测情况来判断PEEPi存在:a. 呼吸机检测示呼气末有持续的气流;b. 患者出现吸气负荷增大的征象(如"三凹征"等)以及由此产生的人机的不协调;c. 难以用循环系统疾病解释的低血压;d. 容量控制通气时峰压和平台压的升高。如需准确测量PEEPi,可采用呼气末气道阻断法和食道气囊测压法。③ 气道阻力:与气道压相比,影响气道阻力的因素较少,能更准确地用于判断患者对治疗的反应,如用于对支气管扩张剂疗效的判断。④ 气体交换的监测:应用血气分析、呼出气CO_2监测等,指导通气参数调节。尤其注意对pH和$PaCO_2$水平的监测,避免$PaCO_2$下降过快而导致严重碱中毒的发生。AECOPD并发呼吸衰竭有创通气过程中,临床上应该评估AECOPD的药物治疗反应以及有创通气呼吸支持的效果,评估患者自主呼吸能力和排痰状况。AECOPD并发肺部感染得以控制、脓性痰液转为白色且痰量明显下降、肺部啰音减少,表明呼吸衰竭获得初步纠正,如果吸氧浓度小于40%、血气接近正常、pH>7.35、$PaCO_2$<50 mmHg,通常可以考虑拔管,切换成为无创通气呼吸支持。有创与无创序贯性机械通气策略有助于减少呼吸机相关性肺炎的发生与早日撤机。

拓展阅读

缩唇呼吸

患者体位可自选,以舒适为主,自然放松身体,双手分别置于胸部和腹部两处,吸气时,从鼻孔吸入空气,嘴唇紧闭,尽量挺腹,胸部不动;呼气时,撅起嘴唇慢慢呼气如同吹口哨,用嘴呼气,腹部内陷。吸气和呼气的比例按照1:2进行,慢慢地呼气,最终达到1:4作为目标。每日锻炼1~2次,每次10~20 min,每分钟7~8次。

8. 该患者可能会出现哪些并发症,该如何处理?

答 (1) 慢阻肺急性加重并发心力衰竭和心律紊乱。AECOPD并发右心衰竭时,应有效地控制呼吸道感染,应用支气管扩张剂,改善缺氧和高碳酸血症,适当应用利尿剂,即可控制右心衰竭,通常无需使用强心剂。但对某些AECOPD患者，在呼吸道感染基本控制后，单用利尿剂不能有效地控制心力衰竭时或患者合并左心室功能不全时的症状，可考虑应用强心剂治疗。

(2) 慢阻肺急性加重并发肺栓塞。慢阻肺是肺栓塞的一项重要危险因素，在住院治疗的AECOPD患者中尤为突出。在简易肺栓塞严重程度指数评估中，慢阻肺作为一项重要的预测指标。由此可见，AECOPD患者易发生肺栓塞，AECOPD患者并发肺栓塞的发病率高达24.7%。未经治疗的肺栓塞，病死率几乎为30%。AECOPD并发肺栓塞的诊断和治疗是临床工作中的难题，其诊断往往被延误，而且并发存在的肺栓塞常常为致死性的。如果高度怀疑AECOPD并发肺栓塞，临床上需同时处理AECOPD和肺栓塞。

知识链接

急性肺血栓栓塞症

(1) 从临床表现识别可疑的急性肺血栓栓塞症(pulmonary thromboembolism，PTE)患者。PTE的临床表现无特异性，呼吸系统症状常与其他内科疾病造成的心肺症状难以鉴别，而头晕、晕厥又常易与脑梗死、脑供血不足等疾病混淆，在急诊环境下更是难以区分。高危病例若出现难以解释的突发性呼吸困难、胸闷、咳嗽、咯血或头晕、晕厥等症状应考虑到PTE可能；如果出现虚脱或低血压，不能解释的低氧血症、颈静脉怒张、右心奔马律等，应高度怀疑大面积PTE。

(2) 利用常规检查对患者进一步筛查。心电图(ECG)、胸部X线、动脉血气分析、D-二聚体是急诊科必备的几项基本检查手段，可以在短时间内完成并得到结果，协助初步疑诊PTE或排除其他疾病。

(3) 高度疑诊PTE即应进行急诊影像学检查。超声心动图检查作为急诊检查的手段之一，由于其无创伤性，简便易行、可随时在床边进行，为急性PTE的诊断提供了重要依据。核素肺通气和灌注显像仅能在少数患者中确诊或排除PTE。

9. 针对该患者脱机后进行肺康复，可采取哪些方式？

答 (1) 气道廓清技术。AECOPD患者气道分泌物显著增多，常有黏痰或脓痰且不易排出，极易导致肺部感染症状反复出现，影响气体交换功能。气道廓清技术可帮助患者松动和排出分泌物，促进气体交换，主要包括咳嗽训练、体位引流、胸部叩击、振动等。临床专家建议，重症患者若可以进行早期活动，推荐将气道廓清方案和早期活动结合以促进患者肺功能和呼吸肌肉功能恢复。

(2) 神经肌肉电刺激。神经肌肉电刺激是运动训练的一种替代康复技术，通过调整刺激的强度(振幅)、频率、持续时间和波形等，从而诱发特定的肌肉收缩，缓解肌肉痉挛、减缓疼痛、改善四肢肌肉力量和活动能力，而且神经肌肉电刺激可避免运动训练中可能出现的呼吸困难、循环系统负荷加重等不良反应，适用于AECOPD患者的早期康复治疗。

(3) 运动训练。运动训练包括主动运动和被动运动，主动运动训练包括体位的改变、床椅转移、直立行走、做康复操、打太极拳，或使用各种道具和器械如弹力带、握力器和踏板等作为训练手段进行有氧运动、抗阻力训练和拉伸训练等。当患者无法进行主动运动时应采用被动运动。一般建议每周可进行3～5次有氧运动，时间为20～60 min，每2～3 d应进行1～3组抗阻力训练，每组重复8～12次。

(4) 呼吸肌训练。呼吸功能锻炼能够增加呼吸肌张力，增加最大吸气压，从而改善呼吸肌功能，其方法包括缩唇呼吸锻炼法，腹式锻炼法及将缩唇呼吸及腹式呼吸联合扩胸、弯腰等动作整合成的呼吸操等。循序渐进的呼吸锻炼不仅能锻炼呼吸肌，同时也能增强四肢肌力和耐力，从而预防呼吸肌疲劳导致的呼吸衰竭，由此改善呼吸系统症状，对提高患者活动耐力具有良好的效果。

(5) 营养支持。AECOPD患者因疾病原因自身能量消耗增加，导致呼吸肌更易疲劳，其营养状况对患者免疫功能、组织器官功能和疾病转归均会产生影响。

知识链接

BODE 指数评分

BODE指数(表1-4)是一种复合性指标,即B(体重指数)、O(气流阻塞)、D(呼吸困难)、E(运动能力),一般认为比单用FEV1能更好地反映COPD患者的预后。其中D以修订的英国MMRC呼吸困难评分表示,E以6 min步行试验(6-MWT)表示。

表1-4　BODE指数评分

项　目	0	1	2	3
B:体重指数(kg/m²)	>21	≤21	—	—
O:气流阻塞(%)	>65	50—64	36—49	≤35
D:呼吸困难(次/min)	0—1	2	3	4
E:运动能力(m)	≥350	250—349	150—249	≤149

拓展阅读

远程医疗技术在COPD患者居家肺康复中的应用进展

将远程医疗应用于COPD患者居家肺康复中,能够打破时空的限制,通过线上与COPD患者进行对接,远程指导其进行居家肺康复治疗,促进了医疗资源的合理化、康复方案的个性化。

远程医疗在慢阻肺患者居家肺康复中的应用形式:

(1) 召开远程视频会议。

(2) 借助可穿戴设备。

(3) 利用智能移动技术。

远程医疗技术通过远程监护、远程指导等,将肺康复服务由医疗或康复中心转移到家中从而降低医疗成本、提高患者的参与度,同时,在减少COPD患者住院治疗、提高生活质量及增强运动耐力等方面均显示出巨大的应用潜力,具有较好的发展前景。

第二节　支气管哮喘

案　例　一

一、案例导入

一般资料:患者,男,32岁。

现病史:患者10余年前无明显诱因下出现间断发作性气喘,给予吸入沙丁胺醇后症状可缓解,曾在外院被诊断为“支气管哮喘”,平素治疗不规范,每周约发作2~3次,均可经吸入沙丁胺醇治疗后缓解。家属诉患者1周前气喘再次加重,吸入沙丁胺醇治疗后无明显缓解,胸闷、气喘呈持续性,伴有咳嗽、恶心呕吐,痰为白色泡沫状,自行服用润肺止咳胶囊+头孢治疗,病情未有显著改善;于2024年4月3日00:30上述胸闷症状进行性加重,后意识模糊,为求进一步诊治至医院急诊科就诊,急诊拟“① 急性呼吸衰竭。② 重症哮喘。③ 肺性脑病”收治本院。起病以来,患者精神差,意识模糊,饮食睡眠可,大小便正常,体重无明显减轻。

既往史:平素健康状况一般,无不良嗜好。

疾病史：哮喘病史，未规范化治疗。

家族史：否认家族性遗传性疾病史。

辅助检查结果：4月3日常规超声心动图(床边)示：左室整体收缩功能正常，心包腔目前未见明显积液；床边心电图：窦性心动过速；胸部CT平扫示：右肺下叶少许慢性炎症，右侧胸膜粘连增厚；血清-心肌酶谱(急诊干化学)：肌酸激酶同工酶MB测定26 U/L。

诊疗经过：4月3日00:30患者胸闷症状进行性加重，后意识模糊，予紧急经口气管插管接呼吸机辅助通气，甲强龙80 mg静滴平喘；4月3日动脉血血气分析：酸碱度7.096；氧分压167 mmHg；CO_2分压79.0 mmHg；接住院报告，酸碱度7.138 null↓↓↓。至床边查看患者病情、生命体征等，调整呼吸机参数，予纠酸处理。4月3日04:50予股静脉穿刺置管术，10:58管镜经气管插管进入气道顺利，见声门开闭良好，隆突锐利，活动度可。右侧支气管：可见气管内少许白色黏液分泌物，黏膜光滑，未见出血、新生物，予以吸除。左侧支气管：各段管腔通畅，黏膜光滑，未见出血、新生物，见支气管内较多白色黏性分泌物，予以吸除。10:56予2%利多卡因局部气道麻醉后，气管镜经气管插管进入气道顺利，见声门开闭良好，气管及两侧主支气管、各叶段支气管管腔内较多脓性分泌物，吸除后各叶段支气管给予肺泡灌洗清理痰栓，术毕退镜。患者有哮喘病史十余年，长期使用异丙托溴铵＋硫酸沙丁胺醇＋布地奈德雾化吸入治疗。予患者布地奈德福莫特罗吸入剂329 μg剂型、噻托溴铵18 μg剂型雾化吸入。

患者入院后积极完善相关检查，严密监测生命体征，观察出入量，完善血气、血常规、肝肾功能、电解质、心电图、心脏超声等相关检验检查；辅助以呼吸支持、抗感染、抗炎、解痉平喘、积极补液、防治并发症等处理。

二、临床问题解析

1. 患者为什么会发生哮喘？

答　该患者发生哮喘是由于吸入引起过敏的外源性物质，称为变应原。当各种刺激因子如变应原、空气寒冷或干燥、运动、药物等进入气道，会导致气道收缩。哮喘患者的气道呈现慢性炎症反应，处于易激惹状态，对各种刺激因子高度敏感道高反应性，使得气道过强或者过早出现收缩，引起气道狭窄，呼吸功能受阻，且该患者有十余年的哮喘病史，未规范治疗，此次加重。

知识链接

哮喘的发病机制

哮喘的发病机制：哮喘作为呼吸道慢性炎症反应性疾病，由多种细胞(嗜酸性粒细胞、肥大细胞、T淋巴细胞、中性粒细胞、呼吸道上皮细胞)和细胞因子共同参与，但由于其发病机制复杂，至今尚未能完全阐明。

哮喘的发病与遗传有关，在哮喘的发病过程中有些基因起到了重要作用。有研究显示，机体通过泛素化、去泛素化途径，对目标蛋白质进行翻译后水平的调控，在免疫系统中发挥关键作用，在重症哮喘患者和正常人对照间发现247个差异基因(127个上调基因、120个下调基因)，对这些差异基因进行GO富集分析，发现这些差异基因主要参与“细胞迁移的调节”“神经元的延伸”“蛋白质泛素化降解”“负趋化性”及“巨噬细胞自噬调节”等过程，如E3Arkadia通过介导转化生长因子β信号通路负向调节因子Smad-7、SnoN、Ski的泛素化降解，增强转化生长因子β(TGF-β)信号转导，促进气道重塑；RHOA-GTP酶以GDP(无活性)结合与以GTP(有活性)结合的形式存在，GTP结合蛋白RHOA及其下游分子RHO激酶参与钙离子致敏机制，而平滑肌收缩主要受细胞质内钙离子浓度的调节，当RHOA/RHO激酶系统被激动剂激活后，肌球蛋白轻链磷酸酶水平降低，磷酸化水平增加，导致平滑肌收缩增加。

RHOA已被证明通过控制辅助性T细胞(Th)2或Th17细胞分化调节过敏性气道炎症，并通过调节间充质干细胞分化调节气道重塑，激活的RHOA/RHO激酶信号可能代表了一种有希望治疗哮喘的新方法。

哮喘的发病机制如图1-4所示。

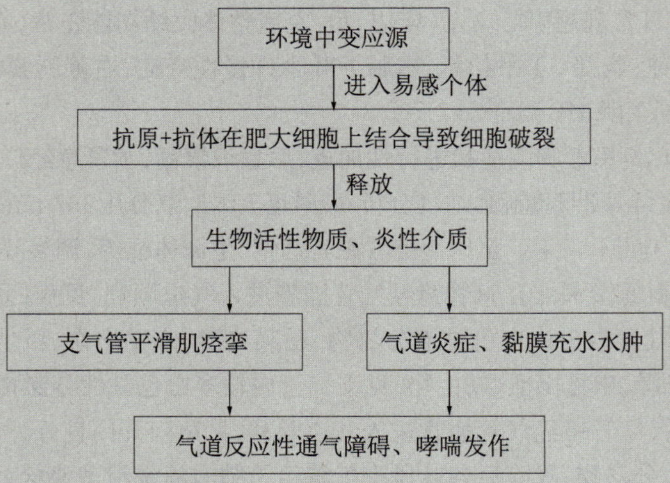

图1-4 支气管哮喘发病机制

2. 重症哮喘的临床表现?

答 ① 先兆症状:胸闷、呼吸不畅、干咳、胸部紧迫感或连声喷嚏。② 典型表现:伴有哮鸣音的呼气性呼吸困难,被迫采取坐位或呈端坐呼吸、咳嗽(大量白色泡沫痰)。③ 夜间和凌晨发作和加重。④ 缓解期无任何症状。重度哮喘可有紫绀、脱水、血压下降、心率增快、奇脉等表现。长期反复发作者可合并肺气肿,肺部叩诊为过清音。体征:哮鸣音,沉默肺。

拓展阅读

哮喘的发病原因

(1) 吸入物:如花粉、尘螨、动物皮屑、异常气味等。

(2) 感染:反复呼吸道感染尤其是病毒感染。

(3) 饮食:如牛奶、鱼类、虾蟹和蛋类等。

(4) 气候变化:与气温、湿度、气压和空气中的离子等改变有关。

(5) 药物:如阿司匹林、抗生素。

(6) 其他:如职业因素、运动因素、精神因素等。

3. 该类型哮喘的常规治疗有哪些?

答 (1) β_2受体激动剂。β_2受体广泛分布在气道多种效应细胞上,当β_2受体激动剂与受体结合后可引起受体结构改变,能够舒张支气管平滑肌、减少肥大细胞和嗜碱细胞颗粒与介质释放、降低微血管通透性、增加气道上皮纤毛摆动,从而缓解哮喘症状,具有起效快、不良反应少的特点,是控制哮喘急性发作的首选药物。临床治疗中多主张雾化吸入,可使药物直接、迅速作用于病变部位,如克伦特罗、沙美特罗、福莫特罗等,但长期使用会导致支气管收缩性增强、哮喘症状加重。

(2) 茶碱类药物。茶碱作为甲基环嘌呤类的衍生物,是腺苷受体阻断剂,能对抗内源性腺苷诱发的支气管收缩,也可干扰气道平滑肌细胞内钙离子的转运,其在舒张支气管平滑肌的同时,还具有兴奋机体呼吸中枢和呼吸肌及抗炎和免疫调节等作用。临床上较为常用的有氨茶碱、二羟丙茶碱、胆茶碱等,静脉给药具有强扩张支气管作用,口服给药血药浓度稳定,作用持久,多用于治疗夜间哮喘发作,但需注意的是,茶碱"治疗窗"窄,代谢存在较大的个体差异,故临床应用时应监测患者的血药浓度。

(3) 糖皮质激素。糖皮质激素通过与细胞内的糖皮质激素受体结合而发挥生物效应,其可干扰花生四烯酸代谢，减少白三烯与前列腺素的合成，抑制嗜酸性粒细胞的趋化、活化，抑制细胞因子的合成，减少微血管渗漏，增加细胞膜上β_2受体合成。吸入型糖皮质激素通过吸气过程给药，药物可直接作用于呼吸道，局部抗炎作用强，且所需剂量小，在一定程度上，糖皮质激素可抑制气道平滑肌的增殖和胶原纤维的产生，减轻气道高反应性，延缓患者肺功能的下降，提高患者生活质量，临床常用药物有丙酸倍氯米松、氢化可的松、地塞米松等。

(4) 白三烯受体阻断剂。白三烯是花生四烯酸的代谢产物，是参与气道慢性炎症最重要的细胞因子之一，不仅能收缩气道平滑肌，还能促进炎症细胞在气道募集，参与气道炎症与重塑的发生过程，白三烯受体阻断剂如孟鲁司特、扎鲁司特，可有效改善患者哮喘症状、扩张气道、预防和减轻黏膜炎症细胞浸润。

(5) 氧疗。低氧血症是重症哮喘致死的主要原因，氧疗可提高患者动脉血氧分压。临床治疗中常使患者血氧饱和度>90%，以纠正低氧血症，改善组织供氧，能够起到有效缓解低氧导致的肺动脉高压、提高支气管舒张剂的作用。该患者就是立即予经口气管插管接呼吸机辅助通气的。

4. 重症哮喘的其他治疗方法有哪些?

答 (1) 免疫抑制剂。从免疫学角度来看，哮喘是一种免疫功能紊乱的全身变态反应性疾病，对糖皮质激素不敏感或抵抗的哮喘患者可采用免疫抑制剂纠正免疫功能紊乱进行抗炎治疗，其在哮喘治疗中已应用多年。研究显示，甲氨蝶呤能够降低难治性哮喘的糖皮质激素类药物用量，但对患者的肺功能与嗜酸性粒细胞水平并无有效改善，反而会增加不良事件风险，ERS与ATS所发布的相关指南中同样不推荐重症哮喘患者使用甲氨蝶呤，如必须使用相关药物，最好在专业中心内进行相关治疗，以降低治疗风险。因此，采用免疫抑制剂治疗重症哮喘患者仍旧需要大量试验证明其疗效及安全性。

(2) 支气管热成形术。除药物治疗外，手术治疗同样能够在一定程度上改善哮喘症状。支气管热成形术是一项新发展的具有较高安全性的介入性支气管镜下治疗技术，通过支气管镜导入射频探头，将射频发生器产生的射频能量传导气管壁，以受控方式加热组织，使增生肥厚的支气管平滑肌发生溶解、凝固坏死，从而减轻气道收缩能力，避免患者在受到外界刺激下产生过度的支气管收缩反应，达到减少哮喘发作、控制病情发展的目的。研究显示，哮喘患者经支气管热成形术治疗后急性发作次数与急诊就医次数明显减少，患者生活质量得到有效改善，且皮质类固醇药物用量明显减少，肺功能得到有效改善；同时，患者术后不良反应多为气道刺激症状，如咳嗽、咳痰、咯血丝等，无气管插管、死亡等严重不良事件发生，表明该手术安全性良好，但对于病情较为复杂患者，最好术前经多学科探讨，明确手术风险与获益后再做决定。支气管热成形术作为治疗哮喘的一种新型技术，属于创伤较小的侵入性治疗，但在我国仍处于初级应用阶段，对于其有无长期并发症、适用人群的选择、针对极重度哮喘患者的有效性和安全性方面仍需要大规模的随机对照试验进行探讨验证。

知识链接

哮喘急性发作时病情严重程度分级

哮喘急性发作时病情严重程度分级如表1-5所示。

表1-5 哮喘急性发作时病情严重程度分级

临床特点	轻 度	中 度	重 度	危 重
气短	步行、上楼时	稍事活动	休息时	
体位	可平卧	喜坐位	端坐呼吸	
讲话方式	连续成句	单词	单字	不能讲话
精神状态	可有焦虑，尚安静	时有焦虑或烦躁	常有焦虑、烦躁	嗜睡或意识模糊
出汗	无	有	大汗淋漓	
呼吸频率	轻度增加	增加	常>30次/min	

续表

临床特点	轻　度	中　度	重　度	危　重
辅助呼吸肌活动及三凹征	常无	可有	常有	胸腹矛盾运动
哮鸣音	散在，呼吸末期	响亮、弥漫	响亮、弥漫	减弱乃至无
脉率(次/min)	＜100	100～120	＞120	脉率变慢或不规则
奇脉	无，＜10 mmHg	可有，10～25 mmHg	常有，＞25 mmHg	无，提示呼吸肌疲劳
使用β_2受体激动剂后PEF预计值或个人最佳值	＞80％	60％～80％	＜60％或＜100 L/min，或作用时间＜2 h	
PaO_2(吸空气)	正常	≥60 mmHg	＜60 mmHg	
$PaCO_2$	＜45 mmHg	≤45 mmHg	＞45 mmHg	
SaO_2(吸空气，％)	＞95	91～95	≤90	
pH			降低	降低

按照国际指南通行的哮喘急性发作病情严重程度分级，上述案例患者属于危重级。

5. 为什么对该患者使用甲强龙联合布地奈德进行雾化治疗？

答 布地奈德为支气管哮喘常见治疗药物，为一种局部抗炎效果较好的糖皮质激素，具有增强平滑肌稳定性、增强内皮细胞功能的效果，可抑制免疫反应过程，可减少炎性介质释放、减轻抗原与抗体结合时酶促过程，进而达到抑制支气管收缩、缓解平滑肌痉挛的效果。同时，可抑制前列腺素及白三烯的合成，减轻支气管黏膜水肿，以缓解气流受限症状。特布他林为β_2受体兴奋剂，对支气管平滑肌选择性高，可抑制引发痉挛的内源物质的释放，起效快、作用时间长且安全系数高，多用于支气管哮喘的治疗。异丙托溴铵为抗胆碱药物，对支气管平滑肌M受体具高效选择性，可阻断迷走神经通路，降低迷走神经兴奋性，可松弛支气管平滑肌，对心血管系统、呼吸腺体影响较弱，特别适用于β受体激动剂引发的心动过速、肌肉震颤情况。三种药物联合雾化吸入治疗可改善支气管哮喘急性重症发作患者临床症状，且治疗安全性高。近年来相关研究表示，在支气管哮喘急性重症患者的以上三种药物雾化吸入治疗基础上，联合甲强龙静脉注射治疗可进一步提升临床疗效，缩短临床症状消失时间。

甲强龙为一种合成的糖皮质激素，静脉注射治疗后能够扩散并透过细胞膜，与胞浆内特异性受体结合，其结合产物可与细胞内染色体结合，干预细胞转录过程，形成各种酶蛋白并影响免疫过程，以控制炎性症状；与布地奈德不同之处在于，高浓度甲强龙水溶液特别适用于症状较严重的患者。近年来，支气管哮喘患病率明显增加，其显著的异质性和复杂病理生理特征，已成为目前的公共卫生问题并受到世界高度重视。国内一项流行病学研究指出，近15年来，13～14岁少年群体支气管哮喘患病率成倍增长，而导致其主要的危险因素为尘螨过敏。我国支气管哮喘控制水平流行病学调查显示，支气管哮喘未控制率在34.5％左右。同时由支气管哮喘所导致的死亡风险也明显增加。研究表明采用甲强龙联合布地奈德雾化治疗重症支气管哮喘患者，能直接将高浓度药物作用于靶器官，达到减轻临床症状的目的，同时操作简单方便，可较少剂量给药，起效快且治疗时间短，但对于减少重症患者临床发作次数无显著变化。因此，结合甲强龙可增强临床效果，经静脉给药能够较早达到血药浓度峰值，两种糖皮质激素短期冲击用药，临床症状缓解较快，临床疗效明显。既往研究表明，肿瘤坏死因子-α、白细胞介素-4等炎症介质作为媒介转导的气道炎症反应是支气管哮喘重要病理基础。肿瘤坏死因子-α能趋化中性粒细胞，促进其局部浸润，进而引发支气管哮喘；白细胞介素-4源自Th2细胞，促进气道黏膜中大量分泌中性粒细胞、嗜酸粒细胞，刺激气道表现出高炎症反应性。超敏C反应蛋白是由非常灵敏检测方法检出的低浓度急性时相蛋白，研究指出，超敏C反应蛋白水平与支气管哮喘严重程度呈正相关。因此有效控制肿瘤坏死因子-α、白细胞介素-4、超敏C反应蛋白水平有利于改善支气管哮喘病情。研究表明甲强龙联合布地奈德雾化治疗较仅布地奈德雾化治疗患者的微炎症因子水平低于对照组，提示甲强龙联合布地奈德进行雾化治疗的重症支气管哮喘能显著减轻微炎症状态。经分析，布地奈德能使β_2受体激活，抑制痉挛介质释放，缓解内源性介质所致的水肿现象，还能扩张支气管，降低平滑肌收缩力，减轻呼气阻力进而改善重症支气管哮喘患者临床症状。同时，甲强龙含有环戊烷并多氢菲6α位甲基化，可以增强机体抗炎活性，并促进肺部渗透，使肺部浓度更高，其较弱的转运蛋白亲和力和白蛋白亲和力增加了在血浆中的游离成分，因而两者结合降低了重症支气管哮喘患者微炎症因子水平。研究发现，试验组T淋巴细胞亚群等免疫标志物较对照组明显改善，提示甲强龙联合布地奈德雾化治疗，可经不同环节调节免疫反应，平衡漂移的T淋巴细胞亚群，辅助机体恢复正常的细胞免疫系统功能。综上所述，甲强龙联合布地奈德雾化治疗重症支气管哮喘患者，疗效显著，能明显降低微炎症因子水平，调节免疫功能。

6. 该患者为什么使用布地奈德福莫特罗粉吸入剂329 μg剂型、噻托溴铵18 μg剂型治疗？

答 布地奈德福莫特罗粉吸入剂内的布地奈德可减轻支气管平滑肌痉挛，有效控制炎症反应；福莫特罗属β受体激动剂，通过将气道平滑肌与炎症细胞表层β受体进行相互结合，可促使气道纤毛摆动，刺激支气管平滑肌舒张。该药中的布地奈德可增强β受体的功能，福莫特罗可强化布地奈德的抗感染功效，联合作用可协同增效，有效减轻哮喘症状，但单用该药对重度哮喘患者效果有限，不足以有效控制哮喘，难以避免病情反复发作，故临床考虑联合用药。研究表明噻托溴铵联合布地奈德福莫特罗粉吸入剂在减少患者哮喘急性发作次数、积极控制哮喘、改善肺功能、提高生活质量方面具有较高的应用价值，且安全性高。原因在于噻托溴铵具有选择性高、药效维持时间长的特点，其通过与气道M1、M3胆碱能受体高效结合，可持续扩张支气管平滑肌，抑制腺体及细胞黏液的分泌，以此降低气道阻力，促进患者肺功能恢复。噻托溴铵还能够阻碍卵蛋白诱导的杯状细胞增生，减少嗜酸粒腺体浸润，从而减轻气道炎症反应，有效降低哮喘急性发作次数，稳定控制哮喘患者病情。两种药物联合使用，可在舒张大小支气管、延长β受体敏感时间等方面发挥协同作用，有效增强哮喘控制效果，减轻疾病对患者的影响，进而提升生活质量。噻托溴铵作为高选择性胆碱能受体拮抗剂，对患者机体的影响较以往的胆碱能受体拮抗剂更轻，联合使用不会增加不良反应，安全可行。

7. 该患者机械通气过程中需要注意什么？

答 机械通气患者的护理要点，包括保证呼吸机工作正常、预防感染，做好人工气道护理、饮食护理、吸痰护理等，只有做好相应护理，才可保证患者安全。

（1）保证呼吸机工作正常。机械通气能够改善血液中的O_2和CO_2含量，减少肺部不张、呼吸肌疲劳等。一般患者无法自理，护理人员需注意密切观察患者，保证呼吸机正常工作，避免出现意外脱管、呼吸机故障等。

（2）人工气道护理。护理者需保证气管插管正确位置和人工气道畅通，保持人工气道湿润，并及时清理呼吸道中的内分泌物，保持呼吸道畅通，避免堵塞，也避免吸入，并加强气囊管理。

（3）预防感染。由于患者病情较重，抵抗力较弱，在进行护理时，要注意严格消毒和双手清洁，以降低患者感染的概率。

（4）饮食护理。患者不能通过口吃东西，只能用鼻饲来喂养，卧床时要抬高45°，以免在吸痰等有创的操作下，引起食道反流，导致误吸。

（5）吸痰护理。对于机械通气的患者应注意做好气道通气管理，对于存在痰液的患者要注意吸痰，否则容易导致痰液堵塞，造成患者缺氧。

此外，还有预防褥疮、强化导管护理、做好心理护理等。当患者出现意识障碍、自主呼吸很弱等情况时，就需配合医生及时应用机械通气，有利于病情恢复。

知识链接

通气模式的选择

重症哮喘的病理生理特点是气道壁炎症黏液腺肥大、支气管平滑肌广泛痉挛使气道阻力增加、呼气时间延长、功能残气量增加、肺过度充气、呼吸功能增加而导致呼吸肌疲劳衰竭。采用小潮气量(4～7 mL/kg)限制性通气方式治疗哮喘持续状态应注意pH的控制，允许一定程度的高碳酸血症，而压力控制通气(PCV)能更好地控制和降低气道峰压(PIP)，更好地预防肺损伤的发生。PCV的气流为递减型，随着气道压力的上升气流流速呈指数递减从而使PIP不至过高。加以低水平的呼气末正压(PEEP)足以打开严重痉挛的气道、降低气道阻力使肺泡内气体易于排出，保持呼吸道通畅。但过高的PEEP会影响回心血量以及发生气压伤，最适合的PEEP一般为PEEPi的75%～85%。

拓展阅读

通气时间和撤机时机的选择

支气管哮喘急性发作期是指气促、咳嗽、胸闷等症状突然发生或加剧，常伴有呼吸困难，以呼气流量降低为特征，常因接触变应原等刺激物或治疗不当所致。目前临床上对该病的发病机制尚无统一解释，但多数学者均认为支气管哮喘的发生受感染、环境、遗传以及免疫等多方面的影响。采用呼吸机辅助治疗可以尽快缓解气道阻塞，纠正低氧血症，恢复肺功能，预防病情进一步恶化或再发。积极防治并发症是治疗支气管哮喘急性发作的首要措施，而有创机械通气的导管常位于患者气管内，且气道开放后继发感染率随之增加，同时呼吸机管道污染还会加大呼吸道感染和呼吸机相关性肺炎的发生率，造成病情迁延反复，延长呼吸机使用时间，影响患者预后。年龄和性别被普遍认为是影响支气管哮喘急性发作期患者预后的重要因素，研究结果显示，患者急性生理与慢性健康评分(APACHEⅡ评分)越高，其有创机械通气时间相应延长，提示支气管哮喘急性发作期患者病情越严重，其需要接受的有创机械通气治疗时间越长。多因素Logistics回归分析结果显示，APACHEⅡ评分是支气管哮喘急性发作期患者有创机械通气时间延长的独立危险因素。1年中支气管哮喘急性加重次数越多，则表明患者病情越重。

患者各器官功能状态对撤机成败有重要影响。有报道显示，血清白蛋白(ALB)水平较低的患者撤机失败风险高于血清ALB水平较高者。亦有报道显示，血清总蛋白(TP)、ALB水平是影响有创机械通气时间的重要非肺源性因素。研究显示，患者有创机械通气时间越长，其血清TP、ALB水平越低，提示血清TP和ALB水平可作为预测支气管哮喘急性发作期患者脱机时间和预后的指标之一。支气管哮喘急性发作期患者通常伴有营养不良、低蛋白血症及贫血等，且低体重指数(BMI)也预示着患者极有可能存在营养较差及其他并发症等情况，因此在有创机械通气治疗的同时应加强营养补充，提高血清ALB水平对患者及早撤机具有重要意义。上消化道出血和腹胀是重症患者治疗中常见的不良反应，有上消化道出血和腹胀的患者有创机械通气时间明显延长，且多因素Logistic回归分析结果显示，上消化道出血和腹胀是支气管哮喘急性发作期患者有创机械通气时间延长的危险因素，因此在支气管哮喘急性发作期患者常规治疗中应积极避免使用可能引起其上消化道破损和腹胀的药物或操作，保持消化道功能正常和菌群平衡，缩短有创机械通气时间，提高撤机成功率。有创机械通气在治疗疾病的同时也会引发呼吸机相关并发症，如肺部感染、气道损伤、喉头水肿、皮下纵隔气肿、肺不张等，有研究表明，有创机械通气时间每延长1日，呼吸机相关性肺炎的发生率增加1%～3%。胸片显示感染及有并发症的患者有创机械通气时间相对延长，且胸片显示感染及有并发症是支气管哮喘急性发作期患者有创机械通气时间延长的独立危险因素。研究结果显示，并发症是导致支气管哮喘急性发作期患者死亡的独立危险因素。因此在治疗过程中，加强患者的临床监护和并发症的防治对缩短呼吸机使用时间及降低患者死亡风险非常重要。

8. 该患者使用了支气管肺泡灌洗(BAL)，其作用是什么？

答 支气管哮喘以气道高反应和慢性炎症为主要特征。目前，临床多采用糖皮质激素、β受体激动剂等治疗。沙丁胺醇是短效β_2受体激动剂，可与支气管平滑肌上的β_2受体结合，舒张支气管，缓解支气管痉挛，还能抑制肥大细胞释放组胺，减轻气道炎症。而布地奈德能够抑制炎性因子、嗜酸性粒细胞的趋化聚集，减少微血管渗漏，降低血管通透性，减轻黏膜充血。两者联合可发挥扩张支气管、减轻呼吸道炎症的作用，但难以快速清除气道深处分泌物。BAL是治疗严重肺部炎症的有效方法，可在纤维支气管镜引导下直达病灶，对支气管以下肺段或亚肺段采用无菌生理盐水进行灌洗，清除气道深部的脓性分泌物和炎性因子，抑制病原菌定植，有效解除气道阻塞，提高肺通气和供氧效率，改善患者肺功能和动脉血气指标。

9. 根据重症哮喘诊治与预防指南，如何对该患者进行护理？

答 (1) 严密观察病情。重症支气管哮喘属于急危重症，病情变化快，对患者的健康与生命威胁相当大。所以，必须对患者进行严密的病情观察，注意其各项生命体征变化。尤其是其呼吸之间的时间比和呼吸的深度、频率，以及其痰液的性质与量，同时还要注意监测患者的心率，观察有无并发症。对患者的液体出入量进行记录，对患者的PaO_2和$PaCO_2$进行密切的观察，要注意患者是否发生呼吸性酸中毒，如果有相关症状出现，要立即采取措施进行处理。同时，哮喘有一个较为明显的规律，就是在每天的凌晨症状会有所加重，所以护理工作人员要在这个时间段加强巡视。

(2) 吸氧护理。由于重症支气管哮喘患者会出现明显的呼吸困难，所以吸氧是一种非常必要的治疗措施，在患者的吸氧过程当中，应当对他们加强护理。首先，当患者出现明显的缺氧情况时，要给予面罩吸氧或鼻塞吸氧，并注意调节通气量。如果患者采用的是面罩吸氧，那么氧流量一般为6～10 L/min；如果患者采用的是鼻导管吸氧，氧流量则一般为2～4 L/min。在患者的吸氧过程当中，一是要帮助患者调整体位，二是要对其进行密切观察，并做好动脉血气分析监测，保证患者吸氧的安全。对于该患者予经口气管插管接呼吸机辅助呼吸。

(3) 导管护理。若患者有气管插管、深静脉置管、尿管、胃管，需要妥善固定管道，可采用双重固定，将患者双手保护性约束起来，按时换药，更换敷贴，按时巡视病房，观察患者镇静情况。

(4) 机械通气护理。第一，合理吸痰，及时清除气道分泌物，定时为患者翻身拍背、引流痰液，从而保持气道通畅；第二，密切观察，并随时调整呼吸机的参数及各种功能报警设置，使之与患者的具体状况相适应，防止患者出现与呼吸机抵抗的情况；第三，呼吸道黏液-纤毛系统正常的生理防御功能与呼吸道的生理状况密切相关，只有保持呼吸道适当的湿度，维持分泌适当的黏度，其防御功能才能正常发挥。气道湿化能防止感染，利于气道净化。

(5) 饮食护理。对重症支气管哮喘患者而言，除了医疗方面的措施，合理的饮食对其病情也有好处，所以护理工作人员应当对其做好饮食方面的护理。简单来说，应避免患者进食生冷、酸辣刺激性食品和鱼、虾、蟹等食物，同时要鼓励患者多饮水，进入恢复期后，应指导患者多食用富含维生素的新鲜水果蔬菜，避免食用刺激性食物。

(6) 心理护理与健康教育。由于病情的影响加之又处于医院这种特殊又陌生的环境，所以患者常常会出现心理方面的波动，产生各种消极心理情绪，如紧张、恐惧以及烦躁等，这对医护工作的开展是一个不小的阻碍。所以护理工作人员要与患者建立起良好的护患关系，多与他们进行沟通交流，了解他们担心的是什么，做好心理疏导。让他们知道只要积极配合，病情是能够得到有效治疗的，帮助他们树立自信心。同时还要对其进行健康教育，提高他们对自身病情的科学认识，消除他们的一些不必要顾虑。教会他们一些哮喘方面的保健与预防。

10. 如何对该患者进行出院指导？

答 (1) 避免诱发因素。重症哮喘可能是接触过敏源引起的，应避免摄入引起过敏的食物，避免使用地毯、种植花卉，不养宠物，室内布局力求简洁，避免接触刺激性气体及预防呼吸道感染，避免强烈的精神刺激和剧烈运动，避免大笑、大哭、大喊等过度换气动作，避免感冒和过度疲劳等，避免接触过敏源，以免加重病情。

(2) 注意休息。劳逸结合，适量进行全身运动锻炼(如散步、打太极拳、跳广场舞等)，运动量要适宜，生活有规律，不熬夜，每天保证充足的睡眠。

(3) 保持良好的心态：患者平时要保持良好的心态，避免情绪激动、紧张，以免导致支气管痉挛，加重病情。

(4) 注意饮食。① 多食含有维生素A、C及钙质的食物。含维生素A的食物如猪肝、蛋黄、鱼肝油、南瓜、杏等,有润肺、保护气管之功效;含维生素C的食物有抗炎、抗癌、防感冒的功能,如大枣、柚、番茄、青椒等;含钙食物能增强气管抗过敏能力,如猪肝、青菜、豆腐、芝麻酱等。同时多食瘦肉、动物肝脏、豆腐、豆浆等优质蛋白质。② 经常吃食用菌类能调节免疫功能,如香菇、蘑菇含香菇多糖,能增强人体抵抗力,减少支气管哮喘的发作。③ 多饮水,有利于痰液稀释,保持气管通畅,每天饮水量至少2 000 mL(其中包括食物中的水分);若哮喘发作与进食某些异体蛋白如鱼、虾、蟹、蛋、牛奶等有关,应禁忌。

(5) 遵医嘱用药。患者应在医生的指导下使用药物进行治疗,避免自行盲目用药,以免加重病情。患者可以遵医嘱使用吸入用布地奈德混悬液、硫酸特布他林雾化吸入用溶液等药物进行雾化治疗,有利于促进疾病恢复。另外,如果患者出现不适症状,应及时前往医院就诊治疗,以免延误病情。

案　例　二

一、案例导入

一般资料:患者,男,67岁。

现病史:患者20余年前出现发作性气喘,发作时间无明显规律,自诉诊断为支气管哮喘,自行口服平喘药物后症状可缓解,未规律治疗。患者1周前无明显诱因再次出现气喘不适,伴有咳嗽,痰不多,有低热,就诊于某医院,予激素抗炎、抗感染、祛痰等治疗,自觉症状改善不明显,故为求进一步治疗来本院求诊。

主诉:反复发作性气喘20余年,咳嗽伴发热1周。起病以来,精神一般,饮食睡眠可,大小便正常,体重无明显减轻。

疾病史:既往糖尿病、高血压病史。

手术外伤史:有1年前因脾亢行脾切除术。

个人史:吸烟平均10支/日,时间20年,已于2022年戒烟。

辅助检查:2024年2月11日动脉血血气分析:碳酸氢根20.6 mmol/L,碱剩余−4.7 mmol/L,Hb浓度11.2 g/dL,氧合Hb93.4%,血氧含量14.8 vol%,血氯117 mmol/L,血钙0.88 mmol/L,血钠135 mmol/L。血清肌钙蛋白Ⅰ:高敏肌钙蛋白Ⅰ0.034 ng/mL。血凝常规2:纤维蛋白原4.83 g/L,D-二聚体1.07 μg/mL。急诊八项(急诊干化学):尿素氮19.0 mmol/L,肌酐240.8 μmol/L,葡萄糖22.39 mmol/L,钙2.08 mmol/L,二氧化碳结合力16.7 mmol/L。心肌酶谱(急诊干化学):天门冬氨酸氨基转移酶69 U/L,肌酸激酶221 U/L,乳酸脱氢酶339 U/L。血常规+CRP(静脉血):白细胞18.6×10^9/L,中性粒细胞百分比93.2%,淋巴细胞百分比3.8%,嗜酸细胞百分比0.0%;中性粒细胞绝对数17.3×10^9/L,淋巴细胞绝对数0.7×10^9/L,嗜酸细胞绝对数0.0×10^9/L,红细胞3.60×10^{12}/L,血红蛋白110 g/L,红细胞压积0.335,血小板平均体积11.4 fL,超敏C反应蛋白52.30 mg/L。诊断:左室整体收缩功能正常,心包腔目前未见明显积液。右肺上中叶炎症;两肺下叶胸膜下少许渗出;纵隔淋巴结增大钙化;双侧胸腔及心包少量积液。

完善相关检查后辅以动脉血气、血常规、血生化、血凝常规、CRP、PCT、痰培养、心肌酶谱、肌钙蛋白检查;予高流量氧疗(FiO_2 60%),加强气道管理,根据患者哮喘病史及查血G试验数值明显增高,变应性支气管肺曲霉菌病暂不能排除,继续完善真菌培养及相关病原学监测,停用磺苄西林钠,改用伏立康唑抗真菌治疗,在使用伏立康唑抗真菌治疗时患者出现躁动,予右美托咪定镇静,同时予多西环素覆盖少见病原体,甲强龙泼尼松龙片20 mg(qd)口服。患者住院期间查血G试验数值偏高,痰培养示葡萄丝酵母,予氟康唑400 mg(qd)静滴抗真菌治疗,积极予抗感染、祛痰、雾化对症处理。

二、临床问题解析

1. 该患者为什么会发生哮喘？

答 该患者有20年的吸烟史，每日10支。吸烟(过去和现在吸烟)及二手烟暴露是哮喘的危险因素，吸烟量越大、二手烟暴露剂量越高、二手烟暴露时间越长，患哮喘的风险越大。吸烟会影响哮喘的治疗效果：哮喘患者吸烟会导致哮喘的难治性，甚至降低治疗效果。吸烟会导致其他疾病的发生：长期吸烟可以导致哮喘合并其他疾病，如慢性阻塞性肺气肿和肺气肿等。这可能是因为：香烟烟雾含有多种有害化合物和污染物，抑制正常成纤维细胞的增殖，破坏呼吸道上皮细胞的完整性，造成上皮细胞渗透性增强和屏障保护作用降低，使炎症细胞分泌增加，造成炎症细胞聚集，导致气道壁增厚。众所周知，哮喘经典的发病机制主要是Th2 细胞分泌增多，导致 Th1 /Th2 细胞免疫失衡，从而介导哮喘的炎症反应。动物实验发现，吸烟不仅促进 Th2 细胞的分泌，还引起白三烯水平增加，而白三烯会引起气道平滑肌收缩，黏液分泌增多，这促使气道炎症细胞增殖并参与气道重塑，加重哮喘的恶化或急性发作。吸烟对哮喘症状的控制是可逆的，吸烟人群的哮喘症状控制不佳，但戒烟的哮喘患者的症状控制效果优于吸烟患者，这可能与吸烟的哮喘患者对吸入性糖皮质治疗的效果不敏感有关。因此，为了更好地控制哮喘症状，提高患者生活质量，建议所有吸烟的哮喘患者积极主动戒烟。

2. 该患者临床表现有哪些？

答 该患者主要的临床表现是胸闷气喘不适(图1-5)，伴有咳嗽，痰不多，有低热。

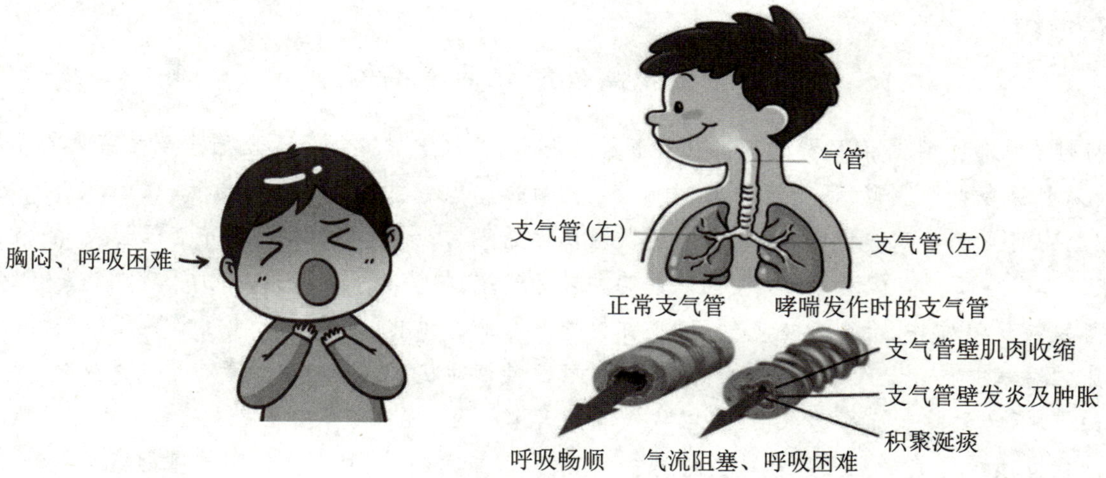

图1-5　哮喘患者图示

3. 该患者呼吸支持的方式是什么？

答 给予该患者高流量加温加湿氧疗，高流量鼻导管湿化氧疗作为无创呼吸治疗手段，因其操作简单、安全有效，逐渐应用于哮喘治疗。通过向患者提供高流量气体，可冲洗鼻咽部，降低上呼吸道阻力，利于痰液排出；对气体进行湿化和温化，可减轻对气道的刺激，促进气道绒毛发挥功能；同时，形成气道正压，能促进肺泡开放，预防阻塞性呼吸，可有效恢复肺功能，高流量湿化氧疗是新型治疗手段，通过提供恒定氧浓度、湿度及温度可改善血氧浓度，缓解患者症状。

4. 该患者可使用哪些药物治疗？

答 (1) 磺苄西林钠消炎治疗。本品为广谱半合成青霉素类抗生素，通过作用于青霉素结合蛋白，抑制细菌细胞壁合成从而发挥杀菌作用。本品有较强抗菌作用，金黄的葡萄球菌对本品比较敏感。本品对大肠埃希菌、变形杆菌属、肠杆菌属、枸橼酸菌属、沙门菌属和志贺菌属等肠杆菌科细菌，以及铜绿假单胞菌、流感嗜血杆菌、奈瑟菌属等其他革兰阴性菌具有抗菌作用。本品对溶血性链球菌、肺炎链球菌以及不产青霉素酶的葡萄球菌亦具抗菌活性。本品对消化链球菌、梭状芽孢杆菌在内的厌氧菌也有一定作用。肺炎克雷伯菌、吲哚阳性变形杆菌对本品多耐药。

(2) 伏立康唑抗真菌治疗。本品主要用于治疗侵袭性曲霉病、食管念珠菌病、不能耐受其他药物或其他药物治疗无效的赛多孢菌和镰孢霉所致的严重真菌感染、非中性粒细胞缺乏患者的念珠菌血症、念珠菌属所致播散性皮肤感染以及腹部、肾脏、膀胱及伤口感染等。但伏立康唑使用时部分患者会出现幻视、幻听等精神症状,该患者就出现了精神症状如躁动,所以予右美托米啶镇静。

(3) 多西环素。一种广谱抑菌剂,对革兰氏阳性球菌和阴性杆菌有效。许多立克次体属、支原体属、衣原体属、非典型分枝杆菌属、螺旋体也对本品敏感;其他如放线菌属、炭疽杆菌、单核细胞增多性李斯特菌、梭状芽孢杆菌、奴卡菌属、弧菌、布鲁菌属、弯曲杆菌、耶尔森菌对本品敏感,但肠球菌属对其耐药。

(4) 甲泼尼龙片。甲泼尼龙片是人工合成的中效糖皮质激素片剂,具有抗炎作用,适用于治疗风湿性疾病、胶原疾病、皮肤疾病、过敏状态、眼部疾病、胃肠道疾病、呼吸道疾病、水肿状态以及免疫抑制治疗、休克、内分泌失调等。

(5) 氟康唑。氟康唑是抗真菌药,具有广谱抗真菌作用,可用于治疗念珠菌及隐球菌引起的真菌感染,亦可用于预防和治疗艾滋病、接受化学治疗(简称化疗)的恶性肿瘤、器官移植或其他原因所致免疫受损者伴发的真菌感染。

5. 患者为何使用多种抗菌药物和糖皮质激素?

答 因为患者支气管哮喘合并变应性支气管肺曲霉菌病不能除外。

知识链接

变应性支气管肺曲霉病

变应性支气管肺曲霉病又称过敏性支气管肺曲霉病,是过敏性支气管真菌病中较为常见的呼吸内科疾病,致病曲霉多见烟曲霉,偶见黄曲霉、稻曲霉、土曲霉。患者急性期会出现喘息、咳痰、咯血、发热、胸痛,咯出物中可见棕色痰栓,肺功能障碍主要以阻塞性通气功能障碍为主,常合并支气管炎、肺囊性纤维化,临床误诊率较高。曲霉菌会释放蛋白水解酶并破坏气道,导致支气管扩张,增加下呼吸道感染风险,若气道炎性反应反复发作,会引起支气管阻塞,并诱发肺间质纤维化,导致肺功能不断下降,产生不可逆损伤。临床常用糖皮质激素如泼尼松治疗,可有效缓解急性期症状。但糖皮质激素有用药周期长、不良反应明显的缺点,且无法抑制曲霉菌入侵,难以从根本上消除病因。因此,需在糖皮质激素治疗基础上增加抗菌药物。伏立康唑是第二代三唑类抗真菌药物,具有广谱抗菌特性,且不易受菌株基因突变影响,可较为全面地覆盖现有曲霉菌菌株类型,在治疗变应性支气管肺曲霉病中有较好的临床效果。

6. 该患者使用了何种雾化药液?

答 该患者使用了布地奈德混悬液,布地奈德可缓解肺黏膜组织水肿,降低肺组织压力,防止气道高反应状态引发肺泡损伤,对改善肺通气功能有重要作用,伏立康唑可长效抑制曲霉菌增殖并促进其消亡,为肺功能的恢复创造有利环境。布地奈德联合伏立康唑治疗变应性支气管肺曲霉病可缩短症状缓解时间,降低GM抗原和sIgE阳性率,调节炎性反应与IgE指标。

7. 如何对该患者进行护理和保健指导?

答 (1) 病室的安排。保证空气流通、新鲜,无灰尘、煤气、烟雾、漆气及其他一切刺激性物质。保持病室温度18~20℃,湿度50%~70%。有条件的单位,以单人病室为妥当,尤其是较严重者;室中不宜多于2个哮喘患者,因为哮喘的发作常可相互影响。哮喘患者可根据体质调节室温,尤其是寒喘患者不宜住寒冷的住室,哮喘患者对温度的变化特别敏感,而大多数患者不耐寒。所以被褥要温暖适度,卧床应有靠背支架,以便不能平卧时应用。卧具不能使用羽毛制品,枕头内不宜填塞羽毛或陈旧的花絮,以避免患者吸入该种物质而引起发作。病室内不宜摆放花草,如玫瑰、香水等。虽然不一定由该种物质的花粉引起过敏,但可因其香气而导致发作。

(2) 改善呼吸。调整体位改善通气,缓解呼吸困难,为患者安排舒适的座位或半坐位,于床上放置一个横跨患者小腿部的小桌,令其伏于小桌减少疲劳,协助排痰,指导患者咳嗽时坐起身体前倾,尽量将痰咳出。痰液黏稠时应多饮水,每日进液量至少为1 500 mL或使用蒸气吸入。遵医嘱给予祛痰药。定时为患者翻身拍背促使痰液排出。哮喘持续状态者每日宜静脉补充液体量2 500～3 000 mL以稀释痰液。滴速不宜过快,每分钟为40～50滴。

(3) 饮食方面。急性发作时,宜以流质食物为佳。调味宜清淡,避免冷食冷饮,应少量多餐,不可过饱,很多患者发作因过饱引起。急性发作期,尤其是哮喘状态持续者,水分蒸发较多,应当考虑水分的补充。发作期内尽量避免鱼腥海味。一般患者知道自己对哪些食物过敏,因此应征求患者的意见,并随时注意食物与哮喘发作的关系。病情缓解时给予营养丰富、高维生素的清淡流质或半流质饮食,多吃水果和蔬菜,多饮水。

(4) 药物与氧气。哮喘发作往往突然发生,但很多有先兆症状,及时控制先兆症状,可以避免哮喘的剧烈发作。因此,用药必须及时,一般宜将哮喘喷雾器,如舒喘灵气雾剂置于患者身边,便于有先兆症状者或轻度发作者及时喷吸。病情发作较重者按医嘱使用解痉药物和抗炎药物。哮喘患者不宜使用超声雾化吸入,因为雾液刺激可使支气管痉挛致哮喘症状加重。呼吸困难者遵医嘱给予低流量持续吸氧,吸氧时注意湿化,避免引起气道干燥痉挛。应告知患者不宜大量或多次喷吸,这样不但无明显效果且影响心脏的功能。肺气肿较严重者,可因持久吸入O_2而形成CO_2麻醉性综合征。因此,观察患者的呼吸极为重要。肾上腺素,即使是β_2肾上腺素受体激动剂等药物,也可加速心跳,应用时注意患者心率及心律等。缺氧严重可引起烦躁,此时不宜应用镇静剂,如应用镇静剂可引起排痰不畅而导致死亡。

(5) 心理护理。放松身心消除恐惧。医护人员对待患者要亲切,了解患者的痛苦,使患者情绪稳定,不急不躁,可陪伴在患者床边与患者漫谈家常,了解患者的思想活动,给予其支持及安慰。向患者解释病情,讲明紧张情绪对哮喘的不利影响。此外,还应解除其对肺气肿及心脏病的错误认识及顾虑,配合治疗,增强患者治病的信心。讲解哮喘的诱发因素,发挥主观能动性,坚持开展医疗体育及气功等锻炼,说明过度用药对哮喘的危害性等。哮喘患者对环境的某些因素敏感,尤其是极微量的刺激性气体可突然诱发哮喘,医护人员不宜认为是精神因素,应及时发现及时处理。

(6) 保健指导。预防哮喘发作应避免接触过敏源及非特异性刺激物,进行脱敏治疗,应用免疫增强剂。缓解期的自我护理:居室布置力求简单,禁放置花草、地毯等,避免进食能诱发哮喘的食物,如鱼、虾、牛奶、鸡蛋等,避免吸入刺激性的物质,如灰尘、烟雾、炒菜油烟等。避免接触油漆染料等化学物质,避免精神紧张和剧烈运动,冬天外出戴口罩,避免冷空气刺激,避免受凉以防发生上呼吸道感染。戒烟。哮喘发作时及时就医。

拓展阅读

哮喘的有效管理方法

尽管哮喘尚不能根治,但通过有效的管理,通常可以实现哮喘控制。成功的哮喘管理目标是:① 达到并维持症状的控制。② 维持正常活动,包括运动能力。③ 维持肺功能水平尽量接近正常。④ 预防哮喘急性加重。⑤ 避免因哮喘药物治疗导致的不良反应。⑥ 预防哮喘导致的死亡。具体方法如下:

(1) 建立医患之间的合作关系。这是实现有效哮喘管理的首要措施,其目的是指导患者自我管理,对治疗目标达成共识,制定个体化的书面计划。包括:① 自我监测。② 对治疗方案和哮喘控制水平开展周期性评估。③ 在症状和(或)PEF提示哮喘控制水平变化的情况下,针对控制水平及时调整治疗以达到并维持哮喘控制。

（2）哮喘教育。对患者进行哮喘教育是最基本的环节，其必须成为医患之间所有互动关系中的组成部分。对医院、社区的专科医生、全科医生及其他医务人员开展继续教育，通过开展哮喘管理知识培训，提高与患者的沟通水平，做好对患者及家属的教育。患者教育的目标是增加理解、增强技能、增加满意度、增强自信心、增加依从性和自我管理能力，增进健康，减少卫生保健资源的使用。

（3）哮喘控制。在哮喘长期管理治疗过程中，必须采用评估哮喘控制方法、连续监测提供可重复的客观指标等方式，调整治疗手段，确定维持哮喘控制所需的最低治疗级别，以便维持哮喘控制，降低医疗成本。

第三节 肺部感染

案 例 一

一、案例导入

一般资料：患者，男，32岁。

现病史：患者半小时前无明显诱因下出现咯血，量约10 mL，病程中有发热，无胸闷、气急，无头晕、头痛等不适，为求进一步诊治遂至我院急诊就诊。2024年1月20日胸部CT平扫示：左肺上叶占位灶，建议增强检查；左肺散在炎症；右肺下叶少许纤维灶。急诊拟“① 咯血待查：肺部感染可能。② 左肺占位性病变（感染待排）”收治本科。

辅助检查：1月20日胸部CT平扫诊断内容见上。心电图：① 窦性心动过速。② 左胸导联低电压。③ 下壁异常Q波。起病以来，患者精神一般，饮食睡眠可，大小便正常，体重无明显减轻。1月22日肿瘤标志物（肺）：未见异常。

主要治疗：予抗感染、止血，预防并发症，暂予磺苄西林经验性抗感染治疗，依据肾功能调整抗生素剂量；关注患者呼吸道症状，监测体温、血常规、CRP及降钙素原水平，及时留取各种培养标本，为抗生素调整提供依据。

二、临床问题分析

1. 该患者为什么考虑为肺部感染？

答 该患者1月20日胸部CT平扫：左肺上叶占位灶，建议增强检查；左肺散在炎症；右肺下叶少许纤维灶。1月22日肿瘤标志物（肺）：未见异常。

知识链接

肺部感染的分级

肺部感染分为轻度、中度和重度三个级别，并提出相应的治疗策略。轻度肺部感染的特征包括：无需住院治疗；一般情况良好，能够正常进食和活动；无明显的呼吸困难或需氧疗；无严重的并发症或合并症。中度肺部感染的特征包括：部分患者需要住院治疗；一般情况较好，但可能有轻度的影响活动的症状；有轻度的呼吸困难或需氧疗；有轻度的并发症或合并症。重度肺部感染的特征包括：需要住院治疗；病情较差，严重影响日常活动；呼吸困难明显，需氧疗或机械通气；存在严重的并发症或合并症。

2. 该患者发生肺部感染与什么因素有关?

答 与支原体感染有关。

拓展阅读

肺炎分类

1. 按解剖位置划分

(1) 大叶性肺炎:先在肺泡部位形成炎症,后向周围扩散,X线能看到肺叶或肺段存在肺实变,一般不会累及支气管,以高热、咳铁锈样痰为典型症状。

(2) 支气管肺炎:经支气管入侵机体,会累及终末小气道和肺泡,常常继发于其他感染,会有发烧、咳嗽、流涕的表现。

(3) 间质性肺炎:炎症发生在肺间质,可累及周围组织,以进行性呼吸困难为主要表现。

2. 按病因划分

(1) 病毒性肺炎:由病毒感染引起的肺炎,呼吸道合胞病毒占首位,还有腺病毒、流感病毒、副流感病毒、巨细胞病毒和肠道病毒等。

(2) 细菌性肺炎:通过细菌感染而出现的肺炎,常见的是肺炎链球菌、流感嗜血杆菌、卡他莫拉菌和金黄色葡萄球菌。

(3) 真菌性肺炎:由白念珠菌、曲霉、组织胞浆菌、隐球菌、肺孢子菌等引起的肺炎。

(4) 其他病原体感染的肺炎:包括感染支原体、衣原体及肺包虫、肺血吸虫等引起的肺炎。

(5) 理化因素引起的肺炎:如放射损伤导致的放射性肺炎,误吸胃酸引起的吸入性肺炎等。

3. 肺部感染的临床表现有哪些?

答 肺部感染的症状主要有咳嗽、发热、恶寒、呼吸困难、深呼吸时胸痛或伴气促。不同致病菌引起的肺部感染潜伏期不同,大部分前驱症状并不明显。部分肺部感染患者发病前曾有上呼吸道病毒感染症状,常见症状有咳嗽、咳痰,咳嗽可为干咳、咳黏痰或脓性痰,还可出现气促、胸痛。肺部感染全身表现有发热、寒战、头痛、乏力、恶心、呕吐、腹痛、腹泻、肌痛和关节痛等。细菌和病毒所引起的肺部感染通常症状类似,部分引起感染的病原体常出现一些非特异性症状,但具有这些症状的患者并不能确诊为由该病原体引起。嗜肺军团菌引起的肺炎可能伴腹痛、腹泻或昏迷发生。肺炎链球菌引起的肺炎则可能带有铁锈色的痰液。肺炎克雷伯菌所引发的肺炎则可能产生类似暗红色胶冻样的血痰。

4. 肺部感染如何诊断及检查?

答 (1) 注意有无吸入性损伤、气管切开或插管、误吸、肺水肿、肺不张、休克、手术麻醉、创面侵袭性感染、化脓性血栓性静脉炎等。

(2) 注意有无呼吸困难、咳嗽,体温变化情况,痰量是否增多,痰液性状。临床症状应注意与烧伤毒血症或败血症鉴别。

(3) 体检,严重烧伤患者,胸部多有烧伤,较难获得准确的胸部体征。因此,应注意仔细检查有无呼吸变化及啰音等。

(4) 为明确感染细菌,应定期做气道内分泌物培养,最好做支气管肺灌洗液培养,以防止污染。

(5) 胸部X线检查,烧伤后多数肺部感染的确诊有赖于X线检查。伤后应常规行胸部摄片,以后定期复查。肺炎的X线表现可分为小病灶性、大病灶性和大叶性三种,小病灶性肺炎最常见。

5. 肺部感染的相关治疗包括哪些内容?

答 (1) 清除原发病灶。有吸入性损伤或面颈部严重烧伤者应加强气道管理,有效地清除气道分泌物和坏死脱落的黏膜,促进气道创面愈合。血源性肺炎应控制败血症,清除远隔病灶。

(2) 根据细菌检查结果给药。根据痰培养或参考创面或血中的细菌检查结果,一般应静脉给药,也可同时雾化吸入抗生素或在灌洗液中加入适量抗生素。

(3) 其他治疗。并发呼吸功能不全时按呼吸功能不全处理。

6. 肺部感染的护理目标是什么?

答 维持呼吸道通畅,促进身心健康,维持足够的营养和体液,预防感染。

7. 肺部感染护理措施有哪些?

答 (1) 活动:根据病情决定活动方式。

(2) 心理护理:使患者情绪稳定,配合治疗护理。

(3) 发热护理:① 密切观察患者生命体征,每4 h测量一次,必要时增加次数。② 保持室内环境安静,阳光充足,空气流通。③ 给予高热量、高蛋白、高维生素、易消化的流质或半流质饮食,鼓励多吃水果,多饮水,保证每日摄水量达1000~2000 mL,不能进食者,应按医嘱从静脉补充营养与水分。同时检测患者尿量和出汗情况以便调整补液量,保持大便通畅。④ 做好物理降温的护理。⑤ 根据医嘱正确使用退热药,用药后观察降温效果。⑥ 根据医嘱使用抗生素,在用药过程中观察患者体温变化,同时观察抗生素的不良反应。

(4) 呼吸道管理:① 戒烟。② 有缺氧症状的患者给予吸氧,做好吸氧护理。③ 鼓励患者有效咳嗽,教会患者有效咳嗽的方法。④ 痰液黏稠者给予CPT(胸部物理治疗)和雾化吸入,按医嘱给予化痰药。⑤ 剧烈刺激性干咳者,可遵医嘱给予止咳药。

(5) 胸痛护理根据患者胸痛的不同程度按医嘱给予不同止痛药,用药30 min后观察用药效果。

8. 重症肺炎患者的护理内容有哪些?

答 ① 生命体征的监测。② 关注患者精神和意识状态。③ 关注患者皮肤黏膜有无紫绀及肢端温度。④ 记录进出量。⑤ 实验室检查ABG的变化。⑥ 体位:患者取仰卧位,头胸抬高20°,下肢抬高30°。⑦ 吸氧:给予高流量吸氧。⑧ 补充血容量:建立两条静脉通道,按医嘱补液。⑨ 用药护理:应用血管活性药物如多巴胺等,防外溢,监测血压;联合使用抗生素,观察药物疗效和副作用。

9. 肺部感染患者的健康宣教包括哪些内容?

答 ① 活动:平时多参加体育锻炼,注意劳逸结合,增强体质和免疫力。有慢性病、长期卧床及年老体弱者,应经常翻身拍背,促进咳痰。② 饮食:予高热量、高蛋白、高维生素、易消化的流质或半流质饮食。③ 心理护理:给予患者心理支持,注意情绪变化。④ 必要时注射流感疫苗或肺炎疫苗。⑤ 指导患者遵医嘱用药。⑥ 定时随访复查。

课程思政

满足群众的居家护理需求:"互联网+护理服务"

随着老龄化社会的发展,老年人对上门护理的需求不断增加。"互联网+护理服务"正处于试点阶段,以"线上申请、线下服务"的模式,为出院患者或罹患疾病且行动不便的特殊人群提供上门护理服务,在一定程度上满足了部分区域内群众的居家护理需求,让群众足不出户就能享受优质护理服务,受到人民群众的普遍欢迎。国家有关部门出台相关文件,规范"互联网+护理服务"的管理。统一其工作制度、技术标准、服务流程规范、运行机制、风险防范措施、应急处置流程、护士培训及考核方案,使护理服务达到同质化和标准化,保障护理安全,降低医疗风险,并在全国范围内全面推广。

应继续扩大覆盖面,增加服务项目,使其应用场景更加广泛,将"互联网+护理服务"覆盖各地各级医疗机构并延伸至社区及乡镇卫生院,打通专业护理到家庭的"最后一公里"。同时,建议完善相关的医疗保障法律和多点执业试点工作的探索。保障患者的医疗安全、护士的人身安全及避免服务过程中产生法律纠纷。对护理人员多点执业的范围、执业地点、执业内容等作出明文规定，做到有法可依、有证可循。

案 例 二

一、案例导入

一般资料：患者，男，78岁。

现病史：患者1周前无明显诱因下出现咳嗽咳痰不适，无明显胸闷气喘不适，追问病史知患者2023年6月21日于外院因左侧肢体活动无力住院治疗11天，予抗血小板、调脂、抗感染祛痰等对症支持治疗。6月29日头颅CT示：右侧大脑半球较大面积脑梗死恢复期改变，部分软化灶；两侧基底、侧脑室旁及放射冠区腔隙性脑梗塞；脑白质疏松症；脑萎缩；胸部CT示：两肺散在感染性病变，以右下肺为著；慢性支气管炎、肺气肿；心影增大，主动脉及冠脉钙化斑；右下少许钙化灶。现为求进一步诊治，急诊拟“重症肺炎、脑梗死恢复期、大脑动脉狭窄、高血压、电解质紊乱”收治本科。病程中，患者咳嗽咳痰，体重未见明显异常。

辅助检查：6月29日头颅CT诊断内容见上。

主要治疗：① 完善三大常规、血生化、心电图等相关检查。② 治疗上暂予高流量给氧、抗感染、化痰平喘、营养支持等。告知患者及其家属患者肺部感染进展可能，必要时需气管插管接呼吸机辅助通气。

其他史：慢性支气管炎、肺气肿。

二、临床问题分析

1. 为什么考虑该患者是肺部感染？

答 胸部CT提示两肺散在感染性病变，以右下肺为著。

2. 该患者发生原发性肝癌的危险因素是什么？

答 可能与既往史慢性支气管炎、肺气肿有关。

3. 重症肺炎的发生原因有哪些？

答 ① 呼吸道症状：患者出现咳嗽、气促、胸闷等呼吸道症状。② 发热，患者体温持续高于38℃。③ 肺部体征：肺部听诊可闻及湿啰音、干啰音等。④ 影像学检查：胸部CT或X射线检查显示肺部浸润性病变。

知识链接

重症肺炎诊断标准

(1) 出现意识障碍。

(2) 呼吸频率＞30次/min。

(3) 血氧饱和度＜60%。

(4) 收缩压＜90 mmHg，舒张压＜60 mmHg。

(5) 胸片显示双侧或多侧肺叶受累，或者入院48 h内病变扩大50%。

(6) 少尿，尿量＜20 mL/h。

4. 增加肺部感染的严重程度和死亡危险的危险因素有哪些？

答 ① 年龄＞65岁，存在基础疾病：COPD、糖尿病、慢性肝病。② 呼吸频率＞30次/min，脉搏＞120次/min，收缩压＜90 mmHg，舒张压＜60 mmHg，超高热或者体温过低，意识障碍，存在肺外感染。③ 实验室检查。血白细胞＞10×10^9/L，中性白细胞百分比超过70%，氧合指数≤250，氮质血症。凝血功能障碍。

5. 肺部感染的诊断技术有哪些?

答 有些肺部有炎症的患者会反复出现炎症,治疗效果不是很好,这时就需要通过气管内窥镜检查获取肺内较细的支气管分泌物明确诊断,为接下来的治疗提供依据。

6. 气管镜检查的护理要点有哪些?

答 气管镜检查作为一种重要的诊断与治疗手段(图1-6),在呼吸系统疾病的诊疗过程中占据着举足轻重的地位。为了确保患者检查前后的安全与舒适,全面落实护理措施至关重要。以下从观察体征、饮食管理、休息与活动、口腔卫生、病情监测、环境护理、心理支持及宣教指导八个方面阐述气管镜检查护理要点。

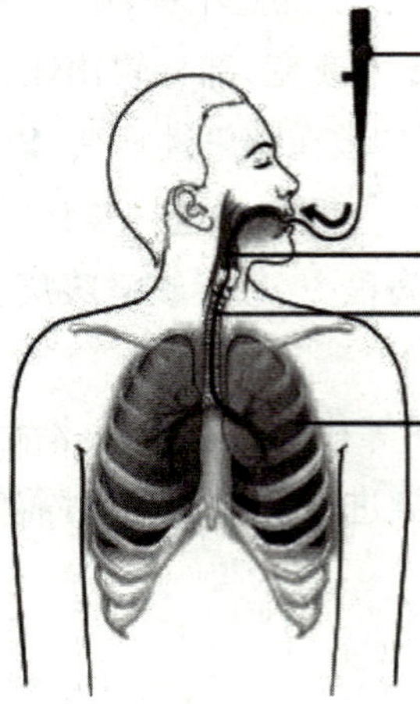

图1-6 气管镜检查

(1) 观察体征。术前观察:仔细询问并记录患者的既往病史、过敏史及当前症状,评估其是否适合进行气管镜检查。监测生命体征,如体温、脉搏、呼吸频率及血压,确保患者处于稳定状态。术后观察:重点观察患者有无呼吸困难、咯血、声嘶、喉头水肿等并发症的表现,及时发现并处理异常情况。同时,注意患者意识状态,确保意识清醒,以便及时沟通不适感受。

(2) 饮食管理。术前饮食:根据医嘱,通常在检查前需禁食禁水一定时间,以减少误吸风险。向患者解释禁食的重要性,并确保其遵医嘱执行。术后饮食:检查结束后,根据医生指导逐步恢复饮食,初期可能需以流质或半流质食物为主,避免食用刺激性食物,以减少对咽喉及气道的刺激。

(3) 休息与活动。术后休息:鼓励患者检查后充分休息,减少活动,以促进喉部及气道的恢复。对于出现不适的患者,应适当延长卧床时间。适度活动:在医生允许的情况下,鼓励患者进行轻体力活动,如散步,以促进血液循环,加快康复进程。

(4) 口腔卫生。术前指导患者正确刷牙,特别是口腔后部的清洁,以减少检查时的细菌带入风险。检查后鼓励患者多漱口,保持口腔清洁,减少感染机会。可使用医生推荐的漱口水进行清洁。

(5) 病情监测。密切观察患者的病情变化,包括呼吸频率、深度及节律,以及是否有发热、咳嗽、咳痰等症状加重的迹象。定期监测血氧饱和度,确保患者呼吸功能稳定。

(6) 环境护理。保持病房空气流通,温度适宜,湿度适中,减少对患者呼吸道的刺激。减少病房内噪声,为患者创造一个安静舒适的休息环境。

(7) 心理支持。术前向患者详细介绍气管镜检查的目的、过程、可能的不适感及应对措施,消除其紧张恐惧心理。术后及时关注患者的情绪变化,给予鼓励与安慰,增强其战胜疾病的信心。

(8) 宣教指导。加强健康教育,向患者及家属普及呼吸系统疾病的防治知识,提高自我管理能力。强调遵医嘱用药的重要性,指导患者正确使用吸入剂等治疗工具。提醒患者定期复查,及时发现并处理潜在问题。

拓展阅读

重症肺炎患者早期康复

近年来，全球重症肺炎的患病率不断升高，已成为呼吸与危重症医学重点研究方向。重症肺炎患者治疗期间联合肺康复治疗的目的是控制并缓解其症状、减少原发病导致的各种功能障碍及心理影响，帮助患者尽快恢复社会功能及独立生活能力，以增强原发病治疗效果，改善其生活质量。研究发现，在评估重症肺炎患者病情、机械通气情况后，在把握适应证、评估安全性的前提下，应尽早实施早期肺康复治疗。早期肺康复治疗将运用综合性的治疗手段，以运动锻炼、呼吸训练为核心，同时配合排痰、咳痰指导，并视患者病情、营养状态、免疫功能等联合展开营养支持治疗，通过个体化的综合肺康复治疗，帮助重症肺炎患者改善运动心肺耐力，辅助原发病治疗，最终增强重症肺炎本身治疗效果，促进患者早日康复。

第四节　肺　　癌

案　例　一

一、案例导入

一般资料：患者，男，63岁。

现病史：因"间断咯血伴胸闷气喘3天"由急诊入院。大量血痰，呈鲜红色，量多。查体：双肺呼吸音粗，双肺可闻及吸气性哮鸣音。

辅助检查：胸部CT平扫＋增强示：① 右肺癌化疗后，右肺下叶占位。② 右肺炎症。③ 两肺多发转移灶。④ 纵膈及右肺门多发肿大淋巴结。

主要治疗：严密监测生命体征，观察尿量，完善血气分析、血常规、肝肾功能、电解质、凝血功能等相关检查，抗感染，予止血化痰对症处理，气管镜介入治疗。患者突发咯血、呼吸困难后立即予以抢救，并及时予精准治疗（支气管镜下热消融术、气管插管辅助治疗）。

既往史：右肺鳞癌1年余，吸烟史10余年。

二、临床问题解析

1. 该患者患肺癌诱因是什么？为什么会发生咯血？

答 ① 该患者吸烟史10余年，吸烟是肺癌发生率和死亡率进行性增加的首要原因。② 该患者确诊肺鳞癌1年余，属于中央型肺癌，肿瘤向管腔内生长可有间断或持续性痰中带血，表面糜烂严重，侵袭大血管时可引起大咯血。

知识链接

肺癌的病因及发病机制

（1）吸烟。大量研究表明，吸烟是肺癌发生率和死亡率进行性增加的首要原因。烟雾中的苯并芘、尼古丁和亚硝胺等均有致癌作用，尤其易致鳞状上皮细胞癌和未分化小细胞癌的发生。与不吸烟者比较，吸烟者发生肺癌的危险性平均高9～10倍，重度吸烟者可达10～25倍。吸烟量与肺癌之间存在着明显的量-效关系，开始吸烟时年龄越小、吸烟时间越长、吸烟量越大，肺癌的发病率越高。

(2) 职业致癌因子。已被确认的致人类肺癌的职业因素包括工作中长期接触石棉、砷、铬、镍、铍、煤焦油、芥子气、三氯甲醚、氯甲甲醚及烟草的加热产物，铀、镭等放射物质衰变时产生的氡和氡子气、电离辐射和微波辐射等。这些因素可使肺癌发生危险性增加3～30倍。

(3) 空气污染。包括室内小环境和室外大环境污染。室内被动吸烟、燃料燃烧和烹饪均能产生致癌物。室外大环境污染包括城市中汽车尾气、工业废气、沥青污染等。

(4) 电离辐射。大剂量电离辐射可引起肺癌。不同射线的辐射产生的效应不同。美国1978年报告了一般人群中电离辐射的来源：约49.6%来自自然界；44.6%为医疗性照射，其中36.7%来自X线诊断。

(5) 饮食与营养。一些研究表明，较少食用含β胡萝卜素的蔬菜和水果及血清中β胡萝卜素水平低的人群，肺癌发生的危险性增高。调查资料表明，较多地食用含β胡萝卜素的绿色、黄色和橘黄色的蔬菜和水果及含维生素A的食物，可减少肺癌发生的危险性，对于吸烟者作用更明显。

(6) 其他。结核病被美国癌症学会列为肺癌的发病因素之一。有结核病者患肺癌的危险性是正常人群的10倍。此外，病毒感染、真菌毒素（黄曲霉）等，对肺癌的发生可能也起一定作用。

(7) 遗传和基因改变。遗传因素与肺癌的相关性受到重视，许多基因与肺癌易感性有关。肺癌患者第三条染色体短臂部分位点常发生基因变异或缺失，正常细胞发生癌变前期常有一系列的基因改变。

2. 该患者属于什么类型的肺癌？

答 该患者为中央型肺癌鳞癌。

拓展阅读

肺癌的分型

1. 按解剖学部位分类

(1) 中央型肺癌：指发生在段支气管至主支气管的肺癌，约占3/4，以鳞状上皮细胞癌和小细胞癌较多见。

(2) 周围型肺癌：发生在段支气管以下的肺癌，约占1/4，多见腺癌。

2. 按组织病理学分类

(1) 非小细胞肺癌：包括鳞状上皮细胞癌（简称鳞癌）、腺癌、大细胞癌等。

① 鳞癌：包括乳头状型、透明细胞型、小细胞型和基底细胞样型。以中央型肺癌多见，并有向管腔内生长的倾向，早期常引起支气管狭窄，导致肺不张或阻塞性肺炎。癌组织易变性、坏死，形成空洞或癌性肺脓肿。鳞癌最易发生于主要支气管内，发展成息肉或无蒂肿块，阻塞管腔引起阻塞性肺炎。有时也可发展为周围型，倾向于形成中央性坏死和空洞。

② 腺癌：包括腺泡状腺癌、乳头状腺癌、支气管肺泡癌（或称肺泡细胞癌）、伴黏液产生的头性腺癌及腺癌混合亚型。腺癌倾向于管外生长，但也可循泡壁蔓延，早期即可侵犯血管、淋巴管，常在原发瘤引起症状前已转移。

③ 大细胞癌：是一种未分化细胞癌，可发生在肺门附近或肺边缘的支气管。大细胞癌的转移较小细胞未分化癌晚，手术切除机会大。

④ 其他：腺鳞癌、类癌、肉瘤样癌、唾液腺型癌等。

(2) 小细胞肺癌：包括燕麦细胞型、中间细胞型、复合燕麦细胞型，较早出现淋巴和血行转移，是肺癌中恶性程度最高的一种。一般起源于较大支气管，大多为中央型肺癌。

3. 原发性肺癌患者的临床表现有哪些？

答 (1) 咳嗽为早期症状，表现为无痰或少痰的刺激性干咳。当肿瘤引起支气管狭窄时，咳嗽加重，多为持续性，呈高调金属音性咳嗽或刺激性呛咳。肺泡细胞癌可咳大量黏液痰。继发感染时，痰量增多，呈黏液脓性。

(2) 血痰或咯血多见于中央型肺癌，肿瘤向管腔内生长可有间断或持续性痰中带血。表面糜烂严重侵蚀大血管时，可引起大咯血。

(3) 气短或喘鸣肿瘤向支气管内生长，或转移到肺门淋巴结导致肿大的淋巴结压迫主支气管或隆突或引起部分气道阻塞时，可出现呼吸困难、气短、喘息，偶尔表现为喘鸣，听诊时有局限或单侧哮鸣音。

(4) 发热肿瘤组织坏死可引起发热，但多数发热由肿瘤引起的阻塞性肺炎所致。

(5) 体重下降、消瘦为恶性肿瘤的常见症状之一。肿瘤发展到晚期，基于肿瘤毒素、身体消耗、合并感染、疼痛等原因，可导致食欲减退，表现为消瘦或恶病质。

4. 肺癌的辅助检查有哪些?

(1) 细胞学检查。痰细胞学检查是肺癌普查和诊断的一种简便有效的方法，原发性肺癌患者多数在痰液中可找到脱落的癌细胞。中央型肺癌痰细胞学检查的阳性率可达70%～90%，周围型肺癌痰检的阳性率则仅约50%。

(2) X线检查。可了解肺癌的部位和大小，能看到由于支气管阻塞引起的局部肺气肿、肺不张或病灶邻近部位的浸润性病变或肺部炎变。

(3) ECT检查。ECT骨显像可以较早地发现骨转移灶。X线片与骨显像都有阳性发现，如病灶部呈骨反应静止，代谢不活跃，则骨显像为阴性，X线片为阳性，两者互补可提高诊断率。ECT骨显像诊断肺癌骨转移的假阳性率可达20%～30%，故ECT骨显像阳性者需进行阳性区域骨的MRI扫描。

(4) 支气管镜检查。通过支气管镜可直接窥察支气管内膜及管腔的病变情况。可取肿瘤组织供病理检查，或吸取支气管分泌物作细胞学检查，以明确诊断和判定组织学类型。

(5) 剖胸探查术。肺部肿块经多种检查和短期诊断性治疗仍未能明确病变性质，肺癌的可能性又不能除外者，应做剖胸探查术。这样可避免延误病情致使肺癌患者失去早期治疗的机会。

(6) 纵膈镜检查。纵隔镜检查需在全麻下进行。在胸骨上凹部做横切口，钝性分离颈前软组织到达气管前间隙，钝性游离出气管前通道，置入观察镜缓慢通过无名动脉的后方，观察气管旁、气管支气管角及隆突下等部位的肿大淋巴结，用特制活检钳解剖剥离取得淋巴结组织送病理学检查。

5. 肺癌患者有哪些治疗措施?

答 (1) 外科治疗。这是肺癌首选和最主要的治疗方法，也是唯一能使肺癌治愈的治疗方法。完全切除肺癌原发病灶及转移淋巴结，达到外科手术治疗肺癌的目的，切除肿瘤的绝大部分，为其他治疗创造有利条件。手术适应证：肺癌外科治疗主要适合于早中期(Ⅰ～Ⅱ期)肺癌、ⅢA期肺癌和肿瘤局限在一侧胸腔的部分选择性的ⅢB期肺癌。

(2) 化学治疗。化学治疗(简称化疗)是肺癌的主要治疗方法，90%以上的肺癌需要接受化疗。化疗对小细胞肺癌的疗效无论早期或晚期均较好，甚至有约1%的早期小细胞肺癌通过化疗治愈。化疗也是治疗非小细胞肺癌的主要手段，化疗治疗非小细胞肺癌的肿瘤缓解率达40%～50%。化疗一般不能治愈非小细胞肺癌，只能延长患者生存期和改善生活质量。化疗分为治疗性化疗和辅助性化疗。化疗需根据肺癌组织学类型不同选用不同的化疗药物和不同的化疗方案。化疗除能杀死肿瘤细胞外，对人体正常细胞也有损害，因此化疗需要在肿瘤专科医生指导下进行。近年化疗在肺癌中的作用已不再限于不能手术的晚期肺癌患者，而常作为全身治疗手段列入肺癌的综合治疗方案。

(3) 放疗。① 治疗原则：放疗对小细胞肺癌疗效最佳，鳞状细胞癌次之，腺癌最差。肺癌放疗照射野应包括原发灶、淋巴结转移的纵隔区。同时要辅以药物治疗。鳞状细胞癌对射线有中等程度的敏感性，病变以局部侵犯为主，转移相对较慢，故多采用根治治疗。腺癌对射线敏感性差，且容易血道转移，故较少采用单纯放疗。放疗是一种局部治疗，常常需要联合化疗。放疗与化疗的联合可以视患者的情况不同，采取同步放化疗或交替化放疗的方法。② 放疗的分类：根据治疗的目的不同分为根治治疗、姑息治疗、术前新辅助放疗、术后辅助放疗及腔内放疗等。③ 放疗的并发症：肺癌放疗的并发症包括放射性肺炎、放射性食管炎、放射性肋纤维化和放射性脊髓炎。上述放疗相关并发症与放疗剂量同时也存在个体差异性。

6. 该患者突发咯血、呼吸困难，咯血的窒息前兆表现是什么？咯血患者的一般护理措施有哪些？

答 前兆表现：咯血突然减少或中止，表情紧张或惊恐，大汗淋漓，两手乱动或手指喉头（示意空气吸不进来），继而出现发绀、呼吸音减弱、全身抽搐甚至心跳呼吸停止而死亡。

一般护理：① 绝对卧床，患侧卧位。② 中少量温凉软流质饮食。③ 必要时吸氧。④ 应用止血药，做好用药观察及护理。⑤ 患者若恐惧不安，予以心理支持。⑥ 病情观察，注意窒息先兆。⑦ 做好窒息抢救准备（床边备吸引器）。⑧ 失血多者予输血，补充血容量。

拓展阅读

大咯血患者的应急预案

（1）值班护士立即奔赴现场，同时报告医生，积极配合抢救。

（2）立即予以氧气吸入，协助患者取头低脚高俯卧位，轻叩其背部。

（3）有义齿者用开口器取出义齿，及时用手或吸引器去除口腔、咽喉血块，做好气管插管或气管切开的准备工作。

（4）迅速建立静脉通路，及时补充血容量，纠正休克。

（5）绝对卧床休息，加强生命体征监测，预防再次窒息。

护士不仅要救死扶伤，具有施行人道主义的职业素养，更需要培养娴熟的专业技能、过硬的心理素质，在危急关头临危不乱，眼观六路，耳听八方。同时，在平时的工作中注重团队的默契配合，有高效的团队协作能力。

知识链接

气管镜介入治疗

（1）冷冻治疗技术。CO_2冷冻治疗是根据Joule-Thomson原理，在冷冻探头的前段迅速形成一定大小的冰球开展治疗。根据临床需求不同，冷冻治疗可分为2种类型：冻取和冻融。

（2）热消融技术。呼吸内镜下气道瘢痕狭窄最常用的治疗技术，通过热消融能够迅速打开狭窄的气道。热消融治疗包括射频治疗、微波治疗、氩气刀治疗、激光治疗、高能聚焦超声治疗（HIFU）等。

7. 如何做好患者的健康管理

答（1）营养管理。运用营养风险筛查表对患者进行营养筛查。临床最常用的是欧洲营养学会推荐的“营养风险筛查2002”（NRS 2002，表1-6）。NRS 2002评分≥3分表明患者存在营养风险，术前遵医嘱积极予以营养支持，首选肠内营养，必要时请营养科会诊协助制定营养干预方案。对于严重营养不良并且不适宜经口或肠内营养的患者，建议进行肠外营养。

（2）疼痛评估。可采用0～10分数字评分法（numerical rating scale，NRS）、视觉模拟法（visual analogue scale，VAS）、Wong-Baker面部表情量表法等评估工具进行疼痛评估，必要时根据医嘱予以镇痛，以缓解疼痛的发生。

（3）血栓风险评估。通过Caprini评估表进行术前血栓风险评估，根据评估结果指导患者进行基础预防、物理治疗或使用抗凝药物。

（4）指导呼吸功能训练。① 示范腹式呼吸、缩唇呼吸；指导患者掌握有效咳嗽、胸背部拍击等方法并评估患者及家属的掌握情况。② 患者如为高龄，年龄≥65岁（若合并吸烟男性年龄>60岁）、长期大量吸烟（吸烟史≥400支/年）、存在肺部基础疾病（COPD等）、肺功能异常的患者，指导每日运用呼吸训练器进行肺康复训练干预，直至出院。③ 护士应协助患者翻身、叩背，及时清除呼吸道分泌物，保持呼吸道通畅。指导患者正确腹式呼吸、缩唇呼吸或使用呼吸训练器，根据病情需要，遵医嘱予吸氧、雾化吸入、化痰等对症治疗。

表1-6　NRS 2002

床号______ 姓名_______ 性别______ 年龄______ 住院号____________入院诊断____________评估时间__________

项目	指标		分值	得分
营养状态评分	人体测量	BMI＜18.5 kg/m²	3分	
	近期体重下降	3个月内体重丢失＞5％	1分	
		2个月内体重丢失＞5％	2分	
		1个月内体重丢失＞5％	3分	
	一周进食减少	减少25％～50％	1分	
		减少50％～75％	2分	
		减少75％～100％	3分	
疾病严重程度评分	慢性疾病急性发作或有并发症、髋骨骨折、COPD、血液透析、肝硬化、糖尿病、一般恶性肿瘤		1分	
	腹部大手术、脑卒中、重度肺炎、血液恶性肿瘤		2分	
	颅脑损伤、骨髓移植、APACHE＞10分的ICU患者		3分	
年龄评分	＞70岁		1分	
营养风险总评分：				

（5）深静脉血栓栓塞症的预防。① 根据Caprini评分，选择相应预防性抗凝措施，包括基础预防、机械预防和药物预防。基础预防即早期活动；机械预防常用措施是间歇充气加压装置（IPC），药物预防有普通肝素、低分子肝素、阿司匹林等。② IPC使用前应评估患者是否存在急性炎症性皮肤病、心律不齐、丹毒、肺水肿、不稳定型高血压、安装人工心脏起搏器、对IPC过敏、充血性心力衰竭等禁忌证；使用过程中观察气压泵的运行状态、间歇加压时间，观察肢端血运情况。③ Caprini 评分≥3分，应及时报告医生，同时可在患者床头放置血栓高风险警示标志；遵医嘱使用低分子肝素，给予药物预防。④ 抗凝药物使用期间，密切观察患者有无出血倾向，若出现伤口渗血、注射部位瘀点瘀斑、消化道出血等异常情况，应及时告知医生进行处理。

8. 如何对该患者进行出院指导及随访？

答（1）医护团队、患者及其家属共同制定出院计划，护士给予详尽的出院宣教，包括出院标准、心理与康复的关系、饮食及注意事项、继续开展药物治疗的注意事项、功能锻炼方法、自我检测及自护措施、家属或陪护的照护教育、复查时间、随访时间安排和再入院的途径等。

（2）护士根据随访计划、出院随访评估情况实施随访工作，随访方式主要是电话回访和家庭访视。随访内容包括对患者出院后的治疗效果、病情变化、康复情况、心理状况实施指导及监控，指导患者执行相关用药、康复锻炼等健康措施，同时征求患者对本次住院的满意情况，必要时指导患者到门诊就诊随访。

案　例　二

一、案例导入

一般资料：患者，女，77岁。

现病史：患者约两周前无明显诱因下出现胸部疼痛，无恶心呕吐腹痛腹泻。查体：胸部疼痛，咳嗽咳痰。

辅助检查：胸部CT示：① 右肺下叶占位。② 双肺多发小结节。

主要治疗：予营养支持、补液、止痛、化痰等对症治疗；严密观察患者生命体征，动态复查血常规，肝、肾功能，血凝常规等指标。住院第三日予以肺穿刺活检，病理结果显示为腺癌。

二、临床问题解析

1. 为什么考虑该患者为肺恶性肿瘤？

答 该患者入院查体胸部疼痛伴随咳嗽咳痰，且无明显诱因。胸部CT显示肺占位性病变，肺穿刺活检进一步明确诊断。

知识链接

肺癌肺外胸内扩展引起的症状和体征

(1) 胸痛：近半数患者有模糊或难以描述的胸痛，若肿瘤位于胸膜附近，可产生不规则的钝痛或隐痛，于呼吸、咳嗽时加重。侵犯肋骨和脊柱时，则有压痛点，与呼吸、咳嗽无关。肿瘤压迫肋间神经时，胸痛可累及其分布区。

(2) 声音嘶哑肿瘤：直接压迫或转移至纵隔淋巴结压迫喉返神经（多见左侧）可引起声音嘶哑。

(3) 咽下困难：肿瘤侵犯或压迫食管，可引起咽下困难，亦可引起气管-食管瘘，导致肺部感染。

(4) 胸腔积液：约10%的患者有不同程度的胸腔积液，往往提示肿瘤转移累及胸膜或淋巴回流受阻。

(5) 上腔静脉阻塞综合征：这是由于上腔静脉被附近肿大的转移性淋巴结压迫或右上肺原发肺癌侵犯，或腔静脉内癌栓阻塞静脉回流引起，表现为头颈部水肿、颈静脉扩张，在前胸壁可见扩张的静脉侧支循环。患者常主诉领口进行性变紧。

2. 该患者进行肺穿刺活检的目的是什么？

答 进一步确定肺癌类型，定向治疗。

拓展阅读

CT引导下经皮肺穿刺活检术PTLB

CT引导下经皮肺穿刺活检是通过计算机断层扫描或者CT透视对肺部病变进行定位，操作人员使用细针或芯针对病变进行取样活检的技术。

临床中诊断肺部占位性病变方式有经皮肺穿刺活检、支气管镜检查两种，CT引导下经皮肺穿刺活检术，能清晰显示出病灶部位和周围组织的解剖关系和占位性病变密度，有利于确定穿刺的位置和深度，同时该种诊断方式患者出现并发症少。

3. 肺穿刺活检术后注意事项有哪些？

答 (1) 患者回病房后检查其伤口敷料；告知患者在24 h内需要卧床休息（患侧卧位）；禁止做剧烈运动，

平静呼吸，避免用力。

(2) 穿刺术后对患者的病情变化进行密切监测，尤其是痰液颜色。每隔30 min监测1次脉搏、血压和呼吸，待各项体征稳定后每隔1 h进行1次。

(3) 穿刺术后，若患者未发生异常情况，则可正常进食。

(4) 主要加强对出血和气胸的并发症的观察。

4. 肺穿刺活检有哪些并发症？

答 主要有出血、气胸、空气栓塞。

(1) 出血：① 双抗血小板治疗、肺气肿、肺动脉高压等基础疾病史，穿刺后出血风险会明显增大。② 小病灶、磨玻璃结节、病灶内或周围存在血管、病灶靠近肺门或需要较长的穿刺路径等，这些因素均可导致出血风险增加。

(2) 气胸：阻塞性肺功能异常和肺气肿患者气胸的发生率明显高于正常或其他类型肺部异常患者。

(3) 空气栓塞：患者合并癌症、COPD、哮喘、血管炎等基础疾病，可增加发生空气栓塞的风险。

5. 该患者早期出现胸痛，如果疾病进行性发展会有什么其他症状？

答 早期表现：① 常出现刺激性干咳，仅有少量白色泡沫样痰，抗炎无效。② 咯血，通常为痰中带血点、血丝或少量咯血。③ 胸痛，多为轻度钝痛。④ 胸闷、气急(与肿瘤造成较大气管狭窄、堵塞、呼吸面积减少有关)。⑤ 发热，包括癌性发热和阻塞性肺炎引起的发热。

中晚期表现：全身表现恶病质。① 侵犯、压迫症状：声嘶、膈肌麻痹、静脉压增高、吞咽困难、交感神经综合征、恶性胸腔积液、胸痛等。② 内分泌症状：关节综合征。

知识链接

肺癌治疗和监测的新方法

1. 免疫治疗的原理和方法

免疫治疗的原理是通过激活患者的免疫系统，增强其对肿瘤细胞的攻击能力。目前常用的免疫治疗方法主要包括细胞免疫治疗、接种肿瘤疫苗和使用免疫检查点抑制剂等。

(1) 细胞免疫治疗通过收集患者的免疫细胞(如淋巴细胞)，并在实验室中对其进行扩增和激活，然后再重新注入患者体内。这些被激活的免疫细胞可以更有效地识别和攻击肿瘤细胞，从而达到治疗的效果。

(2) 接种肿瘤疫苗是一种通过注射一种特定的抗原来激活免疫系统的方法。这种疫苗可以让免疫系统对肿瘤细胞产生免疫记忆，从而在肿瘤复发时更好地识别和攻击它们。

(3) 免疫检查点抑制剂是一类药物，能够抑制免疫系统中某些分子的功能，从而阻止肿瘤细胞逃避免疫攻击。这类药物已经被广泛应用于肺癌和其他恶性肿瘤的治疗中，取得了显著的疗效。

2. 免疫治疗的优势和挑战

与传统的手术切除、放疗和化疗相比，免疫治疗具有许多独特的优势。首先，免疫治疗可以避免对正常细胞的损伤，减少副作用。其次，免疫治疗可以激活患者自身的免疫系统，具有较好的长期疗效。此外，免疫治疗还可以用于晚期或复发的肺癌患者，为他们提供了新的治疗选择。

然而，免疫治疗也面临着一些挑战。首先，不同患者对免疫治疗的反应存在差异，有些患者可能对治疗不敏感，甚至会出现免疫相关的副作用。其次，目前的免疫治疗方法还存在一些限制，如耗时、昂贵以及难以大规模推广等。因此，如何进一步增强免疫治疗的疗效，并在临床实践中更好地利用它，是一个亟待解决的问题。

3. 免疫监测的重要性和方法

免疫监测在肺癌免疫治疗中发挥了至关重要的作用。通过免疫监测，医生可以评估患者对治疗的反应，并及时进行调整和改进。免疫监测的主要方法包括肿瘤标志物检测、免疫细胞检测和免疫组织化学染色等。

肿瘤标志物检测是一种常用的免疫监测方法，通过检测血液中的特定蛋白质来评估肿瘤的存在和进展。在肺癌治疗中，常用的肿瘤标志物包括癌胚抗原(CEA)、神经元特异性烯醇化酶(NSE)等。这些标志物的水平可以帮助医生判断肿瘤的恶性程度，并监测治疗的效果。

免疫细胞检测是一种通过检测患者的免疫细胞水平和功能来评估免疫治疗效果的方法。例如，可以通过流式细胞术检测$CD4^+$和$CD8^+$T淋巴细胞的数量和活性，以及其他一些免疫细胞的相关指标。这些指标的变化可以帮助医生评估患者对治疗的反应，并进行及时的调整。

免疫组织化学染色是一种通过检测组织样本中的免疫标记物来评估肺癌免疫治疗效果的方法。通过染色和显微镜观察，可以分析肿瘤组织中的免疫细胞浸润情况、免疫相关标志物的表达以及肿瘤免疫逃逸机制等。这些数据可以为医生提供重要的治疗指导，以及预测患者的预后。

综上所述，肺癌的免疫治疗和免疫监测具有重要的意义。免疫治疗作为一种新的治疗方法，在肺癌的治疗中取得了显著的进展。免疫监测则可以帮助医生评估患者对治疗的反应，并进行及时的调整和改进。未来，我们应该进一步研究和优化免疫治疗方法，并加强免疫监测的应用，为肺癌患者提供更好的治疗方案和预后评估。

6. 该患者穿刺术后卧床如何防止深静脉血栓的发生？

答 (1) 基础预防：

① 如无禁忌，应抬高卧床患者的下肢，使下肢高于心脏平面20～30 cm，避免膝下放置硬枕和过度屈髋。

② 应指导和协助卧床患者进行下肢的主动和被动运动，包括踝泵运动和股四头肌功能锻炼。

③ 应根据病情恢复情况指导患者尽早下床活动。

④ 在满足治疗需求的前提下，应尽量选择外径最小、创伤最小的输液装置。

⑤ 应规范置入和维护各类静脉内导管。

⑥ 尽量避免下肢和患肢静脉穿刺。

⑦ 病情允许情况下，应指导患者每日饮水1 500～2 500 mL。

⑧ 手术中应辅助患者采取适当体位，通过使用保温毯、调节室温、加盖棉被等方法做好术中体温保护。

⑨ 应指导患者戒烟限酒，平衡膳食，控制体重、血糖、血脂，不宜久坐。

(2) 机械预防：

① 抗血栓袜(AES)。使用步骤：a. 测量肢体周径：测量患者足踝部最小周径、小腿最大周径、腹股沟中点向下5 cm部位大腿周径，或按照说明书要求测量。测量时患者宜处于站立位，不能站立者可采取坐位或平卧位。b. 选择AES：根据测量尺寸和患者意愿选择合适的AES。AES的压力范围宜15～21 mmHg。c. 穿AES：将袜子外翻至脚后跟部，两手拇指撑开袜子，穿至脚后跟部位并做调整；向上翻转袜筒，拇指在内、四指朝外撑开袜筒，逐步以"Z"字形向上提拉。穿着后用手抚平并检查袜身，保持平整性和完整性。AES使用松紧度以能伸进1指为宜。d. 脱AES：用手指沿袜筒内侧向外撑开，自上而下缓慢脱下。

Ⅰ 应每天脱下AES，进行皮肤、肢体的评估，识别并处理下列问题：若出现皮肤过敏、损伤等症状，应立即脱去AES，并给予对症处理；若出现下肢肿胀、疼痛、皮温凉、足背动脉搏动减弱或消失等情况，应立即脱去AES，评估下肢血液循环情况，测量腿围，并告知医生，根据医嘱确定是否需再次使用或更换不同尺寸的AES。

Ⅱ 踝部、膝部和大腿根部等部位的AES有褶皱时，应及时抚平；AES有磨损或破损时，应及时更换。

Ⅲ 应对患者做好下列健康教育：如出现肢体疼痛、瘙痒、麻木、发凉等症状时，应立即告知医护人员；使用膝长型AES时，不应过度上拉至膝盖以上；宜白天、夜间均穿戴，直到活动量恢复到疾病前水平。

② 间歇充气加压装置。a. 使用过程中做好下列观察及处理：应注意腿套上充气管保持在腿套外表面；应观察病情变化，如出现肢体疼痛、皮肤颜色变化、皮温凉、足背动脉搏动减弱或消失，以及气促、呼吸困难、

胸闷、晕厥等症状时，应立即停用，并报告医生进行相应处理。b. 应对患者做好下列健康教育：不可自行移除腿套或随意调节装置；不宜过度翻身和活动，翻身时注意保护连接管，避免扭曲、折叠或受压；若出现腿部疼痛、麻木、气促、呼吸困难等症状，应立即告知医护人员。

③ 足底加压泵。

(3) 药物预防：

① 应观察患者是否出现用药不良反应。出现伤口渗血、皮下血肿、脏器或黏膜出血、月经量增多等情况时，应立即通知医生进行处理。

② 应观察实验室检查结果，重点关注国际标准化比值(INR)、凝血酶原时间(PT)、活化部分凝血酶时间(APTT)、血小板计数(PLT)等指标，如出现异常值，应立即通知医生进行处理。

拓展阅读

踝泵运动

踝泵运动(图1-7)是指以踝关节为中心，通过小腿比目鱼肌和胫骨前肌进行规律的收缩和舒张起到像泵一样的作用，从而促进下肢的血液循环和淋巴液回流，减少血液淤滞状态，踝泵运动分为屈、伸和环绕动作。踝泵运动步骤：

(1) 最大限度勾起脚尖朝向自己，坚持5 s，放松；

(2) 绷脚尖向下踩，坚持5 s；

(3) 以踝关节为中心，做360°环绕。

每次做5 min左右，每天3~4次。

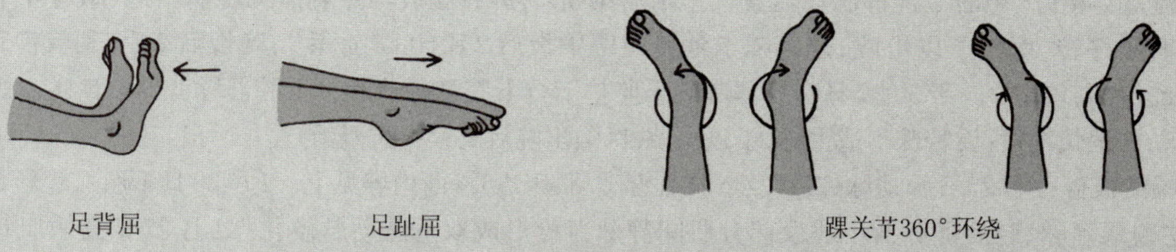

图1-7 踝泵运动

7. 针对该患者如何进行多方面的护理？

答 (1) 心理护理：正确认知及接纳疾病，转移注意力，开展延续护理，指导患者放松方法。

(2) 用药护理：指导用药方法，嘱患者按时、按量遵医嘱执行，不得随意更改。

(3) 活动指导：指导患者床上锻炼方法，开展主动和被动运动，最大限度地发挥自理能力。

① 出院后1周建议以休息为主，可从事轻微的家务活动，以及打太极拳、八段锦。

② 如果出现乏力症状，可以床上的主动活动为主。

③ 出院1周后无不适症状，可从事之前轻的体力活动。成年人每周应进行150~300 min的中等强度身体活动或75~150 min的剧烈身体活动。

(4) 饮食护理：增加总热量，增加蛋白质，清淡易消化饮食。能量目标25~30 kcal/(kg·d)、蛋白质1~1.5 g/(kg·d)、碳水化合物50%~60%、脂肪≤30%。预防补充维生素B_{12}、硫酸亚铁、钙和维生素D。

(5) 指导照护者：多陪伴，防跌倒，照顾好日常饮食起居。

① 观察患者的反应，密切感知患者心理状态变化。

② 加强陪护，有效陪伴。

③ 督促和帮助患者及时复诊，按时服药。

第五节　肺血栓栓塞症

案　例　一

一、案例导入

一般资料：患者，男，71岁。

现病史：患者3天前无明显诱因下出现心慌胸闷气短，大汗淋漓，活动后加剧，休息后稍有缓解，查头颅＋胸部CT示：① 双额少量硬膜下积液。② 右额叶软化灶。③ 左侧上颌窦炎症。④ 左肺上叶胸膜下肺大疱。⑤ 两肺下叶高密度灶。⑥ 左冠状大动脉钙化。D-二聚体：7.2 mg/L，肌酐：111.6 μmol/L，尿酸：648.6 μmol/L，pro-BNP：1 926.4 pg/mL，遂急诊就诊我院。2024年1月27日肺动脉CTA示：肺动脉左右主干和部分分支多发栓塞，所及右肺下叶结节，随诊。下肢血管彩超（床边）示：左下肢深静脉血栓形成并管腔不全栓塞双下肢动脉硬化症。急诊拟"急性肺栓塞"收住入院。查体：神清，精神一般，颈部淋巴结未及肿大，双肺呼吸音清，未闻及干湿啰音，心律齐，未闻及病理性杂音，腹平，无压痛及反跳痛，双下肢无浮肿。

完善相关检查后，于1月28日予患者阿替普酶50 mg静脉泵入2 h方案溶栓治疗，为防残余血栓再次脱落，于2月1日行下腔静脉滤器置入术，术后规律抗凝，胸闷及下肢肿胀恢复良好，继续予抗凝、消肿、促进静脉回流对症治疗，患者下腔静脉滤器置入术术后第3天，诉右腹股沟穿刺点无疼痛不适，患者左下肢肿胀较前明显好转，医嘱予以出院，遵医嘱予地奥司明中饭后2片（0.45 g/片），晚饭后2片；利伐沙班早1片（10 mg/片），晚1片。于3月7日在局部麻醉＋监护下行下腔静脉造影＋下腔静脉滤器取出术。患者术后第3天，一般情况可，无特殊不适主诉，予以出院，医嘱出院后继续行抗凝治疗。

辅助检查：1月27日肺动脉CTA及下肢血管彩超（床边）诊断内容见上。1月30日下肢血管彩超（床边）示：左侧腘静脉、胫后静脉及小腿段部分肌间静脉血栓形成双下肢动脉硬化。1月27日高敏肌钙蛋白Ⅰ 0.874 ng/mL；1月28日纤维蛋白原0.88 g/L；1月30日血常规＋CRP（静脉血）：红细胞3.64×10^{12}/L，血红蛋白117 g/L，红细胞压积0.332，超敏C反应蛋白25.84 mg/L；1月30日肝功能：总蛋白58.8 g/L，白蛋白36.1 g/L，肾小球滤过率57.16 mL/(min·1.73 m^2)；1月30日心肌酶谱：肌酸激酶43 U/L；1月30日肾功能：肌酐123.4 μmol/L，血尿酸587.8 μmol/L，胱抑素-C 1.40 mg/L。

诊疗经过：患者入院后严密监测生命体征，积极完善相关检查，观察出入量，完善血常规、肝肾功能、电解质、心电图、心脏超声等相关检验检查；辅以雾化、抗凝、补液等对症治疗等对症处理。

二、临床问题解析

1. 患者为什么会发生急性肺血栓栓塞症？

答　该患者发生急性肺血栓栓塞症可能是身体长期处于静止状态或者血液循环系统出现异常，导致静脉内血液凝固形成血栓，若血栓脱落，并随血液流入肺血管时，就会堵塞肺动脉，导致急性肺栓塞。此外，引起肺栓塞的原因有很多，如骨折、长期制动、长途旅行等，均可引起肺栓塞的发生。一般而言，下肢的深静脉血栓脱落而造成急性肺栓塞，是临床较为常见的原因。

知识链接

肺血栓栓塞症的病因与发病机制

（1）危险因素：任何可能导致静脉血液淤滞、静脉系统内皮损伤和血液高凝状态的因素，都可以使深静脉血栓形成(DVT)和肺血栓栓塞症(PTE)的发生危险性增高,一般分为原发性和继发性因素两类。如图1-8所示。

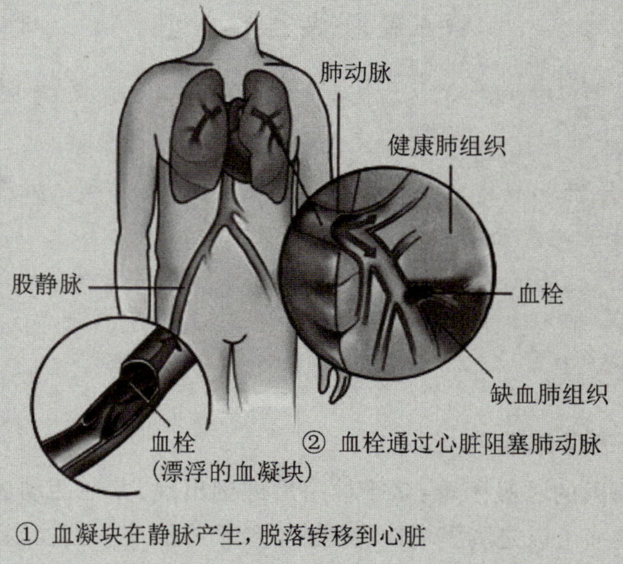

图1-8　肺血栓栓塞症

① 原发性因素:主要由遗传变异引起,包括V因子突变、蛋白C缺乏、蛋白S缺乏和抗凝血酶缺乏等,以40岁以下的年轻患者无明显诱因反复发生DVT和PTE为特征。

② 继发性因素:是指后天获得的易发生DVT和PTE的病理生理改变、医源性因素及患者自身因素,如创伤和骨折、脑卒中、心力衰竭、急性心肌梗死、恶性肿瘤;外科手术、植入人工假体、中心静脉插管、妊娠及产褥期、口服避孕药、因各种原因导致的制动/长期卧床、长途航空或乘车旅行和高龄等,这些因素可单独存在,也可同时存在并发挥协同作用。其中高龄是独立的危险因素。

(2) 呼吸功能不全:PTE发生后可导致一系列病理生理改变,导致呼吸功能不全,出现低氧血症。主要变化包括:通气/血流比例失调,栓塞部位因血流减少,肺泡无效腔量增大,导致通气/血流比例增大,而非栓塞区由于血流重新分布使通气血流比例减小。由于右心房压升高引起功能性闭合的卵圆孔重新开放,心内右向左分流。肺不张,栓塞部位肺泡表面活性物质分泌减少,肺泡萎陷,呼吸面积减小;同时肺顺应性下降使肺体积缩小,导致肺不张。由于各种炎性介质和血管活性物质释放引起间质和肺泡内液体增多、支气管痉挛、胸腔积液等。

(3) 肺梗死:肺组织接受肺动脉、支气管动脉和肺泡内气体弥散三重氧供,故PTE患者很少出现肺梗死(PI),只有当患者同时存在心肺基础疾病或病情严重影响到肺组织的多重氧供时,才会导致PI。

(4) 对循环功能的影响:肺血管堵塞后,可以导致肺动脉高压、右心功能障碍和左心功能障碍等循环功能的改变。栓子阻塞肺动脉及其分支后,机械阻塞作用及由此引发的神经、体液反射和低氧血症,造成肺血管床面积减少,肺动脉阻力增大,导致肺动脉高压,右心室后负荷增高,使体循环回心血量减少,静脉系统淤血,出现急性肺源性心脏病。肺动脉机械性堵塞和神经、体液因素引起的肺血管痉挛可使肺静脉回心血量减少,左室充盈压下降,导致心排出量下降,进而可引起低血压或休克。主动脉内低血压和右心房压升高,使冠状动脉灌注压下降,心肌血流灌注减少,加之PTE时心肌耗氧增加,可致心肌缺血,诱发心绞痛。

PET患者的病情严重程度取决于上述机制的综合作用,栓子的大小和数量、栓塞次数及间隔时间、是否同时存在其他心肺疾病等对发病过程和预后有重要影响。若急性PET后肺动脉内血栓未完全溶解或PET反复发生,可形成慢性血栓栓塞性肺动脉高压,继而出现慢性肺源性心脏病和右心衰竭。

2. 该患者属于什么类型的肺血栓栓塞症?

答 该患者为急性肺血栓栓塞症。

拓展阅读

肺血栓栓塞症的分型

(1)急性肺血栓栓塞症。① 大面积PTE:以休克和低血压为主要表现,收缩压<90 mmHg或与基线值相比,下降幅度≥40 mmHg,持续15 min以上。须排除新发生的心律失常、低血容量或感染中毒症所致的血压下降。② 非大面积PTE:未出现休克和低血压的PTE。如出现右心功能不全或超声心动图提示有右心室运动功能减弱(右心室前壁运动幅度<5 mm),则为次大面积PTE亚型。

(2) 慢性血栓栓塞性肺动脉高压。以慢性、进行性肺动脉高压为主要表现,后期出现右心衰竭,影像学检查证实肺动脉阻塞。右心导管检查示静息肺动脉平均压>25 mmHg,活动后肺动脉平均压>30 mmHg;超声心动图检查示右心室壁增厚。

3. 肺血栓栓塞症的临床表现有哪些?

答 (1) 症状:① 不明原因的呼吸困难:多于栓塞后即刻出现,尤在活动后明显,为PTE最常见的症状。② 胸痛:PTE引起的胸痛可以是胸膜炎性胸痛或心绞痛样胸痛。当栓塞部位靠近胸膜时,胸膜的炎症反应可导致胸膜炎性胸痛,发生率为40%~70%,呼吸运动可加重胸痛。心绞痛样胸痛的发生率仅为4%~12%,因冠状动脉血流减少、低氧血症和心肌耗氧量增加所致,不受呼吸运动影响。③ 晕厥:可为PTE的唯一或首发症状。④ 烦躁不安、惊恐甚至濒死感:由严重呼吸困难和剧烈胸痛引起,为PTE的常见症状。⑤ 咯血:常为小量咯血,大咯血少见。急性PTE时,咯血主要反映局部肺泡的血性渗出,并不意味病情严重。当呼吸困难、胸痛和咯血同时出现时称为"肺梗死三联征"。⑥ 咳嗽:早期为干咳或伴有少量白痰。

(2) 体征:① 呼吸系统体征:呼吸急促、发绀;肺部可闻及哮鸣音和(或)细湿啰音;合并肺不张和胸腔积液时出现相应的体征。② 循环系统体征:颈静脉充盈或异常搏动;心率加快,严重时可出现血压下降甚至休克;肺动脉瓣区第二心音亢进或分裂,三尖瓣区收缩期杂音。③发热:多为低热,少数患者体温可达38℃以上。

(3) 深静脉血栓形成的表现:如肺栓塞继发于下肢深静脉血栓形成,可伴有患肢肿胀、周径增粗、疼痛或压痛、皮肤色素沉着和行走后患肢易疲劳或肿胀加重。

4. 该患者PTE危险分层情况如何?

根据患者1月27日肺动脉CTA:肺动脉左右主干和部分分支多发栓塞,所及右肺下叶结节;下肢血管彩超(床边):左下肢深静脉血栓形成并管腔不全栓塞双下肢动脉硬化症。1月30日下肢血管彩超(床边):左侧腘静脉、胫后静脉及小腿段部分肌间静脉血栓形成双下肢动脉硬化。1月27日高敏肌钙蛋白Ⅰ:0.874 ng/mL。1月30日心肌酶谱:肌酸激酶43 U/L。按照国际指南通行的肺血栓栓塞症的危险分层属于中危(中高危)。

知识链接

肺血栓栓塞症的危险分层

危险分层具有重要的预后评估及临床治疗指导价值,是诊断策略中不可或缺的关键步骤。欧洲心脏学会新版急性肺栓塞指南按高危、中危(中高危、中低危)、低危来划分(表1-7)。

表1-7　肺血栓栓塞症危险分层

危险分层	休克或低血压	影像学（右心室功能不全）①	实验室指标（心脏生物学标志物升高）②
高	+	+	+/−
中高危	−	+	+
中低危	−	+/−③	−/+③
低	−	−	−

注：① 右心功能不全的诊断标准：影像学证据包括超声心动图或CT提示右心室功能不全(right ventricular dysfunction, RVD)，超声检查符合下述2项指标时即可诊断RVD：a. 右心室扩张(右心室舒张末期内径/左心室舒张末期内径>0.9；b. 右心室前壁运动幅度减低(<5 mm)；c. 吸气时下腔静脉不萎陷；d. 三尖瓣反流速度增快，估测三尖瓣反流压差>30 mmHg。CTPA检查符合以下条件也可诊断RVD：四腔心层面发现的右心室扩张(右心室舒张末期内径/左心室舒张末期内径>0.9)。② 心脏生物学标志物包括心肌损伤标志物(心脏肌钙蛋白T或I)和心力衰竭标志物(BNP、NT-DrOBNP)；③ 影像学和实验室指标两者之一为阳性。

新版指南推荐的危险分层流程：首先根据是否合并血流动力学障碍分为高危和非高危，有助于临床医生在床旁快速区分以选择最佳诊疗措施；对于血流动力学稳定的非高危组，需要综合RVD和心脏生物学标志物情况再分为中高、中低危、低危组。RVD可反映PTE患者病情的严重程度，对高危与非高危PTE患者的短期预后评估价值相似。新版指南推荐：在血流动力学稳定的PTE患者中，同时伴有RVD和心脏生物学标志物的升高，为中高危；若仅存在两者之一，则为中低危。

5. 如何选择溶栓治疗药物？

答 我国临床上常用的溶栓药物有尿激酶(UK)和重组组织型纤溶酶原激活剂(rt-PA)。

(1) UK。《2023年急性肺血栓栓塞症诊断治疗中国专家共识》建议我国尿激酶治疗APTE的用法为：UK 20 000 IU/kg/ 2 h静脉滴注。

(2) rt-PA国内目前缺乏严格设计的rt-PA溶栓治疗APTE的临床资料，大多数医院采用的方案是rt-PA 50～100 mg持续静脉滴注，无须负荷量。《2023年急性肺血栓栓塞症诊断治疗中国专家共识》推荐rt-PA用法：50～100 mg持续静脉滴注2 h。

(3) 国外已开展多项临床研究比较不同溶栓药物的疗效和安全性。1992年法国Meyer等人开展了rt-PA与尿激酶治疗急性"大块PTE"的比较研究，结果表明使用100 mg rt-PA输注2 h与输注尿激酶4400 IU/kg/ 12 h相比，rt-PA能够更快地改善肺动脉造影和血流动力学指标，治疗12 h后两种药物的疗效相当。另外，有两个临床试验比较了2 h内输注100 mg rt-PA和15 min以0.6 mg/kg输注rt-PA，结果均显示15 min输注方案与2 h输注方案相比，前者血流动力学指标改善速度要略快于后者，另外出血事件的发生率也略高于后者，但差异均无统计学意义。《2023年急性肺血栓栓塞症诊断治疗中国专家共识》建议：尽管尿激酶和rt-PA两种溶栓药物12 h疗效相当，但rt-PA能够更快发挥作用，降低早期死亡率，减少血栓在肺动脉内停留时间而造成的肺动脉内皮损伤，以及减少血栓附着在静脉瓣上的时间，从理论上讲可以降低远期慢性血栓栓塞性肺高压及下肢深静脉瓣功能不全后遗症的发生危险，因此推荐首选rt-PA方案。

6. 溶栓过程中需要注意什么？

答 (1) 溶栓前应常规检查：血常规、血型、活化的部分凝血活酶时间(APTT)、肝肾功能、动脉血气、超声心动图、X线胸片、心电图等并作为基线资料，用以与溶栓后资料作对比以判断溶栓疗效。

(2) 备血，向家属交代病情，签署知情同意书。

(3) 使用UK溶栓期间勿同时使用肝素，rt-PA溶栓时是否停用肝素无特殊要求，一般也不使用。

(4) 溶栓使用rt-PA时，可在第1 h内泵入50 mg观察有无不良反应，如无则序贯在第2 h内泵入另外50 mg。应在溶栓开始后每30 min做一次心电图，复查动脉血气，严密观察患者的生命体征。

(5) 溶栓治疗结束后，应每2～4 h测APTT，当其水平低于基线值的2倍(或<80 s)时，开始规范地开展肝素治疗，常规使用肝素或低分子量肝素治疗。使用低分子量肝素时，剂量一般按体重给予，皮下注射，每日两次，且不需监测APTT。普通肝素多主张静脉滴注，有起效快、停药后作用消失也快的优点，这对拟行溶栓或手术治疗的患者十分重要。普通肝素治疗先予2 000～5 000 IU或按80 IU/kg静脉注射，继以18 IU/kg/h维持。根据APTT调整肝素剂量，APTT的目标范围为基线对照值的1.5～2.5倍。

(6) 溶栓结束后24 h除观察生命体征外，通常需行核素肺灌注扫描或肺动脉造影或CT肺动脉造影等复查，以观察溶栓的疗效。

(7) 使用普通肝素或低分子量肝素后，可给予口服抗凝药，最常用的是华法林。华法林与肝素并用通常在3～5 d以上，直到国际标准化比值INR达2.0～3.0即可停用肝素。对危急的INR延长患者，人体重组Ⅶa因子浓缩剂能迅速地防止或逆转出血。

知识链接

溶栓治疗的适应证及禁忌证

1. 适应证

(1) 两个肺叶以上的“大块PTE”者。

(2) 不论肺动脉血栓栓塞部位及面积大小，只要血流动力学有改变者。

(3) 并发休克和体动脉低灌注，如低血压、乳酸酸中毒和(或)心排血量下降者。

(4) 原有心肺疾病的次大块肺血栓栓塞引起循环衰竭者。

(5) 有呼吸窘迫症状，包括呼吸频率增加、动脉血氧饱和度下降等的PTE患者。

(6) 肺血栓栓塞后出现窦性心动过速的患者。

2. 禁忌证

(1) 绝对禁忌证：① 活动性内出血；② 有自发性颅内出血或有出血性卒中病史。

(2) 相对禁忌证：① 2周内的大手术、分娩、器官活检或不能压迫止血部位的血管穿刺。② 2个月内的缺血性中风。③ 10天内的胃肠道出血。④ 15天内的严重创伤。⑤ 1个月内的神经外科或眼科手术。⑥ 难于控制的重度高血压(收缩压＞180 mmHg，舒张压＞110 mmHg)。⑦ 近期曾行心肺复苏。⑧ 血小板计数低于100×10^9/L。⑨ 妊娠。⑩ 细菌性心内膜炎。⑪ 严重肝肾功能不全。⑫ 糖尿病出血性视网膜病变。⑬ 出血性疾病。⑭ 动脉瘤。⑮ 左心房血栓。⑯ 年龄＞75岁。

7. 该患者行下腔静脉滤器置入术，主要适应证有哪些？

答 (1) 下肢近端静脉血栓，但抗凝治疗禁忌或抗凝治疗出现并发症者。

(2) 下肢近端静脉大块血栓溶栓治疗前。

(3) 经充分抗凝治疗后PTE复发者。

(4) 伴有血流动力学不稳定的大块PTE者。

(5) 行导管介入治疗或肺动脉血栓剥脱术者。

(6) 伴严重肺动脉高压或肺源性心脏病患者。

拓展阅读

溶栓时间窗

肺组织氧供丰富，有肺动静脉、支气管动静脉、肺泡内换气三重氧供，因此肺梗死的发生率低，即使发生也相对比较轻。PTE溶栓治疗的目的不完全是保护肺组织，更主要是尽早溶解血栓疏通血管，减轻血管内皮损伤，降低慢性血栓栓塞性肺高压的发生危险。因此在APTE起病48 h内即开始进行溶栓治疗能够取得最大的疗效，但对于那些有症状的APTE患者在6～14 d内进行溶栓治疗仍有一定作用。

8. 为该患者行下腔静脉滤器置入术，如何选择滤器？

答 下腔静脉滤器是一种通过放置网状过滤结构来捕获下腔静脉系统内脱落的血栓，从而起到预防致死性肺动脉栓塞(PE)作用的过滤装置。

(1) 永久性滤器：一种倒置固定在下腔静脉侧壁，除了开腹手术外，其他情况下不能拆除的过滤装置，主要用于预防晚期肿瘤伴血液高凝状态、难治性易栓症、已有血栓而有抗凝禁忌证、高龄(80岁以上)血栓患者等发生原位血栓脱落而引起的PE。通过总结既往永久性滤器的使用经验,发现其确实可以有效拦截下肢静脉系统脱落的血栓,降低PE的发生率,但亦存在如下缺点:① 需终身口服抗凝药物,而长期抗凝治疗存在引发出血的风险。② 终生不取出,长期留置也有移位、下腔静脉阻塞、肾静脉血栓形成、滤器穿透腔静脉、穿破静脉壁后损伤肠管的风险。因此,永久性滤器由于长期留置而引起的并发症较多,并且后期治疗和预防并发症的成本较高,已经不适用于临床。

(2) 非永久性滤器:

① 临时性滤器。一种可通过导丝或导管与皮下组织的橄榄状锚索相连,无须固定在腔静脉壁内,但需要在滤器和导丝断开前取出,不能长期留置于腔静脉的设备,主要用于创伤后预防PE。因血栓复发风险是短暂的,因此强调在度过高危风险期后应及时撤出滤器,以减少相关并发症的发生。临时性滤器存在3个问题:a. 取出时存在损伤腔静脉的风险;b. 在取出过程中有发生血栓脱落的不确定性;c. 取出后仍有出现致死性PE的担忧。相关研究发现,临时性滤器相关并发症的发生率与植入时间呈线性相关,以致强调需在时间窗内及时取出滤器,以减少并发症的发生。美国食品药品监督管理局通过总结近年来临时性滤器的使用情况,建议下腔静脉滤器需在植入后的29~54 d内拆除,以降低相关不良事件的发生率。

② 可回收性滤器。一种可通过倒刺、钩子或触角附着于腔静脉壁上,在时间窗内可通过回收钩从体内回收,也可在一定条件下转变为永久性滤器长期留置于体内的设备。目前,可回收性滤器根据其设计外观以及支点与血管壁的接触方式可分为伞式可回收滤器(通过支撑脚点接触)和梭式可回收滤器(通过支撑杆接触)。取出的具体途径也需依据滤器的形态决定,伞式可回收滤器可直接通过颈内静脉取出。梭式可回收滤器通常通过股静脉取出,回收时均需在X线的监视下先将鹅颈圈套器或三叶形圈套器套入滤器的取出钩,调整一定的角度后将滤器回收鞘推向滤器,待滤器全部进入鞘内之后撤鞘管,直至滤器完全取出。其特点是既能有效度过PE高危风险期,降低PE的发生率,又能减少长期留置滤器引起的不良事件,具有良好的临床运用前景。可回收性滤器自应用于临床后,PE的发生率较之前明显降低。可回收性滤器在一定程度上弥补了临时性滤器的不足,其主要包括以下3个优点:a. 不需要借助外接装置即可完成固定和取出,减少了体外导管相关感染的发生;b. 在被置入人体内且达到滤器使用的时间窗后可通过人工抓取等方式取出,避免了因长期留置滤器而可能引起的不良事件;c. 即便超过了作为可回收性滤器使用的时间窗,也可作为永久性滤器长期保留,其安全性远高于临时性滤器。有研究指出,可回收性滤器在体内作用的时间一般为2周,当留置时间超过2周,会导致炎症反应和内膜增生,进而导致血管粘连的风险增加。目前研究发现血管损伤后重新完成内皮化的时间一般为3个月,而内皮化越完全,滤器的固定则会越牢固,使滤器回收阻力增加。

③ 可转换型滤器。一种在度过PE 高危风险期后,可通过介入手段去除帽状结构,将滤网钢丝弹性复位变成支架结构的医疗设备。其结构特点如下:a. 以过滤器的形式放置,可根据PE的发生风险和患者的实际情况发挥停止过滤、拦截栓子的性能,再以贴壁支架的形式开通,以减少对静脉回流的影响和长期置入引起的不良事件;b. 无须通过二次手术取出,可避免手术造成的血管损伤,避免因炎症反应和内膜增生导致滤器去除困难,并且因滤器锁扣位于腔静脉中间,原则上不会受到内膜增生的影响。因此,可以推测滤器解锁时间不会受到留置时间的影响,可根据患者的病情选择使用的时间,可极大地弥补可回收性滤器时间窗短的缺陷。

④ 上腔静脉滤器。一种用于拦截胸腔内大血管和上肢静脉的血栓脱落而实现有效预防PE的过滤装置。其操作要点是一般选择经右股静脉入路,术前完善腔静脉造影,以检查上腔静脉系统是否通畅,评估有无血管损伤、管腔狭窄或血栓形成,并测量上腔静脉的直径,根据患者的基础疾病、血管的管径情况等选择合适的滤器,根据胸椎定位上腔静脉起点,选择恰当的位置即可将滤器释放并固定。滤器的理想锚定位置是双侧头臂静脉汇合处的上腔静脉起点。上肢静脉系统引起的PE较少见,仅占PE总发生率的10%,多是由于恶性肿瘤治疗方式的多样性、中心静脉置管的广泛使用等原因引起。上肢静脉系统解剖位置相对特殊,使锁骨下静脉、颈内静脉等大血管内较易形成大块血栓,加之上肢运动幅度较大、咳嗽、打喷嚏等影响胸

腔内压变化的因素均会造成血栓脱落，而上肢静脉系统无静脉瓣予以阻挡，可能造成严重的PE。因此，理论上可通过留置上腔静脉滤器来降低PE的发生率。

(3) 新型滤器：永久性、非永久性滤器虽然能有效减少PE的发生，但因随访艰难、回收困难、并发症多、费用高等因素，使其应用受限，因此，迫切需要引入新型滤器用于治疗 DVT。

① 药物涂层滤器。一种受药物辅助心脏介入治疗的启发，将相关抗细胞增殖的药物涂于腔静脉滤器的表面，以期能够像药物涂层支架一样，既可防止血管发生闭塞，又可减少血管局部炎症反应，阻止血管内膜过度增生，延长滤器留置时间的装置。其作用机制是通过相关药物抑制血管平滑肌细胞的迁移、增殖以及细胞外基质的分泌，从而抑制新生血管内膜增生和血管重塑。理论上，药物涂层滤器的运用可有效减少滤器长期留置引起的并发症，减少血栓复发，降低滤器回收失败的风险。目前，有效抗血管平滑肌细胞增殖的药物包括西罗莫司及其衍生物、紫杉醇和基质金属蛋白酶抑制剂。新型药物涂层滤器仅在动物实验中试用，尚未运用于临床。可以预测，药物涂层滤器将与药物涂层支架一样，能有效减少血管内皮反应，延长滤器的取出时间，其安全性和有效性将不断提高。

② 生物可降解滤器。一种在患者度过血栓复发高危风险期后，滤器发生缓慢降解，以减少对腔静脉血流的影响，提供临时保护的装置。研发的目的是解决各种类型(临时性、可回收性、可转换型)滤器需经二次手术完成回收、释放、转换的问题。治疗目的是既可有效减少二次手术损伤血管和费用的问题，又可避免影响全身血液循环。已有研究采用高分子材料左旋聚乳酸制成的生物可降解滤器在猪的实验模型中证实了生物可降解滤器可有效捕获血栓，减少栓子进入肺循环。

9. 为减少并发症发生，何时取出滤器较为合适?

答 相关研究发现，临时性滤器相关并发症的发生率与植入时间呈线性相关，以致强调需在时间窗内及时取出滤器，以减少并发症的发生。美国食品药品监督管理局通过总结近年来临时性滤器的使用情况，建议下腔静脉滤器需在植入后的29～54 d内取出，以降低相关不良事件的发生率。

10. 根据《肺血栓栓塞症诊治与预防指南》，如何对该患者进行护理?

答 (1) 术前护理：

① 心理护理。下肢深静脉血栓形成患者患肢血液供应不佳，严重时可有截肢危险，栓子脱落亦可造成肺栓塞，因而患者会产生恐惧心理；同时，下腔静脉滤器(IVCF)植入术作为一项侵入性操作，患者术后易发生较多并发症，因此，在 IVCF 植入术前对下肢深静脉血栓形成患者进行心理疏导和安抚具有重要意义。武程程等研究后认为，应减轻IVCF植入术患者的紧张情绪，给予患者安慰，根据患者文化程度给予患者相应的心理指导，必要时可给予镇静治疗。张丽从患者知识需求出发，指出应向IVCF植入术患者系统介绍下肢深静脉血栓知识，包括疾病病因、机制、发展过程、手术目的和必要性以及术后的注意事项，使患者对疾病及手术有了系统的了解。王娟认为IVCF植入术为创伤操作且费用昂贵，因此需考虑患者及其家属心理状态，应详细向患者及家属介绍滤器特征、性能及放置滤器的重要性，向他们介绍成功病例，在消除患者及其家属手术相关疑虑的同时增强其信心。

② 一般护理。指导患者选择低盐、低脂、高维生素、高蛋白饮食，在病情允许的情况下嘱患者多饮水，保持大便通畅，防止便秘引起腹内压增高，下肢血液回流不畅。术前1 d为患者双侧腹股沟、会阴部备皮，做碘过敏试验，指导患者术前4 h禁食禁饮，练习床上大小便，以适应术后短期内持续卧床的状态。协助患者完善凝血、肝、肾、心功能等实验室检查，提高手术安全性。对需溶栓的患者，术前3～7 d应给予抗凝溶栓治疗，同时口服华法林，监测活化部分凝血酶时间(APTT)，使其达到正常值的1.5～2.5倍，建议调整剂量使国际标准比值(INR)为1.8～2.5，若植入永久型IVCF则应保证抗凝时间为3～6个月。

(2) 术中护理。妥善安置患者，做好查对工作，检查碘过敏试验结果，建立静脉通路，开展心电监护。根据医嘱在手术过程中做好全身肝素化患者的定期消毒工作，为患者进行换药，做好常规护理干预，严密监测患者各项生命体征，做好患者的隐私保护。成功植入IVCF拔出导管鞘后，立即用食指和中指点式压迫穿刺点10～15 min，然后用4块或5块小纱块包扎。

（3）术后护理：

① 病情观察。术后立即给予患者心电监护，观察患者呼吸、脉搏、血压、血氧饱和度情况，若出现呼吸困难、胸闷等症状，应警惕出现肺栓塞。严密观察穿刺点有无渗血和水肿，保持敷料干燥、清洁，定时测量腿围，具体部位为双下肢髌骨上缘10 cm处和髌骨下缘10 cm处，密切观察肿胀情况，其是手术成功与否的重要临床表现。应适时评估IVCF下行溶栓治疗患者的出血风险，观察患者皮下是否有瘀斑及其他器官出血情况，如口腔黏膜、鼻腔黏膜、眼结膜、关节腔、胃肠道等，以防严重出血导致休克。

② 手术部位及体位护理。患者术后回到病区，护士应积极了解手术情况，认真交接，做好相应的护理记录，术区护理是IVCF植入术患者术后护理的重点。穿刺点加压包扎24 h，其间禁止穿刺侧髋关节屈曲；腹股沟穿刺部位可用气压止血带压迫6 h以上以预防血肿。刘凤等认为术后12 h内患肢应严格制动，12 h后可在床上轻微活动，24 h后无特殊情况可下地行走。但项葆等认为，穿刺点下肢制动6～8 h即可，同时其指出，IVCF植入术患者患肢应抬高20°～30°，同时做足背屈伸运动，以促进血液回流。徐姝娟提出可以根据患者自身情况帮助其制定个体化功能锻炼方案，遵循循序渐进的原则，频率、幅度和强度应由小到大、由弱到强，以预防深静脉血栓。病情危重及消瘦患者卧床时间较长易出现压疮，可通过使用气垫床、帮助患者翻身、受压部位使用减压贴等措施防止出现压疮。

③ 并发症观察。IVCF植入术患者术后近期和远期均有可能发生并发症，近期并发症发生在IVCF植入过程中，主要为穿刺部位血肿、穿刺部位深静脉血栓形成；远期并发症则为滤器内血栓阻塞、滤器倾斜、滤器穿孔、滤器断裂和肺栓塞等。

a. 滤器内血栓阻塞：滤器内血栓阻塞是由下肢血栓向滤器蔓延、滤器作为异物诱发血栓、滤器拦截脱落血栓或血液呈高凝状态所致。护士应密切关注患者是否存在患肢肿胀突然加重、对侧肢体肿胀、不明原因的腹痛不适等情况，以防滤器内血栓阻塞形成。

b. 滤器倾斜：滤器倾斜角度为滤器纵轴与下腔静脉纵轴之间形成的夹角，根据介入放射学质量改进指南的标准，以15°为倾斜角的最大角度。下腔静脉迂曲、滤器在下腔静脉的植入位置不佳、植入操作手法不规范是导致滤器倾斜的主要原因，倾斜的滤器能产生利于血栓形成的血流条件，因此，护士应重点关注滤器内血栓导致的阻塞。

c. 滤器穿孔：研究表明，滤器引发的下腔静脉穿孔率为86%，其发生率主要与滤器与下腔静脉的匹配程度、滤器结构和形状是否适宜、滤器材料以及植入时间等有直接关系。若患者出现腹痛或十二指肠穿孔、主动脉瘤、梗阻性肾病、腹膜后血肿等并发症，护士应提高警惕。

d. 滤器断裂：滤器断裂发生率为2%～10%，断裂原因可能与滤器支撑杆被邻近椎体压迫，尤其是骨赘压迫及迂曲的主动脉压迫有关。因此，护士应密切观察腹腔是否有出血症状。

e. 肺栓塞：滤器倾斜、滤器对血栓的滤过率降低等会造成较小的栓子脱落，进而造成小范围肺栓塞，其临床症状不明显，往往被忽视。密切观察患者生命体征变化成为预防肺栓塞发生的重要举措。如患者出现呼吸困难、胸痛、痰中带血、血压下降，甚至昏迷，则高度怀疑肺栓塞发生。

11. 如何对该患者进行出院指导？

答 （1）下肢深静脉血栓具有并发症严重、易复发的特点。抗凝治疗是静脉血栓栓塞症患者治疗过程中非常重要的环节，可通过组建抗凝风险管理小组全程把控，医护患共同参与，形成互动，使患者积极参与抗凝治疗，实现安全、有效、经济的治疗。患者出院后应坚持服用抗凝药物，常用抗凝药物为华法林、利伐沙班等。口服华法林5～7 d后应注意监测凝血功能，建议将剂量维持为国际标准化比值的1.8～2.5倍，服药时间应为3～6个月，用药期间应注意观察皮肤黏膜、口腔黏膜是否出血，一旦出血立即停药，就近就医。饮食方面，应嘱患者清淡饮食，遵循低盐、低脂、高维生素饮食原则，在服用华法林期间，避免食用菠菜、动物内脏等富含维生素K的食物，以免降低药效。患者应形成良好的生活习惯，戒烟、戒酒，适当进行锻炼，3个月内避免负重劳动，避免久站久坐，坚持穿弹力袜。应在患者滤器植入后1个月、3个月、6个月各随访1次，拍摄腹部X线平片，并在滤器植入6个月时做顺流性下腔静脉造影和(或)超声检查，之后每年随访1次。随访主要观察内容为滤器形态、位置及下腔静脉血流状况。

(2) 医护团队、患者及其家属共同制定出院计划，护士给予详尽的出院宣教，包括出院标准、心理与康复的关系、饮食及注意事项、继续药物治疗的注意事项、功能锻炼、自我检测及自护措施、家属或陪护的照护教育、复查时间、随访时间安排和再入院的途径等。

(3) 护士根据随访计划、出院随访评估情况实施随访工作，随访内容包括对患者出院后的治疗效果、病情变化、康复情况、心理状况实施指导及监控，宣传、指导患者执行相关用药、康复锻炼等健康教育，同时征求患者对本次住院的满意情况。必要时指导患者到门诊就诊随访。

案　例　二

一、案例导入

一般资料：患者，女，84岁。

现病史：患者于20天前出现胸闷气喘，3天前气喘症状加重并出现右下肢水肿，无胸痛、黑蒙、晕厥等不适，急诊拟“① 肺栓塞。② 脓毒血症。③ 下肢深静脉血栓形成。④ 心功能不全。⑤ 肝功能不全。⑥ 低蛋白血症。⑦ 电解质紊乱”收住我科。查体：神清，精神差，颈部淋巴结未及肿大，双肺少许闻及哮鸣音，心律齐，未闻及病理性杂音，腹平，无压痛及反跳痛，右下肢水肿。

辅助检查：2024年3月29日常规超声心动图示：左室整体收缩功能正常，心包腔目前未见明显积液。下肢血管彩超示：右侧髂总静脉、髂外静脉及右下肢深静脉血栓形成，左下肢深静脉目前通畅，双下肢动脉轻度硬化；CTPA示左肺动脉主干栓塞。血凝常规2：纤维蛋白原9.34 g/L，纤维蛋白原降解物39.89 μg/mL，D-二聚体12.70 μg/mL。心肌酶谱：天门冬氨酸氨基转移酶50 U/L，乳酸脱氢酶579 U/L。急诊八项：尿素氮12.0 mmol/L，葡萄糖10.34 mmol/L，钠离子127.6 mmol/L，氯离子88.5 mmol/L。血清肌钙蛋白Ⅰ：高敏肌钙蛋白Ⅰ0.085 ng/mL。血常规＋CRP：白细胞49.7×10^9/L，中性粒细胞百分比97.4%，嗜酸细胞百分比0.0%，中性粒细胞绝对数48.4×10^9/L，嗜酸细胞绝对数0.0×10^9/L，血小板94×10^9/L，超敏C反应蛋白346.67 mg/L。3月30日上肢血管彩超：双上肢动脉轻度硬化，双上肢深静脉目前通畅。

主要治疗：积极完善血常规、肝肾功能、电解质、凝血、肌钙蛋白Ⅰ、心肌酶谱、心电图等相关检查并评估病情，予磺苄西林联合盐酸莫西沙星氯化钠广谱抗感染，盐酸溴已新化痰，高流量吸氧，布地奈德＋硫酸特布他林＋乙型半胱氨酸雾化，前列地尔改善微循环，绝对卧床休息，右下肢制动，避免揉捏右下肢，给予依诺肝素抗凝等对症支持治疗。

二、临床问题解析

1. 为什么考虑该患者为肺栓塞?

答 患者D-二聚体12.70 μg/mL。血浆D-二聚体(D-dimer)测定可作为PTE的初步筛选指标，急性PTE时D-二聚体升高，若含量低于500 μg/L，可基本排除急性PTE。动脉血气分析表现为低氧血症、低碳酸血症，肺泡-动脉血氧分压差[$P_{(A-a)}O_2$]增大。2024年3月29日下肢血管彩超：右侧髂总静脉、髂外静脉及右下肢深静脉血栓形成，左下肢深静脉目前通畅，双下肢动脉轻度硬化。结合患者检查检验报告及临床表现，可以考虑患者为肺栓塞。

2. 急性肺栓塞和慢性肺栓塞的区别有哪些?

答 广义的肺栓塞是对以各种栓子阻塞肺动脉或其分支为发病原因的一组疾病或临床综合征的总称，包括肺血栓栓塞症、脂肪栓塞综合征、羊水栓塞、空气栓塞等。肺血栓栓塞症为肺栓塞最常见的类型，肺血栓栓塞症按病程分为急性肺血栓栓塞症和慢性血栓栓塞性肺动脉高压(即慢性肺栓塞),可从发病时间、原因、症状、治疗等加以区别。

(1) 发病时间:急性肺栓塞发病多在2周以内;慢性肺栓塞病史较长,多在3个月以上。

(2) 原因:急性肺栓塞多是下肢静脉血栓脱落,或者长期卧床、长期吸烟、血小板异常等所致血液高凝状态引起的;慢性肺栓塞多由急性肺栓塞后肺动脉内血栓未完全溶解,肺栓塞反复发生,出现血栓机化所致,肺血管管腔狭窄,甚至闭塞,导致肺血管阻力增加,肺动脉压力增加,导致其进行性升高。

(3) 症状:急性肺栓塞表现为典型的三联征,即同时出现呼吸困难、胸痛和咯血,还可以见到晕厥、烦躁不安、惊恐、濒死感、咳嗽、心悸等症状,治疗不及时可危及生命,其病情变化快,预后差,死亡率较高;慢性肺栓塞临床表现多为右心肥厚、右心衰竭导致的相关症状,如呼吸困难、乏力、运动耐力下降,呈慢性进行性发展,还可出现水肿、胸腔积液等症状。

(4) 治疗:急性肺栓塞的治疗以去除栓塞为主,可遵医嘱使用注射用尿激酶溶栓,还可使用华法林钠片抗凝治疗,必要时可行急性肺栓塞取栓手术,同时避免吸烟、避免长期卧床;慢性肺栓塞的治疗主要是阻断栓子来源,去除高危因素,防止再次出现肺栓塞,可遵医嘱进行肺动脉血栓内膜切除手术治疗,辅助使用改善右心功能症状的药物,如地高辛片增加心肌收缩力、呋塞米片缓解水肿、盐酸多巴胺注射液增加血管活性、枸橼酸西地那非片等抗肺动脉高压治疗。

3. 静脉血栓栓塞症患者常见的危险因素是什么?

答 静脉血栓栓塞症(VTE)危险因素包括易栓倾向和获得性危险因素。易栓倾向除因子V leiden(导致蛋白C活化抵抗)、凝血酶原20210A基因突变、抗凝血酶Ⅲ缺乏、蛋白C缺乏及蛋白S缺乏等导致易栓症外,还发现ADRB2和LPL基因多态性与VTE独立相关,非洲裔美国人VTE死亡率高于白人也提示遗传因素是重要的危险因素。研究还发现,PTE死亡率随着年龄增加而增加;PTE发病率无明显性别差异;另外肥胖患者VTE发病率为正常人群的2~3倍;肿瘤患者VTE发病率为非肿瘤人群的5倍等,提示获得性危险因素在VTE发病机制中起重要作用。VTE常见获得性危险因素有:高龄、动脉疾病包括颈动脉和冠状动脉病变、肥胖、真性红细胞增多症、管状石膏固定患肢、VTE病史、近期手术史、创伤或活动受限如中风、急性感染、抗磷脂抗体综合征、长时间旅行、肿瘤、妊娠、口服避孕药或激素替代治疗、起搏器植入、ICD植入和中心静脉置管。

4. 该患者为何选择行抗凝治疗?

答 该患者年龄偏大,就诊时已出现休克症状,病情危重,患者3月30日上肢血管彩超示:双上肢动脉轻度硬化,双上肢深静脉目前通畅;仍存在血栓进一步脱落加重肺栓塞引起猝死风险,下腔静脉滤器置入可降低进一步肺栓塞风险;因患者血常规提示白细胞较高,不排除脓毒血症,滤器置入后存在感染风险;患者暂无抗凝禁忌证,《2023年急性肺血栓栓塞症诊断治疗中国专家共识》指出:对于高度疑诊或确诊APTE的患者应立即给予抗凝治疗。

知识链接

抗凝治疗的适应证及禁忌证

1. 适应证

(1) 心脏疾病:如房颤、心律失常,心房的心肌细胞无法正常收缩或舒张,会导致心房肌失去有效的收缩,从而出现血液滞留后可在心房形成血栓,若不及时进行抗凝治疗,血栓可随血液循环到达大脑或肺部,造成脑栓塞、肺栓塞,此外心脏瓣膜术后以及冠心病患者为预防血栓形成也需给予抗凝治疗,主要药物为华法林钠片、利伐沙班片等。

(2) 其他:临床上为防止深静脉血栓、脑血栓患者血栓进一步发展需进行抗凝治疗,此外血液处于高凝状态易导致血栓的人群也需进行抗凝治疗,常用的抗凝药物为肝素类药物,如低分子量肝素钙注射液、依诺肝素钠注射液以及硫酸氢氯吡格雷片、阿司匹林肠溶片等。

2. 禁忌证

(1) 出血性疾病：主要包括蛛网膜下腔出血、颅内出血、出血性脑梗、胃十二指肠溃疡以及容易出现脑出血风险的恶性高血压人群，以上人群如果使用了抗凝药物后可能会导致出血的情况进一步加重，从而延误病情的控制，甚至有可能会导致疾病加重。

(2) 术后人群：对于近期做过手术或术后有渗血的患者，也需禁止使用抗凝药物，此时如果使用抗凝药物，可能会导致伤口愈合变慢，从而增加伤口感染的可能性，因此需要避免使用抗凝药物。

(3) 其他：如果存在肝功能、肾功能异常或心衰等人群，在必须使用抗凝药时，还需要注意抗凝药使用剂量，根据情况决定是慎用还是禁用。另外，对于天生凝血机制异常，如血友病的人群，禁止使用抗凝治疗，以免加重出血。

5. 该患者抗凝治疗期间需关注什么？

答 抗凝剂应用护理：① 肝素：在开始治疗后的最初24 h内每4～6 h监测APTT，达稳定治疗水平后，改为每天监测APTT。肝素治疗的不良反应包括出血和肝素诱导的血小板减少症(heparin-induced thromboeytopenia，HIT)，出血的监测最常见的出血部位为血管穿刺处，严重的出血包括腹膜后出血和颅内出血，后者发生率为1%～2%，一旦发生，预后差，约半数患者死亡。因此，应密切观察出血征象：如皮肤青紫、血管穿刺处出血过多、血尿、腹部或背部疼痛、严重头疼、神志改变等。HIT的发生率较低，但一旦发生，常比较严重，因此在治疗的第1周应每1～2天、第2周起每3～4天监测血小板计数，若出现血小板迅速或持续降低达30%以上，或血小板计数<100×10^9/L，应报告医生停用UFH。② 华法林：华法林的疗效主要通过监测INR是否达到并保持在治疗范围进行评价，因此，在治疗期间需定期监测INR。在INR未达到治疗水平时需每天监测，达到治疗水平时每周监测2～3次，共监测2周，以后延长到每周监测1次或更长。华法林的主要不良反应是出血，应加强观察，出血时用维生素K拮抗。在用华法林治疗的前几周还可能引起血管性紫癜，导致皮肤坏死，需注意观察。

拓展阅读

抗凝治疗方案

(1) 普通肝素：首先给予负荷剂量2 000～5 000 IU或按80 IU/kg静脉注射，继之以18 IU/(kg·h)持续静脉滴注。抗凝必须充分，否则将严重影响疗效，导致血栓复发率明显增高。在开始治疗最初24 h内需每4h测定活化的部分APTT1次，并根据该测定值调整普通肝素的剂量，每次调整剂量后3 h测定APTT，使APTT尽快达到并维持于正常值的1.5～2.5倍(表1-8)。治疗达到稳定水平后，改为每日测定APTT1次。

表1-8 根据APTT调整普通肝素剂量的方法

APTT	普通肝素调整剂量
<35 s(<1.2倍正常对照值)	静脉注射80 IU/kg，然后静脉滴注剂量增加4 IU/(kg·h)
35～45 s(1.2～1.5倍正常对照值)	静脉注射40 IU/kg，然后静脉滴注剂量增加2 IU/(kg·h)
46～70 s(1.5～2.3倍正常对照值)	无须调整剂量
71～90 s(2.3～3.0倍正常对照值)	静脉滴注剂量减少2 IU/(kg·h)
>90 s(>3倍正常对照值)	停药1 h，然后静脉滴注剂量减少3 IU/(kg·h)

(2) 低分子量肝素：所有低分子量肝素均应按照体重给药(如每次100 IU/kg或每次1 mg/kg，皮下注射，每日1～2次)方法用药。对有严重肾功能不全的患者在初始抗凝时使用普通肝素是更好的选择(肌酐清除率<30 mL/min)，因为普通肝素不经肾脏排泄。对于有严重出血倾向的患者，如需抗凝治疗应选择普

通肝素进行初始抗凝,一旦出血可用鱼精蛋白迅速纠正。

(3) 其他新型抗凝药物:选择性Xa因子抑制剂,目前在我国上市的有磺达肝癸钠和利伐沙班等药物,其适应证均为预防骨科术后静脉血栓形成等,因此批准剂量也是预防血栓形成的剂量。目前国内还没有这些药物治疗PTE的经验。美国FDA报告了磺达肝癸钠治疗者可能出现APTT延长相关的出血事件,出现了血小板减少的警示。

(4) 华法林:患者需要长期抗凝应首选华法林。华法林是一种维生素K拮抗剂,它通过抑制依赖维生素K凝血因子(Ⅱ、Ⅶ、Ⅸ、Ⅹ)的合成而发挥抗凝作用,初始通常与低分子量肝素联合使用,起始剂量为2.5~3.0 mg/d,3~4 d后开始测定INR,当该比值稳定在2.0~3.0,48 h后停止使用低分子量肝素,继续予华法林治疗。抗凝治疗的时间应因人而异,部分病例的危险因素可短期内消除,如口服雌激素、短期制动、创伤和手术等,抗凝治疗3个月即可;对于栓子来源不明的首发病例,给予抗凝治疗至少6个月;APTE合并深静脉血栓形成患者需长期抗凝;特发性或合并凝血因子异常的DVT导致的APTE需长期抗凝;若为复发性PTE或合并慢性血栓栓塞性肺高压的患者,需长期抗凝;肿瘤合并APTE患者抗凝治疗至少6个月,部分病例也需长期抗凝治疗。

6. 如何为该患者消除再栓塞的危险因素?

答 (1) 急性期。患者除绝对卧床外,还需避免下肢过度屈曲,一般在充分抗凝的前提下卧床时间为2~3周;保持大便通畅,避免用力,以防下肢血管内压力突然升高,使血栓再次脱落形成新的危及生命的栓塞。

(2) 恢复期。需预防下肢血栓形成,如患者仍需卧床,下肢须进行适当的活动或被动关节活动,穿抗栓袜或气压袜,不在腿下放置垫子或枕头,以免加重下肢循环障碍。

(3) 观察下肢深静脉血栓形成的征象。由于下肢深净脉血栓形成以单侧下肢肿胀最为常见,因此需测量和比较双侧下肢周径,并观察有无局部皮肤颜色的改变如发绀。下肢周径的测量方法:大、小腿周径的测量点分别为髌骨上缘以上15 cm处和髌骨骨下缘以下10 cm处,双侧下肢周径差>1 cm有临床意义。检查是否存在Homan征阳性(轻轻按压膝关节并取屈膝、踝关节急速背曲时出现腘窝部、腓肠肌疼痛)。

7. 该患者应如何进行体位护理?

答 ① 肺栓塞患者必须注意卧床休息,不要突然坐立不安、改变体位,以免栓塞脱落引起再次栓塞。② 避免引起腹压增加的因素,避免感冒,不剧烈咳嗽,也要预防便秘。③ 要给予清淡易消化的食物,多吃富含维生素和食物纤维的食物。④ 给患者定时翻身捶背,预防肺部感染。患者卧床时,预防下肢静脉曲张和水肿,严禁压迫和按摩患肢。要避免情绪波动,饮食要避免坚硬难消化的食物。

8. 如何对患者进行健康指导?

答 (1) 疾病预防指导。① 存在DVT危险因素的人群,应指导其避免可能增加静脉血流淤滞的行为:如长时间保持坐位,特别是坐时跷二郎腿;穿束膝长筒袜;长时间站立不活动等。② 对于卧床患者应鼓励其进行床上肢体活动,不能自主活动的患者需进行被动关节活动,病情允许时需协助早期下地活动和走路。不能活动的患者,将腿抬高至心脏以上水平,可促进下肢静脉血液回流。③ 卧床患者可利用机械作用如穿加压弹力抗栓袜、应用下肢间歇序贯加压充气泵等促进下肢静脉血液回流。④ 指导患者适当增加液体摄入,防止血液浓缩。由于高脂血症、糖尿病等疾病可致血液高凝状态,应指导患者积极治疗原发病。⑤ 对于血栓形成高危患者,应指导其按医嘱使用抗凝制剂防止血栓形成。

(2) 病情监测指导。向患者介绍DVT和PTE的表现。对于长时间卧床的患者,若出现一侧肢体疼痛、肿胀,应注意DVT发生的可能;在存在相关发病因素的情况下,突然出现胸痛、呼吸困难、咳血痰等表现时应注意PTE的可能性,需及时告知医护人员或及时就诊。

9. 肺血栓栓塞症特殊情况的治疗方法还有哪些?

答 (1) “大块PTE”溶栓治疗策略:

① 一旦怀疑PTE,应静脉推注大剂量的普通肝素,因为目前缺乏低分子量肝素治疗此类高危患者的资料。

② 开始静脉输注肝素以便达到目标APTT值至少80 s。

③ 控制液体的入量,避免过多液体摄入加重右心衰。

④ 使用小剂量血管活性药物和正性肌力药物。

⑤ 迅速评价患者有无溶栓适应证及禁忌证,如考虑溶栓疗效大于可能发生的出血风险,建议立即进行溶栓治疗。

⑥ 如果溶栓风险太大,考虑安置下腔静脉滤器、行导管取栓术或外科取栓,尽管没有更多循证医学证据来支持这种治疗方法。

⑦ 不要联合使用溶栓及下腔静脉滤器,因为滤器的尖头会刺伤下腔静脉,同时溶栓可能导致下腔静脉管壁出血而使后果难以处理。

⑧ 成立由肺血管病科、急诊科、放射科及胸外科等多专业临床医生组成的专业团队,具备快速开展病史采集、体格检查、实验室检查,迅速制定诊疗策略的能力,这对于成功治疗十分关键。如接诊医院无诊治条件,建议尽快转运患者到专科诊治中心。

(2) 妊娠肺动脉栓塞的溶栓治疗。有一项对36名怀孕期间使用溶栓剂妇女的资料,其中大约1/3的妇女有"大块PTE"。因溶栓药物不能通过胎盘,因此推荐可以在妊娠期妇女中应用。然而溶栓治疗后孕妇总的出血发生率在8%左右,通常是阴道出血。与单用肝素治疗"大块PTE"的死亡率相比,这种出血风险可以接受。注意分娩时不能使用溶栓治疗,除非在栓塞极为严重且外科取栓手术无法马上进行的情况下可谨慎溶栓。孕妇下腔静脉滤器植入的适应证与其他PTE患者相同。

(3) 右心血栓PTE:患者合并右心血栓的发生率为7%~18%。PTE合并右心血栓,特别是活动性血栓时,血栓很可能从右心进入肺动脉,早期死亡率可高达80%~100%。国际PTE注册登记协作研究首选溶栓治疗,但14日的死亡率超过20%。但最近一组16例患者溶栓治疗2 h、12 h、24 h后,右心室血栓消失率分别为50%、75%、100%。另外外科或者经导管血栓清除术也是可以选择的治疗方法,但是相关资料较少。外科血栓摘除术适用于那些通过卵圆孔横跨于房间隔的血栓。需要强调,本类患者单独抗凝疗效较差。

(4) 经静脉导管碎栓+溶栓。通过导管直接在肺动脉内输注rt-PA溶栓(剂量较静脉输注方法少)和体静脉输注溶栓相比优势并不明显。但是对于血栓栓塞于肺动脉近段的高危APTE患者,当有溶栓禁忌证或经溶栓治疗及积极内科治疗无效,可用导管碎解和抽吸肺动脉内巨大血栓或行球囊血管成形术,同时局部给予小剂量溶栓剂溶栓,可明显改善肺循环血流动力学指标,因为血栓破碎可增加溶栓药物与血栓接触的表面积,进而增加溶栓药物的溶栓效率并降低溶栓所需要的药物剂量。需注意,当血流动力学改善后就应终止治疗,而不是以造影结果为参照标准。

10. 如何进行成人住院患者静脉血栓栓塞症的预防护理?

答 (1) 基础预防:

① 如无禁忌,应抬高卧床患者的下肢,使下肢高于心脏平面 20~30 cm,避免膝下放置硬枕和过度屈髋。

② 应指导和协助卧床患者进行下肢的主动和被动运动,包括踝泵运动和股四头肌功能锻炼(图1-7、表1-9)。

③ 应根据病情恢复情况指导患者尽早下床活动。

④ 在满足治疗需求的前提下,应尽量选择外径最小、创伤最小的输液装置。

⑤ 应规范置入和维护各类静脉内导管。

⑥ 尽量避免下肢和患肢静脉穿刺。

表 1-9 股四头肌功能锻炼的方法

方法	频次
绷腿锻炼：仰卧，绷直双腿，膝关节尽量伸直，大腿前方的股四头肌收缩，踝关节尽量背伸，保持 10 s，再放松休息 10 s，以上动作为一组。双腿可交替或同时进行	绷腿锻炼和抬腿锻炼，每天 3～4 次，每次 20～30 组。运动频次可根据患者的活动耐受能力适当调整
抬腿锻炼：仰卧，伸直腿，抬高下肢至 20 cm 左右，维持 5 s，缓慢直腿放下，以上动作为一组。双腿可交替或同时进行	

⑦ 病情允许情况下，应指导患者每日饮水 1 500～2 500 mL。

⑧ 手术中应辅助患者采取适当体位，通过使用保温毯、调节室温、加盖棉被等方法做好术中体温保护。

⑨ 应指导患者戒烟限酒，平衡膳食，控制体重、血糖、血脂，不宜久坐。

(2) 机械预防：使用抗血栓袜、间歇充气加压装置、足底加压泵。

(3) 药物预防：

① 应观察患者是否出现用药不良反应。出现伤口渗血、皮下血肿、脏器或黏膜出血、月经量增多等情况时，应立即通知医生进行处理。

② 应观察实验室检查结果，重点关注国际标准化比值(INR)、凝血酶原时间(PT)、活化部分凝血酶时间(APTT)、血小板计数(PLT)等指标，如出现异常值，应立即通知医生进行处理。

③ 应对患者做好下列健康教育：若出现皮肤瘀斑、牙龈出血、鼻出血、尿血、血便或黑便、月经量增多等症状，应及时告知医护人员。使用软毛牙刷刷牙，勿用力抠鼻，避免磕碰，避免触碰锋利或尖锐物品，避免剧烈运动。

④ 使用口服抗凝药时，应对患者做好指导：告知常用口服抗凝药的用法用量和注意事项；勿自行调节药量或服用处方外药物；未按时服药时，应咨询医生后按要求补服(表 1-10)。

表 1-10 常用口服抗凝药使用注意事项

药物种类	常用药物	注意事项
维生素 K 拮抗剂	华法林	1. 指导患者在服用华法林期间应保持饮食种类稳定，避免食用过多增强或减少华法林药效的食物。 2. 增强华法林药效的食物包括银杏、大蒜、生姜、花椒、胡萝卜、木瓜、西柚、芒果、葡萄柚和鱼油等。 3. 减弱华法林药效的食物包括含大量维生素 K 的食物(如菠菜、黄瓜、木瓜、西芹、水芹、花菜、甘蓝、动物肝脏)、绿茶、鳄梨、紫菜等藻类和豆制品等
Xa 因子直接抑制剂	阿哌沙班 艾多沙班 利伐沙班 贝曲沙班	贝曲沙班不宜与食物同服，阿哌沙班和艾多沙班可随餐服用或鼻饲，利伐沙班 15 mg 及以上剂量应与食物同服，其他无特殊说明的 Xa 因子直接抑制剂可空腹或随餐服用
凝血酶直接抑制剂	达比加群酯	1. 需整粒服用。 2. 可餐时服用或餐后即刻服用。 3. 服用时饮水 100 mL 以上，服用后保持直立或坐位 30 min 以上

⑤ 皮下注射抗凝药时，应注意：注射部位宜首选腹壁，注射点避开脐周 2 cm 以内。还可选择双侧大腿前外侧上 1/3 处、双侧臀部外上侧、上臂外侧中 1/3 处的位置；应规律轮换注射部位，避免同一部位重复注射，两次注射点间距 2 cm 以上；注射时应避开皮肤破损、瘀斑、瘢痕、硬结、色素沉着、炎症、水肿、溃疡和感染的部位；腹壁注射时，宜取屈膝仰卧位；上臂外侧注射时，宜取平卧位或坐位；预灌式注射剂型注射前无需排

气，针尖朝下，将针筒内空气轻弹至药液上方；注射时左手拇指、示指相距5～6 cm，提捏皮肤成一皱褶，右手持注射器以执笔姿势，于皱褶最高点垂直穿刺进针。推注药物前不抽回血，操作全程应提捏皮肤；持续匀速注射10 s，注射后停留10 s，再快速拔针。拔针后无须按压，如有穿刺处出血或渗液的情况，应以穿刺点为中心，垂直向下按压3～5 min；注射后，注射部位忌热敷、理疗或用力按揉；注射后若皮肤出现皮下青紫、瘀斑等，应记录范围、大小及转归情况。

⑥ 静脉给予抗凝药时，应注意：药物应现配现用；若置管侧肢体、肩部、颈部及胸部出现皮下出血点，应立即通知医生进行处理；遵医嘱严格控制静脉给药速度，并告知患者勿自行调节。

知识链接

急性肺栓塞应急预案

(1) 如患者出现胸痛、呼吸困难、咯血等症状，立即嘱患者平卧，制动，避免做深呼吸、咳嗽、剧烈翻动，以防再发栓子脱落。

(2) 如出现呼吸、心跳停止，立即给予心肺复苏。

(3) 给予高浓度吸氧，通知医生，配合抢救。

(4) 监测患者神志、意识、血压、脉搏、呼吸的变化。

(5) 打开静脉通道，纠正休克，予抗凝、溶栓治疗，但不可大量输液，以防发生肺水肿加重缺氧与休克。

(6) 出现疼痛、烦躁，遵医嘱给予镇静、止痛处理，安慰患者。

(7) 做好护理记录并积极开展术前准备。

第六节 呼吸衰竭

案 例 一

一、案例导入

一般资料：患者，男，72岁。

现病史：患者1周前无明显诱因出现咳嗽咳痰，胸闷气短，有白痰但量不多，无发热，无胸痛，无腹泻腹胀，无恶心呕吐，无头晕头痛，急诊完善动脉血血气分析：pH 7.518，CO_2分压20.5 mmHg，氧分压54.0 mmHg，碳酸氢根20.6 mmol/L，碱剩余−5.9 mmol/L，乳酸1.9 mmol/L。急诊拟“Ⅰ型呼吸衰竭”收治入院。查体：神清，精神差，双肺呼吸音减低，双下肺可闻及细湿啰音，心律齐，未及病理性杂音，腹平软，无压痛反跳痛，双下肢无浮肿。视诊：呼吸运动正常，呼吸频率增快，呼吸节律均匀而整齐。触诊：胸廓扩张度正常，语颤正常，无胸膜摩擦感。叩诊：正常清音。听诊：双肺呼吸音减低，双下肺可闻及细湿啰音，语音传导正常，无胸膜摩擦音。

辅助检查：2024年7月26日胸部CT示：慢性支气管炎，肺气肿伴感染，局灶性间质改变，左侧胸腔少量积液。心脏彩超示：重度肺动脉高压伴重度三尖瓣反流。呼吸道合胞病毒IgM弱阳性，CRP 77.89 mg/L，NT-Pro BNP 2 671.67 pg/mL。7月29日血气分析结果内容见上。血常规＋CRP：白细胞4.6×10^9/L，中性粒细胞百分比80.5%，嗜酸细胞百分比0.7%，中性粒细胞绝对数3.7×10^9/L，红细胞3.07×10^{12}/L，血红蛋白111 g/L，血小板193×10^9/L，超敏C反应蛋白157.70 mg/L。尿素氮测定12.4 mmol/L。肌酐102.7 μmol/L。钾离子3.85 mmol/L。心肌酶谱：乳酸脱氢酶255 U/L。血清肌钙蛋白Ⅰ：高敏肌钙蛋白Ⅰ

0.036 ng/mL。血凝常规2:D-二聚体1.69 μg/mL。心脏彩超示:左室整体收缩功能正常,心包腔微量积液。附:肺动脉轻度高压并三尖瓣中-重度反流;胸部CT示:双肺炎症,双肺下叶显著;双肺肺气肿、肺大疱;双侧胸腔和心包积液。

主要治疗:入院积极给予高流量吸氧,告病危,完善相关检查以评估病情;治疗上予磺苄西林钠联合盐酸莫西沙星抗感染、雾化、化痰等对症支持治疗;患者痰多,予乙酰半胱氨酸片口服祛痰治疗,继续抗感染、利尿、护胃等对症治疗。

其他史:慢性支气管炎、肺气肿十余年;心脏瓣膜病;肺动脉高压;胸腔积液;心包积液。

二、临床问题解析

1. 该患者为什么会发生Ⅰ型呼吸衰竭?

答 患者慢性支气管炎、肺气肿十余年,引起通气/血流比例失调,导致呼吸衰竭,心脏疾病如缺血性心脏病、严重心脏瓣膜病等导致通气和换气功能障碍,从而导致缺氧。

知识链接

呼吸衰竭病因

呼吸过程由外呼吸、气体运输和内呼吸三个环节组成,当参与外呼吸(肺通气和肺换气)的任何一个环节发生严重病变,都可导致呼吸衰竭,包括:

(1) 气道阻塞性病变,如COPD、重症哮喘等,引起肺通气不足,导致缺氧和CO_2潴留,发生呼吸衰竭。

(2) 肺组织病变如严重肺炎、肺气肿、肺水肿等,均可导致有效弥散面积减少、肺顺应性减低、通气/血流比例失调,造成缺氧或合并CO_2潴留,发生呼吸衰竭。

(3) 肺血管疾病如肺栓塞可引起通气/血流比例失调,导致呼吸衰竭。

(4) 心脏疾病如缺血性心脏病、严重心脏瓣膜病等可导致通气和换气功能障碍,从而导致缺氧和(或)CO_2潴留,发生呼吸衰竭。

(5) 胸廓与胸膜病变如胸外伤造成的连枷胸、胸廓畸形、广泛胸膜增厚、气胸等,造成通气减少和吸入气体分布不均,导致呼吸衰竭。

(6) 神经肌肉病变如脑血管疾病、脊髓颈段或高位胸段损伤、重症肌无力等均可累及吸肌,造成呼吸肌无力或麻痹,导致呼吸衰竭。

2. 该患者属于什么类型的呼吸衰竭?

答 该患者为Ⅰ型呼吸衰竭。

拓展阅读

呼吸衰竭的分型

1. 按动脉血气分析分类

(1) Ⅰ型呼吸衰竭:又称缺氧性呼吸衰竭,无CO_2潴留。血气分析特点为$PaO_2<60$ mmHg,$PaCO_2$降低或正常,见于换气功能障碍(通气/血流比例失调、弥散功能损害和肺动静脉分流)疾病。

(2) Ⅱ型呼吸衰竭:又称高碳酸性呼吸衰竭,既有缺氧,又有CO_2潴留,血气分析特点为$PaO_2<60$ mmHg、$PaCO_2>50$ mmHg,系肺泡通气不足所致。

2. 按发病急缓分类

(1) 急性呼吸衰竭:多种突发致病因素使通气或换气功能迅速出现严重障碍,在短时间内发展为呼吸衰竭。因机体不能很快代偿,如不及时抢救,将危及患者生命。

(2) 慢性呼吸衰竭：呼吸和神经肌肉系统的慢性疾病，导致呼吸功能损害逐渐加重，经过较长时间发展为呼吸衰竭。由于缺氧和CO_2潴留系逐渐加重，在早期机体可代偿适应，多能耐受轻工作及日常活动，此时称为代偿性慢性呼吸衰竭。若在此基础上并发呼吸系统感染或气道痉挛等，可出现急性加重，在短时间内PaO_2明显下降、$PaCO_2$明显升高，则称为慢性呼吸衰竭急性加重，其临床情况兼有急性呼吸衰竭的特点。

3. 按发病机制分类

(1) 泵衰竭：由呼吸泵(驱动或制约呼吸运动的神经、肌肉和胸廓)功能障碍引起，以Ⅱ型呼吸衰竭表现为主。

(2) 肺衰竭：由肺组织及肺血管病变或气道阻塞引起，可表现Ⅰ型或Ⅱ型呼吸衰竭。

3. Ⅰ型呼吸衰竭患者的临床表现有哪些?

答 (1) 呼吸困难。多数患者有明显的呼吸困难，急性呼吸衰竭早期表现为呼吸频率增加，病情严重时出现呼吸困难，辅助呼吸肌活动增加，可出现"三凹征"。慢性呼衰表现为呼吸费力伴呼气延长，严重时呼吸浅快，并发CO_2麻醉时，出现浅慢呼吸或潮式呼吸。

(2) 发绀。发绀是缺氧的典型表现。当SaO_2低于90%时，出现口唇、指甲和舌发绀。另外，发绀的程度与还原型血红蛋白含量相关，因此红细胞增多者发绀明显，而贫血患者则不明显。

(3) 神经精神症状。急性呼衰可迅速出现精神紊乱、躁狂、昏迷、抽搐等症状。慢性呼衰随着$PaCO_2$升高，出现先兴奋后抑制症状。兴奋症状包括烦躁不安、昼夜颠倒甚至谵妄。

(4) 循环系统表现。多数患者出现心动过速，严重缺氧和酸中毒时，可引起周围循环衰竭、血压下降、心肌损害、心律失常甚至心脏骤停。慢性呼衰并发肺心病时可出现体循环淤血等右心衰竭表现。因脑血管扩张，患者常有搏动性头痛。

(5) 消化和泌尿系统表现。急性严重呼衰时可损害肝、肾功能，并发肺心病时出现尿量减少。部分患者可引起应激性溃疡而发生上消化道出血。

缺氧程度对神经系统的影响如表1-11所示。

表1-11　缺氧程度对神经系统的影响

PaO_2(mmHg)	临床表现
≤60	注意力不集中，视力和智力轻度减退
<40	头痛、烦躁不安、定向力和记忆力障碍、精神错乱、嗜睡、谵妄
<30	神志丧失甚至昏迷
<20	数分钟即可出现神经细胞不可逆转性损伤

4. Ⅰ型呼吸衰竭患者治疗要点有哪些?

答 (1) 保持呼吸道通畅。气道不通畅可加重呼吸肌疲劳，气道分泌物积聚时可加重感染，并可导致肺不张，减少呼吸面积，加重呼吸衰竭，因此，保持气道通畅是纠正缺氧和CO_2潴留的最重要措施。① 清除呼吸道分泌物及异物。② 昏迷患者采用仰头提颏法打开气道并将口打开。③ 缓解支气管痉挛：用支气管舒张药如β受体激动药、糖皮质激素等缓解支气管痉挛。急性呼吸衰竭患者需静脉给药。④ 建立人工气道：如上述方法不能有效地保持气道通畅，可采用简易人工气道或气管内导管(气管插管和气管切开)建立人工气道，简易人工气道主要有口咽通气道、鼻咽通气道和喉罩，是气管内导管的临时替代方式。

(2) 氧疗。任何类型的呼吸衰竭都存在低氧血症，故氧疗是呼衰患者的重要治疗措施，但不同类型的呼吸衰竭其氧疗的指征和给氧方法不同。原则是U型呼吸衰竭应给予低浓度(<35%)持续吸氧；Ⅰ型呼吸衰竭则可给予较高浓度(>35%)吸氧。急性呼吸衰竭的给氧原则：在保证PaO_2迅速提高到60 mmHg或末梢血氧饱和度(SpO_2)达90%以上的前提下,尽量降低吸氧浓度。

(3) 病因治疗。在解决呼吸衰竭本身造成危害的前提下,针对不同病因采取适当的治疗措施是治疗呼吸衰竭的根本所在。感染是慢性呼吸衰竭急性加重的常见诱因,且呼吸衰竭常继发感染,因此需根据病原菌进行积极抗感染治疗。

拓展阅读

俯卧位辅助通气的研究进展

俯卧位通气作为一种治疗急性呼吸窘迫综合征(ARDS)的辅助方法,由Piehl等于1976年首先提出。多年来医学界对俯卧位在治疗ARDS中的作用及机制进行了大量的动物实验研究和临床研究,已经证实俯卧位通气能通过多种途径和机制明显改善大多数ARDS患者的氧合状态。包括:① 使萎陷的肺泡复张。② 重新分布肺内通气,增加灌注较好的背侧肺组织通气量,减少肺内分流。③ 使潮气量分布均一化,一方面可减少肺内分流,另一方面可减少肺组织的剪切力,减少呼吸机相关性肺损伤的发生;④ 体位引流作用促进气道内分泌物及液体的排出,改善通气和弥散功能,并可减少呼吸机相关性肺炎的发生;⑤ 改善血流动力学,减少心律失常的发生率。一项俯卧位通气降低ARDS患者死亡率的分析显示,虽然其总体效应并未达到统计学意义,但分组分析发现,发病后48 h内采取俯卧位通气、每天俯卧位通气时间>16 h和有严重低氧血症(氧合指数<100 mmHg)患者可降低死亡率。俯卧位通气的并发症包括压力性损伤和气管插管阻塞。

知识链接

人工气道管理

(1) 气道内吸引。人工气道的患者上呼吸道原有功能丧失,尤其是镇静药的使用,显著降低了患者的咳嗽能力,导致气道分泌物不能有效排出,应及时通过机械吸引清除气道内分泌物。吸痰是一种潜在损害的操作,不应把吸痰作为常规,应在有临床指征时按需吸引。吸痰时注意加强对患者生命体征、血氧饱和度等各项指标的观察。

(2) 吸入气体的温化和湿化。温化和湿化是维持人工气道患者气道黏膜、纤毛的正常功能,降低呼吸道感染的重要方式之一。理想的气道湿化是使近端气道内的气体温度达37℃,相对湿度达100%。常见的气道湿化的方法包括加热湿化器加温湿化、湿热交换器(人工鼻)湿化、雾化加湿等。

(3) 气囊管理。气囊的基本作用是防止漏气和误吸,气囊上滞留物是呼吸机相关性肺炎(VAP)病原的重要来源,管理好气囊是降低VAP发生的重要手段之一。气囊管理的重点包括:① 维持适当的气囊压力,气囊充气后压力维持在25~30 cmH_2O。气囊压力过高,压迫超过一定时间会导致气道黏膜缺血甚至坏死,严重时发生气管食管瘘;气囊压力低会导致漏气、误吸等。体位改变、吸痰、咳嗽等均可影响气囊压力,需持续监测并调整。② 定期清除气囊上滞留物,尤其在气囊放气之前。

(4) 防止意外。① 妥善固定,每班记录导管固定的情况、外露的长度,预防并及时发现导管移位、脱出。② 积水杯方向向下,位于呼吸机回路最低点,及时清除回路和积水杯内的积水,防止误吸。

(5) 生活护理。机械通气的患者完全失去生活自理能力,需随时评估并帮助患者满足各项生理需要,做好口腔护理、皮肤护理等,注意预防血栓及皮肤压力性损伤的发生。

(6) 心理与社会支持。机械通气患者常会产生无助感,焦虑加重,降低对机械通气的耐受性和人机协调性。对意识清楚的患者,应主动关心患者,与其交流,帮助患者学会应用手势、卡片、写字等非言语沟通方式表达其需求,以缓解焦虑和无助感,增强人机协调。

5. 该患者如何进行健康宣教?

答 (1) 疾病知识指导:向患者及家属讲解疾病的发生、发展和转归知识。可借助简易图片进行讲解,使患者理解康复保健的意义与目的。与患者一起回顾日常生活中所从事的各项活动,根据患者的具体情况指导患者制定合理的活动与休息计划,教会患者避免氧耗量较大的活动,并在活动过程中增加休息。指导患者合理安排膳食,加强营养,改善体质。避免劳累、情绪激动等不良因素刺激。

(2) 康复指导:教会患者有效呼吸和咳嗽咳痰技术,如缩唇呼吸、腹式呼吸、体位引流、叩背等方法,提高患者的自我护理能力,延缓肺功能恶化。指导并教会患者及家属合理的家庭氧疗方法及注意事项。鼓励患者进行耐寒锻炼和呼吸功能锻炼,如用冷水洗脸等,以提高呼吸道抗感染的能力。避免吸入刺激性气体,劝告吸烟患者戒烟并避免二手烟。告知患者尽量少去人群拥挤的地方,避免与呼吸道感染者接触,减少感染的机会。

(3) 用药指导与病情监测:出院时告知患者使用的药物、剂量、用法和注意事项。若有气急、发绀加重等变化,应尽早就医。

拓展阅读

呼吸训练

(1) 缩唇呼吸:经鼻腔吸气,嘴巴呼气,呼气时嘴唇呈吹口哨样,吸呼时间比:1:2,即吸气2~3 s,呼气4~6 s,频率16次/min为宜。缩唇呼吸的关键是要把握呼气力度:呼出气流能使距口唇15~20 cm处的蜡烛火焰倾斜而不熄灭。它通过增加气道阻力,降低呼吸速率,避免外周小气道提前塌陷闭合,有利于肺泡内气体排出,有助于下一次吸气时吸入更多的新鲜空气,增加潮气量及增强运动耐力,缓解缺氧症状、改善肺功能。

(2) 腹式呼吸:腹式呼吸方法要与缩唇呼吸结合:胸部不动,吸气时腹部隆起,呼气时腹部回缩。腹式呼吸的训练:每分钟做8~10次,每次3~5 min,每日数次,连续练习2~3次要休息片刻。腹式呼吸通过增大膈肌活动度,减少呼吸肌耗氧量,增加肺动态顺应性和肺通气量,缓解呼吸困难,从而改善肺功能。

(3) 呼吸训练器阻力训练:呼吸训练器是一种新型恢复呼吸正常的理疗辅助用品,它的结构非常简单,包括咬嘴、连接管,浮球及外壳。它的使用简单、方便。第一步:将余气呼尽后立即含住咬嘴深慢地吸气;第二步:吸满后嘴巴移开咬嘴缓慢做缩唇呼气。

案 例 二

一、案例导入

一般资料:患者,男,73岁。

现病史:患者以反复咳嗽、咳痰、气喘10年余,加重5天急诊入院。查体:神志模糊,颈部淋巴结未及肿大,双肺呼吸音低,可闻及干湿啰音,心律齐,未闻及病理性杂音,腹平,无压痛及反跳痛,双下肢无浮肿。即刻转入重症医学科行监护治疗。视诊:呼吸运动正常,呼吸频率正常,呼吸节律均匀而整齐。触诊:胸廓扩张度正常,语颤正常,无胸膜摩擦感。叩诊:正常清音。听诊:正常呼吸音,无啰音,语音传导正常,无胸膜摩擦音。

辅助检查:动脉血血气分析:酸碱度7.203,CO_2分压80.9 mmHg,氧分压134 mmHg,碳酸氢根25.1 mmol/L,碱剩余3.2 mmol/L,血氧含量16.9 vol%,乳酸1.6 mmol/L。胸部CT平扫:双侧放射冠区、基底节区腔隙性脑梗死;脑萎缩;心脏起搏器术后改变;双肺下叶支气管扩张并感染性;两肺多发炎症。

主要治疗:① 呼吸系统:患者既往有慢阻肺病史多年,雾化吸入支气管扩张剂和激素控制,此次急性起病,出现明显呼吸困难,急诊血气提示明显酸中毒、高碳酸血症、低氧血症,考虑Ⅱ型呼吸衰竭,积极治疗原发病，及时根据血气结果调整呼吸治疗的强度。② 循环系统：保持出入量平衡，减轻心脏前负荷，注意血压及心率，防止脱水过多过快引起循环波动；患者既往冠心病病史，心脏起搏器置入术后，心电图提示房扑，请心血管内科会诊协助诊治，关注会诊意见。③ 消化系统：关注患者大便情况，若大便难解，可适当使用胃肠动力药促进胃肠功能恢复，必要时予甘油灌肠。④ 营养支持方面：继续予肠内营养鼻饲泵入，注意关注有无电解质紊乱，及时纠正，如营养未能达标可辅助肠外营养支持，辅以护胃促消化处理，警惕应激性溃疡发生。⑤ 感染方面：暂予左氧氟沙星联合哌拉西林他唑巴坦抗感染治疗，辅以氢化可的松抗炎，雾化解痉平喘，溴己新化痰，必要时完善气管镜检查送检病原学，关注患者呼吸道症状，监测体温、血常规、C反应蛋白(RP)及降钙素原水平，及时留取各种培养标本，为调整抗生素提供依据。

其他史：有慢阻肺病史多年，心脏起搏器术后。

二、临床问题解析

1. 该患者为什么考虑为Ⅱ型呼吸衰竭？

答 患者既往有慢阻肺病史多年，雾化吸入支气管扩张剂和激素控制，此次急性起病，出现明显呼吸困难，急诊血气提示明显酸中毒、高碳酸血症、低氧血症，考虑Ⅱ型呼吸衰竭。

知识链接

Ⅰ型呼吸衰竭与Ⅱ型呼吸衰竭的区别

Ⅰ型呼吸衰竭：又称缺氧性呼吸衰竭，无CO_2潴留。血气分析特点为PaO_2<60 mmHg，$PaCO_2$降低或正常，见于换气功能障碍（通气/血流比例失调、弥散功能损害和肺动静脉分流）疾病。

Ⅱ型呼吸衰竭：又称高碳酸性呼吸衰竭，既有缺氧，又有CO_2潴留，血气分析特点为PaO_2<60 mmHg、$PaCO_2$>50 mmHg，系肺泡通气不足所致。

拓展阅读

Ⅱ型呼吸衰竭的病因

肺泡通气不足：健康成人在静息状态下有效通气量需达4 L/min方能维持正常肺泡P_AO_2和P_ACO_2。当CO_2产生量增加时，需通过增加通气量来维持正常的P_ACO_2。各种原因导致肺泡通气不足时，使进出肺的气体量减少导致P_AO_2降低和P_ACO_2升高。

P_AO_2和P_ACO_2与肺泡通气量的关系如图1-9所示。

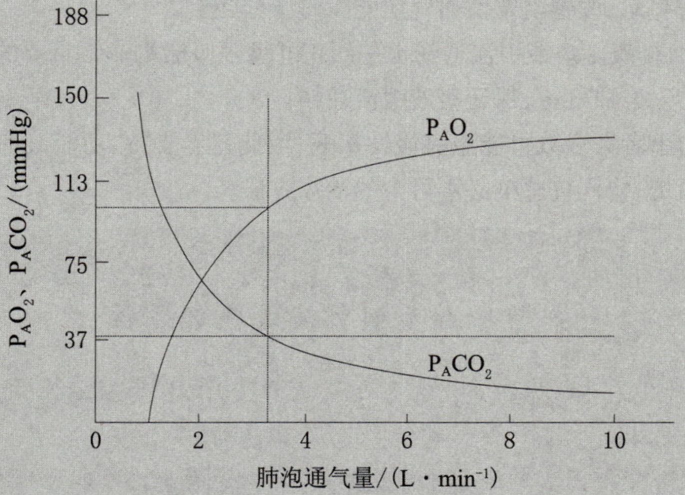

图1-9 P_AO_2和P_ACO_2与肺泡通气量的关系

2. 该患者发生Ⅱ型呼吸衰竭的危险因素是什么?

答 患者既往有慢阻肺病史多年,雾化吸入支气管扩张剂和激素控制不当。

3. $PaCO_2$的增高对患者的影响有哪些?

答 (1) 对中枢神经系统的影响:CO_2潴留轻度增加时,对皮质下层刺激加强,间接引起皮质兴奋,患者往往出现失眠、精神兴奋、烦躁不安、言语不清、精神错乱;当CO_2潴留使脑脊液H^+浓度增加时,可影响脑细胞代谢,降低脑细胞兴奋性,抑制皮质活动,表现为嗜睡、昏迷、抽搐和呼吸抑制。这种由缺氧和CO_2潴留导致的神经精神障碍症候群称为肺性脑病(pulmonary encephalopathy),又称为CO_2麻醉(carbon dioxide narcosis)。缺氧、CO_2潴留及酸中毒可使脑血管扩张和血管内皮损伤,血管通透性增加,同时可引起脑细胞内钠、水增加,导致脑间质和脑细胞水肿,颅内压增高,压迫脑组织和血管,进一步加重脑缺氧,形成恶性循环。

(2) 对循环系统的影响:CO_2潴留均可引起反射性心率加快、心肌收缩力增强、心排血量增加。同时可使交感神经兴奋,引起皮肤和腹腔器官血管收缩,而冠脉血管主要受局部代谢产物的影响而扩张,血流量增加。CO_2潴留可直接抑制心血管中枢,造成心脏活动受抑和血管扩张、血压下降和心律失常等严重后果。

(3) 对呼吸的影响:CO_2潴留对呼吸的影响都是双向的,既有兴奋作用又有抑制作用。CO_2对呼吸中枢具有强大的兴奋作用,CO_2浓度增加时,通气量明显增加,$PaCO_2$每增加1 mmHg,通气量增加2 L/min。但当$PaCO_2>80$ mmHg时,会对呼吸中枢产生抑制和麻痹作用,通气量反而下降,此时呼吸运动主要靠缺氧的反射性呼吸兴奋作用维持。

(4) 对消化系统的影响:严重缺氧可使胃壁血管收缩,胃黏膜屏障作用降低。而CO_2潴留可增强胃壁细胞碳酸酐酶活性,使胃酸分泌增多,出现胃肠黏膜糜烂、坏死、溃疡和出血。

(5) 对酸碱平衡和电解质的影响:慢性CO_2潴留时肾脏排出HCO_3^-减少以维持正常pH,机体为维持血中主要阴离子的相对恒定,出现排除Cl^-增加,造成低氯血症。$PaCO_2$增高(>45 mmHg)可使pH下降(<7.35),导致呼吸性酸中毒。

4. Ⅱ型呼吸衰竭的治疗方法有哪些?

答 (1) 针对Ⅱ型呼衰患者,CO_2潴留会带来一系列的并发症,因此及时地开展有创、无创机械通气治疗,缓解缺氧与CO_2潴留,是预防和避免各种并发症非常重要而有效的措施。

(2) 针对Ⅱ型呼衰产生的原因采取相应的病因治疗,如果Ⅱ型呼衰是大气道痰液、血块、异物堵塞导致的,及时缓解大气道梗阻是治疗Ⅱ型呼吸衰竭首要环节,如果是感染导致的Ⅱ型呼吸衰竭急性加重,通常要针对导致感染的病原菌选择相应抗生素。

(3) Ⅱ型呼吸衰竭的患者可能由不同程度的支气管痉挛导致通气功能不全,选用β_2受体激动剂、糖皮质激素的吸入剂缓解支气管痉挛,改善阻塞性通气功能障碍十分必要。

(4) 翻身、拍背、咳嗽、排痰。痰液引流通畅也是纠正Ⅱ型呼吸衰竭非常重要的必不可少的环节,必要的时候行气管插管、气管切开,开放气道,保证痰液引流通畅。

(5) Ⅱ型呼吸衰竭的患者大多数可能患有慢性疾病,因此营养支持、功能锻炼也非常重要,提高机体的免疫力是预防Ⅱ型呼吸衰竭、协同抗感染必不可少的治疗方法。

拓展阅读

如何增加无创机械通气舒适性

(1) 呼吸机的选用及准备。临床上常用无创正压通气(NPPV)专用呼吸机,使用前检查呼吸机及温化、湿化系统的性能是否完好。

(2) 患者教育。NPPV需要患者的合作才能达到治疗效果,因此治疗前应做好患者教育,以消除恐惧,取得配合,提高治疗依从性,同时也可以提高患者的应急能力,以便在紧急情况下(如咳嗽、咳痰或呕吐时)

能够迅速拆除呼吸机连接，提高安全性。患者教育内容包括：① 治疗的作用和目的。② 连接和拆除的方法。③ 治疗过程中可能出现的各种感觉和症状，帮助患者正确区分正常和异常情况。④ 治疗过程中可能出现的问题及应对措施，如鼻/面罩可能使面部有不适感，使用鼻罩时要闭口呼吸，注意咳痰和减少漏气等。⑤ 指导患者有规律地放松呼吸，提高人机协调性。⑥ 鼓励患者主动排痰并指导吐痰的方法。⑦ 嘱患者（或照护者）如出现不适时及时告知医护人员。

（3）人机连接方式的选择。人机连接方式包括鼻罩、口鼻面罩、全面罩、鼻囊管和接口器等，由于患者脸型和对连接方式偏好的不同，选择适合的连接方式可以提高患者的耐受性。目前临床上最常用的是鼻罩和口鼻面罩，使用前应提供不同大小型号的罩以供选用。通常轻症患者可先试用鼻罩、鼻囊管或接口器；比较严重的呼吸衰竭患者多选用口鼻面罩；老年或无牙齿的患者口腔支撑能力较差，建议用口鼻面罩。佩戴连接器的具体步骤是：① 协助患者摆好体位。② 选择适合患者病情和脸型的面罩并正确置于患者面部，鼓励患者用手扶住罩，用头带将其固定。③ 调整好罩的位置和固定带的松紧度（以头带下可插入1～2根手指为宜），使之佩戴舒适且漏气量最小。对于自理能力较强的患者，应鼓励患者自己掌握佩戴和拆除的方法，并在治疗过程中根据患者的病情变化和适应性随时调整参数，以达到治疗目标。

5. Ⅱ型呼吸衰竭患者氧疗方式如何选择？

答（1）给氧方法。常用的给氧法有鼻导管、鼻塞和面罩给氧。鼻导管和鼻塞法使用简单方便，不影响咳痰和进食；但吸入氧浓度不稳定，高流量时对局部黏膜有刺激，故氧流量不能大于7 L/min，用于轻度呼吸衰竭和Ⅱ型呼吸衰竭的患者。面罩包括普通面罩（simple face mask）、非重复呼吸面罩（non-rebreather mask）和文丘里面罩（Venturi mask）。① 使用普通面罩以5～8 L/min的氧流量给氧时，FiO_2约分别为40%（5 L/min）、45%～50%（6 L/min）和55%～60%（8 L/min），用于低氧血症比较严重的Ⅰ型呼衰和ARDS患者。② 非重复呼吸面罩带有储氧袋，在面罩和储氧袋之间有一单向阀，患者吸气时允许氧气进入面罩内，而呼气时避免呼出废气进入储氧袋。面罩上还有数个呼气孔，并有单向皮瓣，允许患者呼气时将废气排入空气中，并在吸气时阻止空气进入面罩内，因此，这种面罩的吸入氧浓度最高，可达90%以上，常用于有严重低氧血症、呼吸状态极不稳定的Ⅰ型呼衰和ARDS患者。③ 文丘里面罩能够提供准确的吸入氧分数，在面罩的底部与供氧源之间有一调节器，可以准确控制进入面罩的空气量，并通过调节氧流量精确地控制空气与氧气混合的比例，因此能够按需要调节吸入氧浓度，对于COPD引起的呼吸衰竭尤其适用。

（2）效果观察。氧疗过程中，应注意观察氧疗效果，如吸氧后呼吸困难缓解、发绀减轻、心率减慢，表示氧疗有效；如果意识障碍加深或呼吸过度表浅、缓慢，可能为CO_2潴留加重。应根据动脉血气分析结果和患者的临床表现，及时调整吸氧流量或浓度，保证氧疗效果，防止氧中毒和CO_2麻醉。如通过普通面罩或无重复呼吸面罩进行高浓度氧疗后，不能有效地改善患者的低氧血症，应做好无创或有创机械通气的准备，如选择有创机械通气，需配合医生进行气管插管和机械通气。

（3）注意事项。氧疗时应注意保持吸入氧气的湿化，以免干燥的氧气对呼吸道产生刺激作用，并促进气道黏液栓形成。输送氧气的导管、面罩、气管导管等应妥善固定，使患者舒适；保持其清洁与通畅，定时更换消毒，防止交叉感染。向患者及家属说明氧疗的重要性，嘱其不要擅自停止吸氧或变动氧流量。

（4）促进有效通气。指导Ⅱ型呼吸衰竭的患者进行腹式呼吸和缩唇呼吸，通过腹式呼吸时膈肌的运动和缩唇呼吸促使气体均匀而缓慢地呼出，以减少肺内残气量，增加有效通气量，改善通气功能。

6. 如何对该患者进行护理？

答（1）体位、休息与活动。帮助患者取舒适且有利于改善呼吸状态的体位，一般Ⅱ呼吸衰竭的患者取半卧位或坐位，趴伏在床桌上，借此增加辅助呼吸肌的效能，促进肺膨胀。为减少体力消耗、降低氧耗量，患者需卧床休息，并尽量减少自理活动和不必要的操作。

（2）氧疗护理。Ⅱ型呼吸衰竭的患者一般在PaO_2<60 mmHg时才开始氧疗，应予低浓度（<35%）持续给氧，使PaO_2控制在60 mmHg或SaO_2在90%或略高，以防因缺氧完全纠正，使外周化学感受器失去低氧血

症的刺激而导致呼吸抑制，反而会导致呼吸频率和幅度降低，加重缺氧和CO_2潴留。

(3) 用药护理。按医嘱及时准确给药，并观察疗效和不良反应。静脉点滴时速度不宜过快，注意观察呼吸频率、节律、意识变化以及动脉血气的变化，以便调节剂量。如出现恶心、呕吐、烦躁、面色潮红、皮肤瘙痒等现象，需减慢滴速。若经4～12 h未见疗效，或出现肌肉抽搐等严重不良反应时，应及时通知医生。患者使用呼吸兴奋药时应保持呼吸道通畅，适当提高吸入氧浓度。

(4) 预防ICU谵妄和虚弱。ICU谵妄和虚弱是ICU患者两个最常见且具有严重不良后果的并发症，不仅会增加患者的ICU和住院死亡率，同时与患者出院后身体功能和认知功能下降有关，也会增加出院后死亡率。同时，严重缺氧、病情危重、机械通气、使用镇静和止痛药物等因素将使患者处于并发ICU谵妄和虚弱的高危状态。由于ICU谵妄和虚弱的发生是多种危险因素共同作用的结果，因此，主要采用针对多种危险因素的集束化预防措施，常用ABCDEF集束化干预。A：对疼痛进行评估、预防和管理。B：针对使用镇静药的患者进行早期苏醒试验，对于有创机械通气的患者需进行早期自主呼吸试验，以达到早期撤机的目的。C：指镇静药和止痛药的选择，由于应用镇静药和止痛药是ICU患者发生谵妄的主要危险因素之一，因此，需选用相对导致谵妄风险较低的药物。D：需对ICU患者进行常规的ICU谵妄评估和管理，包括进行谵妄常规评估(每天2次)、反复定向训练、改善昼夜睡眠苏醒周期、减少听力和视力障碍等。E：进行早期活动和早期锻炼。F：给家属赋能并鼓励家属参与患者的照护。

(5) 心理护理。Ⅱ型呼吸衰竭患者因呼吸困难、预感病情危重、可能危及生命等，常会产生紧张、焦虑情绪。应多了解和关心患者的心理状况，特别是对建立人工气道和使用机械通气的患者，应经常巡视，让患者说出或写出引起或加剧焦虑的因素，指导患者应用放松、分散注意力和引导性想象技术，以缓解紧张和焦虑情绪。

知识链接

智能化ICU谵妄管理系统

智能化ICU谵妄管理系统是一款辅助护理人员进行ICU谵妄临床决策的移动应用软件，用于评估、预防或处理ICU谵妄，包含4个模块：① 谵妄评估：医护人员可以选择适当谵妄评估工具，然后根据相关的提示语逐项进行评估，最后该系统会根据各分项的评估结果来自动判定患者是否发生谵妄。② ICU谵妄危险因素评估：医护人员填写ICU谵妄危险因素评估单，该系统会自动显示患者目前存在的谵妄危险因素以及谵妄发生风险预测值。③ 谵妄护理计划：该模块根据患者目前存在的谵妄危险因素，自动制定个性化的谵妄护理计划。④ 谵妄护理执行单：该系统根据预先设定的时间提醒护理人员实施相应的护理措施。该系统主要用于早期发现ICU谵妄、识别ICU谵妄危险因素、提高护理人员实施ABCDEF集束化干预措施的依从性，进而降低ICU谵妄的发生率或缩短谵妄持续时间。

第二章 循环系统疾病护理

第一节 冠 心 病

一、案例导入

一般资料：患者，女，72岁。

现病史：患者2月余前无明显诱因下，出现心前区疼痛不适，活动后加重；每次发作持续1～2 min；口服单硝酸异山梨酯可以缓解；高血压病史20余年，糖尿病4～5年，遂就诊于当地医院，予以对症治疗后好转出院，后症状间断发作，遂就诊于我院，门诊拟"胸痛"收治。病程中患者神清，精神一般，饮食睡眠一般，大小便正常，近期体重具体变化情况不详。视诊：心前区无隆起，心前区无异常搏动，心尖冲动位于左侧第5肋间锁骨中线内0.5 cm。触诊：未触及震颤，心尖冲动位置同视诊，心尖冲动无抬举感，无心包摩擦感。叩诊：心脏相对浊音界正常。听诊：律齐，各瓣膜听诊区未闻及病理性杂音，不可闻及额外心音，未闻及心包摩擦音。

辅助检查：患者冠状动脉造影示：LM(－)；LAD全程弥漫狭窄，近段最重60%，远段最重80%；LCX近中段弥漫性狭窄，最重处90%，远段完全闭塞；前向TIMI血流0级；RCA全程弥漫性狭窄，近段最重80%，中段最重50%，远段最重60%，远段发出侧支循环供应LCX远段。

主要治疗：完善相关检查，患者于入院后第8天在全身麻醉下行二根冠状动脉的(主动脉)冠状动脉旁路移植术，术毕带气管插管转入ICU行进一步治疗。病情平稳后于术后第3天转回普通病房行进一步治疗，带入右颈外静脉置管、心包纵隔引流管、左胸腔闭式引流管、留置尿管各1根。继续予利尿、营养支持等对症处理，控制液体入量，嘱患者卧床休息，鼓励咳嗽咳痰，加强营养。

其他史：糖尿病。

二、临床问题解析

1. 冠心病的临床表现有哪些？

答 冠心病全称叫冠状动脉粥样硬化性心脏病，是指各种原因造成冠状动脉管腔狭窄，甚至完全闭塞，使冠状动脉血流不同程度地减少，心肌血氧供应与需求失去平衡而导致的心脏病。其临床表现为：管腔狭窄轻者不出现心肌缺血症状；病变严重者冠状动脉血流量可减少到仅能满足静息时心肌供氧量；当处于体力劳动、情绪激动等状态下，心肌血氧供给不足，出现心绞痛的症状。长时间的冠脉痉挛或急性阻塞，可引起心肌梗死。

冠心病临床症状主要是心绞痛，但表现多样。典型的心绞痛多在活动或情绪激动时发生，位于胸骨中下段的压榨性疼痛，可放射至颈肩部、上肢或背部，持续时间多在数分钟到半小时内，可伴有出汗。需注意的是，很多时候患者心绞痛症状并不典型，可能在休息时出现，可表现为胸闷气促，部位也仅仅位于颈肩部、上肢、背部、脸颊部或上腹痛,有些患者误认为是肩周炎、牙痛或胃病,容易误诊,如图2-1所示。

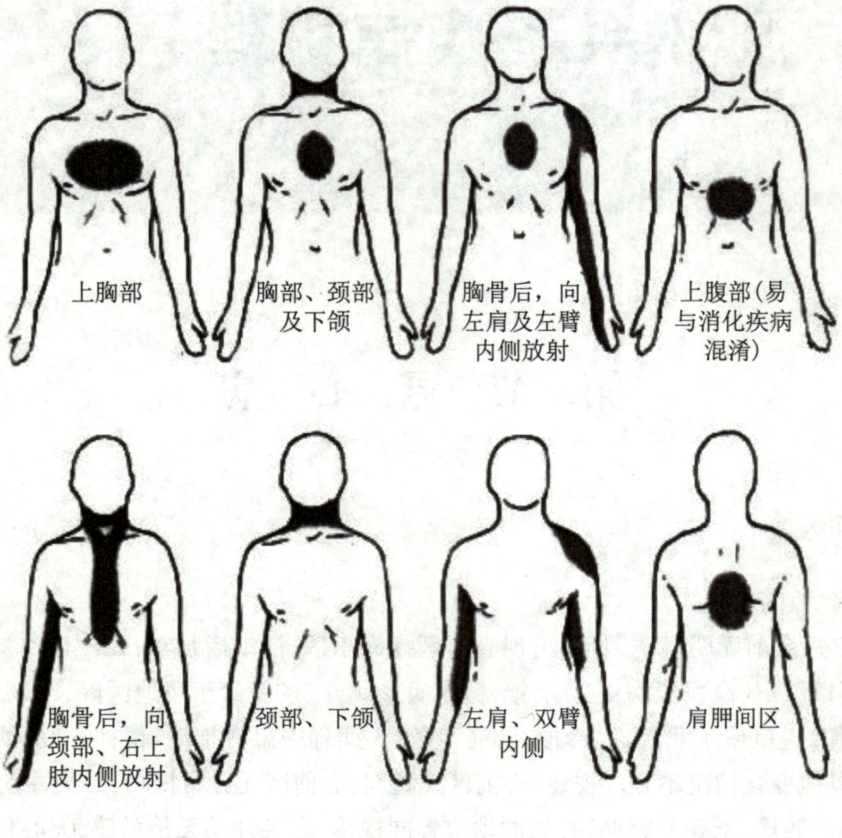

图2-1 心绞痛常见部位

当冠状动脉粥样硬化的脂质斑块破裂诱发血栓形成时可使原来狭窄的冠状动脉急性闭塞,导致急性心肌梗死(图2-2),这是心血管内科的危急重症,可导致死亡、恶性心律失常、心脏泵功能衰竭,乃至心脏破裂,具有很高的死亡率,也是普通人群最常见的猝死原因。

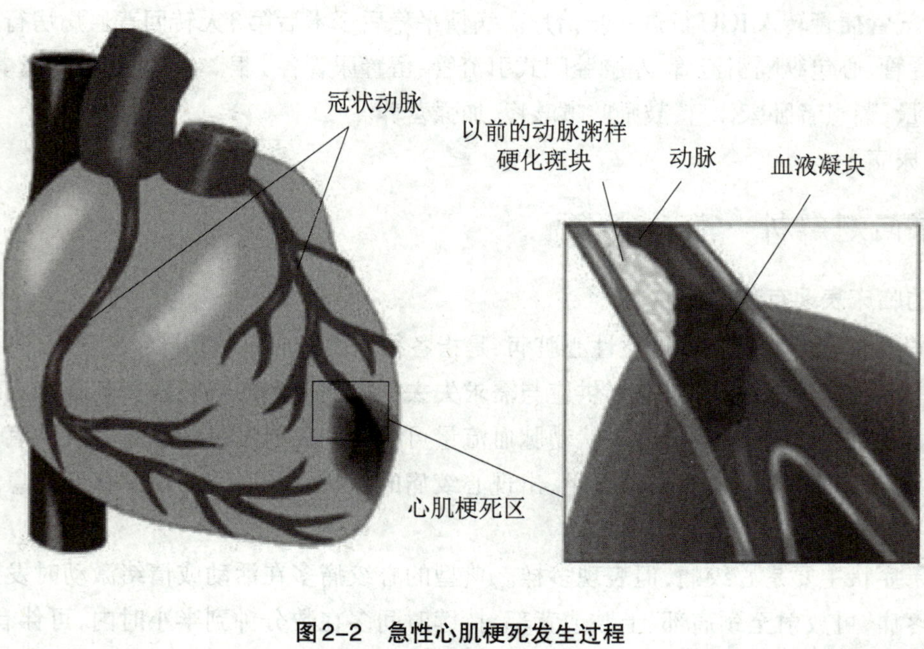

图2-2 急性心肌梗死发生过程

知识链接

冠心病血清标志物:心肌酶和心肌标志物

随着分子检测技术的迅速发展,对心肌细胞坏死释放的微量特异性标志物也能够灵敏可靠地检测。肌红蛋白缺乏心肌特异性,但由于分子量较小,起病2 h能够在外周血液中检测到升高。磷酸肌酸激酶的心肌同工酶(CK-MB)和心脏肌钙蛋白cTnT和cTnI仅存在于心肌细胞中,具有很高的诊断特异性,具有很高的诊断特异性,在心肌梗死诊断中具有重要地位。

近期医学界推出了更加灵敏的肌钙蛋白检测方法,可检测到血液中ng/L浓度的cTnT,称为高敏肌钙蛋白方法(cTnT-hs)。可使心肌梗死的诊断时间缩短到起病后的3 h左右。

2. 冠心病的治疗方式有哪些?

答 目前临床上有三种治疗方式:非药物治疗、药物治疗、血管重建。

(1) 非药物治疗:戒烟限酒,低脂低盐饮食,适当体育锻炼,控制体重等。

(2) 药物治疗:主要目的是缓解症状,延缓冠脉病变的进展:

① 抗凝治疗(普通肝素或低分子肝素,用于急性心肌梗死患者)。

② 抗血小板聚集(阿司匹林、氯吡格雷或替格瑞洛)。

③ 扩张冠状动脉(硝酸甘油、单硝酸异山梨酯)。

④ 血压控制(β受体阻滞剂、血管紧张素转换酶抑制剂/血管紧张素受体拮抗剂等)。

⑤ 血脂控制(胆固醇合成抑制剂阿托伐他汀、瑞舒伐他汀等,胆固醇吸收抑制剂依折麦布及PCSK9抑制剂等)。

⑥ 血糖控制(口服降糖药、胰岛素)。

⑦ 溶栓治疗(仅在急性心肌梗死时表现为ST段抬高时)。

拓展阅读

冠心病不可忽视的易患因素

冠心病主要致病原因是冠状动脉粥样硬化斑块形成。动脉粥样硬化的发生发展受多种因素的影响,如高血压、高血脂、糖尿病、高尿酸血症、肥胖、吸烟、高脂饮食、缺乏运动、过量饮酒、男性、年龄、家族史等。上述因素可促进冠状动脉粥样硬化斑块的发生、发展,从而造成冠状动脉的管腔狭窄,当狭窄达到一定程度,便会出现心肌缺血。这些因素增加了冠心病的发生概率,被称为冠心病的易患因素。

除了性别、年龄和家族史是不可控危险因素外,其他易患因素都是可控的,所以无论冠心病的预防或治疗都要控制好这些因素。动脉粥样硬化发展过程如图2-3所示。

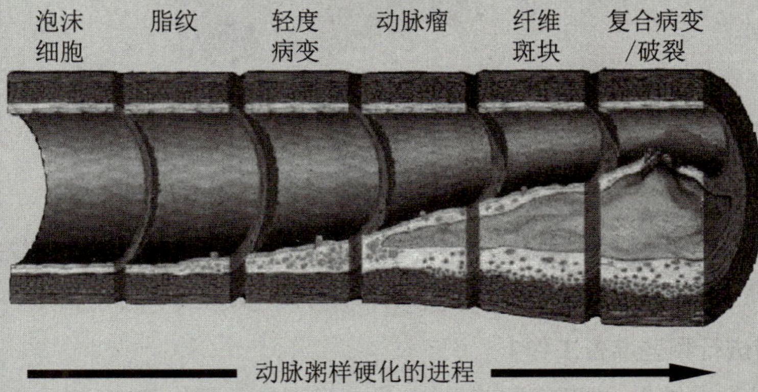

图2-3 动脉粥样硬化发展过程

(3) 手术治疗:包括心脏血管介入治疗(心脏内科医生完成)和心脏血管旁路移植(心脏外科医生完成)。

冠脉介入治疗,俗称“支架植入”,是经桡动脉或股动脉进行冠脉造影,在X线下对病变狭窄部位行球囊扩张,并植入支架或应用药物球囊,消除或减轻冠脉狭窄,使心肌恢复供血(图2-4)。

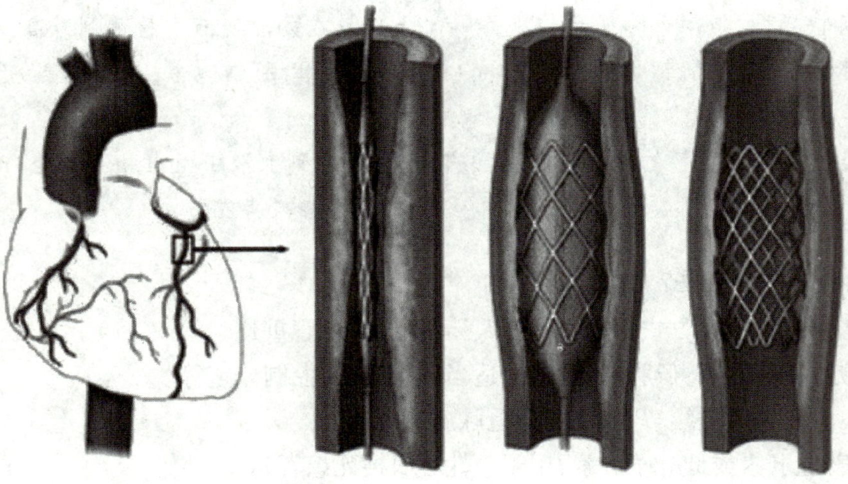

图2-4　冠状动脉支架植入

冠状动脉旁路移植术即俗称的“心脏搭桥术”。通俗地讲,就是从身体的其他部分取血管(一般选取乳内动脉、桡动脉、大隐静脉等),一端搭在升主动脉起始端,另一端搭在狭窄的远端,建立旁路血管给心脏供血供氧(图2-5)。

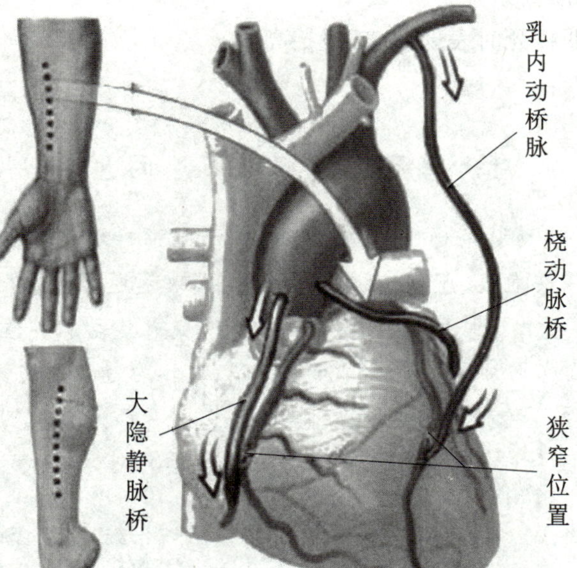

图2-5　冠状动脉旁路移植

明确的冠心病,无论采用哪种手术方法,均需要终身服药治疗以预防再次心绞痛发作,同时要注意生活方式改善,积极控制高血压、糖尿病、高血脂等冠心病的易患疾病。

3. 该患者术前需进行哪些准备工作?

答　术前注意各种检查结果,判断有无禁忌证;做好患者的心理护理;穿刺处皮肤准备;术前禁止双下肢静脉输液,术前禁食4~6 h。此外,该患者有糖尿病病史,术前需控制血糖至平稳水平。

4. 如何对该患者进行围术期护理？

答 (1) 术前护理：

① 协助医生积极完善各项术前检查和化验。

② 静脉输液时选用上肢静脉，大隐静脉作为旁路使用，不可在下肢静脉输液，以免发生损伤和炎症反应。

③ 术前3天停用长效抗凝药物。

④ 保证充足睡眠，必要时遵医嘱使用镇静剂，防止诱发心绞痛。

⑤ 加强营养摄入，增加膳食纤维的摄入，保持大便通畅。

(2) 术后护理：

① 严密监测心电图，观察有无ST－T弓背样上抬、T波改变和心肌缺血情况的发生，必要时做标准十二导联心电图。

② 预防心率失常，维持满意的心律，减少心肌耗氧量，防止恶性心律失常发生。

③ 持续进行有创动脉压监测，保持血压平稳。患者术前如伴有高血压病史，术后血压应控制在不低于术前血压20 mmHg，保持良好的心、脑、肾灌注同时减少出血。

④ 保持引流管通畅，定时挤压，观察引流量、颜色、性质变化。

⑤ 持续监测血氧饱和度，充分供氧，保持呼吸道通畅，加强气道的管理。

⑥ 合并糖尿病的患者定时监测血糖变化，随时调整胰岛素用量。

⑦ 保持伤口清洁干燥，用弹力绷带包扎患肢，抬高15°～30°，观察患肢颜色、温度、张力等情况。间断主动或被动活动患肢。患者卧床期间指导其进行踝泵运动。

⑧ 预防下肢深静脉血栓的发生，术后病情平稳后早期下床活动，指导患者每天行6 min步行试验锻炼心肺功能。

⑨ 气管插管拔除后6 h可进食，选择富含维生素和纤维素、易消化的食物，保持大便通畅。

⑩ 术后使用抗凝剂的患者应注意有无出血症状。

5. 针对该患者术后手术切口疼痛症状，如何进行疼痛评估及护理？

答 疼痛评估：① 内容：疼痛部位和性质、生理和心理疾病、慢性疼痛病史、既往疼痛治疗及效果、用药史、过敏史、认知状态等。② 强度：针对该患者使用数字分级法(NRS)(图2-6)进行疼痛评估。③ 治疗效果：对于疼痛未稳定控制的患者，应反复评估每次药物治疗或非药物方法干预后的效果。通常在静脉注射给药后5～15 min、口服用药后1～2 h，药物达最大作用时评估镇痛效果。对于非药物性干预措施的效果评估则是在应用期间或应用之后即刻开始评估；在评估疼痛治疗效果的同时还应评估并记录如镇静、谵妄、恶心等疼痛治疗相关的不良反应。④ 评估时机：术前每日评估、术中随时关注患者有无疼痛不耐受、术后每2 h及患者有需求时均应进行疼痛评估，并与术前进行对比。术后疼痛可按世界卫生组织(WHO)建议的三步阶梯方案执行。

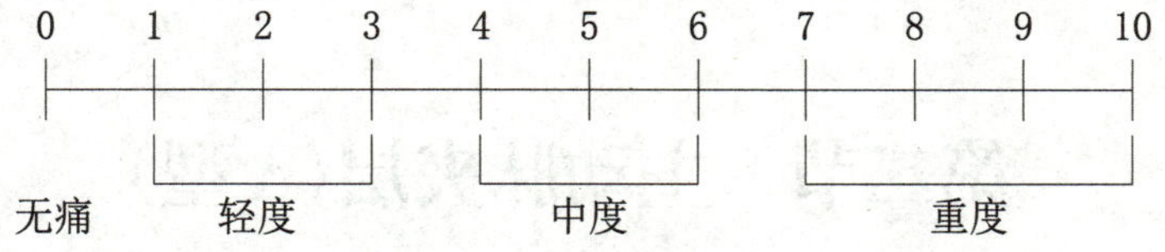

图2-6　数字分级法(NRS)

知识链接

三阶梯止痛疗法

癌痛三阶梯止痛法是WHO大力推荐的一种根据患者疼痛程度不同而分别使用不同等级止痛药物的

止痛方法。

“癌痛三阶梯疗法”基本原则：

(1) 按阶梯给药，以发挥最大的治疗作用，而副作用最小。

(2) 口服给药。

(3) 按时给药。

(4) 个体化给药。

(5) 注意细节和实际效果。

6. 如何对该患者进行出院指导及随访？

答 (1) 保持心情愉快，避免情绪激动，适当活动。

(2) 鼓励患者进食高蛋白、低脂、易消化的饮食。

(3) 保持大便通畅，必要时可服缓泻剂。

(4) 该患者取下肢静脉作为桥血管，下肢应穿弹力袜，抬高患肢，利于侧支循环的建立，减轻肿胀。

(5) 遵医嘱按时服用药物，注意药物的副作用，外出时随身携带硝酸甘油类药物，防止心绞痛的发作。

(6) 出院后每半个月复查一次，以后根据病情逐渐延长，不适时及时就医。

拓展阅读

外科中医护理模式的创新实践

尽管当前医学技术能够在很大程度上改善患者预后，但手术仍然会给患者带来伤痛，甚至会影响患者睡眠，降低患者免疫力，最终影响患者术后康复。西医护理管理主要以对症护理为主，因患者存在不同的个性和需求，导致西医护理难以满足不同患者需求，影响护理效果。中医理论具有丰富的理论知识和优秀的文化精神，通过实施中医适宜技术来将中医护理融入现代护理服务中，可较好地做到因人、因情、因病护理，增强护理效果，提升患者满意度。目前外科中医护理模式主要包括：① 中医情志护理，如移情法、发泄解郁法、解疑释惑法。② 中医特色护理，如术中、术后采用大拇指按压患者足三里和三阴交穴；尿管拔除后热敏灸其中极、关元、水道以及神阙穴等，促进其排尿；耳穴压豆：选择患者神门(主穴)、膀胱(或肾或输尿管)等穴位，采用耳穴压豆法来调整其脏腑功能；采用穴位贴敷治疗来改善患者睡眠、腹胀、疼痛等症状。③ 饮食调护，根据患者舌象和体质以及症状来指导患者合理饮食。研究表明在中医理论基础上构建外科中医护理模式可显著提高外科护理质量，提升患者术后康复治疗依从性，改善睡眠质量，减轻术后疼痛程度，从而加速患者康复进程，提升其满意度。

这提示护理人员在日常工作中应注重将现有证据与护理工作相结合，逐步探索各科适合的临床护理路径，并结合患者和护理现状不断进行优化，不断提升护理质量。康复外科理念联合中医护理技术仍属探索阶段，未来还需要更多的学者进一步探索研究。

第二节　主动脉夹层(A型)

一、案例导入

一般资料：患者，女，67岁。

现病史：患者自诉胸痛持续10 h未缓解，为求进一步治疗，前往当地医院就诊，2024年6月13日行胸腹增强CTA，怀疑主动脉夹层，建议转入上级医院就诊，遂来我院急诊就诊。急诊以“Stanford A型主动脉夹层"收治我科。起病以来,无恶心呕吐,无发热,饮食差,睡眠差,大便未解,小便可,体重无明显减轻。患者一般情况差,体温36.0℃,脉搏75次/min,呼吸15次/min、左上肢血压109/67 mmHg,右上肢血压159/90 mmHg,神志清楚,精神欠佳。完善相关检查,排除手术禁忌,于17:30在全麻体外循环下行主动脉弓替换+远端象鼻支架植入术(孙氏手术),术后带气管插管转入ICU行进一步监护治疗,术后第4天转回普通病房行进一步治疗,带入右颈静脉置管、心包纵隔引流管及留置尿管各1根。

辅助检查:6月13日常规超声心动图(床边)示:主动脉瓣、二尖瓣轻度反流,左室整体收缩功能正常,心包腔少量积液;胸腹主动脉CTA:① Stanford A型主动脉夹层。② 胸腹主动脉轻度硬化;升主动脉瘤。③ 所及心包积血,右肺下叶钙化灶。

主要治疗:入院当天行急诊手术,术毕转入ICU,病情平稳后于术后第4天转回普通病房,密切观察患者生命体征,使用血管活性药物维持循环稳定,根据患者CVP、出入量给予补液,动态复查心脏超声、组织灌注指标,评估心脏功能、容量状态,根据评估结果予强心、补液、利尿,给予头孢呋辛钠预防性抗感染,动态留取病原学培养,根据检查结果调整抗生素使用方案。维持水电解质酸碱平衡避免电解质紊乱影响心脏功能。密切观察患者病情变化。

其他史:高血压病史数十年,服药依从性差,血压控制不理想。

二、临床问题解析

1. 什么是主动脉夹层?

答 主动脉夹层是各种原因导致主动脉内膜和中膜撕裂,血液通过撕裂破口进入中膜,使主动脉中膜剥离,主动脉被分隔成真假腔(图2-7)。真、假腔可以相通或不通,血液可以在真、假腔之间流动或形成血栓。

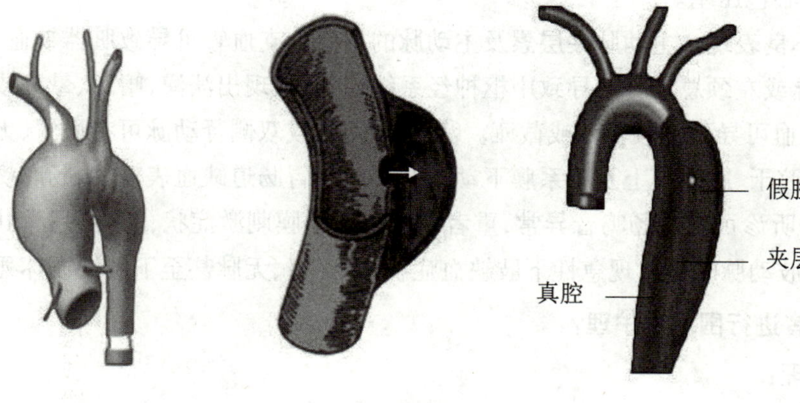

图2-7　主动脉夹层真假腔

2. 主动脉夹层的临床分型有哪些?

答 DeBakeyⅠ型:原发破口位于升主动脉或者主动脉弓,夹层累及升主动脉、主动脉弓、胸主动脉、腹主动脉的大部或者全部;DeBakeyⅡ型:原发破口位于升主动脉,夹层仅累及升主动脉;DeBakeyⅢ型:原发破口位于左锁骨下动脉以远,夹层范围局限于胸降主动脉为DeBakeyⅢ a型;向下同时累及腹主动脉为DeBakeyⅢ b型。Stanford A型:凡是夹层累及升主动脉者,相当于DeBakeyⅠ型和DeBakeyⅡ型;Stanford B型:夹层仅累及胸降主动脉及其远端者,相当于DeBakeyⅢ型(图2-8)。

3. 主动脉夹层常见的病因有哪些?

答 (1) 造成主动脉血管壁受力增加的情况,如高血压、主动脉缩窄、外伤等。

(2) 导致主动脉壁结构异常的病变,如动脉粥样硬化、主动脉瘤、大动脉炎等。

(3) 遗传因素,如遗传性结缔组织疾病。

(4) 其他。如妊娠、医源性主动脉夹层等。

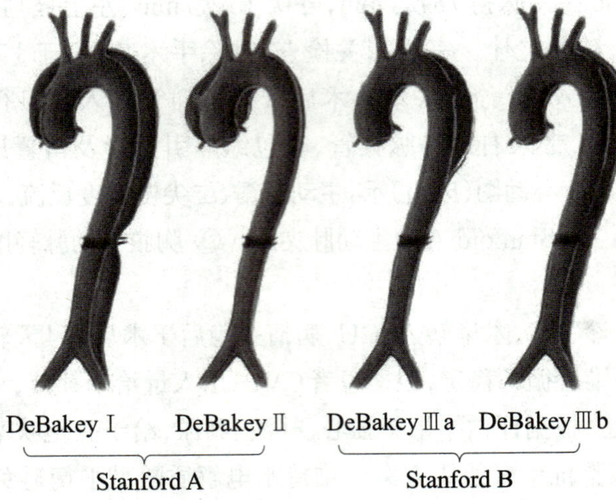

图2-8　主动脉夹层分型

4. Stanford A型主动脉夹层患者的临床表现及并发症有哪些？

答 (1) 疼痛。疼痛是主动脉夹层最常见的临床表现，多为主动脉走行或映射区域突发剧烈疼痛，往往持续且难以忍受。疼痛性质通常为撕裂样或刀割样，且不同于其他病症引起的疼痛。

(2) 心脏并发症表现。主动脉夹层患者多伴发心脏并发症。主动脉夹层累及主动脉瓣常导致瓣膜关闭不全，舒张期可闻及主动脉瓣区杂音，重者会出现心衰表现。累及冠状动脉开口可导致心肌缺血、急性心肌梗死、恶性心律失常，常被误诊为急性冠状动脉综合征。部分累及升主动脉的主动脉夹层患者可出现心包积液，重者还可发生心包压塞。

(3) 脏器灌注不良表现。主动脉夹层累及主动脉的重要分支血管可导致脏器缺血或灌注不良的临床表现：① 累及无名动脉或左颈总动脉可导致中枢神经系统症状，表现出淡漠、嗜睡、晕厥或意识障碍；累及脊髓动脉灌注时，脊髓缺血可导致下肢轻瘫或截瘫。② 累及一侧或双侧肾动脉可有血尿、无尿、严重高血压甚至肾衰竭。③ 累及腹腔干、肠系膜上及肠系膜下动脉时可引起胃肠道缺血表现，如肠麻痹和肠坏死，部分患者表现为黑便或血便，听诊可发现肠鸣音异常，重者可表现出腹膜刺激症状，有时腹腔动脉受累引起肝脏或脾脏梗死。④ 累及下肢动脉时可出现急性下肢缺血症状，如疼痛、无脉甚至下肢缺血坏死等。

5. 如何对该患者进行围术期护理？

答 (1) 术前护理：

① 心理护理。患者往往存在恐惧心理，应向患者及其家属正确解释、沟通，以缓解恐惧心理，使患者平稳情绪，接受治疗。加强陪护，向患者及家属宣教，告知疾病相关知识。

② 疼痛的观察。严密观察疼痛部位、性质、时间、程度，酌情使用哌替啶或吗啡达到镇静、镇痛的作用，也有利于控制血压，减少夹层破裂的危险。

③ 血压的观察与护理。遵医嘱应用降压药。接诊时要测量四肢血压，比较有无差异，为医生提供判断病情的准确依据，然后根据患者的基础血压有效控压。可维持在12～16/8～12 kPa(90～120/60～90 mmHg)，使重要器官得到有效灌注，同时记录24 h尿量。控制血压过程中密切观察患者血压、心率、神志、心电图、尿量及疼痛等情况。血压下降后疼痛明显减轻或者消失，是主动脉夹层停止扩展的临床指征。

④ 减慢心率。通常患者因疼痛、恐惧和焦虑，心率超过每分钟100次，心率加快可促使夹层血肿延伸，应及时报告医生，对症处理。

⑤ 生活护理：

a. 嘱患者严格卧床休息，避免用力过度，如用力排便、剧烈咳嗽。将床栏拉起，防止患者跌倒坠床不良事件发生。

b. 协助患者进餐、翻身。耐心解释绝对卧床的重要性,协助患者日常护理,定时行皮肤减压,观察皮肤情况,防止压力性损伤的发生。

c. 以清淡、易消化、富含维生素、高蛋白的流质或半流质饮食为宜。

d. 保持排便通畅。长期卧床患者胃肠道蠕动慢,应指导其多吃蔬菜水果,多饮水,便秘者可遵医嘱口服乳果糖。

⑥ 紧急处理。若患者出现疼痛加剧、面色苍白、痛苦面容、血压下降、脉搏加快等情况,应高度怀疑动脉瘤破裂,应迅速配合医生进行抢救、抗休克处理,密切观察患者生命体征及神志变化。

⑦ 主动脉夹层累及相关系统的观察和护理。升主动脉夹层撕裂累及冠状动脉时,可引起急性心肌缺血、急性心肌梗死;主动脉夹层撕裂累及头臂干、左颈总动脉、左锁骨下动脉时,可引起大脑、上肢供血障碍;主动脉夹层撕裂压迫喉返神经时,可引起声音嘶哑;累及肾动脉时可有血尿、少尿甚至无尿;累及肠系膜动脉时,可引起腹痛、腹胀、恶心、呕吐等,故应密切观察上述症状,及早发现病情变化,为治疗赢得时间。

(2) 术后护理:

① 持续监测有创血压、中心静脉压、心电图及血氧饱和度的变化,发现异常及时通知医生予以处理。

② 维持水电解质平衡,同时注意血气变化,了解有无酸碱失衡的发生。

③ 准确记录出入量,遵医嘱给予正性肌力药和扩血管药物,并注意观察疗效。

④ 妥善固定心包纵隔引流管,定时挤压,密切观察引流液的量及性质,必要时进行ACT监测,做好中心静脉置管的护理。

⑤ 加强呼吸道管理,患者气管插管期间根据血气分析结果及时调整呼吸机参数。保持呼吸道通畅,定时吸痰,加强湿化,防止肺部并发症,气管插管拔除后鼓励深呼吸,按时雾化吸入促进排痰。术后患者免疫力低下,教会患者腹式呼吸,痰液不易咳出时可做雾化稀释痰液,使用震动排痰仪帮助患者排痰。

⑥ 控制血压:监测患者血压,需要用血管药和利尿药改变血压时,要注意患者用药后的反应。向患者宣教降压药的作用和副作用,根据血压变化调整药物的速度。

⑦ 观察尿量:在保证组织灌注的情况下,使尿量达30 mL/h以上。

⑧ 神志:严密观察患者意识及肢体肌力;麻醉、手术等可造成患者烦躁、谵妄,应稳定患者情绪,及时与医生沟通,适当给予镇静剂,加强风险评估,预防坠床、管路滑脱等发生。

⑨ 预防下肢深静脉血栓的发生,术后病情平稳后早期下床活动,指导患者每天行6 min步行试验锻炼心肺功能。

⑩ 饮食:术后肠功能恢复后即可从流食逐渐过渡到普食。饮食循序渐进,进食高蛋白、高维生素、新鲜易消化的食物,少食多餐,养成定时定量、细嚼慢咽的饮食习惯,避免进生冷、过硬、过烫、过辣及油腻食物,注意饮食卫生,保持大便通畅。

(3) 并发症的观察与护理:

① 神经系统并发症。术后患者可能出现昏迷、谵妄、意识障碍等,应稳定患者情绪,及时与医生沟通,适当给予镇静剂,加强风险评估,预防坠床、管路滑脱等发生。

② 术后出血。术中应严格止血,术后密切观察引流情况,若出血量大,需二次开胸止血。

③ 肝肾功能损伤。如转氨酶升高、胆红素升高,急性肾衰竭等,术后严密监测患者肝肾功能,必要时行连续肾脏替代疗法(CRRT)治疗。

④ 发生并发症及时处理,做好对患者及家属的解释及心理护理。

6. 如何对该患者进行出院指导及随访?

答 (1) 行为指导:避免剧烈活动,劳逸结合,保持乐观心态。

(2) 饮食指导:注意饮食搭配,多食蔬菜、水果、杂粮,少食动物脂肪及胆固醇高的食物,保持排便通畅。患者应进食高蛋白、高维生素、新鲜易消化的食物,少食多餐,养成定时定量、细嚼慢咽的饮食习惯,避免进生冷、过硬、过烫、过辣及油腻食物,注意饮食卫生,保持大便通畅。

(3) 用药指导:遵医嘱正确服用降压、抗凝药物,并教会患者家属测量血压的正确方法。注意低脂、低盐饮食。向患者强调服药的剂量及频次,告知用药的不良反应及处理,不可随意自行停药,定期复查。

(4) 复查指导:术后3个月、6个月复查胸腹主动脉CTA,每年体检,定期到门诊随访。夹层内血栓机化的患者可恢复正常的生活和工作。

(5) 对患者家属进行健康教育,让其关心患者、尊重患者、理解患者,使患者感到宽慰,促进疾病恢复。

(6) 护士根据随访计划、出院随访评估情况实施随访工作,随访内容包括对患者出院后的治疗效果、病情变化、康复情况、心理状况实施指导及监控,宣传、指导患者执行相关用药、康复锻炼等健康教育,同时征求患者对本次住院的满意情况。必要时指导患者到门诊就诊随访。

知识链接

“互联网+”在加速康复外科全服务模式中的应用

“互联网+”医疗是把传统医疗的生命信息采集、监测、诊断治疗和咨询,通过可穿戴智能医疗设备、大数据分析设备与移动互联网相连,实现部门、区域、行业间的健康数据开放融合、共建共享,并依托于强大的医疗大数据分析技术提高诊断准确性、监测治疗过程、采集康复信息,进而为患者提供个性化服务,最终实现精准医疗。将互联网技术运用到加速康复外科全程服务模式管理中,可从以下几方面着手搭建“互联网+”加速康复外科信息处理系统:

(1) 建立加速康复外科管理各病种准入标准,利用互联网构建加速康复外科在线评估系统,当患者确诊后系统会自动采集患者信息进行评估,符合条件的患者信息会发送到加速康复外科多学科团队端口,经过医务人员的人工二次评估后,可完成加速康复外科手术预约。

(2) 研发简易可穿戴式医疗设备,如早期下床活动辅助仪、术后血栓预防和监测仪、早期经口进食记录仪等,辅助患者依照医嘱落实加速康复外科策略,实现更灵敏的监测,以预防或早期发现并发症,降低人力成本,保证安全康复。

(3) 开发加速康复外科线上健康教育体系,通过微信公众号、微博公众号或专用手机APP推送疾病预防、术后饮食方案、伤口护理、出院后注意事项等康复知识,定期进行问卷评价,根据患者的文化程度及对所需知识的掌握情况及时制定个性化的囊括视频、文字、图片、动画等的健康宣教方案。

(4) 建立加速康复外科随访数据库,如开设在线随访门诊,患者可通过网络视频进行在线咨询;以医疗组或病房为单位建设微信群,专人管理运营,定期将随访结果录入随访数据库;与下级医院共享信息,在区域内不同等级医疗卫生机构间形成区域网络联盟,由基层医院为患者提供出院后随访、复诊服务,并面向三级医院开通入院绿色通道,三级医院也可将部分术后需要长期提升生活质量的患者转至基层医院接受进一步治疗,从而建立切实可行的医院间双向转诊渠道,同时配套依托于互联网技术的远程网络信息平台与智能居家监测系统,全面保障加速康复外科模式得以安全推行。

可以预见,“互联网+”融入加速康复外科模式进行信息处理和整合,将会进一步提高患者接受诊疗服务的精准性和便捷性,提高患者满意度,同时降低医护工作负荷,提高诊疗质量,为加速康复外科模式配套的出院后安全服务范畴的拓展保驾护航。

加速康复外科的临床护理与管理实践整合了全程化护理,实施具有循证依据的系列围术期的优化护理措施,以降低患者手术创伤应激,促进患者早期安全康复。未来加速康复外科的护理领域将进一步开发围术期护理创新技术并实施成果转化,构建加速康复外科围术期护理的中国指南,将外科临床护理实践推向崭新的高度。

第三节　人工心脏之左心室辅助装置手术

一、案例导入

一般资料：患者，男，48岁。

现病史：以“反复胸闷、气喘、双下肢乏力1周余”为主诉入院，患者1周前上呼吸道感染后出现胸闷、气喘伴双下肢乏力，夜间不能平躺等症状，无晕厥黑蒙，无头晕头痛，无恶心呕吐，轻度腹泻。追问病史：患者2022年12月因心肌梗死来我院就诊，急诊行急诊CAG＋PCI，造影提示多支病变，征得家属同意后急诊开通右冠。后于2023年1月11日在全麻下行CABG术，术后给予抗血小板聚集、调脂稳斑、扩冠、营养心肌等治疗，病情好转后出院，定期至我院门诊复诊。近1周患者出现反复胸闷、气喘伴双下肢乏力，休息后可缓解。现患者为求进一步治疗再次来我院，急诊拟“心力衰竭、肺部感染”收治入院。病程中患者神清，精神较萎靡，小便正常，轻度腹泻，睡眠饮食不佳，近期体重未见明显变化。

辅助检查：常规超声心动图（床边）示：起搏器安装术后左心扩大，二尖瓣、三尖瓣中度反流，肺动脉轻－中度高压，左室壁弥漫性运动减低，左室整体收缩功能明显减低，心包腔微量积液。冠状动脉造影示：LM（－）。LIMA-LAD通畅；LCX近段50％狭窄，远段斑块形成；RCA中段原支架内通畅，后三叉前弥漫性狭窄，最重处70％狭窄，远端向LAD发出侧支循环。

主要治疗：完善相关检查，先后于心脏大血管外科、心内科、ICU调整右心功能，排除禁忌后于入院后第80天在全身麻醉下行左心室辅助系统置入术（LVAD置入术）。术毕带气管插管转入ICU行进一步治疗。病情平稳后于术后第5天转回普通病房行进一步治疗，带入右锁骨下静脉置管、心包纵隔引流管、右胸腔闭式引流管、尿管、电缆（接LVAD装置）各1根。予以强心利尿等对症治疗，加强换药，密切观察生命体征变化及人工心脏转速，患者术后恢复可，心脏超声复查无异常，于术后第18天出院。

其他史：心力衰竭，肺部感染，冠状动脉搭桥术后，使用心脏起搏器，心功能Ⅳ级。

二、临床问题解析

1. NYHA心功能如何分级？

答 NYHA心功能分级按诱发心力衰竭症状的活动程度将心功能的受损状况分为四级。

Ⅰ级：一般的体力活动不受限制，不引起过度疲劳、心悸、气喘等。

Ⅱ级：一般的体力活动轻度受限，休息时无自觉症状。

Ⅲ级：一般的体力活动明显受限，一般的体力活动即可引起过度的疲劳、心悸、气喘。

Ⅳ级：不能从事任何体力活动，休息状态下也出现气短、气喘、心悸。

2. 什么是左心辅助装置（LVAD）？

答 心脏是一种跳动的肌肉，通过循环系统将血液泵入肺部和身体。心脏内有四个腔室，负责收集血液然后将其重新分配到身体。最上面的两个房间称为左右心房，而底部较大的房间称为左右心室。左心室负责每分钟向全身泵送3～6 L血液。然而，疾病有时会导致左心室失血，无法泵送足够的血液来保持身体正常运作。在这种情况下，被称为左心室辅助装置（LVAD）的机器可以帮助心脏完成其工作（图2-9）。LVAD是一种通过心脏手术植入的机械装置，当患者的心脏虚弱到无法自己充分输送血液时，它可以帮助不能有效工作的心脏维持输送血液的能力，直接改善心脏输送血液的功能，降低心脏负荷，起到部分或者全部替代心脏的作用，维持身体循环系统的稳定。这项前沿科技对终末期心衰患者的治疗起到了至关重要的作用。

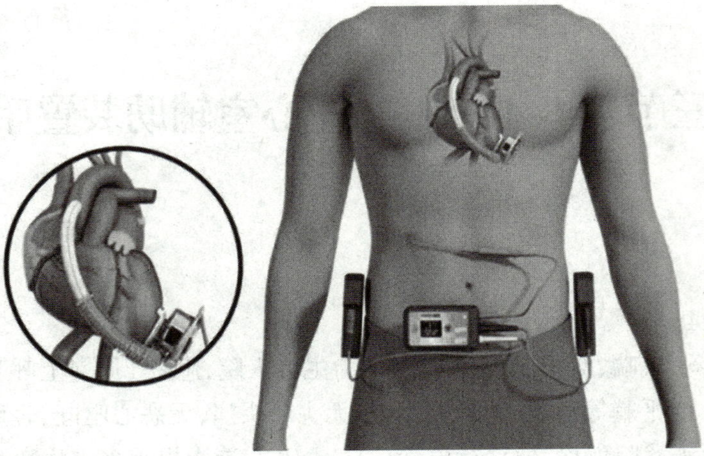

图2-9　心衰患者佩戴LVAD产品示意图

此外,根据LVAD的植入方式不同,还分为切开植入式和无切口植入式,前者需要进行开胸手术,通常是通过胸骨切开手术在心脏和主动脉附件植入LVAD。而无切口植入式则免去了这一烦琐流程,直接通过血管注入或者微创手术植入LVAD,避免大型创口,加快患者康复速度。

3. 左心室辅助装置手术的适应证与禁忌证分别是什么?

答 适应证:顽固性心力衰竭,心源性休克,不能被药物治疗的恶性心律失常,心脏移植之前的过渡性治疗。

禁忌证:严重慢性阻塞性肺部疾病,主动脉瓣换瓣术后,感染性心内膜炎,严重的肝肾功能异常,恶性肿瘤等。

4. 如何对该患者进行围术期护理?

答 (1) 术前护理:

① 维护心功能,监测生命体征,配合医生给予强心、利尿、补钾和血管扩张等药物支持。

② 预防呼吸道感染,保持病室内适宜温湿度,定时开窗通风。

③ 根据病情合理安排饮食,纠正贫血、低蛋白血症等营养不良的状况,提高机体耐受力。

④ 开展心理护理。

⑤ 术前备皮,进行有效咳嗽、咳痰及深呼吸训练,讲解术后转ICU相关准备知识。

⑥ 术前对患者进行多维度的全面评估,包括手术史、用药史、过敏史、实验室检查、影像学检查、重要脏器功能检查,全面了解患者病情及基础情况,明确患者可能存在的风险因素,预测人工心脏术后可能发生的神经及心血管功能的改变。

(2) 术后护理:

① 循环系统监测(警惕右心衰、出血)。通过心电监护、心脏超声等监测心功能及血流动力学状态,维持左、右心的平衡。持续监测中心静脉压、心电图及血氧饱和度的变化,密切观察心电图波形、心功能等情况,发现异常及时通知医生予以处理。

② 呼吸系统监测。通过血气分析、呼吸机等监测,保证最佳通气状态,避免低氧血症及酸中毒。加强呼吸道管理,根据血气分析结果及时调整呼吸机参数。保持呼吸道通畅,定时吸痰,加强湿化,防止肺部并发症。

③ 神经系统监测(警惕脑出血、脑梗死)。出血、栓塞是LVAD植入术后常见并发症,而脑出血、脑栓塞是术后致残致死的主要原因。通过瞳孔、对光反射、四肢活动等监测做好抗凝治疗及血压监测,避免脑出血或脑栓塞。

④ 容量监测。严格控制静脉入量及输液速度,维持水电解质平衡,补液速度不宜过快,记录每小时尿

量、引流量保持适当的血容量，避免血容量不足或右心负荷过重。同时注意血气变化，了解有无酸碱失衡的发生。

⑤ 术后常规放置心包纵隔引流管，妥善固定管道，定时挤压，密切观察引流液的量及性质，防止导管滑脱。

⑥ 预防下肢深静脉血栓的发生，鼓励术后病情平稳后早期下床活动，指导患者每天行6 min步行试验锻炼心肺功能。

⑦ 术后给予抗凝治疗，对于终身服用华法林者，定时监测凝血酶原时间及活动度，并观察有无出血征象。

⑧ 关注情绪状态，积极给予心理疏导，帮助患者正确认识并逐渐适应带装置生存的现状。

⑨ LVAD植入后的有效管理可以减少相关并发症、提高患者的生活质量以及延长患者的生命。

a. 控制器的管理：严密观察人工心脏设备的参数，包括转速、功率、流量和搏动指数(PI)等。妥善放置控制器，卧床时控制器放置于床旁桌上，与其他设备、物品分开放置，以免影响控制器参数观察及散热。

b. 电源的管理：人工心脏系统与交流适配器连接时优先使用适配器的电源，未连接适配器电源时使用电池供电。

c. 泵缆的管理：泵缆连接血液泵和控制器，妥善固定泵缆可以防止泵缆牵拉造成伤口疼痛、扩大和感染。泵缆伤口的护理应严格执行无菌操作，配合使用抗生素进行预防和治疗，可有效地降低患者感染发生率。

知识链接

左心辅助装置的优势与缺点

LVAD的植入为患者带来了显著的优势。它能够有效改善心力衰竭患者的症状，提高生活质量，并延长生存期。同时，LVAD还能够为等待心脏移植的患者提供过渡期的支持，增加他们接受移植手术的机会。当前的LVAD技术依然在继续发展中，现在的LVAD设备具有更高的可靠性和更小的体积以及更长的使用周期，改善了患者的使用体验。

然而，LVAD的使用也存在一定的风险。植入手术本身具有一定的创伤性，患者可能面临感染、出血等并发症的风险。此外，长期依赖LVAD也可能导致血栓形成等问题。因此，在决定使用LVAD之前，医生需要充分评估患者的病情和风险，确保患者健康安全。

5. 如何对该患者进行出院指导及随访？

答 (1) 遵医嘱定时、定量连续服用利尿剂、强心剂等药物，若有不适及时就诊。

(2) 合理服用抗凝剂，定期复查凝血酶原时间及活动度，早期每1～2周一次，稳定后3个月一次。服药期间注意有无抗凝过量所致出血征象或抗凝不足所致栓塞。告知患者定期评估是否存在皮肤异常瘀伤、血小板减少、贫血、中性粒细胞减少和出血，尤其是胃肠道和泌尿生殖道出血。指导患者改善生活方式，低盐低脂饮食、控制体重、保持大便通畅、勿用力屏气、适量活动、避免劳累。

(3) 服用抗凝药物期间，如需使用其他药物或进行手术治疗，需告知医生调整用药，并加强监测。

(4) 如何洗澡？LVAD术后会有一个永久性疤痕，是传感器的电缆在腹部留下的伤口，为了防止感染，在线缆周围的皮肤完全长好之前不能洗澡，待伤口长好可进行淋浴。同时为保证电缆的正确使用，应保证电缆固定在确切位置。保证装置外部不沾水，建议一周淋浴不超过两次。

(5) 能否开车？手术后能否开车取决于多种因素，包括本身身体状况、心脏和血液循环对LVAD的依赖程度，或者是否有其他疾病，英国汽车和车辆管理局建议接受LVAD术后不要开车，在术后6个月以上可考虑开车，但可能会需提供相关材料。

(6) 可以进行哪些运动？术后可进行适度锻炼，经过长时间恢复后，可适当运动，但不要参加游泳或者和别人有接触的运动(如篮球等),避免跳跃运动、仰卧起坐等,运动中保护好传感缆线和设备。

(7) 可以外出旅行吗?术后旅游是可以的,但应提前做好计划且和医生沟通,同时建议购买医疗保险,确认旅行地是否有LVAD中心及是否有同型号的设备,但不建议出国旅行。

(8) 电子设备对它是否有干扰?常用的家电(像微波炉、手机、电视、wifi设备等)都不会影响它。

(9) 能否进行CT、磁共振等检查?目前虽还未针对此问题对心室辅助装置进行过临床研究,但其含有大量磁性金属,这在磁共振等检查中是禁忌。

第三章

消化系统疾病护理

第一节 胃 癌

一、案例导入

一般资料：患者，男，56岁。

现病史：患者1个月前无明显诱因下出现上腹部不适，无腹痛腹胀，无恶心呕吐，无反酸嗳气，无呕血等不适主诉，门诊行电子胃镜检查提示：幽门病变，活检病理提示：(幽门)高级别上皮内瘤变，遂收治入院。患者2年前幽门螺旋杆菌检测阳性未行正规治疗，平时喜食盐腌食物，吸烟史30余年。查体：腹部平坦，无压痛反压痛，无肌紧张，未触及腹部包块，肝脾肋下未触及，未触及肿大胆囊，Murphy征(－)，肾脏未触及，移动性浊音(－)，肠鸣音正常(约4次/min)，直肠指检未见异常。

完善相关检查后，患者于入院第3天在全麻下行腹腔镜根治性胃大部切除伴胃空肠吻合术，手术顺利，术中出血少，术后留置右腹腔引流管及尿管各1根。术后第3天复查血常规示：白细胞 11.6×10^9/L；肝功能示：白蛋白37.1 g/L；血栓四项示：纤溶酶－α_2纤溶酶抑制剂复合物1.6 μg/mL。术后第2天拔除尿管，患者小便自解，术后第7天拔除右腹腔引流管，导管完整。伤口敷料干燥，无渗出，改半流饮食，食欲良好。

辅助检查：全腹CT增强示：① 胃幽门处局部胃壁不均匀增厚、强化，应结合内镜检查。② 肝S4段及S8段小血管瘤；肝S4段小囊肿。③ 左侧肾上腺外侧肢结节，腺瘤可能，随诊。④ 左肾小囊肿，左肾小结石。⑤ 右肺下叶及左肺上叶小增殖灶。超声心动图示：升主动脉增宽、二尖瓣轻度反流、左室充盈异常、左室收缩功能正常。

主要治疗：严密监测生命体征，监测血糖，关注患者腹腔引流管情况，完善血常规、生化、凝血功能等相关检查；辅以静脉滴注头孢呋辛钠预防性抗感染、地佐辛镇痛、艾司奥美拉唑护胃、肠外营养支持、雾化吸入等对症处理。

既往史：糖尿病病史数年，口服二甲双胍。

二、临床问题解析

1. 该患者存在哪些胃癌的高发因素？

答 该患者有抽烟史30余年，饮食习惯不健康，2年前检测出幽门螺旋杆菌感染未行正规治疗。

知识链接

胃癌发生的相关因素

胃癌的病因尚未完全清楚，目前认为与以下因素有关：

(1) 地域环境。胃癌发病有明显的地域差别，中国、日本、俄罗斯、南非、智利和北欧等国家和地区发病率较高，而北美、西欧、印度的发病率则较低。我国西北与东部沿海地区胃癌的发病率明显高于南方地区。

(2) 饮食习惯。长期食腌制、熏、烤食品者胃癌的发病率高，可能与上述食品中亚硝酸盐、真菌毒素、多环芳烃化合物等致癌物或前致癌物的含量高有关。食物中缺乏新鲜蔬菜、水果也与发病有一定关系。

(3) 幽门螺杆菌(HP)感染是引发胃癌的主要因素之一。HP感染率高的国家和地区，胃癌发病率也高。HP能促使硝酸盐转化成亚硝酸盐及亚硝胺而致癌；HP感染引起胃黏膜慢性炎症并通过加速黏膜上皮细胞的过度增殖导致畸变致癌；HP的毒性产物如CagA、VacA可能具有促癌作用。

(4) 癌前疾病和癌前病变。胃癌的癌前疾病是指一些使胃癌发病危险性增高的良性胃疾病，如慢性萎缩性胃炎、胃息肉、胃溃疡、残胃炎等。癌前病变指容易发生癌变的病理组织学变化，但其本身尚不具备恶性改变。胃黏膜上皮细胞的不典型性增生属于癌前病变，可分为轻度、中度、重度，重度不典型性增生易发展成胃癌。

(5) 遗传和基因。胃癌有明显的家族聚集倾向，研究发现胃癌患者有血缘关系的亲属发病率较对照组高4倍。近年来有研究表明，在胃癌组织中人类表皮生长因子受体2(HER2)、血管内皮生长因子(VEGF)异常表达，为靶向治疗提供了理论基础。

2. 该患者属于什么类型的胃癌？

答 该患者为早期胃癌。

拓展阅读

胃癌的分型

大体分型根据胃癌发展所处的阶段可分为早期胃癌和进展期胃癌。

(1) 早期胃癌：胃癌仅局限于黏膜和黏膜下层，不论病灶大小或有无淋巴结转移。癌灶直径在5 mm以下称微小胃癌，10 mm以下称小胃癌；癌灶更小仅在胃镜黏膜活检时诊断为胃癌，但切后的胃标本虽经全黏膜取材未见癌组织，称"一点癌"。早期胃癌的形态可分为3种类型：① Ⅰ型(隆起型)，癌灶突向胃腔。② Ⅱ型(浅表型)，癌灶比较平坦，无明显隆起与凹陷。Ⅱ型分3个亚型，即Ⅱa浅表隆起型、Ⅱb浅表平坦型和Ⅱc浅表凹陷型。③ Ⅲ型(凹陷型)，为较深的溃疡。此外，还有混合型(Ⅱa+Ⅱc、Ⅱa+Ⅱc+Ⅲ等)。

(2) 进展期胃癌：包括中、晚期胃癌。癌组织超出黏膜下层侵入胃壁肌层为中期胃癌；病变达浆膜下层或超出浆膜向外浸润至邻近脏器或有转移者为晚期胃癌。国际多按传统的Borrmann分类法将其分为4型：① Ⅰ型：息肉(肿块)型，为边界清楚突入胃腔的块状癌灶。② Ⅱ型：无浸润溃疡型，为边界清楚、略隆起的溃疡状癌灶。③ Ⅲ型：有浸润溃疡型，为边缘模糊不清的溃疡状癌灶。④ Ⅳ型：弥漫浸润型，癌肿沿胃壁各层向四周弥漫浸润生长，边界不清。若全胃受累致胃腔缩窄、胃壁僵硬如革囊状者临床称皮革胃，几乎都为低分化腺癌或印戒细胞癌，恶性程度极高。

胃癌的组织学分型：

WHO于2000年将胃癌分为：①腺癌(包括肠型和弥漫型)。② 乳头状腺癌。③ 管状腺癌。④ 黏液腺癌。⑤ 印戒细胞癌。⑥ 腺鳞癌。⑦ 鳞状细胞癌。⑧ 小细胞癌。⑨ 未分化癌。⑩ 其他类型。胃癌绝大部分为腺癌。

3. 胃癌患者的临床表现？

答 (1) 症状：

① 早期胃癌患者常无特异的症状，随着病情的进展可出现类似胃炎、溃疡病的症状，主要有：a. 上腹饱胀不适或隐痛，以饭后为重。b. 食欲减退、嗳气、反酸、恶心、呕吐、黑便等。

② 进展期胃癌除上述症状外，还常出现：a. 体重减轻、贫血、乏力。b. 胃部疼痛，如疼痛持续加重且向腰背放射，则提示可能存在胰腺和腹腔神经丛受侵。胃癌一旦穿孔，可出现剧烈腹痛的胃穿孔症状。c. 恶心、呕吐，常为肿瘤引起梗阻或胃功能紊乱所致。贲门部癌可出现进行性加重的吞咽困难及反流症状，胃窦部癌引起幽门梗阻时可呕吐宿食。d. 出血和黑便，肿瘤侵犯血管，可引起消化道出血。小量出血时仅有大便隐血阳性，当出血量较大时可表现为呕血及黑便。e. 其他症状如腹泻（患者因胃酸缺乏、胃排空加快）、转移灶的症状等。晚期患者可出现严重消瘦、贫血、水肿、发热、黄疸和恶病质。

（2）体征：

一般胃癌尤其是早期胃癌，常无明显的体征，进展期乃至晚期胃癌患者可出现下列体征：a. 上腹部深压痛，有时伴有轻度肌抵抗感，这常是体检可获得的唯一体征。b. 上腹部肿块，位于幽门窦或胃体的进展期胃癌，有时可扪及上腹部肿块；女性患者于下腹部扪及可推动的肿块，应考虑Krukenberg瘤的可能。c. 胃肠梗阻的表现：幽门梗阻时可有胃型及振水音，小肠或系膜转移使肠腔狭窄可导致部分或完全性肠梗阻。d. 腹水征，有腹膜转移时可出现血性腹水。e. 锁骨上淋巴结肿大。f. 直肠前窝肿物。g. 脐部肿块等。其中，锁骨上窝淋巴结肿大、腹水征、下腹部盆腔包块、脐部肿物、直肠前窝种植结节、肠梗阻表现均为提示胃癌晚期的重要体征。这些体征，不但具有重要的诊断价值，同时也为诊治策略的制定提供了充分的临床依据。

4. 该患者入院后还需要行哪些辅助检查？

答 胃镜检查、X线钡餐、螺旋CT、正电子发射成像技术、实验室检查。

知识链接

胃癌辅助检查

（1）胃镜检查。这是诊断胃癌的最有效方法。可直接观察胃黏膜病变的部位和范围，并可直接取病变组织作病理学检查。通过使用色素内镜和放大内镜，可显著提高小胃癌和微小胃癌的检出率。采用带超声探头的纤维胃镜，对病变区域进行超声探测成像，获取胃壁各层次和胃周围邻近脏器超声图像，可了解肿瘤浸润深度以及周围脏器和淋巴结有无转移，有助于确定胃癌的术前临床分期，以决定病变是否适合在内镜下切除。

（2）X线钡餐。目前多采用X线气钡双重造影，通过对黏膜相和充盈相的观察作出诊断，优点是痛苦小，易被患者接受；缺点是不如胃镜直观且不能取活检进行组织学检查。早期胃癌的主要改变为黏膜相异常。进展期肿块型胃癌表现为突向腔内的充盈缺损；溃疡型胃癌主要显示胃壁内龛影，黏膜集中、中断、紊乱和局部蠕动波不能通过；浸润型胃癌可见胃壁僵硬、蠕动波消失。

（3）螺旋CT。可判断胃癌病变范围、局部淋巴结转移和远处转移情况，有助于对胃癌的诊断和术前临床分期。

（4）正电子发射成像技术（PET）。这是利用胃癌组织对[^{18}F]氟-2-脱氧-D-葡萄糖（FDG）的亲和性，对胃癌进行诊断，还可判断淋巴结和远处转移病灶的情况。

（5）实验室检查。大便隐血试验常呈持续阳性。部分患者肿瘤标志物癌胚抗原（CEA）、CA19-9和CA125可升高，但无助于胃癌的诊断，目前仅作为判断肿瘤预后和治疗效果的指标。

5. 该患者经积极术前准备后，将采取何种手术方式？

答 该患者全身情况尚可，无明显心、肺、肾等重要器官器质性病变，镜下探查：肝脏、脾脏、盆腔、肠系膜根部未见明显异常，无腹水，肿瘤位于幽门管，未侵及浆膜层，肿瘤约2 cm×1 cm大小，胃周未见明显肿大淋巴结，遂决定行“完全腹腔镜下根治性远端胃大部切除术（毕Ⅱ式吻合）”。

拓展阅读

胃癌的治疗原则及手术方式

1. 治疗原则

应当采取综合治疗的原则，即根据肿瘤病理学类型及临床分期，结合患者一般状况和器官功能状态，采取多学科综合治疗(multidisciplinary team，MDT)模式(包括胃肠外科、消化内科、肿瘤内科、内镜中心、放疗科、介入科、影像科、康复科、营养科、分子生物学、生物信息学等)，有计划、合理地应用手术、化疗、放疗和生物靶向等治疗手段，达到根治或最大幅度地控制肿瘤，延长患者生存期，改善生活质量的目的。

2. 手术方式

(1) 根治性手术：原则为整块切除，包括癌肿，可能受浸润胃壁在内的胃的全部或大部，大、小网膜和局域淋巴结，并重建消化道。切除范围：胃壁的切线应距癌肿边缘5 cm以上，远侧部癌应切除十二指肠第一部3～4 cm，近侧部癌应切除食管下端3～4 cm。早期胃癌由于病变局限，较少淋巴结转移，可行内镜下胃黏膜切除术、腹腔镜或开腹胃部分切除术。扩大胃癌根治术(extended radical resection of gastrie crinm)适用胃癌侵及邻近组织或脏器，包括胰体、尾及脾的根治性胃大部切除或全胃切除(total gastrectomy)；有肝、结肠等邻近脏器浸润可行联合脏器切除术。

(2) 姑息性切除术：用于癌肿广泛浸润并转移、不能完全切除者。通过手术可以解除症状，延长生存期，包括姑息性胃切除术、胃空肠吻合术、空肠造口术等。

6. 该患者行毕Ⅱ式吻合，毕Ⅱ式吻合与毕Ⅰ式吻合有何区别？

答 毕罗氏Ⅰ式吻合是将远端胃大部分切除之后，将残胃与十二指肠吻合。毕罗氏Ⅱ式吻合是切除了远端胃后，将十二指肠残端闭合，将胃的残端与空肠上端进行吻合。毕罗氏Ⅰ式胃大部分切除手术后，胃肠道的结构接近于手术之前的正常解剖结构，胃肠道功能紊乱等并发症的发生率比较低；毕罗氏Ⅱ式手术后胃肠道的结构与正常解剖结构相差较大，术后容易出现胃肠功能紊乱(图3-1)。

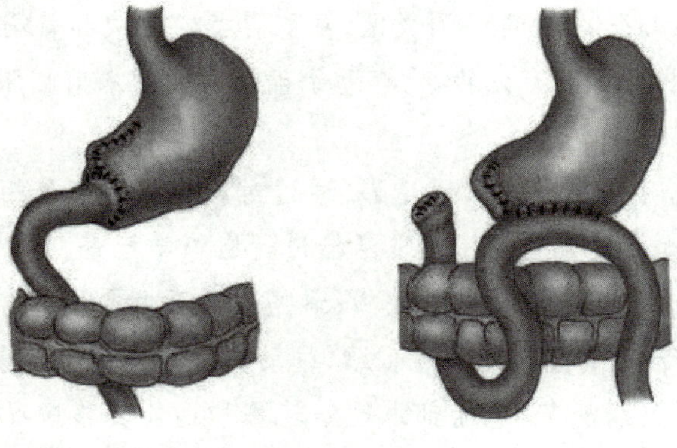

毕Ⅰ式吻合　　　　毕Ⅱ式吻合

图3-1　毕罗氏Ⅰ式与毕罗氏Ⅱ式吻合图解

7. 对于中晚期胃癌患者，选择何种治疗方式？

答 早期发现、早期诊断和早期治疗是提高胃癌疗效的关键。外科手术是治疗胃癌的主要手段，也是目前治愈胃癌的唯一方法。对中晚期胃癌，应积极辅以化疗、放疗及免疫治疗等综合治疗以提高疗效。

知识链接

胃癌的非手术治疗方式

(1) 化疗：这是最主要的辅助治疗方法，对于无远处转移的进展期胃癌，进行术前的新辅助化疗，可降低根治术后的复发率；术后应用化疗可杀灭残留的亚临床癌灶或术中脱落的癌细胞，增强综合治疗效果。常用的胃癌化疗给药途径有口服、静脉、腹膜腔、动脉插管区域灌注给药等。多种细胞毒性药物，包括铂类化合物、氟嘧啶类、紫杉类、蒽环类和伊立替康对胃癌的治疗均有疗效。胃癌的化疗方案有多种。目前被推荐为胃癌化疗一线方案的是新型口服氟尿嘧啶类抗肿瘤药物S-1单用或S-1联合顺铂的使用。

（2）其他治疗：胃癌细胞对放疗敏感性不高，因此在胃癌综合治疗中较少采用；胃癌的免疫治疗尚处于探索阶段，包括非特异生物反应调节剂和细胞因子等；靶向治疗目前有成效的主要包括曲妥珠单抗（抗HER2抗体）和贝伐珠单抗（抗VEGFR抗体）等。

8. 该患者围术期护理重点有哪些？

答 （1）术前护理准备：

① 术前宣教。研究表明，充分的术前教育，可以减轻胃部肿瘤患者围术期焦虑和恐惧心理，缓解术后疼痛，使患者能更好地配合治疗，加速术后恢复。护士应采用多元化的健康教育方式，包括口头、书面（宣教手册、宣教展板）、多媒体（移动PC、IPAD）、网络平台等，介绍胃部肿瘤患者围术期管理以及促进早期康复的各项措施，鼓励患者积极参与治疗过程和治疗决策。

② 营养管理。胃癌患者通常伴随不同程度营养不良风险，术前营养风险筛查是识别患者是否存在营养风险的重要步骤。胃癌合并中高营养不良风险患者术前给予精准的营养支持，有助于改善患者的营养状况，提高手术耐受性。可使用NRS 2002开展营养风险筛查。

③ 贫血筛查与干预。胃癌患者术前常合并较高的贫血风险（肿瘤急性出血导致的贫血除外）。我国和韩国的研究结果显示：胃癌患者术前贫血的发生率均＞25％。术前贫血不仅可能导致组织水肿、愈合能力下降、手术并发症风险增加等，还可能导致更差的远期生存。因此，术前对贫血的筛查和治疗十分重要。临床上可以酌情给予叶酸、B族维生素及静脉铁剂治疗。对于术前血红蛋白≤70 g/L的患者，建议在术前输注悬浮红细胞；对于老年或伴有心脑血管基础疾病的患者，建议术前将血红蛋白提升至≥90 g/L，为安全手术创造条件。

拓展阅读

新辅助化疗

对无远处转移的局部进展期胃癌（T3/4、N＋），推荐新辅助化疗，应当采用铂类与氟尿嘧啶类联合的2药方案，或在2药方案基础上联合紫杉类组成3药联合的化疗方案，不宜单药应用。新辅助化疗的时限一般不超过3个月，应当及时评估疗效，并注意判断不良反应，避免增加手术并发症。术后辅助治疗应当根据术前分期及新辅助化疗疗效，有效者延续原方案或根据患者耐受性酌情调整治疗方案，无效者则更换方案或加用靶向药物如阿帕替尼等。新辅助化疗注意事项如下：

（1）3药方案是否适应于全部新辅助化疗人群，特别是东方人群，尚存争议。小样本前瞻性随机对照研究未显示3药方案较2药方案疗效更优、生存获益更加明显。我国进行了多项2药方案的前瞻性临床研究，初步显示了良好的疗效和围术期安全性。建议根据临床实践情况，在多学科合作的基础上，与患者及家属充分沟通。

（2）对于达到病理学完全缓解的患者，考虑为治疗有效患者，结合术前分期，原则上建议继续执行术前化疗方案。

（3）新辅助化疗疗效欠佳患者，应由MDT团队综合评估手术的价值与风险、放疗的时机和意义、术后药物治疗的选择等，与患者及家属详细沟通。

④ 静脉血栓栓塞症风险评估与干预。深静脉血栓形成和肺血栓栓塞症是同一疾病的两个不同病程阶段，是血栓在不同部位的两种临床表现，两者统称为静脉血栓栓塞症（venousthromboembolism，VTE）。

VTE是胃癌患者围术期较为严重的并发症之一。《中国普通外科围术期血栓预防与管理指南》推荐使用Caprini模型对普通外科围术期患者进行VTE风险评估。对低危及以上风险的患者应在围术期采取VTE预防措施。根据患者实际情况,可以选择机械预防或药物预防。对于长期服用抗栓药物患者,术前应组织多学科评估以确保手术安全。

⑤ 全身重要器官功能评估与优化。良好的心肺、肝肾等重要器官功能是保障手术安全的基础。对于老年或存在基础疾病的患者,应在术前积极完善特异性检查或组织相关科室会诊。对于术前合并肝功能异常的胃癌患者,除针对病因的治疗外,还应高度重视肝功能保护:术前ALT>2×ULN者,需在术前给予如异甘草酸镁注射液、甘草酸二胺肠溶胶囊等护肝药物治疗。术前ALT为(2~10)×ULN者,应在护肝治疗1周后复查肝功能,若ALT恢复,可如期手术,反之则应当延期手术。对于术前ALT>10×ULN者,应暂缓手术。

⑥ 疼痛评估。可采用0~10分数字评分法(NRS)、视觉模拟法(VAS)、Wong-Baker面部表情量表法等评估工具,进行疼痛评估,必要时根据医嘱术前予以预防性镇痛,以缓解术后疼痛的发生。

⑦ 心理评估。正确评估患者的心理状况,必要时可请心理卫生科会诊干预。

⑧ 指导术前训练:

a. 术前指导患者进行床上排便、排尿训练,以便于术后早期拔除导尿管。

b. 示范腹式呼吸、缩唇呼吸;指导患者进行有效咳嗽、胸背部拍击等方法,评估患者及家属的掌握情况,以促进术后有效排痰,保持呼吸道通畅。

c. 评估患者如为高龄,年龄≥65岁(若合并吸烟男性年龄>60岁)、长期大量吸烟(吸烟史≥400支/年),存在肺部基础疾病(COPD等),或者肺功能异常的患者,指导患者每日运用呼吸训练器进行肺康复训练干预,直至出院。

(2) 术后护理管理:

① 疼痛管理:

a. 手术后疼痛是机体受到手术刺激(组织损伤)后的一种反应。有效的术后疼痛治疗,可减轻患者痛苦,也有利于康复。推荐采用多模式镇痛方案,非甾体抗炎药被美国和欧洲多个国家和地区的指南推荐为术后镇痛基础用药。多模式镇痛还包括口服对乙酰氨基酚、切口局部浸润注射罗哌卡因或联合中胸段硬膜外镇痛等。由于阿片类药物不良反应较大,包括影响胃肠功能恢复、呼吸抑制、头晕、恶心、呕吐等,应尽量避免或减少阿片类镇痛药物的应用。

b. 对于术后轻度疼痛(NRS评分1~3分)的患者,每日评估并记录一次;中度疼痛(NRS评分4~6分)每8 h评估并记录;重度疼痛(NRS评分7~10分)每小时评估并记录,直至疼痛评分≤6分。当评分≥4分时,需要通知医生,进行止痛药物干预。静脉用药15 min内、口服用药1 h内、其余用药方式30 min内进行疼痛复评,如有特殊情况要立即评估。

② 呼吸道管理:

a. 围术期气道管理,可以有效减少并发症、缩短住院时间、降低再入院率及死亡风险、改善患者预后,减少医疗费用。糖皮质激素、支气管舒张剂多联合使用,经雾化吸入,每天2~3次,疗程7~14 d;围术期常用黏液溶解剂为盐酸氨溴索,可减少手术时机械损伤造成的肺表面活性物质下降、减少肺不张等肺部并发症的发生。对于呼吸功能较差或合并慢性阻塞性肺疾病等慢性肺部基础疾病的患者,建议术前预防性应用直至术后。需要注意的是,盐酸氨溴索为静脉制剂,不建议雾化吸入使用。

b. 护士应协助患者翻身、叩背,及时清除呼吸道分泌物,保持呼吸道通畅。指导正确腹式呼吸、缩唇呼吸或使用呼吸训练器,根据病情需要,遵医嘱予吸氧、雾化吸入、化痰等对症治疗。

③ 管道维护:

a. 胃管及营养管:对于创面止血处理较好的患者,术中可以考虑不放置胃管及营养管;对于放置胃管及营养管的患者,建议术后合理早期拔除。

b. 导尿管：胃部肿瘤患者术中留置尿管后应在术后的 24 h 拔除；短期留置导尿管期间，护士应及时评估，一旦无须使用，应尽快拔除。对于没有前列腺病变的患者，建议术后 24 h 内拔除，拔管前无须夹管，直接拔除即可；注意观察拔管后首次排尿量、有无尿路刺激症状等异常症状，预防尿潴留。

c. 管道维护措施：Ⅰ 正确识别管道风险等级，根据不同管道的风险等级，做好管道标识，利于医护人员快速识别各种管道。Ⅱ 妥善固定：根据引流管部位，选择合适固定材料，采取"工字型""三叉型""高举平台法"等方法进行有效固定，防止牵拉滑脱。Ⅲ 保持引流通畅：定期挤压管道，避免管道折叠、受压、扭曲。Ⅳ 引流液的观察与记录：严密观察引流液的颜色、量、性状，发现异常及时通知医生处理。Ⅴ 引流管口皮肤管理：保持引流口皮肤清洁、敷料干燥，有渗出及时更换并估计渗出量，保护局部皮肤。Ⅵ 更换引流装置：一般普通引流袋建议更换频率为每 7 d 更换一次。Ⅶ 拔管后护理：观察患者拔管后病情变化，如是否有发热、腹痛等；保持伤口敷料完好无渗液，有异常情况，及时报告医生进行处理。

(3) 术后恶心呕吐的处理。住院患者术后恶心呕吐(postoperative nausea and vomiting，PONV)的发生率为 20%～30%，主要发生在术后 24～48 h 内，少数可持续达 3～5 d。相关危险因素：女性、术后使用阿片类镇痛药、非吸烟、有 PONV 史或晕动病史。

PONV 的治疗：患者离开麻醉恢复室发生持续的恶心呕吐时，应首先床旁检查排除药物刺激或机械性因素后，进行镇吐治理。

若患者无预防性用药，第一次出现 PONV，应开始予小剂量 5-羟色胺 3 受体抑制剂治疗，通常为预防剂量的 1/4。也可给予地塞米松 2～4 mg，氟哌利多 0.625 mg 或异丙嗪 6.25～12.5 mg。若患者在麻醉后恢复室内发生 PONV 时，可考虑静注丙泊酚 20 mg。

如已预防性用药，则治疗时应换用其他类型药物。如果在三联疗法预防后患者仍发生 PONV，则 6 h 内不能重复使用，应换为其他药物；若 6 h 后发生，可考虑重复给予 5-羟色胺 3 受体抑制剂和氟哌利多或氟哌啶醇，剂量同前。不推荐重复应用地塞米松。

(4) 饮食管理和营养支持：

a. 术后患者首选肠内营养；鼓励患者尽早恢复经口进食，对于能经口进食的患者推荐口服营养支持；对不能早期进行口服营养支持的患者，应用管饲喂养，胃癌患者推荐使用鼻空肠管行肠内营养。

b. 补充性肠外营养给予时机：NRS 2002 评分≤3 分或 NUTRIC 评分≤5 分的低营养风险患者，如果肠内营养未能达到 60% 目标能量及蛋白质需要量超过 7 d 时，才启动肠外营养支持治疗；NRS 2002 评分≥5 分或 NUTRIC 评分≥6 分的高营养风险患者，如果肠内营养在 48～72 h 内无法达到 60% 目标能量及蛋白质需要量时，推荐早期实施肠外营养。当肠内营养的供给量达到目标需要量的 60% 时，停止肠外营养。

c. 进食期间，密切观察有无恶心、呕吐等胃肠道不适症状，有无腹痛、腹胀等异常腹部体征，关注肠鸣音恢复情况。

(5) 液体管理。围术期液体平衡能够改善胃切除手术患者预后，既应避免因低血容量导致的组织灌注不足和器官功能损害，也应注意容量负荷过多所致的组织水肿和心脏负荷增加。术中以目标导向为基础的治疗策略，可以维持患者合适的循环容量和组织氧供。

a. 根据患者的引流量、尿量，遵医嘱补充液体，维持液体出入量平衡，避免过度输液。

b. 根据液体出入量和体重的变化，遵医嘱适当使用利尿剂，维持围术期的液体平衡。在利尿剂使用过程中，护士应注意及时复查血电解质和肾功能、积极防治电解质紊乱和肝、肾功能不全等并发症。

c. 液体入量控制在 30～50 mL/kg，并随着进食量的恢复逐步减少静脉补液量，建议恢复正常饮食即可及时停止静脉补液。

(6) 术后血糖管理：

a. 护士熟练掌握规范的血糖监测技术，充分考虑影响血糖检测的因素，以便获得准确的血糖值，为制定胃部肿瘤患者个体化治疗提供依据。

b. 建议禁食期间每 4～6 h 监测一次血糖，恢复正常饮食后监测空腹血糖、三餐后血糖和睡前血糖，发现异常及时报告医生。

c. 术后高血糖患者在恢复正常饮食以前，遵医嘱予以持续静脉输注胰岛素，每0.5～1 h监测一次血糖。恢复正常饮食后，根据医嘱可予胰岛素皮下注射或口服降糖药治疗。

d. 降血糖治疗期间，护士应警惕低血糖的发生，一旦发生应按低血糖诊治流程进行紧急救护。血糖≤3.9 mmol/L时应每15 min监测一次直至低血糖得到纠正。

(7) 活动管理：

a. 在有效控制疼痛前提下，确定每天的康复治疗目标，积极实施早期活动方案。

b. 手术当天协助床上翻身每2 h一次，指导做下肢的屈伸、足和趾的主动活动。

c. 术后24 h在护士评估指导下开始尝试下床活动，活动前检查各种管道，确保各管道固定妥善，并有家属陪伴。

d. 正确评估其活动耐力，循序渐进增加活动时间及活动量，必要时选择安全实用的辅助工具协助活动。

e. 活动期间密切监测心率、血压、呼吸频率和(或)血氧饱和度的变化，活动量循序渐进。

f. 掌握客观指标，一般建议心率、血压超过基础值20%，血氧饱和度<90%，患者自我感觉不适或体力不支时，及时终止活动。

(8) 深静脉血栓栓塞症的预防：

a. 术后根据Caprini评分，选择相应预防性抗凝措施，包括基础预防、机械预防和药物预防。基础预防即早期活动；机械预防常用措施是间歇充气加压装置(IPC)；药物预防有普通肝素、低分子肝素、阿司匹林等。

b. IPC使用前护士评估患者是否存在急性炎性皮肤病、心律不齐、丹毒、肺水肿、不稳定型高血压、安装人工心脏起搏器、对IPC过敏、充血性心力衰竭等禁忌证；使用过程中观察气压泵的运行状态、间歇加压时间，观察肢端血运情况。

c. Caprini 评分≥3分，应及时报告医生，同时可在患者床头放置血栓高风险警示标志；遵医嘱使用低分子肝素，首次注射时间为术前2～12 h，并在术后持续使用；若有大出血风险，建议给予IPC，出血风险降低后，再遵医嘱给予药物预防。

d. 抗凝药物使用期间，密切观察患者有无出血倾向，若出现伤口渗血、注射部位瘀点瘀斑、消化道出血等异常情况，应及时告知医生进行处理。

9. 胃癌术后常见并发症有哪些？

答 术后胃出血、吻合口破裂或吻合口瘘、胃排空障碍和术后梗阻等。

知识链接

胃切除术后常见并发症

(1) 吻合口出血：表现为术后短期内从胃管引流出大量新鲜血液。处理：严密观察患者出血征象；若发生出血，须及时报告医生处理；应用止血药物和输新鲜血；用冰生理盐水洗胃；若不能有效止血，应积极完善术前准备。

(2) 十二指肠残端破裂：多发生在术后3～6 d，表现为突发性上腹部剧痛、发热和腹膜刺激征；白细胞计数增加；腹腔穿刺可抽得胆汁样液体。处理：需立刻准备进行手术治疗，术后做好各项护理。

(3) 吻合口破裂或吻合口瘘：多发生在术后5～7 d，表现为高热、脉速等全身中毒症状；腹膜炎；腹腔引流管引流出含肠内容物的浑浊液体；如发生较晚，多形成局部脓肿或外瘘。处理：弥漫性腹膜炎者须立即做好急诊手术准备；形成吻合口瘘者按肠瘘处理。

(4) 胃排空障碍：多发生在术后7～10 d，表现为上腹饱胀、钝痛；呕吐，呕吐物含胆汁及胃内容物；X线造影检查有助于明确诊断。处理：一般均能经非手术治疗治愈，包括禁食、输液、胃肠减压及使用促胃动力药等。

(5) 术后梗阻:

① 输入袢梗阻:a. 急性完全性输入袢梗阻:突发上腹部剧烈疼痛、频繁呕吐,量少、多不含胆汁,呕吐后症状不缓解;上腹有压痛性肿块;出现烦躁、脉速、血压下降等休克表现。需立刻准备手术。b. 慢性不完全性输入袢梗阻:进食后出现上腹胀痛或绞痛,随即突然喷射性呕吐出大量不含食物的胆汁,呕吐后症状缓解。非手术治疗处理,如不能缓解则手术处理。

② 输出袢梗阻:表现为上腹饱胀;呕吐食物和胆汁。处理:若非手术治疗无效,应手术解除梗阻。

③ 吻合口梗阻:表现为进食后出现上腹饱胀感;溢出性呕吐,呕吐物含或不含胆汁;X线钡餐检查可见造影剂完全停留在胃内。处理:若非手术治疗无效,应手术解除梗阻。

(6) 倾倒综合征:胃大部切除术后,失去对胃排空的控制,导致胃排空过快所产生的一系列综合征。

① 早期倾倒综合征:多发生在进食后半小时内以循环系统症状和胃肠道症状为主要表现。处理:少食多餐;避免过甜、过咸、过浓的流质饮食;宜进低碳水化合物、高蛋白饮食;用餐时限制饮水喝汤;进餐后平卧20 min。

② 晚期倾倒综合征:表现为餐后2~4 h出现心慌、出冷汗、面色苍白、手颤、无力甚至虚脱等。处理:出现症状时稍进饮食,尤其是糖类饮食中减少碳水化合物含量,增加蛋白质,少量多餐。

10. 如何对该患者进行出院指导及随访?

答 (1) 患者服用镇痛药疼痛控制良好,可以耐受固体饮食,不需要通过静脉补液,排便通畅,活动水平恢复至术前水平即可出院。

(2) 医护团队、患者及其家属共同制定出院计划,护士给予详尽的出院宣教,包括出院标准、心理与康复的关系、饮食及注意事项、功能锻炼、自我检测及自护措施、家属或陪护的照护教育、复查时间、随访时间安排和再入院的途径等。

(3) 护士根据随访计划、出院随访评估情况实施随访工作,随访内容包括对患者出院后的治疗效果、病情变化、康复情况、心理状况实施指导及监控,营养状况评估,血糖监测及用药知识指导,康复锻炼等健康教育,同时征求患者对本次住院的满意情况,必要时指导患者到门诊就诊随访。

第二节 消化性溃疡

一、案例导入

一般资料:患者,男,67岁。

现病史:平素饮食不规律,近3年来常有上腹部疼痛,为烧灼样痛,无放射痛,近1月腹痛加重,伴随症状还有食欲缺乏、体重下降4 kg等。就诊期间,患者曾服用过抗酸药来缓解疼痛,但效果不明显。

近两周患者出现黑便的情况,并伴有乏力、头晕等症状,遂前来就诊。3天前排黑便,间断性,不成形,每次量不多,未在意。2天前无明显诱因出现恶心、呕吐,呕吐物为咖啡渣样物,混有胃内容物,量共约200 mL,无头晕、心悸。今日又呕吐咖啡渣样物,量约100 mL,无头晕、乏力、心悸。

患者入院后第1天予以禁食肠外营养液补充等对症处理,输注悬浮红细胞400 mL,艾斯奥美拉唑40 mg/6 h泵入,第2天予以行胃镜检查,第3天行幽门螺杆菌检查,后持续予以艾司奥美拉唑、克拉霉素、阿莫西林、枸橼酸铋钾抗菌补液等对症处理。

辅助检查:入院时生命体征:体温36.3℃,脉搏80次/min,呼吸17次/min,血压120/75 mmHg,血常规:白细胞10.1×10^9,中性粒细胞91.14%,红细胞3.26×10^{12},血红蛋白65 g/L;粪便常规:隐血(+);全腹CT平

扫示：双肾多发囊性灶，右肺中叶及左肺下叶少许纤维灶；幽门螺杆菌(Hp)：＋；胃镜示：胃角有大小约1.5 cm×1.2 cm的不规则形溃疡，形态较规则；心电图无明显异常。

主要治疗：严密监测生命体征，完善血常规、血型、肝肾功能、电解质、凝血功能、胃镜等相关检查，辅以艾司奥美拉唑止血、肠外营养液加强营养、根除幽门螺杆菌等对症处理。

其他史：既往体健。

二、临床问题解析

1. 该患者为什么会发生消化性溃疡？

答 该患者平时饮食不规律，上腹部疼痛病史3年，Hp＋，从未进行检查治疗，导致胃肠道黏膜损伤，长此以往形成溃疡。

知识链接

幽门螺杆菌

幽门螺杆菌是一种革兰氏阴性杆菌，螺旋形、微需氧、对生长条件要求十分苛刻，1983年首次从慢性活动性胃炎的胃黏膜活检组织中分离成功，是所知能够在猕猴、大鼠、猪、犬等动物胃中生存的微生物种类。目前认为感染者是唯一传染源，主要通过人与人之间的口—口、粪—口传染。感染后主要引起慢性胃炎和消化性溃疡等疾病，与胃癌、胃黏膜相关淋巴组织(MALT)淋巴瘤等疾病有密切的关系，被WHO列为第一类生物致癌因子。

普通人群对幽门螺杆菌都很容易感染，部分人群感染后可以没有明显症状，也可能不会发病，新近感染者可能出现急性胃炎，30%发展为慢性胃炎，10%～20%发展为消化性溃疡，少数发展为胃癌和MALT淋巴瘤。

2. 该患者属于什么类型的消化性溃疡？

答 该患者为胃溃疡。

拓展阅读

消化性溃疡

(1) 胃溃疡(GU)：多在胃角和胃窦小弯，胃酸分泌正常或降低，主要是防御/修复因素减弱，中老年人多见，Hp检出率80%～90%。

(2) 十二指肠溃疡(DU)：多发生在球部，前壁比较常见，胃酸分泌增多，主要是侵袭因素增强，青壮年多见，Hp检出率为90%～100%。

3. 消化性溃疡患者的临床表现有哪些？

答 典型的消化性溃疡有以下临床特征：慢性过程，病史可达数年或数十年，周期性发作，发作与自发缓解相交，发作期可为数周或数月，缓解期长短不一，发作常呈季节性，多在秋冬或冬春之交发病，可因精神情绪不良或过劳而诱发，发作时上腹痛呈节律性，与进食有关。

(1) 症状。胃溃疡：进食后0.5～1 h疼痛，至下次进餐前消失，较少发生夜间痛，疼痛部位位于剑突下正中或偏左，呈烧灼感或痉挛感；十二指肠溃疡：进食后2～3 h出现疼痛，至下次进餐后缓解，常有午夜疼痛，疼痛部位位于上腹正中或偏右，呈饥饿感或烧灼感。

(2) 其他。消化性溃疡除上腹疼痛外，尚有反酸、嗳气、恶心、呕吐、食欲减退等消化不良症状，也可有失眠、多汗、脉缓等自主神经功能失调表现。

（3）体征。溃疡活动期可有上腹部固定而局限的轻压痛，DU压痛点常偏右。缓解期则无明显体征。

4. 该患者的并发症有哪些？

答 根据患者3天前排黑便，且粪便隐血检查（+）的症状，考虑患者出现消化道出血。

知识链接

消化道出血及内镜下止血术

消化道以十二指肠乳头、回盲瓣为标志，被分为“上消化道”（十二指肠乳头以上）、“中消化道”（十二指肠乳头至回盲瓣）和“下消化道”（盲肠、结、直肠），不同部位出血，依次被称为“上消化道出血”“中消化道出血”和“下消化道出血”。

消化道出血是临床常见症候群，可由多种疾病所致。上消化道出血是指十二指肠悬韧带（Treitz韧带）以上的消化道，包括食管、胃、十二指肠和胰、胆等病变引起的出血，以及胃空肠吻合术后的空肠病变出血。出血的原因可为上消化道疾病或全身性疾病。十二指肠悬韧带以下的肠道出血统称为下消化道出血。

内镜下止血术是内镜下治疗消化道出血方法的统称，临床上广泛应用。内镜下止血常用方法包括局部喷洒止血剂、局部注射（无水乙醇、硬化剂/组织黏合剂等）、高频电凝止血、微波、激光、止血夹、氩离子凝固、血管套扎等。

（1）麻醉方式。术前肌注山莨菪碱或阿托品，以减少消化道分泌物和胃肠蠕动，应用全身麻醉或口含、喷雾局部麻醉药物进行咽部表面麻醉。

（2）术前准备：

① 术前至少禁食6 h，应常规检查血常规、凝血功能及心电图等，如有凝血功能障碍应纠正后再施行操作。

② 操作者应了解患者病史、体征及可能的相关检查结果，初步判断可能的出血病因，根据病情选择恰当的止血方法。

③ 操作者应向患者介绍操作的过程以及可能的并发症，取得患者同意，并签署知情同意书。

（3）手术方法。原则上根据出血原因及部位选择合适的止血方法。

① 局部喷洒药物止血：常规内镜检查确定出血病灶（对胃内有较多血液、视野欠清者，应给予洗胃）。活检孔道送入塑料导管，对出血病灶喷射止血药物。可选用：a. 5%～10%孟氏液（碱式硫酸铁溶液）；b. 注射用凝血酶1单位或凝血酶2 000单位；c. 4～8 mg/dL去甲肾上腺素溶液；d. 医用黏合剂。喷洒之后观察数分钟，出血停止后退出内镜。

② 局部注射药物止血：内镜检查确定出血病灶，自活检孔道送入注射针，将硬化剂/组织黏合剂或肾上腺素注射于出血病灶，每一病灶周围黏膜下注射4～6点，每点注入1.0～2.0 mL，视病灶大小，总量6～20 mL。如注入血管内，则每次5～10 mL。注射后观察数分钟，出血停止即退出内镜。

③ 高频电凝止血：内镜检查确定出血病灶，先清除血凝块，并调试好高频电发生器的电凝电流强度，一般调在3～4档。自活检孔道送入球形电极，当电极与病灶轻轻接触，立即通电，每次数秒钟，用脚踏开关控制，直视下见黏膜面发白、冒烟、出血停止，即撤去电极。观察1～2 min，出血停止后退出内镜。

④ 激光（氩离子束凝固）止血：内镜检查确定出血病灶，经内镜活检孔道导入光纤，调整角度钮，瞄准出血灶，设定光纤输出端功率：氩激光需6～9 W，而Nd：YAG（掺钕钇铝石榴石晶体）激光需40 W。照射时光纤输出端应距离病灶0.5～1.0 cm，激光发射角度应掌握在70°～80°，每次脉冲时间3～5 s，经照射治疗后，病灶表面凝固成一层灰白色的炭化层而止血。

⑤ 微波凝固止血：内镜检查确定出血病灶，将连接微波发生器的同轴电缆送入活检孔道，将电极刺入出血灶边缘黏膜下，功率调整在40～50 W，凝固时间在10～20 s，分点凝固至黏膜发白、出血停止即可。

⑥ 止血夹止血：内镜检查确定出血病灶，显露血管，通过钛夹置入器利用钛夹钳夹出血部位，应连同组

织一起钳夹。

(4) 注意事项:

① 局部喷洒药物止血时,对胃内有较多血液、视野欠清者,应给予冲洗。

② 微波凝固止血时,探头上如有凝血块或坏死组织附着,应及时清除,否则将影响疗效。

③ 各部位消化管壁厚薄不同,警惕发生穿孔。

④ 高频电凝、微波凝固止血、激光止血等有误伤消化道的可能,为了减少胃肠蠕动,可给予解痉药和镇静剂,如肌内注射山莨菪碱、地西泮(安定)等。

(5) 术后护理:

① 原则上禁食24 h,根据出血原因及止血方法不同可适当调整,并视情况给予静脉补液。遵医嘱逐渐恢复至正常饮食。

② 遵医嘱给予抗生素2~3 d,并连续服用黏膜保护剂3 d,必要时静脉滴注质子泵抑制剂或组胺H_2受体拮抗药。

③ 严密观察病情,定时测定血压、脉搏,观察有无呕血、便血,注意有无并发症出现,如出现迟发性出血、溃疡、穿孔等并发症,给予积极处理。

5. 该患者如何进行胃镜检查?胃镜检查有什么作用?

答 胃镜检查:(1) ① 检查前至少8 h不得进食、进水,食物在胃中易影响医生的诊断,并且易促发受检者恶心呕吐。检查前5~10 min用2%利多卡因喷雾2~3次,或者口服达克罗宁胶浆等喉头麻醉剂。② 检查中采左侧卧位,双腿屈曲,头垫低枕,使颈部松弛,松开领口及腰带,患者口边置弯盘,嘱患者咬紧牙垫。③ 检查中配合医生将内镜从患者口腔缓缓插入,当胃镜插入15 cm到达咽喉部时,做吞咽动作,但不可将唾液咽下以免呛咳,让唾液流入弯盘或用吸管吸出,做深呼吸,肌肉放松,如恶心较重,可能是麻醉不足,应重新麻醉。检查过程中随时观察患者面色、脉搏、呼吸等改变,由于插镜刺激迷走神经及低氧血症,可能发生心脏骤停、心肌梗死、心绞痛等,一旦发生立即停止检查并积极抢救。④ 检查后1~2 h内勿进食,若喉咙没有感觉不舒服,可先喝水;若无呛咳,就可先进食软性食物,以免粗糙食物使食道或胃造成出血。部分患者会有短暂的喉咙痛及异物感,通常1~2 d就可恢复。

(2) 作用:胃镜检查能直接观察到食管、胃、十二指肠炎症、溃疡或肿瘤的性质、大小、部位及范围,并可通过对可疑病变部位进行病理活检及细胞学检查,以进一步明确诊断,是上消化道病变的首选检查方法。

拓展阅读

消化内镜的发展

消化内镜发展经历了4个时期(图3-2):

(1) 硬式内镜。1805年,德国医学博士 Philipp Bozzini 首先提出内镜的设想。1826年,法国泌尿科医生 Pierre Segalas 研制成功膀胱镜与食管镜。1868年,德国医生 Adolph Kussmaul 制成第一台食管胃镜。

(2) 半曲式胃镜。1932年,德国技师 Georg Wolf 和德国医生 Rudolf Sc.hincller 共同研制成功半曲式胃镜,可观察到胃的大部分区域,使胃镜达到了较为实用的阶段,在胃镜发展史上有重大意义。1950年,日本医生宇治达郎成功发明软式胃镜的雏形——胃内照相机 。

(3) 纤维内镜。1958年,美国胃肠病学家 Basil Hirschowitz 制成第一台纤维内镜,内镜进入纤维光学镜阶段。

(4) 电子内镜。1983年,美国 WeIoh Allyn 公司首先开发了世界上第一台电子胃镜,其问世是内镜发展史上第三个里程碑。2000年,以色列开发出第一台将图像连续发射至体外的医学照相机,外形酷似药品胶囊,故俗称胶囊内镜。此类内镜从外形到操作方式与上述几类内镜完全不同,可自动记录、随胃肠蠕动排出体外，无需医生操作，患者痛苦小，尤其是可发现目前为消化道盲区的小肠病变，为内镜检查开辟了一个新途径。

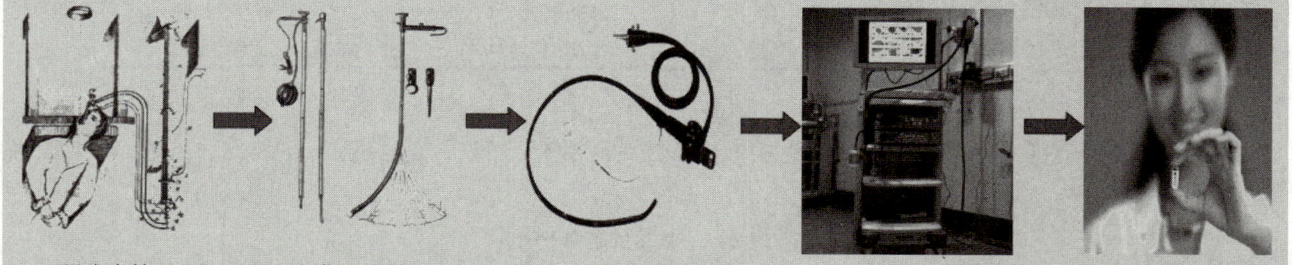

图3-2 消化内镜的发展

6. 该患者所患疾病为胃溃疡，其处于胃的什么位置？

答 该患者为胃角溃疡，位于胃体的下半部分，靠近幽门的胃小弯处有一个凹陷的痕迹，是胃部疾病的多发之处，包括出血、溃疡、炎症和肿瘤(图3-3)。

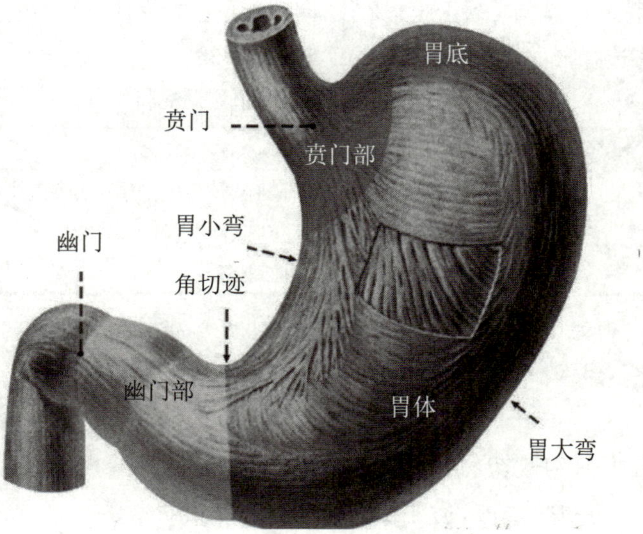

图3-3 胃的示意图

7. 该患者为什么选择药物治疗方式？

答 消化性溃疡治疗的目的在于消除病因、缓解症状、愈合溃疡、防止复发，该患者生命体征平稳，存在幽门螺杆菌感染，虽有出血现象，但未出现大出血，可经内科治疗，无须进行外科手术治疗。

知识链接

消化性溃疡的治疗方式

1. 药物治疗

(1) 抑制胃酸分泌：

① H_2受体拮抗剂：是治疗消化性溃疡的主要药物之一，疗效好，用药方便，价格适中，长期使用不良反应少(表3-1)。

表3-1 常用H_2受体拮抗剂

通用药名	规格(mg)	治疗剂量(mg)	维持剂量(mg)
法莫替丁	20	20，每日2次	20，每晚1次

续表

通用药名	规格(mg)	治疗剂量(mg)	维持剂量(mg)
尼扎替丁	150	150,每日2次	150,每晚1次
雷尼替丁	150	150,每日2次	150,每晚1次

② PPI:使H^+-K^+-ATP酶失去活性,抑酸作用很强,可使胃内达到无酸水平,多在2~3 d内控制症状,溃疡愈合率略高于H_2受体拮抗剂,对一些难治性溃疡的疗效优于H_2受体拮抗剂,还可增强抗Hp抗生素的杀菌作用(表3-2)。

表3-2　常用的各种PPI

通用药名	规格(mg)	治疗剂量(mg)	维持剂量(mg)
埃索美拉唑	20,40	40,每日1次	20,每日1次
兰索拉唑	30	30,每日1次	30,每日1次
奥美拉唑	10,20	20,每日1次	20,每日1次
泮托拉唑	20	40,每日1次	20,每日1次
雷贝拉唑	10	20,每日1次	10,每日1次

(2) 根除Hp:常用的联合方案有1种PPI+2种抗生素或1种铋剂+2种抗生素,由于各地抗生素耐药情况不同,抗生素及疗程的选择应视当地耐药情况而定(表3-3)。

表3-3　具有杀灭和抑制Hp作用的药物

种　类	具体药物名称
抗生素	克拉霉素、羟氨苄青霉素、甲硝唑、替硝唑、喹诺酮类抗生素、痢特灵、四环素
PPI	埃索美拉唑、兰索拉唑、奥美拉唑、泮托拉唑、雷贝拉唑
铋剂	三钾二枸橼酸铋、果胶铋、次碳酸铋

(3) 保护胃黏膜:铋剂、弱碱性抗酸剂。常用铝碳酸镁、磷酸铝、硫糖铝、氢氧化铝凝胶等。这些药物可以中和胃酸、短暂缓解疼痛。

2. 治疗方案及疗程

为使溃疡愈合率超过90%,抑酸药物的疗程通常为4~6周,部分患者需要8周,根除Hp所需的1~2周疗程可重叠在4~8周的抑酸药物疗程内,也可在抑酸疗程结束后进行。

3. 维持治疗

消化性溃疡愈合后,大多数患者可以停药,但对反复溃疡复发、Hp阴性及已去除其他危险因素的患者,可给予维持治疗及较长时间服用维持剂量的H2受体拮抗剂或PPI,疗程因人而异,短者3~6个月,长者1~2年,甚至更长时间。

4. 外科手术

大多数消化性溃疡已不需要外科手术治疗。但在下列情况下,可考虑手术治疗:① 大量出血经药物、胃镜及血管介入治疗无效。② 急性穿孔、慢性穿透溃疡。③ 瘢痕性幽门梗阻。④ 胃溃疡疑有癌变。

8. 如何对该患者进行护理?

答 (1) 疼痛:主要以腹痛为主。

① 向患者解释疼痛的原因和机制,指导其减少或去除加重和诱发疼痛的因素,指导缓解疼痛,注意观察及详细了解患者疼痛的规律和特点,并按其疼痛特点指导缓解疼痛的方法。疼痛评估:可采用0~10分数字评分法(NRS)、视觉模拟法(VAS)、Wong-Baker面部表情量表法等评估工具,进行疼痛评估。如果表现为空腹痛或夜间痛,指导患者在疼痛前或疼痛时进食碱性食物(如苏打饼干等),或服用制酸剂,也可采用局部热敷或针灸止痛。

② 休息与活动:溃疡活动期且症状较重者,嘱其卧床休息几天至1~2周,可使疼痛等症状缓解。病情

较轻者则应鼓励其适当活动，以分散注意力。

③ 用药护理：根据医嘱给予药物治疗，并注意观察药效及不良反应。

a. 质子泵抑制剂(PPI)。奥美拉唑可引起头晕，特别是用药初期，应嘱患者用药期间避免开车或做其他必须高度集中注意力的工作。此外，奥美拉唑有延缓地西泮及苯妥英钠代谢和排泄的作用，联合应用时需慎重。兰索拉唑的主要不良反应包括皮疹、瘙痒、头痛、口苦、肝功能异常等，轻度不良反应不影响继续用药，较为严重时应及时停药。泮托拉唑的不良反应较少，偶可引起头痛和腹泻。

b. H_2受体拮抗剂。药物应在餐中或餐后即刻服用，也可把1 d的剂量在睡前服用。若需同时服用抗酸药，则两药应间隔1 h以上。若静脉给药应注意控制速度，速度过快可引起低血压和心律失常。少数患者还可出现一过性肝损害和粒细胞缺乏，亦可出现头痛、头晕、疲倦、腹泻及皮疹等反应，如出现上述反应需及时协助医生进行处理。因药物可随母乳排出，哺乳期应停止用药。

c. 弱碱性抗酸剂。如氢氧化铝凝胶等，应在饭后1 h和睡前服用。服用片剂时应嚼服，乳剂给药前应充分摇匀。抗酸药应避免与奶制品同时服用，因两者相互作用可形成络合物。酸性的食物及饮料不宜与抗酸药同服。长期大量服用还可引起严重便秘、代谢性碱中毒与钠潴留，甚至造成肾损害。若服用镁制剂则易引起腹泻。

(2) 营养失调：低于机体需要量。

① 进餐方式。溃疡活动期有出血现象时禁食，止血后1～2 d后指导患者有规律地定时进食，以维持正常消化活动的节律，以少食多餐为宜，每天进餐4～5次，避免餐间零食和睡前进食，使胃酸分泌有规律。饮食不宜过饱，以免胃窦部过度扩张而增加促胃液素的分泌。进餐时注意细嚼慢咽，避免急食，咀嚼可增加唾液分泌，后者具有稀释和中和胃酸的作用。

② 食物选择。选择营养丰富、易消化的食物。症状较重的患者以面食为主，因面食柔软易消化，且其含碱能有效中和胃酸，不习惯面食则以软米饭或米粥替代。可适量摄取脱脂牛奶，宜安排在两餐之间饮用，但牛奶中的钙质吸收有刺激胃酸分泌的作用，故不宜多饮。脂肪会抑制胃酸分泌，但同时又可引起胃排空减慢，胃窦扩张，致胃酸分泌增多，故脂肪摄取宜适量。避免食用机械性和化学性刺激性强的食物。机械性刺激强的食物指生、冷、硬、粗纤维多的蔬菜、水果，如洋葱、韭菜、芹菜等。化学性刺激强的食物有浓肉汤、咖啡、浓茶和辣椒、醋酸等调味品。

③ 营养监测：监督患者采取合理的饮食方式和结构，定期测量体重、监测血清蛋白和血红蛋白等营养指标。

(3) 上消化道内镜检查术。

① 术前护理：

a. 向患者仔细介绍检查的目的、方法，如何配合及可能出现的不适，使患者消除紧张情绪，检查时放松并主动配合。

b. 仔细询问病史，进行体格检查，以排除检查禁忌证。检测乙、丙型肝炎病毒标志，对阳性者用专门胃镜检查。

c. 检查前禁食8 h，有幽门梗阻者，在检查前2～3 d进食流质，检查前一日晚应洗胃。曾做过X线胃肠钡餐造影者，3 d内不宜做胃镜检查。

d. 如患者过分紧张，可遵医嘱予以地西泮5～10 mg肌注或静注；为减少胃蠕动和胃液分泌，可于术前半小时遵医嘱予以山莨菪碱10 mg或阿托品0.5 mg静注。

e. 准备用物：胃镜检查仪器一套、喉头麻醉剂、无菌注射器及针头、地西泮、肾上腺素等药物，其他如无菌手套、弯盘、牙垫、润滑剂、酒精棉球、纱布、甲醛固定液标本瓶等。

② 术后护理：

a. 术后因患者咽喉部麻醉作用尚未消退，嘱其不要吞咽唾液，以免呛咳。麻醉作用消失后，可先少量饮水，如无呛咳可进饮食。当天饮食以流质、半流质为宜，行活检的患者应进温凉饮食。

b. 检查后少数患者出现咽痛、咽喉部异物感，嘱患者不要用力咳嗽，以免损伤咽喉部黏膜。若患者出现腹痛、腹胀，可进行按摩，促进排气。检查后数天内应密切观察患者有无消化道穿孔、出血、感染等并发症，一旦发现应及时协助医生进行对症处理。

9. 如何对该患者进行出院指导及随访？

答 (1) 疾病知识指导：向患者及家属讲解引起和加重溃疡的相关因素，指导患者保持乐观情绪，规律生活，避免过度紧张与劳累，选择合适的锻炼方式，提高机体抵抗力，指导患者建立合理的饮食习惯和结构，戒烟酒，避免摄入刺激性食物。

(2) 用药指导：指导患者正确服药，学会观察药效及不良反应，不随便停药或减量，防止溃疡复发，慎用或勿用致溃疡药物，如阿司匹林、咖啡因、泼尼松等。定期复诊，若上腹疼痛节律发生变化或加剧，或者出现呕血、黑便时，应立即就医。

(3) 医护给予详细的出院宣教，包括出院标准、心理与康复的关系、饮食及注意事项、继续药物治疗的注意事项、家属或陪护的照护教育、复查时间、随访时间安排和再入院的途径等。

(4) 护士根据随访计划、出院随访评估情况实施随访工作，随访内容包括对患者出院后的治疗效果、病情变化、康复情况、心理状况实施指导及监控，宣传、指导患者执行相关用药、饮食等健康教育，同时征求患者对本次住院的满意情况。必要时指导患者到门诊就诊随访。

拓展阅读

移动护理工作站多媒体宣教模式在消化内科患者中的应用

消化内科的很多疾病除了积极治疗和常规护理干预外，还需要加强健康教育，增强患者健康意识和行为，降低疾病复发风险。常规健康教育方式较为单一，以口述、健康宣教手册为主，因而需要进一步优化教育模式。移动护理工作站多媒体是当前全方位立体式教学培训的主要工具，其以文字、图片、音频、小视频等多种形式向教育者展示，形象生动、易于理解，多样化的教学内容有利于提高健康教育的有效性。主要从以下几点进行：

(1) 组建健康教育工作小组和设计方案：组建基于移动多媒体的工作小组，小组成员包括科室主任医生 3 名、责任主管护师4名，共同制定与疾病相关的多媒体课件和教学视频，根据疾病不同阶段设计内容。

(2) 由护士长或责任主管护师作为主讲人，利用课件或视频进行讲解，讲解过程中对于患者困惑之处重点讲解，同时准备纸质讲义方便患者在空闲时间学习。待患者病情稳定后开始授课，课件或视频可发送至患者手机供患者反复观看。

(3) 个性化授课干预：护理人员应加强与病患家属的沟通交流，让其共同听课，尤其是老年患者的陪同家属，对其进行宣教有利于督促患者健康生活。每次授课结束后询问患者及家属是否有不明白的地方，可当场回答的问题用口语化、易理解的语句详细讲解；对较难回答的问题，可先收集患者反馈，课后小组共同讨论分析，将患者反馈的问题作为下次授课的主讲内容。

(4) 出院后延续干预：延续性教育可采用在公众号或微信群内定期推送与疾病相关的文案、PPT或小视频，并积极引导患者及家属阅览、讨论。群内每日安排人员负责答疑，并每周收集患者阅览微信推文、PPT及视频后的反馈，根据患者的反馈对下周推送的内容进行调整，重点推送患者了解度较低的疾病知识。利用微信群定期组织病友交流会，邀请行为管理良好的患者分享自己的经验，互相鼓励。

移动多媒体可以将任何空间转变为教育场所，提高教育的灵活性；同时通过组建专门的健康教育工作小组，科室内集思广益拟定教育内容，提高了教育内容的科学性、合理性、可操作性。移动护理工作站多媒体模式应用于消化内科健康宣教中，可有效提升患者对相关疾病的知识掌握度及患者护理满意度，改善心理状态，降低并发症发生风险，值得在临床中推广使用。

第三节　上消化道大出血

一、案例导入

一般资料：患者，男，46岁。

现病史：患者于2天前无明显诱因出现呕血，曾在外院考虑上消化道出血，完善检查后予对症治疗，但病情无好转。为进一步诊治，转至我院急诊，患者因"呕血2天，黑便伴意识障碍1天急诊拟消化道大出血"收住入院。查体：患者浅昏迷，双侧巩膜黄染，双肺呼吸粗，可闻及少许湿啰音，心率快，尿少，腹部稍膨隆，双下肢无水肿。

入科后患者生命体征不平稳，立即予经口气管插管、动脉置管、深静脉置管。急诊予患者在内镜下行食管静脉曲张硬化剂注射术。见贲门口破溃，胃腔大量血凝块，贲门口破溃处予钛夹加固处理，并给予该处血管聚桂醇硬化治疗，操作过程顺利，无特殊不良事件。冲洗观察无出血。

辅助检查：全腹CT平扫示：① 肝硬化，脂肪肝，门脉高压，脾大，伴侧支循环形成。② 左肾及左侧输尿管上段结石。③ 前列腺钙化，腹盆腔少量积液。④ 双肺下叶炎症。血红蛋白79 g/L。

主要治疗：严密监测生命体征，观察尿量，完善血气分析、血常规、肝肾功能、电解质、凝血功能等相关检查；积极予呼吸机机械通气、输血、扩容补液，降血氨，止血，维持内环境稳定等支持对症处理。

其他史：既往有肝硬化病史。

二、临床问题解析

1. 该患者为什么被诊断为上消化道出血？

答　该患者出现呕血2天，黑便伴意识障碍1天，血红蛋白79 g/L，电子胃镜检查示贲门口破溃，胃腔大量血凝块，可诊断为上消化道大出血。

知识链接

消化道出血与上消化道大出血的区别

消化道出血指屈氏韧带以上的消化道，包括食管十二指肠和胰、胆等病变引起的出血，以及胃空肠吻合术后的空肠病变出血。出血的病因可为上消化道疾病或全身性疾病。

上消化道大出血一般指在数小时内失血量超过1 000 mL或循环血容量的20%，主要临床表呕血和(或)黑便，常伴有血容量减少而引起急性周围循环衰竭，严重者导致失血性休克而危及患者生命。本病是常见的临床急症，死亡率约为10%，在老年人、伴有严重疾患的患者中死亡率达25%～30%。及早识别出血征象，严密观察周围循环状况的变化，迅速准确的抢救治疗和临床护理，均是抢救患者生命的关键环节。

拓展阅读

上消化道出血的临床表现

上消化道出血的临床表现取决于出血病变的性质、部位、失血量与速度，并与患者的年龄，出血前的全身状况如有无贫血及心、肾、肝功能有关。

(1) 呕血与黑便：这是上消化道出血的特征性表现。

(2) 失血性周围循环衰竭：上消化道大出血时，循环血容量急剧减少，静脉回心血量相应不足，导致心排血量降低，常发生急性周围循环衰竭，其程度轻重因出血量大小和失血速度快慢而异。患者可出现头昏、心悸、乏力、出汗、口渴、晕厥等一系列组织缺血的表现。

出血性休克早期体征有脉搏细速、脉压变小，血压可因机体代偿作用而正常甚至一时偏高，此时应特别注意血压波动，并予以及时抢救，否则血压将迅速下降。呈现休克状态时，患者表现为面色苍白、口唇发绀、呼吸急促，皮肤湿冷呈灰白色或紫灰花斑，施压后褪色经久不能恢复，体表静脉塌陷；精神萎靡、烦躁不安，重者反应迟钝、意识模糊；收缩压降至80 mmHg以下，脉压小于25 mmHg，心率加快至120次/min以上。休克时尿量减少，若补足血容量后仍少尿或无尿，应考虑并发急性肾损伤。

老年人因器官储备功能低下，且常有脑动脉硬化、高血压、冠心病、慢性阻塞性肺疾病等老年基础病变，即使出血量不大也可引起多器官衰竭，增加病死率。

(3) 贫血及血象变化：上消化道大出血后，均有急性失血性贫血。出血早期血红蛋白浓度、红细胞计数与血细胞比容的变化可能不明显，经3～4 h后，因组织液渗入血管内，使血液稀释，才出现失血性贫血的血象改变。贫血程度取决于失血量、出血前有无贫血、出血后液体平衡状态等因素。出血24 h内网织红细胞即见增高，出血停止后逐渐降至正常，如出血不止则可持续升高。白细胞计数在出血后2～5 h升高，可达$(10\sim20)\times10^9$/L，血止后2～3 d恢复正常。肝硬化脾功能亢进者白细胞计数可不升高。

(4) 氮质血症：可分为肠源性、肾前性和肾性氮质血症。

2. 如何判断该患者的出血量？

答 该患者出现呕血2天，黑便伴意识障碍1天，血红蛋白79 g/L，表明每天出血量在1 000 mL以上。

知识链接

出血量的估计

(1) 大便隐血实验阳性提示每天出血量>5 mL。

(2) 出现黑便表明每天出血50 mL以上。

(3) 胃内积血量达250～300 mL可引起呕血。

(4) 一次出血量在400 mL以下时，可因组织液与脾脏贮血补充血容量而不出现全身症状。

(5) 出血量超过400 mL，可出现头晕、心悸、乏力等。

(6) 出血量超过1 000 mL，临床即出现急性循环衰竭的表现，严重者引起失血性休克。

3. 该患者发生上消化道大出血的原因及危险因素是什么？

答 与患者肝硬化病史、食管静脉曲张有关。

拓展阅读

上消化道大出血的病因

引起上消化道大量出血的病因很多，但以胃、十二指肠溃疡和食管、胃底静脉曲张破裂引起的出血最为常见。

(1) 胃、十二指肠疾病：胃溃疡、十二指肠溃疡、急性胃黏膜糜烂、应激性溃疡、慢性胃炎、胃癌、胃息肉、胃平滑肌肉瘤、胃平滑肌瘤、胃黏膜脱垂、手术后吻合口溃疡、套叠、胃肉芽肿病变、十二指肠憩室。

(2) 食管疾病：食管胃底静脉曲张、食管贲门黏膜撕裂综合征、食管裂孔疝、食管炎、食管溃疡、食管癌、食管良性肿瘤、食管憩室。

(3) 血管病变：主动脉瘤、脾动脉瘤、胃壁内小动脉瘤、血管瘤、胃黏膜下动静脉畸形、遗传性出血性毛细血管扩张症。

(4) 肝胆胰疾病:肝硬化伴门脉高压症、肝癌伴门脉高压症、门静脉血栓形成、门静脉阻塞综合征、胆道出血、壶腹癌、胰腺癌侵犯十二指肠、急性胰腺炎。

(5) 全身性疾病和其他:流行性出血热、钩端螺旋体病、肺源性心脏病、肺气肿合并感染、凝血机制障碍、白血病、紫癜、血友病、弥散性血管内凝血、淋巴瘤、尿毒症、淀粉样变性、结节病。

4. 上消化道大出血的治疗要点有哪些?

答 上消化道大出血为临床急症,应采取积极措施进行抢救:迅速补充血容量,纠正水电解质失衡,预防和治疗失血性休克,给予止血治疗,同时积极进行病因诊断和治疗。

食管胃底静脉曲张破裂出血的止血措施:三(四)腔二囊管压迫止血、内镜下止血、手术治疗。

三(四)腔二囊管压迫止血:该管的两个气囊分别为胃囊和食管囊,分别通往两个气囊和胃腔,四腔管较三腔管多了一条在食管囊上方开口的管腔,用以抽吸管内积蓄的分泌物或血液(图3-4)。用气囊压迫食管胃底曲张静脉,其止血效果肯定,但患者痛苦、并发症多、早期再出血率高,故不推荐作为首选止血措施,目前只在药物治疗不能控制出血时暂时使用,以争取时间准备内镜止血等治疗措施。

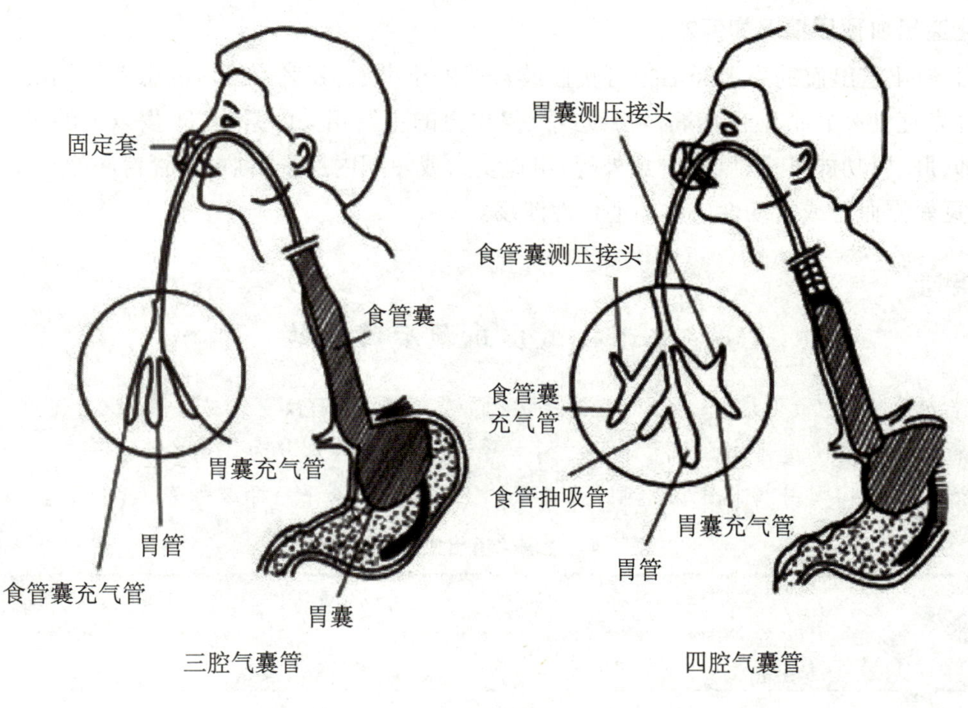

图3-4　三(四)腔气囊管示意图

5. 该患者为何选择行电子胃镜检查?

答 该患者出现呕血伴黑便2天,伴意识障碍,少尿,血红蛋白低,又有肝硬化病史,胃镜检查可以直接观察病灶的情况,以明确出血的病因。胃镜检查是上消化道出血定位、定性诊断的首选检查方法。

知识链接

上消化道内镜检查术适应证及禁忌证

(1) 适应证:① 有明显消化道症状,但不明原因者。② 上消化道出血需查明原因者。③ 疑有上消化道肿瘤,但X线钡餐检查不能确诊者。④ 需要随访观察的病变,如溃疡病、萎缩性胃炎、围手术后及药物治疗前后对比观察等。⑤ 需做内镜检查者,如摘取异物、急性上消化道出血的止血、食管静脉曲张的硬化剂注射与结扎、食管狭窄的扩张治疗等。

（2）禁忌证：① 严重心、肺疾病，如严重心律失常、心力衰竭、严重呼吸衰竭及支气管哮喘发作等。② 各种原因所致休克、昏迷等危急状态。③ 急性食管、胃、十二指肠穿孔，腐蚀性食管炎的急性期。④ 神志不清、精神失常不能配合检查者。⑤ 严重咽喉部疾病、主动脉瘤及严重的颈胸段脊柱畸形等。

6. 该患者胃镜检查前需进行哪些术前准备？

答 术前注意各种检查结果，判断有无禁忌证；患者意识障碍，协助患者术中取左侧卧位，双腿屈曲；患者经口气管插管在位，机械通气中行胃镜检查前妥善固定好各管路，责任护士严密观察患者病情变化。

7. 患者术后如何进行护理？

答 术后因患者咽喉部麻醉作用尚未消退，不要吞咽唾沫，以免呛咳。麻醉作用消失后，可先饮少量水，如无呛咳可进饮食。当天饮食以流质、半流质为宜。检查后少数患者出现咽痛、咽喉部异物感，不要用力咳嗽，以免损伤咽喉部黏膜。若出现腹痛、腹胀，可进行按摩，促进排气。

8. 该患者病情好转后，可以给予哪些健康指导？

答 注意饮食卫生和饮食的规律；进营养丰富、易消化的食物；避免过激或暴饮暴食；避免进粗糙、刺激性食物或过冷、过热、产气多的食物、饮料；应戒烟戒酒。

9. 上消化道出血预后情况如何？

答 多数上消化道出血的患者经治疗可止血或自然停止出血，15%～20%的患者持续出血或反复出血，由于出血的并发症使死亡危险性增高。持续或反复出血的主要相关因素为：60岁以上的老年人；伴有严重疾患，如心、肺、肝、肾功能不全，脑血管意外等；出血量大或短期内反复出血；食管胃底静脉曲张破裂导致的出血；内镜下见暴露血管或活动性出血的消化性溃疡。

拓展阅读

上消化道出血预后的评估

除了依据内镜检查外，可通过评估患者的年龄（高龄）、有无休克、有无并存疾病（合并症/并发症）等临床危险因素来预测上消化道再出血风险和死亡率。该评分体系的总分为0～7分，总分≤3分为临床风险低（死亡率≤12%），总分≥4分为临床风险高（死亡率≥20%）。具体评分标准如表3-4所示。

表3-4 上消化道出血预后评分表

变量	评分			
	0	1	2	3
年龄（岁）	＜60	60～79	≥80	
休克状况	无休克（收缩压＞100 mmHg，心率＜100次/min）	心动过速（收缩压＞100 mmHg，心率＞100次/min）	低血压（收缩压＜100 mmHg）	
伴发疾病	无		心力衰竭、冠脉疾病和其他严重伴发疾病	肝/肾衰竭和肿瘤播散

第四节 肝 硬 化

一、案例导入

一般资料：患者，男，55岁。

现病史：患者因“呕血半天”入院，查体：腹部平坦，无胃肠型及蠕动波，无腹壁静脉曲张，全腹柔软，无压痛及反跳痛，无肌紧张，未触及腹部包块，肝脾肋下未触及，未触及肿大胆囊，移动性浊音(−)，肠鸣音约4次/min。急诊拟“肝占位性病变”收治入院。

完善相关检查后，患者于入院第5天行食道静脉曲张套扎术，术中未见出血。

辅助检查：WBC 5.5×10^9，RBC 3.1×10^{12}，Hb 68 g/L，白蛋白33 g/L，全腹CT平扫+增强示：肝硬化，脾大，门静脉高压伴侧支循环形成，肝门部及腹膜后部分淋巴结稍大。胃镜示：重度食道静脉曲张伴白色血栓头出血糜烂性胃体炎。

主要治疗：入院后积极完善全腹CT、电子胃镜、床边心电图等相关检查，予以禁食、食道静脉曲张套扎术、补液、输血、抑酸护胃等对症治疗，严密监测生命体征，完善血常规、肝肾功能、电解质、凝血功能等相关检查；辅以静脉滴注氨基己酸止血、肠外营养液加强营养、复方甘草酸苷护肝、艾司奥美拉唑护胃等对症处理。

其他史：丙肝病史数十年，未进行抗病毒治疗，频发性室性期前收缩病史。

二、临床问题解析

1. 该患者为什么会发生肝硬化？

答 该患者有丙型肝炎病史数十年，未进行正规抗病毒治疗，导致肝脏反复损伤和修复，进而引发肝硬化。

知识链接

丙型病毒性肝炎

丙型病毒性肝炎，简称为丙型肝炎、丙肝，是一种由丙型肝炎病毒(HCV)感染引起的病毒性肝炎，丙型肝炎呈全球性流行，可导致肝脏慢性炎症坏死和纤维化，部分患者可发展为肝硬化甚至肝细胞癌(HCC)。未来20年内与HCV感染相关的死亡率(肝衰竭及肝细胞癌导致的死亡)将继续增加，对患者的健康和生命危害极大，已成为严重的社会和公共卫生问题。

丙型肝炎呈全球性分布，无明确地理界限。尤其在西方国家，丙型肝炎是慢性肝疾病的主要病因，对社会及个人经济带来严重影响。中国抗-HCV阳性率约3%，以长江为界，北方(3.6%)高于南方(2.9%)。大多数西欧及北美洲的人群，HCV感染率为0.1%～2.0%，地中海沿岸地区约3%，热带地区可高达6%。在日本普通人群中，HCV携带率为1%～3%，非洲部分国家高达6%。中国过去调查显示HCV感染率约为3.2%。

丙型肝炎患者和无症状HCV阳性者是主要传染源。如输血史、应用血液制品史或明确的HCV暴露史。不同地区的主要传播方式有一定差异，如西方国家主要通过静脉吸毒传播。在发展中国家HCV感染以输血为主。IDU、血液透析、性乱及输血者的感染率远高于普通人群。应用被抗-HCV阴性的HCV感染者血液污染的血制品及日常生活用品、母婴传播等也是HCV感染的传播途径。输血后急性丙型肝炎的潜伏期为2～26周(平均为7.4周)。输Ⅷ因子引起的丙型肝炎的潜伏期较短,为7～33 d,平均为19 d。散发性急性丙型肝炎的潜伏期尚待研究。尽管HCV感染率明显下降,但由其所致肝病的发现率呈上升趋势,可能与丙型肝炎的临床表现滞后于感染(20年或更长)有关。

2. 肝硬化的临床表现有哪些?

答 肝硬化的病程发展通常比较缓慢,临床上根据是否出现腹水、上消化道出血或肝性脑病等并发症,分为代偿期和失代偿期肝硬化。

(1) 代偿期肝硬化。早期无症状或症状轻,以乏力、食欲缺乏、低热为主要表现,可伴有腹胀、恶心、厌油腻、上腹隐痛及腹泻等。症状多呈间歇性,常因劳累或伴发其他病而出现,经休息或治疗可缓解。患者营养状态一般或消瘦,肝轻度大,质地偏硬,可有轻度压痛,脾轻至中度大。肝功能多在正常范围或轻度异常。

(2) 失代偿期肝硬化。主要为肝功能减退和门静脉高压所致的全身多系统症状和体征。

① 肝功能减退的临床表现:

a. 全身症状和体征:一般状况较差,疲倦、乏力、精神不振;营养状态较差,消瘦、面色灰暗黝黑(肝病面容)、皮肤巩膜黄染、皮肤干枯粗糙、水肿、舌炎、口角炎等。部分患者有不规则发热,常与肝脏对致热因子等灭活降低或继发感染有关。

b. 消化系统症状:食欲减退为最常见症状,进食后上腹饱胀,有时伴恶心、呕吐,稍进油腻食物易引起腹泻。上述症状的出现与胃肠道淤血水肿、消化吸收功能紊乱和肠道菌群失调等因素有关。常见腹胀不适,可能与低钾血症、胃肠积气、肝脾肿大和腹水有关。可有腹痛,肝区隐痛常与肝大累及包膜有关,脾大、脾周围炎可引起左上腹疼痛。肝细胞有进行性或广泛性坏死时可出现黄疸,是肝功能严重减退的表现。

c. 出血和贫血:肝合成凝血因子减少、脾功能亢进和毛细血管脆性增加,导致凝血功能障碍,常出现鼻出血、牙龈出血、皮肤紫癜和胃肠出血等,女性常有月经过多。由于营养不良(缺乏铁、叶酸和维生素B_{12}等)、肠道吸收障碍、脂肪代谢紊乱、胃肠道失血和脾功能亢进等因素,患者可有不同程度的贫血。

d. 内分泌失调。Ⅰ 雌激素增多、雄激素和糖皮质激素减少:雄激素转化为雌激素增加、肝对雌激素的灭活功能减退,致体内雌激素增多。雌激素增多时,通过负反馈抑制腺垂体分泌促性腺激素及促肾上腺皮质激素的功能,致雄激素和肾上腺糖皮质激素分泌减少。雌激素增多及雄激素减少,男性患者常有性功能减退、不育、男性乳房发育、毛发脱落等,女性患者可有月经失调、闭经、不孕等。部分患者出现蜘蛛痣,主要分布在面颈部、上胸、肩背和上肢等上腔静脉引流区域;手掌大小鱼际和指腹部位皮肤发红称为肝掌。肾上腺皮质功能减退,表现为面部和其他暴露部位皮肤色素沉着。Ⅱ 抗利尿激素分泌增多,加重患者腹水和下肢水肿。

② 门静脉高压的临床表现。肝硬化时,门静脉血流量增多且门静脉阻力升高,导致门静脉压力增高。门静脉正常压力为13～24 cmH_2O,门静脉高压症时,压力大都增至30～50 cmH_2O。门静脉高压症的三大临床表现是脾大、侧支循环的建立和开放、腹水。

a. 脾大:门静脉高压致脾静脉压力增高,脾淤血而肿胀,一般为轻、中度大,有时可为巨脾。出现脾功能亢进时,脾对血细胞破坏增加,使外周血中白细胞、红细胞和血小板减少。上消化道大出血时,脾可暂时缩小,待出血停止并补足血容量后,脾再度增大。

b. 侧支循环的建立和开放:正常情况下,门静脉系与腔静脉系之间的交通支很细小,血流量很少。门静脉压力增高时,来自消化器官和脾脏的回心血液流经肝脏受阻,使门腔静脉交通支开放并扩张,血流量增加,建立起侧支循环。临床上重要的侧支循环有:Ⅰ 食管下段和胃底静脉曲张主要是门静脉系的胃冠状静脉和腔静脉系的食管静脉、奇静脉等沟通开放,曲张的静脉破裂出血时出现呕血、黑便及休克等表现。Ⅱ 腹壁静脉曲张。由于脐静脉重新开放,与附脐静脉、腹壁静脉等连接,在脐周和腹壁可见迂曲静脉以脐为中心向上及下腹壁延伸。Ⅲ 痔静脉曲张。为门静脉系的直肠上静脉与下腔静脉系的直肠中、下静脉吻合扩张形成，破裂时引起便血。

c. 浆膜腔积液：肝硬化浆膜腔积液包括腹水、胸腔积液及心包积液。其中腹水是肝硬化肝能失代偿期最为显著的临床表现。腹水出现前，常有腹胀，以饭后明显。大量腹水时腹部隆起，腹壁绷紧发亮，患者行动困难，可发生脐疝，膈抬高，出现呼吸困难、心悸。部分患者伴有胸腔积液，为腹水经膈淋巴管或经瓣性开口进入胸腔所致。腹水形成的主要因素有：Ⅰ 门静脉压力增高。门静脉压力增高时，腹腔脏器毛细血管床静水压增高，组织间液回吸收减少而漏入腹腔。Ⅱ 血浆胶体渗透压降低。肝功能减退使白蛋白合成减少及蛋白质摄入和吸收障碍，发生低白蛋白血症。低白蛋白血症时血浆胶体渗透压降低，毛细血管内液体进入组织间隙，在腹腔可形成腹水。Ⅲ 肝淋巴液生成过多。肝静脉回流受阻时，肝内淋巴液生成增多，每天可达10 L（正常1～3 L），超过胸导管引流能力，淋巴管内压力增高，使大量淋巴液自肝包膜和肝门淋巴管渗出至腹腔。Ⅳ 有效循环血容量不足。血容量不足时，交感神经系统兴奋、肾素-血管紧张素-醛固酮系统激活及抗利尿激素分泌增多，导致肾小球滤过率降低及水钠重吸收增加，发生水钠潴留。

（3）肝脏情况。早期肝脏增大，表面尚平滑，质中等硬；晚期肝脏缩小，表面可呈结节状，质地坚硬；一般无压痛，但在肝细胞进行性坏死或并发肝炎和肝周围炎时可有压痛与叩击痛。

拓展阅读

肝硬化门静脉高压的诊断方法之一：肝静脉压力梯度

门静脉高压是许多致命并发症的基础，急性静脉曲张出血是门静脉高压患者常见危及生命的并发症，也是肝硬化患者死亡的主要原因。肝静脉压力梯度（hepatic venous pressure gradient，HVPG）在评估肝硬化并发症中具有重要的价值，正常值为3～5 mmHg。门静脉高压最初在绝大多数患者中无症状，失代偿期肝硬化时HVPG明显升高，伴有门腔侧支循环形成，可能导致静脉曲张出血、腹水、自发性细菌性腹膜炎和肝肾综合征等临床表现。门静脉高压的测定方法，包括实验室检查、影像学检查、HVPG测定及内窥镜检查等方法。

HVPG是评估肝硬化门静脉压力较准确的方法，而肝静脉插管是目前测量HVPG的标准技术，肝静脉楔压（WHVP）和肝静脉游离压（FHVP）之间的差值反映了门静脉和腹腔静脉压力差，且不受腹内压升高（如腹水、肥胖、积气）的影响，更能准确反映肝硬化患者的门静脉压力。有研究显示，HVPG≤5 mmHg是正常的，而HVPG＞5 mmHg则可诊断门静脉高压，HVPG≥10 mmHg代表具有临床显著性门静脉高压，强烈提示肝硬化患者发生静脉曲张出血、肝硬化失代偿、肝细胞癌和肝细胞癌患者肝切除术后失代偿的风险升高。

虽然目前HVPG已经被公认为是肝硬化门静脉高压测量的金标准，但一项研究显示HVPG与病毒和酒精相关性肝硬化患者门静脉压力相关，在HVPG＜10 mmHg时不会出现失代偿，而在非酒精性脂肪性肝病患者中可能出现失代偿。尽管HVPG具有安全性和可重复性，但还存在一定的局限性，如HVPG只能间接测量门静脉压力，测量过程是有创的，风险高，同时需要有经验的医生操作，因此临床推广困难，同时HVPG相较于其他无创检查价格昂贵。

3. 该患者为什么会出现呕血？

答 食管胃底静脉曲张破裂所致，是肝硬化最常见的并发症。

知识链接

肝硬化的并发症

（1）上消化道出血。食管下段或胃底静脉曲张破裂出血所致，为本病最常见的并发症。常在恶心、呕吐、咳嗽、负重等使腹内压突然升高时，或因粗糙食物机械损伤、胃酸反流腐蚀损伤时，引起突然大量的呕血和黑便,可导致出血性休克或诱发肝性脑病,急性出血死亡率平均为32%。

(2) 感染。由于患者抵抗力低下、门腔静脉侧支循环开放等因素,增加了病原体的入侵繁殖机会,易并发感染,如自发性细菌性腹膜炎(SBP)、肺炎、胆道感染、尿路感染、革兰氏阴性杆菌败血症等。患者可出现发热、腹痛、腹胀、腹膜刺激征、腹水迅速增长或持续不减,少数病例发生低血压或中毒性休克、难治性腹水或进行性肝衰竭。

(3) 肝性脑病。这是晚期肝硬化的最严重并发症,也是肝硬化患者最常见死亡原因。

(4) 原发性肝癌。肝硬化患者短期内出现病情迅速恶化、肝脏进行性增大、原因不明的持续性肝区疼痛或发热、腹水增多且为血性等,应考虑并发原发性肝癌。

(5) 肝肾综合征(HRS)。患者肾脏无明显器质性损害,又称功能性肾衰竭。它是肝硬化终末期最常见的严重并发症之一。

(6) 电解质和酸碱平衡紊乱。患者出现腹水和其他并发症后电解质紊乱趋于明显,常见的如:① 低钠血症。② 低钾低氯血症与代谢性碱中毒。

(7) 肝肺综合征(HPS)。其定义为严重肝病伴肺血管扩张和低氧血症,晚期肝病患者中发生率为13%~47%。临床表现为顽固性低氧血症和呼吸困难。吸氧只能暂时缓解症状,但不能逆转病程。

(8) 门静脉血栓形成。与门静脉梗阻时门静脉内血流缓慢等因素有关,如血栓局限可无临床症状,如发生门静脉血栓急性完全性梗阻,表现为腹胀、剧烈腹痛、呕血、便血、休克、脾脏迅速增大、腹水加速形成,且常诱发肝性脑病。

4. 肝硬化如何治疗?

答 目前尚无特效治疗,应重视早期诊断,加强病因治疗,如乙型肝炎肝硬化者抗病毒治疗、酒精性肝硬化者须戒酒,注意一般治疗,以缓解病情,延长代偿期和保持劳动力。使用保护肝细胞药物(如还原型谷胱甘肽、S-腺苷蛋氨酸、维生素),不宜滥用护肝药物,避免应用对肝有损害的药物。

失代偿期主要是对症治疗、改善肝功能和处理并发症,有手术适应证者慎重选择时机进行手术治疗。

(1) 腹水治疗:

① 限制钠和水的摄入:限钠可加速腹水消退,部分患者通过限钠可发生自发性利尿。水的摄入一般不需过于严格,如血钠<125 mmol/L时,需限制水的摄入。

② 利尿药:这是目前临床应用最广泛的治疗腹水的方法。常用保钾利尿药有螺内酯,排钾利尿药有呋塞米。单独应用排钾利尿药需注意补钾。螺内酯和呋塞米联合应用有协同作用,并可减少电解质紊乱。一般开始用螺内酯60 mg/d加呋塞20 mg/d,逐渐增加至螺内酯100 mg/d加呋塞米40 mg/d。效果不明显时可按比例逐渐加大药量,但螺内酯不超过400 mg/d,呋塞米不超过160 mg/d,腹水消退时逐渐减量。

③ 提高血浆胶体渗透压:定期输注血浆、新鲜血或白蛋白,不仅有助于促进腹水消退,也利于改善机体一般状况和肝功能。

④ 难治性腹水的治疗:难治性腹水(refractory ascites)是经限钠、利尿药治疗达最大剂量,排除其他因素对利尿药疗效的影响或已予纠正,仍难以消退或很快复发的腹水。可选择以下治疗方法:

a. 大量放腹水加输注白蛋白:患者如无感染、上消化道出血、肝性脑病等并发症,肝代偿功能尚可,凝血功能正常,可选用此法。一般每放腹水1 000 mL,输注白蛋白8~10 g,该方法缓解症状时间短,但易诱发肝肾综合征、肝性脑病。

b. 经颈静脉肝内门体分流术(transjugular intrahepatic portosystemic shunt,TIPS):通过介入手段经颈静脉放置导管,建立肝静脉与肝内门静脉分支间的分流通道,以降低门静脉系统压力,减少腹水生成。

(2) 手术治疗。治疗门静脉高压症的方法有各种分流、断流术和脾切除术等,目的是降低门脉系统压力和消除脾功能亢进,主要用于食管胃底静脉曲张破裂大出血各种治疗无效时,或者是曲张静脉破裂出血后预防再次出血。脾切除术是治疗脾功能亢进的有效方式，但只能短期降低门静脉压力。肝移植是各种原因引起的晚期肝硬化的最佳治疗方法。

(3) 并发症的治疗：

① 自发性细菌性腹膜炎：后果严重，易诱发肝肾综合征、肝性脑病等严重并发症，故需早期诊断、积极治疗。选用肝毒性小，主要针对革兰氏阴性杆菌并兼顾革兰氏阳性球菌的抗生素，如头孢哌酮或喹诺酮类药物。对发生肝肾综合征的高危患者，可静脉输注白蛋白5 g/(kg·d)，连用2 d，再以1 g/(kg·d)至病情改善。

② 肝肾综合征：积极预防或消除肝肾综合征的诱发因素，如感染、上消化道出血、电解质紊乱、过度利尿、使用肾毒性药物等，治疗措施包括输注白蛋白以扩充有效血容量，应用血管活性药物（特利加压素），外科治疗包括TIPS及肝移植。

③ 其他并发症：肝肺综合征目前无有效的内科治疗手段，可考虑肝移植。

5. 该患者为何选择进行食管胃底静脉套扎术？

答 内镜下食管静脉曲张套扎术（endoscopic esophageal varix ligation，EVL）是一种安全、有效、简单的食管静脉曲张破裂出血止血和预防出血的治疗方法。

内镜下食管静脉曲张套扎术（图3-5）是指在内镜的引导下，用弹性橡胶圈结扎曲张的静脉根部，使其缺血、坏死、脱落，使曲张静脉闭锁，其对活动性曲张静脉出血有明显控制效果，并可在短时间内消除患者的静脉曲张，达到治疗肝硬化合并食管胃底静脉曲张的目的。

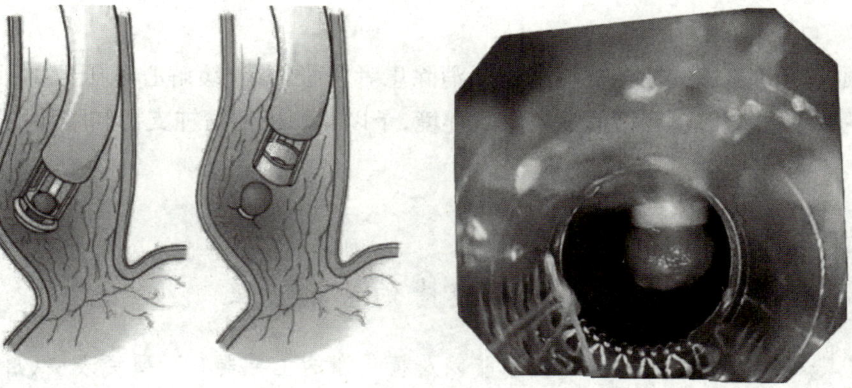

图3-5 EVL

适应证：① 门静脉高压食管胃底静脉曲张出血，紧急止血者。② 门静脉高压食管胃底静脉曲张（一级、二级预防），失去外科手术机会或不愿接受外科手术者。③ 中重度食管胃底静脉曲张虽无出血但有明显的出血危险倾向。④ 既往有食管胃底静脉曲张破裂出血史。⑤ 胃静脉曲张有红色征或表面糜烂且有出血史。

禁忌证：心、肺、脑、肾严重功能不全，严重出血，出血性休克未纠正，或全身情况极差。

6. 如何对该患者进行围术期护理？

答 (1) 术前：

① 心理护理：大部分患者对内镜下套扎术存在一定未知性，担心自身安危，且存在紧张、恐惧等焦虑情绪，护理人员需在术前与患者交流，形成有效的沟通方式，对患者的心理状态予以全面了解，并站在患者的角度进行思考，对其予以鼓励、安慰，讲解不良情绪造成患者机体应激反应的情况，让患者学会自我情绪调节，并将治疗成功案例向患者分析，可提升患者治疗疾病的信心，并以良好的心态接受手术。需将门脉压力降至最低，采取套扎术治疗，使术中安全性增加，避免发生出血情况。术前需将套扎治疗的重要性、风险性告知患者，并耐心向患者讲述套扎术相关内容。

② 健康宣教：依照患者的理解能力，采取通俗易懂的语言将食管静脉曲张的病因、对机体的损伤、手术方法、相关并发症以及注意事项等告知患者，提升患者对疾病的认知度和依从性。

③ 饮食宣教：术前告知患者需禁食8 h以上，禁饮4 h以上。

④ 家庭干预：让家属积极进行护理工作，对患者予以精神支持和陪伴，对患者进行细心照顾，帮助患者创造和谐的家庭环境，提升患者的治疗信心。

(2) 术中。协助医生完善静脉通道的建立，指导患者进行体位摆放，及时清除口腔分泌物，保持呼吸道通畅，避免出现误吸；严密监测患者术中病情，包括生命体征、口唇颜色、疼痛、血氧饱和度等情况，保证输液通畅，如果存在较大出血量要及时进行输血；手术操作期间引导患者调整呼吸，避免因恶心呕吐增加出血。

(3) 术后：

① 心理护理：对安全返回病房的患者积极做好解释工作并妥善安置，告知其手术顺利完成，给予患者信心。

② 健康宣教：引导患者保持科学饮食，告知其不科学饮食是引发肝硬化食管静脉曲张破裂出血的关键因素。

③ 饮食宣教：嘱其术后1 d内禁食饮，术后1～3 d可饮用少量温开水，未出现不良情况后开始进食少量流质温凉食物，术后4～7 d逐渐将饮食改为稀饭、米粉等半流质食物，待病情逐渐趋于稳定后再过渡到软食，并嘱其禁止使用粗糙坚硬、辛辣刺激性食物。患者卧床时将床头抬高30°，尽量保持低坡卧位，避免胃酸反流对食管产生刺激。

④ 用药护理：术后严格遵医嘱予患者艾斯奥美拉唑等保肝、止血、抑酸药物，告知患者严禁擅自更改药量及停药。

⑤ 家庭干预：良好的家庭、社会支持有助于消除患者紧张情绪、缓解心理压力，促进其身心健康发展。因此，引导家属为患者尽量搭建和谐的家庭康复环境，予以其积极的精神支持和陪伴，从而促使其治疗信心能够进一步坚定。

拓展阅读

肝硬化患者的营养管理

肝脏具有极其复杂的功能，为蛋白质、脂肪以及糖代谢的主要器官。研究表明，肝硬化患者营养不良的发生率为20%～50%，失代偿期肝硬化和肝衰竭患者的发生率为50%～90%或更高。能量和蛋白质摄入减少、炎症、吸收不良、营养代谢改变、激素失衡、高代谢和肠道菌群生态失调都可能导致营养不良。此外，禁食和饮酒等外部因素也会影响营养状况。

NRS 2002是欧洲肠外肠内营养学会(ESPEN)于2002年推荐使用的一种住院患者营养风险筛查方法，包括了人体测量、疾病进展与营养支持之间的关系、近期体质量变化和近期食物摄入变化，在临床上常用于评估患者的营养状况。根据患者每日所需摄入的能量与蛋白质制定个性化食谱，确保蛋白质和能量能够足量摄入，使患者体内有足够的能量供应来减轻体内蛋白的消耗程度，以此满足患者机体营养需求、减轻肝脏负担，使机体抵抗力提高。

饮食管理：① 适宜的能量摄入：能量供给量按35～40 kcal/(kg·d)或1.3倍的静息能量消耗(REE)测量值供给。肥胖者可在保证足够的蛋白质摄入量>1.5 g/(kg·d)的情况下，全日减少能量500～800 kcal，以实现体重减轻5%～10%且不损害机体蛋白质储备。能量供给以碳水化合物为主，每日提供易消化、产气少的粮食为主，可经常轮换选择米饭、粥、花卷、面条、馒头、馄饨等为主食。② 适量的蛋白质摄入：蛋白质可按1.2～1.5 g/(kg·d)供给，其中优质蛋白占1/2～2/3，鼓励多选用鱼类、瘦肉类、大豆类与奶类，必要时可适量选用蛋白粉。当患者肝功能严重减退时，应限制蛋白质的摄入，且摄入蛋白质以植物性蛋白为好。③ 适量的脂肪摄入：脂肪的选择以不饱和脂肪酸为主，少用或限用饱和脂肪酸。④ 及时补充矿物质：尤其注意钾、锌、钙、镁和铁等矿物质的补充。⑤ 全面补充维生素：多进食含维生素丰富的食物，选用容易消化吸收的蔬菜和水果如西红柿、嫩叶菜、黄瓜、胡萝卜、苹果、香蕉等。肝硬化合并贫血时，适当补充维生素 B_{12}和叶酸；有凝血障碍者，可多选用含维生素K丰富的食物。⑥ 酌情限制食盐和液体的摄入量：患者以低盐饮食为宜，每日食盐1.5～2 g，水＜1 000 mL；如有低钠血症，水＜500 mL。

通过适当饮食管理，包括调整饮食、控制酒精摄入、治疗基础疾病等，我们可以减缓病情的进展，保持肝脏的剩余健康功能，让生活质量得到改善。

7. 如何对该患者进行院内指导及出院随访？

答 (1) 护理健康处方：护理人员查阅文献、咨询专家、共同讨论，结合本科室实际情况，设计肝硬化伴健康处方，包括饮食、活动、睡眠、用药、情绪管理；自我管理，包括病情自我监测、药物管理、并发症预防等，将健康处方发放给患者，以一对一的形式耐心讲解内容，并引导患者自主学习，其间耐心解答其疑问。

(2) 出院随访：移动信息的高速发展，使QQ、微信的使用更加普及，其界面简单，容易操作，基于网络的语音和视频聊天克服了距离的限制，医患、护患之间的沟通更加方便及时，相比于传统电话随访，能获得更多、更精确的信息，因此现在大多医院选择基于QQ、微信平台对患者展开疾病管理。可以建立群组或者公众号，在群内或公众号上发布用药、饮食、生活等方面的健康教育相关的推文，提高患者对肝硬化的认识，每日定时开展问答，及时解决患者的问题。

知识链接

内镜诊疗时代

随着科技的不断发展，医疗技术也在不断进步。在消化内科领域，消化内镜技术的发展尤为引人注目。从最初的硬质内镜到现在的电子内镜，消化内镜技术经历了漫长的历程，为诊断和治疗消化系统疾病提供了有力支持。随着内镜技术的不断发展，内镜治疗技术也取得了突破性进展。

(1) 胃、肠镜。胃镜是食管、胃、十二指肠疾病的最常用和最准确的检查方法，结肠镜则主要用于观察从肛门到回盲瓣的所有结直肠的病变。内镜检查不仅能直视黏膜病变，还能取活检。随着内镜设备的不断改进，对病变的观察逐渐增加了色素对照、放大观察、窄带光成像及激光共聚焦内镜等技术，有效提高了早期肿瘤的检出率。内镜治疗减少了很多原本需要进行的开腹手术，使治疗更为精准和微创，有利于减少并发症、医疗费用及住院日，如内镜下黏膜切除术(EMR)和内镜下黏膜下剥离术(ESD)。

(2) 胶囊内镜。由胶囊、信号接收系统及工作站构成。胶囊内镜能动态、清晰地显示小肠腔内病变，突破了原有的小肠检查盲区，且具有无痛苦、安全等优点，成为疑诊小肠疾病的一线检查方法。

(3) 推进式小肠镜。与胶囊内镜不同的是，推进式小肠镜因具有吸引及注气的功能，对病变的观察更清晰，发现病变后可以取活检及内镜下治疗。但推进式小肠镜难以观察整个小肠，小肠病变的阳性检出率低于胶囊内镜，且由于检查耗时长，患者较痛苦。因此，多在胶囊内镜初筛发现小肠病变后，需要活检或内镜治疗时才采用推进式小肠镜。

(4) 经内镜逆行胰胆管造影(ERCP)。这是在十二指肠镜直视下，经十二指肠乳头向胆总管或胰管内插入造影导管，逆行注入造影剂后，在X线下显示胆系和胰管形态的诊断方法。除诊断外，目前ERCP技术已更多地用于治疗胆胰管疾病，治疗性ERCP包括内镜下乳头肌切开、胆总管取石、狭窄扩张、置入支架、鼻胆管引流术等，其微创、有效及可重复的优势减少了对传统外科手术的需求。

(5) 超声内镜(EUS)。与体表超声相比较，EUS缩短了超声源与成像器官之间的距离及声路，降低了声衰减，并排除了骨骼、脂肪、含气部位的妨碍，可以获得最清晰的回声成像。在EUS的引导下，可对病灶进行穿刺活检、肿瘤介入治疗、囊肿引流以及施行腹腔神经丛阻断术。

项目五 肝　癌

案 例 一

一、案例导入

一般资料：患者，男，69岁。

现病史：患者20天前体检发现肝脏占位，无腹痛腹胀、恶心呕吐等不适主诉，门诊拟“肝占位性病变”收治入院。查体：皮肤黏膜色泽正常，无肝掌，无蜘蛛痣，无腹膜刺激征，移动性浊音(－)，肠鸣音约4次/min。

完善相关检查后，患者于入院第3天在全麻下行腹腔镜下肝左外叶切除术，手术顺利，术中出血量约400 mL，术后置winslow孔引流管、肝断面引流管、尿管各1根。术后第1天复查肝功能：直接胆红素96.97 μmol/L，总胆红素137.14 μmol/L。术后第7天winslow孔引流管引流出100 mL黄褐色可疑胆汁成分液体，复查MRCP磁共振胰胆管成像示：肝脏术后，右叶局部胆管显影欠清。

辅助检查：全腹CT增强检查示：① 肝S8段占位，考虑HCC可能。② 肝S1段囊肿。输血前常规示HBsAg(＋)、HBeAg(＋)；肝脏储备功能DDG检测示：ICG 15 min滞留率为10.5%(＞10%)。24 h动态心电图示：偶发室性早搏。

主要治疗：严密监测生命体征，观察尿量，完善血气分析、血常规、肝肾功能、电解质、凝血功能等相关检查；辅以静脉滴注头孢曲松钠预防性抗感染，氨基己酸止血，地佐辛镇痛，溴己新化痰，肠外营养液加强营养，复方甘草酸苷及多烯磷脂酰胆碱护肝，艾司奥美拉唑护胃等对症处理。

其他史：乙肝病史数十年，频发性室性期前收缩病史。

二、临床问题解析

1. 该患者为什么会发生肝癌？

答 该患者有乙型肝炎病史数十年，且从未进行抗病毒治疗，而病毒长期未得到有效控制，导致肝脏反复损伤，进而引发肝癌。

拓展阅读

肝炎病毒分类

(1) 甲型肝炎病毒(hepatitis A virus，HAV)属于小RNA病毒科的嗜肝病毒属。感染后在肝细胞内复制。HAV直径为27～32 nm，无包膜。在电镜下可见充实或中空两种球形颗粒，前者是完整的HAV颗粒，含RNA基因，具有感染性，后者为病毒的缺陷型，有抗原性，但无传染性。HAV对外界抵抗力较强，耐酸碱，能耐56℃ 30 min，室温下可生存1周，在贝壳类动物、污水、海水、泥土中可存活数月。60℃ 12 h部分灭活；煮沸5 min全部灭活。紫外线(1.1 W，0.9 cm深)1 min、1.5～2.5 mg/L余氯15 min、3%甲醛5 min可灭活。

(2) 乙型肝炎病毒(hepatitis B virus，HBV)属于嗜肝DNA病毒科。在电镜下可见3种病毒颗粒：① Dane颗粒，又称大球形颗粒，是完整的HBV颗粒，直径42 nm，分为胞膜和核心两部分，包膜内含乙型肝炎表面抗原(HBsAg)、糖蛋白与细胞脂肪。核心部分含环状双股DNA、DNA聚合酶(DNAP)和核心抗原(HBcAg)，是病毒复制的主体。② 小球形颗粒。③ 管状颗粒。后两者不是完整的病毒颗粒，是HBV的一个部分，仅含包膜蛋白。HBV基因组易突变，影响血清学指标的检测，并与肝炎慢性化、肝衰竭、肝细胞癌的发生密切相关。HBV的抵抗力很强，能耐60℃ 4 h及一般浓度的消毒剂，在血清中30～32℃可保存6个月，−20℃可保存15年，但煮沸10 min、65℃ 10 h或高压蒸气消毒可使之灭活。

(3) 丙型肝炎病毒(hepatitis C virus，HCV)属于黄病毒科丙型肝炎病毒属。HCV为球形病毒颗粒，直径55 nm，外有脂质的外壳、囊膜和棘突结构，内由核心蛋白及核酸组成核衣壳。HCV基因组为线状单股正链RNA。HCV是多变异的病毒，是5种肝炎病毒中最易发生变异的一种。在同一患者血中的HCV相隔数月即可出现变异。目前可将HCV分为6个不同基因型，1、2、3型可再分亚型，即1a、1b、1c、2a、2b、2c、3a、3b、4a、5a、6a。我国以1b型为主，基因分型有助于指导抗病毒治疗。氯仿(10%～20%，V/V)、甲醛(1∶1 000)6 h及60℃ 10 h可使HCV灭活。

(4) 丁型肝炎病毒(hepatitis D virus，HDV)是一种缺损RNA病毒，必须有HBV或其他嗜肝DNA病毒辅助才能复制、表达。HDV为直径35～37 nm的球型颗粒，内部含HDAg和基因组HDV RNA，外壳为HBsAg。

(5) 戊型肝炎病毒(hepatitis E virus，HEV)属萼状病毒科。免疫电镜下为球形颗粒，直径27～38 nm，无包膜。基因组为单股正链RNA。HEV主要在肝细胞内复制，通过胆道排出。HEV对高热、氯仿、氯化敏感。

2. 该患者属于什么类型的肝癌？

答 该患者为单纯型原发性肝癌Ⅰ期。

知识链接

肝癌的分型

(1) 原发性肝癌：是我国常见恶性肿瘤之一，病死率高，在恶性肿瘤死亡顺序中仅次于胃癌、食管癌。

(2) 肝细胞癌：在肝叶的肝细胞发生癌变。其由多种病因引起，当前在我国最主要的是HBV感染。

(3) 胆管细胞癌：在胆管的上皮细胞发生癌变。

(4) 转移性肝癌。

(5) 继发性肝癌。

3. 原发性肝癌患者的临床表现有哪些？

答 (1) 症状：早期肝癌常无症状或症状无特异性，中晚期肝癌的症状则较多，常见的临床表现有肝区疼痛、腹胀、食欲缺乏、乏力、消瘦、进行性肝大或上腹部肿块等；部分患者存在低热、黄疸、腹泻、上消化道出血；肝癌破裂后出现急腹症表现等。也有症状不明显或仅表现为转移灶的症状。

(2) 体征：早期肝癌常无明显阳性体征或仅类似肝硬化体征。中晚期肝癌通常出现肝大、黄疸、腹水等体征。此外，合并肝硬化者常有肝掌、蜘蛛痣、下肢水肿、男性患者乳腺增大等。发生肝外转移时可出现各转移部位相应的体征。

拓展阅读

原发性肝癌的分型

(1) 单纯型：临床和化验检查者无明显肝硬化表现者。

(2) 硬化型：有明显的肝硬化临床和化验表现者。

(3) 炎症型：病情发展迅速并伴有持续癌性高热或血清谷丙转氨酶升高1倍以上者。肝癌的分期如下：

① Ⅰ期：无明显的肝癌症状与体征者。

② Ⅱ期：介于Ⅰ期与Ⅲ期之间者。

③ Ⅲ期：有黄疸、腹水、远处转移或恶病质之一者。

4. 该患者的肝功能如何分级？

答 根据Child-Pugh分级标准，该患者无肝性脑病，无腹水，总胆红素＞51 μmol/L，白蛋白＞35 g/L，凝血酶原时间延长＜4 s，统计总分为7分，肝功能分级为B级。

知识链接

Child-Pugh分级如表3-5所示。

表3-5 Child-Pugh分级

临床生化指标	1分	2分	3分
肝性脑病（级）	无	1～2	3～4
腹水	无	轻度	中、重度
总胆红素（μmol/L）	＜34	34～51	＞51
白蛋白（g/L）	＞35	28～35	＜28
凝血酶原时间延长（s）	＜4	4～6	＞6

注：A级为5～6分：手术危险度小，预后最好；B级为7～9分：手术危险度中等；C级为≥10分：手术危险度较大，预后最差。

5. 该患者如何进行肝脏储备功能（DDG）检测？该检测有何意义？

答 目前临床应用最广的肝脏储备功能检测是吲哚菁绿（ICG）排泄试验（图3-6）。通常以注射后15 min血清中ICG滞留率（ICGR15）作为量化评估肝脏储备功能的指标。检查前通知患者禁食6 h；检查当日测量身高、体重，以计算使用吲哚菁绿的剂量；检测血常规（主要是血红蛋白）；前臂上段予以留置较粗、直的外周静脉留置针，以便于快速静脉推注吲哚菁绿。ICG进入血液后迅速与蛋白及α_1-脂蛋白结合，经过肝脏时，90％以上被肝细胞摄取，再以原形从胆道排泄，不经过肝肠循环。血浆ICG清除率主要取决于肝血流量、正常肝细胞数量及胆道排泄的通畅程度。肝功能障碍时，血浆ICG清除率K值明显降低，血中ICG滞留率*R*值则明显升高。ICGR15是目前能全面反映肝脏储备功能的指标，对肝脏手术切除方案的制定具有指导意义。

目前公认的结果是：当ICGR＜14％时，对于有肝硬化且Child-Pugh评级为A级的患者行半肝切除是可行的；但当ICGR＞14％时，行半肝切除手术的死亡风险是前者的3倍。

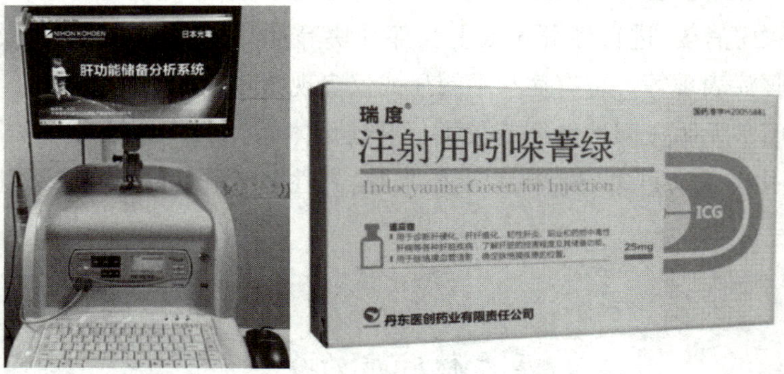

图3-6 肝脏储备功能（DDG）检测

6. 该患者为肝左外叶切除，处于肝脏的什么位置？

答 该患者使用的是Couinaud分段法（图3-7），它是指根据门脉系统分部特点，按顺时针方向将肝脏分为8个肝段，每个肝段分别用罗马数字Ⅰ～Ⅷ标记，Ⅰ段：尾状叶；Ⅱ段：左外叶上段；Ⅲ段：左外叶下段；Ⅳ

段:左内叶;Ⅴ段:右前叶下;Ⅵ段:右后叶下段;Ⅶ段:右后叶上段;Ⅷ段:右前叶上段。而该患者切除的部位为Ⅱ段+Ⅲ段。

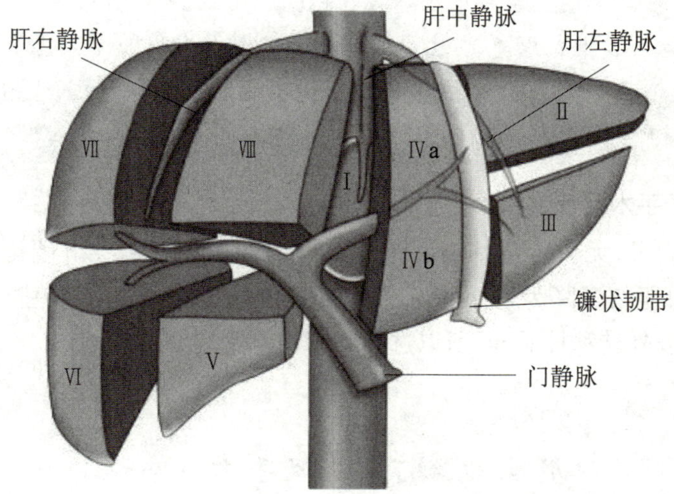

图3-7　肝脏Couinaud分段图

拓展阅读

肝　　段

肝由主肝和肝背扇区两部分组成,主肝由Ⅱ段至Ⅷ段组成,肝背扇区由Ⅰ段和Ⅸ段组成(图3-8)。

- 肝
  - 主肝
    - 左半肝
      - 左外扇区
        - 左外上段(Ⅱ段)
      - 左内扇区
        - 左外下段(Ⅲ段)
        - Ⅳ段　左内叶
      - (左外上段(Ⅱ段)、左外下段(Ⅲ段)：左外叶)
    - 右半肝
      - 右前扇区
        - 右前下段(Ⅴ段)
        - 右前上段(Ⅷ段)
        - (右前叶)
      - 右后扇区
        - 右后下段(Ⅵ段)
        - 右后上段(Ⅶ段)
        - (右后叶)
  - 肝背扇区　Ⅰ段和Ⅸ段

图3-8　肝脏分段图

主肝部分为半肝、区和段3级。

(1) 正中裂将肝分为左、右半肝,直接分开相邻的左内叶(Ⅳ段)与右前叶(Ⅴ段和Ⅷ段),正中裂在肝膈面为下腔静脉左壁至胆囊切迹中点的连线;在肝脏面,经胆囊窝中份和经横沟入腔静脉沟。

(2) 左叶间裂内有左叶间静脉和肝门静脉左支矢状部走行,分开左内叶(Ⅳ段)和左外叶(Ⅱ段和Ⅲ段),左叶间裂在肝膈面为肝镰状韧带附着线左侧1 cm范围内与下腔静脉左壁的连线,于脏面为肝圆韧带裂和静脉韧带裂。

(3) 左段间裂内有肝左静脉走行,分左外叶为左外上段(Ⅱ段)和左下段(Ⅲ段)。左段间裂在肝膈面为下腔静脉左壁至肝左缘上中1/3交点的连线,转至脏面止于左纵沟中点稍后上方处。

(4) 右叶间裂,内有肝右静脉走行,分开右前叶与右后叶,右叶间裂在肝膈面为下腔静脉右壁至胆囊切迹中点右侧的肝下缘外中1/3交点的连线,转至脏面,连于肝门右端。

(5) 右段间裂在脏面为右端至肝右缘中点连线,转至膈面,连于正中裂。此裂相当于肝门静脉右支主干平面,既分开右前上段(Ⅷ段)和右前下段(Ⅴ段),又分开右后上段(Ⅶ段)和右后下段(Ⅵ段)。

肝背扇区由Ⅰ段和Ⅸ段组成一独立单位，它位于肝后面的中间部分，背裂将尾状叶与左内叶和右前叶分开。它上起肝左、中和右静脉出肝处(第二肝门)，下至第一肝门，在肝上极形成一弧形线。

目前认为，认识肝背扇区解剖有重要的临床意义：① 肝Ⅰ段和Ⅸ段作为一单元来处理，可减少肝切除或劈裂式肝移植的受损范围和出血量。② 由于难以准确划分Ⅷ段和Ⅸ段界限，肝Ⅷ段切除技术上存在一定困难，而肝Ⅰ段切除比较容易。③ 由于肝Ⅰ段和肝Ⅸ段胆管分支小而短，直接连接肝门部胆管，易被侵犯，肝门管胆管癌应一并切除肝Ⅰ段和肝Ⅸ段。

7. 该患者为什么选择手术治疗方式？

答 该患者全身情况尚可，无明显心、肺、肾等重要器官器质性病变；无肝硬化；虽然肝功能分级属B级，但经短期护肝治疗后其总胆红素降为47 μmol/L，可恢复到A级；肝储备功能基本在正常范围以内；肿瘤局限于一叶，无不可切除的肝外转移性肿瘤，所以选择手术切除肿瘤。

知识链接

肝癌的治疗方式及手术适应证

1. 治疗方式

(1) 手术切除：常根据患者全身情况、肝硬化程度，肿瘤的部位与大小等决定不同的术式。

(2) 肝移植：肝移植治疗肝癌是比较有效的方法，但存在严重的局限性，如肝源缺乏、手术风险大，不良反应大，需要终身用药维护，容易产生免疫排斥。

(3) 介入治疗：肝癌介入治疗是指经股动脉插管将抗癌药物或栓塞剂注入肝动脉的一种区域性局部化疗。介入治疗有一定的疗效，对癌块太大者疗效欠满意，而且对正常肝细胞仍有损伤，少数患者甚至出现肝功能不全的现象。

(4) 射频消融：属微创手术。射频电极针只针对肝肿瘤，对其余的肝组织无影响，这对于严重肝硬化患者尽量保存有功能的肝组织是很重要的，患者术后观察1～2 d就可出院，痛苦小，能在几天之内恢复到正常的生活状态。

(5) 中药治疗：中药治疗肝癌是很多肝癌患者都曾采用过的方法，中药对肝癌患者有调养保健作用，但对疾病治疗见效慢，缺乏针对性。

2. 手术适应证

(1) 患者的一般情况(必备条件)：一般情况良好，无明显心、肺、肾等重要器官器质性病变；肝功能正常，或仅有轻度损害(Child-Pugh A 级)；或肝功能分级属B级，经短期护肝治疗后恢复到A级；肝储备功能(如ICGR15)基本在正常范围以内；无不可切除的肝外转移性肿瘤。

(2) 可行根治性肝切除的局部病变须满足下列条件：① 单发肝癌，表面较光滑，周围界限较清楚或有假包膜形成，受肿瘤破坏的肝组织＜30%；或受肿瘤破坏的肝组织＞30%，但无瘤侧肝明显代偿性增大，达全肝组织的50%以上。②多发性肿瘤，结节＜3个，且局限在肝的一段或一叶内。

(3) 可行姑息性肝切除的局部病变须符合下列条件：① 3～5个多发性肿瘤，超越半肝范围者，行多处局限性切除。② 肿瘤局限于相邻2～3个肝段或半肝内，无瘤肝组织明显代偿性增大达全肝的50%以上。③ 肝中央区(中叶或Ⅳ、Ⅴ、Ⅷ段)肝癌，无瘤肝组织明显代偿性增大达全肝的50%以上。④ 肝门部有淋巴结转移者，肿瘤切除同时行淋巴结清扫或术后治疗。⑤ 周围器官受侵犯者一并同时切除。

(4) 姑息性肝切除还涉及以下几种情况：原发性肝癌合并门静脉癌栓和(或)腔静脉癌栓、肝癌合并胆管癌栓、原发性肝癌合并肝硬化门脉高压、难切性肝癌的切除。

8. 根据ERAS的专家指南，如何对该患者进行围术期护理？

答 (1) 术前护理准备：

① 术前宣教。研究表明，充分的术前教育，可以减轻肝脏肿瘤患者围术期焦虑和恐惧心理，缓解术后疼痛，使患者能更好地配合治疗，加速术后恢复。护士可采用多元化的健康教育方式，包括口头、书面（宣教手册、宣教展板）、多媒体（移动PC、IPAD）、网络微信平台等，介绍肝脏肿瘤患者实施加速康复外科的安全性以及促进早期康复的各项措施，鼓励患者积极参与治疗过程和治疗决策，配合加速康复外科方案的实施。

② 胃肠道管理。肝脏肿瘤患者术前不推荐常规行胃肠道准备，但对存在慢性便秘的患者可给予口服适量缓泻剂，有利于避免术后肝性脑病的发生。

③ 营养管理：

a. 运用营养风险筛查表对患者进行营养筛查。NRS 2002评分≥3分表明患者存在营养风险，术前遵医嘱积极予以营养支持，首选肠内营养，必要时请营养科会诊协助制定营养干预方案。对于严重营养不良并且不适宜经口或肠内营养的患者，建议进行肠外营养。

b. 术前饮食管理：Ⅰ 有研究表明，肝切除术前给予口服肠内营养制剂，可使胃肠道对肠内营养制剂产生预适应，加快术后肝功能和胃肠道功能恢复，缩短住院天数。因此可于术前3天，指导患者采用少量、多次的方式，口服口感较好的整蛋白型肠内营养制剂。Ⅱ 术前晚给予清淡易消化的普食。Ⅲ 无胃肠动力障碍的肝脏肿瘤患者指导术前6 h进食固体饮食；术前2 h进食清流质食物（不超过400 mL），若患者无糖尿病史，可根据医嘱给予术前2 h饮用400 mL含12.5%碳水化合物的饮料，以减轻饥饿、口渴症状，缓解焦虑情绪，降低术后胰岛素抵抗和高血糖发生率。禁食禁饮期间，密切观察生命体征、血糖等指标的变化，如有异常及时通知医生对症处理。

④ 术前安全评估：

a. 心理评估：正确评估患者的心理状况，必要时可请心理卫生科会诊干预。

b. 重要器官功能的评估：良好的心肺等重要器官功能是保障手术安全的关键，也是加速康复外科实施的重要前提。患者入院8 h内护士应完成首次护理评估，包括生命体征、腹部体征等；评估有无腹水、下肢水肿、消化道出血等症状；评估是否存在心血管、呼吸、泌尿、消化等系统的疾病病史，根据医嘱协助患者完善肺功能、胸部CT、心电图、心脏超声等检查；详细了解患者是否服用治疗高血压、心脏病等方面的药物，如服用可乐定类抗高血压药物，华法林等抗凝、抗血小板类药物应及时报告医生，术前予以停用或调整。

c. 基础肝病状况的评估：了解患者既往是否有慢性乙型肝炎和肝硬化病史，术前积极配合医生予以护肝、抗病毒、抗感染、梗阻性黄疸引流等治疗。

d. 肝脏储备功能评估：将检测结果及时报告医生，为制定精准肝切除手术方案提供有价值的参考。

e. 疼痛评估：可采用0～10分数字评分法（NRS）、视觉模拟法（VAS）、Wong-Baker面部表情量表法等评估工具，进行疼痛评估，必要时根据医嘱术前予以预防性镇痛，以缓解术后疼痛的发生。

f. 血栓风险评估：通过 Caprini评估表进行术前血栓风险评估，根据评估结果指导患者开展基础预防、物理治疗或使用抗凝药物。

⑤ 指导术前训练：

a. 术前指导患者进行床上排便、排尿训练，以便术后尽早拔除导尿管。

b. 示范腹式呼吸、缩唇呼吸；指导患者进行有效咳嗽、胸背部拍击等方法，评估患者及家属的掌握情况，以促进术后有效排痰，保持呼吸道通畅。

c. 患者如为高龄，年龄≥65岁、长期大量吸烟（吸烟史≥400支/年），存在肺部基础疾病（COPD等），或者肺功能异常的患者，指导每日运用呼吸训练器进行肺康复训练干预，直至出院。

（2）术后护理管理：

① 疼痛管理：

a. 推荐采用预防性、个体化、按时、多模式镇痛管理方案，以选择性环氧化酶-2（COX-2）抑制剂、非选择性NSAIDs或对乙酰氨基酚为基础用药，包括PCA、TAP 阻滞、NSAIDs针剂按时注射5～7 d，之后予以

NSAIDs口服续贯镇痛。

b. 根据患者情况选择合适的疼痛评估工具，进行及时有效的疼痛评估。

c. 建议术后使用镇痛泵的患者，分别于术后回病房即刻、1h、2h、3h、4h、5h、6h进行疼痛评估，此后8 h评估，直至撤泵为止，评估患者疼痛相关指标，如疼痛评分、部位、性质、伴随症状、镇静评分、不良反应、镇痛泵使用情况、按压次数及剩余量，及时做好记录，有异常情况及时处理并记录。

d. 对于术后轻度疼痛（NRS评分1～3分）的患者，每日评估并记录一次；中度疼痛（NRS评分4～6分）每隔8 h评估并记录；重度疼痛（NRS评分7～10分），每小时评估并记录，直至疼痛评分≤6分。当评分≥4分时，需要通知医生，进行止痛药物干预。静脉用药15 min内，口服用药1 h内，其余用药方式30 min内进行疼痛复评，如有特殊情况要立即评估。

② 呼吸管理。相关指南建议肝切除术后在呼吸循环稳定的前提下，应尽早拔除气管插管。护士应协助患者翻身、叩背，及时清除呼吸道分泌物，保持呼吸道通畅。指导正确腹式呼吸、缩唇呼吸或使用呼吸训练器，根据病情需要，遵医嘱予吸氧、雾化吸入、化痰等对症治疗。

(3) 管道维护：

① 引流管：对于肝切除范围不大、创面止血处理较好、估计不会出现大量腹腔积液的患者，术中可以考虑不放置引流管；对于放置引流管的患者，建议术后合理早期拔除。

② 导尿管：肝脏肿瘤患者应避免围术期常规留置导尿管；短期留置导尿管期间，护士应及时评估，一旦无需使用，应尽快拔除。对于没有前列腺病变的患者，建议术后24 h内拔除，拔管前无须夹管，直接拔除即可；注意观察拔管后首次排尿量、有无尿路刺激症状等异常症状，预防尿潴留。

③ 管道维护：a. 正确识别管道风险等级，根据不同管道的风险等级，做好管道标识，利于医护人员快速识别各种管道。b. 妥善固定：根据引流管部位，选择合适固定材料，采取"工字型""三叉型""高举平台法"等方法进行有效固定，防止牵拉滑脱。c. 保持引流通畅：定期挤压管道，避免管道折叠、受压、扭曲。d. 引流液的观察与记录：严密观察引流液的颜色、量、性状，发现异常及时通知医生处理。e. 引流管口皮肤管理：保持引流口皮肤清洁、敷料干燥，有渗出及时更换并估计渗出量，保护局部皮肤。f. 更换引流装置：一般普通引流袋建议更换频率为每7日更换。g. 拔管后护理：观察患者拔管后病情变化，如是否有发热、腹痛等；保持伤口敷料完好无渗液，如有异常情况，及时报告医生进行处理。

(4) 饮食管理和营养支持：

① 目前提倡的肝切除术后营养治疗理念是"先肠内、后肠外、肠内不足肠外补"。

② 肝脏手术患者术后当天麻醉清醒后可试饮水，注意观察有无呛咳，防止误吸。

③ 术后第1天开始鼓励流质饮食（如米汤、萝卜汤等）、第2天给予半流饮食（如稀饭、馄饨、面条等），逐步过渡至普食，根据患者自我耐受情况调整进食量。避免早期进食牛奶、辛辣及刺激性食物。

④ 进食期间，密切观察有无恶心、呕吐等胃肠道不适症状，有无腹痛、腹胀等异常腹部体征，关注肠鸣音恢复情况。

(5) 静脉治疗：

① 根据患者的引流量、尿量和中心静脉压，遵医嘱补充液体，维持液体出入量平衡，避免过度输液。

② 根据液体出入量和体重的变化，遵医嘱适当使用利尿剂，维持围术期的液体平衡。在利尿剂使用过程中，护士应注意及时复查血电解质和肾功能、积极防治电解质紊乱和肝、肾功能不全等并发症。

③ 液体入量控制在30～50 mL/kg，并随着进食量的恢复逐步减少静脉补液量，建议恢复正常饮食即可及时停止静脉补液。

(6) 术后血糖管理：

① 护士熟练掌握规范的血糖监测技术，充分考虑影响血糖检测的因素，以便获得准确的血糖值，为制定肝脏肿瘤患者个体化治疗提供依据。

② 建议禁食期间每4～6 h监测一次血糖，恢复正常饮食后监测空腹血糖、三餐后血糖和睡前血糖，发现

异常及时报告医生。

③ 术后高血糖患者在恢复正常饮食以前，遵医嘱予以持续静脉输注胰岛素，每0.5～1 h监测一次血糖。恢复正常饮食后，根据医嘱可予胰岛素皮下注射或口服降糖药治疗。

④ 降血糖治疗期间，护士应警惕低血糖的发生，一旦发生应按低血糖诊治流程进行紧急救护。血糖≤3.9 mmol/L时应每15 min监测一次直至低血糖得到纠正。

(7) 活动管理：

① 在有效控制疼痛前提下，确定每天的康复治疗目标，积极实施早期活动方案。

② 手术当天协助床上翻身每2 h一次，指导做下肢的屈伸、足和趾的主动活动。

③ 术后24 h在护士评估指导下开始尝试下床活动，活动前检查各种管道，确保各管道固定妥善，并有家属陪伴。

④ 正确评估其活动耐力，循序渐进增加活动时间及活动量，必要时选择安全实用的辅助工具协助活动。

⑤ 活动期间密切监测心率、血压、呼吸频率和(或)血氧饱和度的变化，活动量循序渐进。

⑥ 掌握客观指标，一般建议心率、血压超过基础值20%、血氧饱和度<90%、患者自我感觉不适或体力不支，及时终止活动。

(8) 深静脉血栓栓塞症的预防：

① 术后根据Caprini评分，选择相应预防性抗凝措施，包括基础预防、机械预防和药物预防。基础预防即早期活动；机械预防常用措施是间歇充气加压装置(IPC)(图3-9)；药物预防有普通肝素、低分子肝素、阿司匹林等。

② IPC使用前护士评估患者是否存在急性炎性皮肤病、心律不齐、丹毒、肺水肿、不稳定型高血压、安装人工心脏起搏器、对IPC过敏、充血性心力衰竭等禁忌证；使用过程中观察气压泵的运行状态、间歇加压时间、观察肢端血运情况。

③ Caprini评分≥3分，应及时报告医生，同时可在患者床头放置血栓高风险警示标志；遵医嘱使用低分子肝素，首次注射时间为术前2～12 h，并在术后持续使用；若有大出血风险，建议给予IPC，出血风险降低后，再遵医嘱给予药物预防。

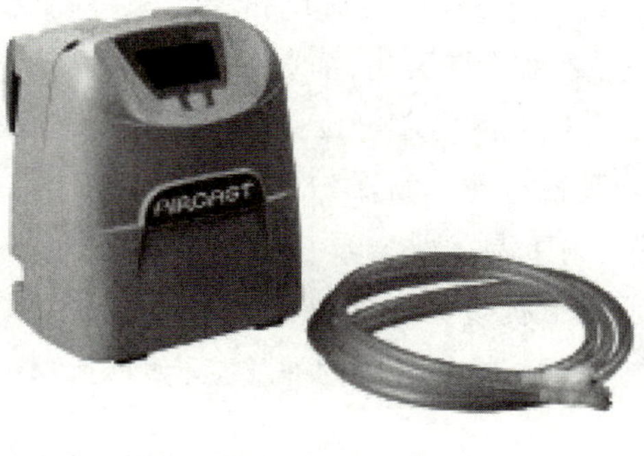

图3-9 间歇充气加压装置

④ 抗凝药物使用期间，密切观察患者有无出血倾向，若出现伤口渗血、注射部位瘀点瘀斑、消化道出血等异常情况，应及时告知医生进行处理。

拓展阅读

围术期的营养支持

营养不良是大手术术后不良反应中一种重要的并且可以避免的危险因素。有几项评估指标能够用于患者营养状态的评估，并且其有效性已在临床实践中得到证实。我们着重强调营养风险评分(nutritional risk score，NRS)、营养不良通用筛查通用工具(universal screening tool)和主全面评估法(subjective global assessment，SGA)。

根据欧洲临床营养与代谢学会(ESPEN)指南，满足以下至少一项标准的患者建议延迟手术并对患者实施术前肠内营养(至少两周)来改善患者营养状况：6个月内体质量减轻>10%；BMI<18.5 kg/m²；血浆白蛋白<30 g/L(无肝功能和肾功能障碍)。

目前的建议是，有营养不良风险的患者术前进行5～7 d的口服补充营养物质。对于严重营养不良并且不适宜经口或肠内营养的患者，应延缓手术至少两周，建议进行肠外营养以改善患者的营养状态并增加体质量。

9. 该患者术后发生了什么并发症?

答 该患者术后发生了胆漏。

知识链接

肝部分切除术后的并发症

(1) 出血。术后早期出血多因肝创面上的止血不够彻底。活跃的出血多来自肝动脉的小支,出血可能难以自行停止;来自肝静脉、门静脉、肝窦的出血,多会逐渐减少而自行停止。除术中细致止血外,术后要对引流液的颜色、量及成分密切观察。颜色鲜红的活动出血应想到动脉出血,如经过输血、止血治疗出血仍无减少,宜及早手术止血。凝血功能障碍的出血,可发生于合并肝硬化的广泛肝切除术和大量输血时,往往创面呈弥漫性渗血,没有肯定的活动出血点,很难做到彻底止血,此时可给予输成分血并纠正凝血功能障碍。

(2) 腹水。腹水是肝癌切除术后并发症中的一个突出问题,这是由于术后的低蛋白血症及低钠血症所致,其最多发生于合并肝硬化患者的术后2周内,这一方面是由于剩余肝组织的白蛋白合成障碍,另一方面也是由于水潴留将血浆蛋白稀释。治疗时宜输注白蛋白或血浆,适当给予利尿药等,以提高血浆胶体渗透压和维持电解质平衡。

(3) 感染。由于肝切除术创面大、渗液多,如引流不畅,可形成积液,如继发感染,可形成腹腔脓肿,治疗主要是要保持引流通畅。必要时可在B超、CT引导下穿刺置管引流,并宜应用广谱抗生素和甲硝唑等治疗感染。由于许多病原菌为条件致病菌,对一些抗生素不敏感或耐药,为有效控制感染,宜行细菌培养及药敏试验,针对病原菌给予敏感抗生素。对长期应用抗生素者,宜检测粪便中的球杆菌比例和查找真菌,避免菌群紊乱,加重患者病情。

(4) 消化道出血:肝部分切除术后消化道出血可来源于肝硬化门静脉高压食管静脉曲张破裂或胃黏膜应激性溃疡。肝部分切除后余肝变小,门静脉血流受阻,可引起暂时性门脉高压,如术前已有食管静脉曲张,则更易发生破裂出血。较有效的处理方法是三腔二囊管压迫止血或注射硬化剂治疗。应激性、溃疡时可给予抗酸制剂,以减少胃酸分泌,可以有效地减少出血。

(5) 其他肝癌的并发症:如低血糖、感染、胆漏、伤口裂开、肾衰竭、血栓等。

10. 如何对该患者进行出院指导及随访?

答 (1) 患者服用镇痛药疼痛控制良好,可以耐受固体饮食,不需要通过静脉补液,胆红素正常或接近正常,排便通畅,活动水平恢复至术前水平即可出院。

(2) 医护团队、患者及其家属共同制定出院计划,护士给予详尽的出院宣教,包括出院标准、心理与康复的关系、饮食及注意事项、继续药物治疗的注意事项、功能锻炼、自我检测及自护措施、家属或陪护的照护教育、复查时间、随访时间安排和再入院的途径等。

(3) 护士根据随访计划、出院随访评估情况实施随访工作,随访内容包括对患者出院后的治疗效果、病情变化、康复情况、心理状况实施指导及监控,宣传、指导患者执行相关用药、康复锻炼等健康教育,同时征求患者对本次住院的满意情况进行评价。必要时指导患者到门诊就诊随访。

拓展阅读

世界首例活体人的异种肝移植手术

2024年5月17日,安徽医科大学第一附属医院成功将10基因编辑供体猪的肝脏移植到了一位71岁肝脏右叶巨大肝癌的男性患者身上。这是世界首例活体人的异种肝移植手术,也是全球第5例活体人的异种器官移植手术。

这次手术的成功开创了转基因猪异种肝移植的先河,标志着中国科学家在异种肝移植技术上取得了重大突破，站上了全世界的最前沿。

案　例　二

一、案例导入

一般资料：患者，男，78岁。

现病史：患者1周前突发腹痛，疼痛剧烈，伴有呼吸困难、恶心呕吐，无腹泻、寒战发热，急诊入院。查体：巩膜轻微黄染，肝大肋下10 cm可触及，质硬，表面不光滑，腹软，未及明显压痛、反跳痛，移动性浊音(±)，面色苍白，血压86/55 mmHg；行腹部CT检查提示肝脏肿瘤伴破裂可能，即刻转入重症医学科行监护治疗。次日上午行介入肝动脉栓塞止血，病情平稳后转入普通病房。行肝胆胰MRI提示右肝占位，考虑：① 原发性肝脏恶性肿瘤。② 肝炎后肝硬化失代偿期。患者病程中进食少，睡眠一般，小便正常，大便未解，体重有所减轻。

辅助检查：HBsAg(＋)，AFP 580 μg/L。

主要治疗：患者介入治疗术后疼痛症状明显，血常规提示血红蛋白6 g/ L，予地佐辛镇痛、营养支持、补液等对症治疗。严密观察患者生命体征、腹部体征变化情况；动态复查血常规、肝功能、血凝常规等相关指标。

其他史：有高血压病史多年，慢性肝炎史10年。

二、临床问题解析

1. 该患者为什么被考虑为原发性肝脏恶性肿瘤？

答　该患者入院查体巩膜轻微黄染，肝脏肿大且质硬，表面不光滑，行肝胆胰MRI提示右肝占位；且既往有慢性肝炎病史10年，实验室检查结果示：AFP 580 μg/L。因此，考虑为原发性肝脏恶性肿瘤。

知识链接

原发性肝癌和继发性肝癌的区别

原发性肝癌是我国最常见的恶性肿瘤之一，是指恶性肿瘤细胞起源于肝脏组织，包括肝细胞肝癌、胆管细胞肝癌和混合性肝癌。原发性肝癌主要与肝硬化、病毒性肝炎等因素有关；主要表现为持续性肝区钝痛、胀痛，乏力，消瘦，黄疸以及肝脏进行性肿大，质地坚硬，边缘不规则，肝脏表面出现大小不等的结节等。AFP大于400 μg/L，超声、CT、MRI等可帮助诊断。穿刺细胞学及术后病理可确诊。

继发性肝癌是指肝外器官的原发癌或肉瘤转移至肝所致，常以肝外原发性肿瘤引起的症状为主要表现。如出现消瘦、乏力、肝区疼痛、肝区结节性肿块甚至腹水、黄疸等；且AFP为阴性，多数为肝脏多发性结节，CT等可明确诊断。

拓展阅读

肝癌血清标志物：甲胎蛋白

检测甲胎蛋白(α-fetoprotein，AFP)是诊断原发性肝细胞癌最常用的方法，AFP是原发性肝细胞癌的最有价值的肿瘤标志物。其正常值＜20 μg/L；目前AFP诊断标准为：AFP≥400 μg/L且持续4周或AFP≥200 μg/L且持续8周，并排除妊娠、活动性肝炎、肝硬化、生殖胚胎源性肿瘤及肝样腺癌，应考虑为肝细胞癌。

2. 该患者罹患原发性肝癌的危险因素是什么?

答 可能与病毒感染有关。

知识链接

原发性肝癌的病因

原发性肝癌的病因尚未明确,目前认为可能与以下因素有关:

① 肝硬化:肝癌中以肝细胞癌合并肝硬化最多,占64.1%~94%。② 病毒性肝炎:临床上肝癌患者常有急性肝炎→慢性肝炎→肝硬化→肝癌的病史,研究发现肝癌与乙型(HBV)、丙型(HCV)和丁型(HDV)3种肝炎有较肯定的关系。③ 黄曲霉毒素:主要是黄曲霉毒素B_1,主要来源于霉变的玉米和花生等。④ 饮水污染:污水中已发现如水藻毒素等很多种致癌或促癌物质。⑤ 其他:亚硝胺、烟酒、肥胖等可能与肝癌发病有关;肝癌还有明显的家族聚集性。

3. 肝癌破裂出血的原因有哪些?

答 目前,原发性肝癌破裂出血的病因并不明确,可能与以下几点有关:

(1) 肿瘤生长过快,局部缺血坏死,从而继发肿瘤破裂出血。常常发生在较大肝癌的中心位置。

(2) 一些位置距离肝脏包膜较近或呈外生性生长的肿瘤,其表面缺乏足够的肝实质保护,而肝癌包膜薄而质脆,当腹部受到外力打击或者腹内压骤然升高,瘤体容易出现破裂出血。

(3) 肿瘤生长直接侵犯血管,导致血管破裂,或者肿瘤快速生长压迫静脉回流,导致静脉内血液压力增大,引起血管破裂出血。

4. 肝癌破裂出血的治疗方法有哪些?

答 肝癌破裂出血首先应控制出血,挽救患者的生命,同时应兼顾出血控制后的进一步综合治疗。治疗方法主要包括内科保守治疗(用于病情较为稳定、无继续出血征象的患者或濒死状态不适合手术的患者)、微创介入治疗和外科手术治疗(包括肝部分切除及外科姑息性止血)。

5. 该患者为何选择行肝动脉栓塞介入手术?

答 该患者年龄偏大,就诊时已出现休克症状,病情危重,可能无法耐受手术及全身麻醉产生的二次打击。研究表明急诊介入治疗,操作风险较小,避免了手术及全身麻醉对患者造成二次打击,具有可重复性,有助于患者较为平稳地度过出血的危险阶段,待患者病势平稳后再予以手术治疗,彻底解决出血问题,同时切除原发灶。

拓展阅读

肝动脉栓塞化疗术

肝动脉栓塞化疗术(transarterial chemoembolization, TACE)为一种介入治疗方法,即经皮穿刺股动脉,在X线透视下将导管插至肝动脉或其分支注射抗肿瘤药物和栓塞剂,可以持久阻断肿瘤血供,控制肿瘤生长,使肿瘤坏死缩小(图3-10)。常用栓塞剂为碘油和吸收性明胶海绵。

肝动脉栓塞化疗术适应证及禁忌证:

(1) 适应证:① 不适合或不愿意手术的肝癌患者。② 肝肾功能无严重受损和大量腹水。③ 门静脉无完全栓塞的栓子。④ 肝癌手术后复发患者。⑤ 肿瘤破裂出血,需要急诊止血。⑥ 为手术做准备,需阻断血供、缩小肿瘤、减少术中出血量。

(2) 禁忌证:① 肝功能严重受损,评价为Child-C级,或伴有严重黄疸、大量腹水、严重凝血障碍。② 全身多脏器衰竭、肾功能不全。③ 门静脉有完全性栓塞、下腔静脉和胆管有栓子。④ 肿瘤广泛转移患者。⑤ 合并有感染、骨髓抑制患者。

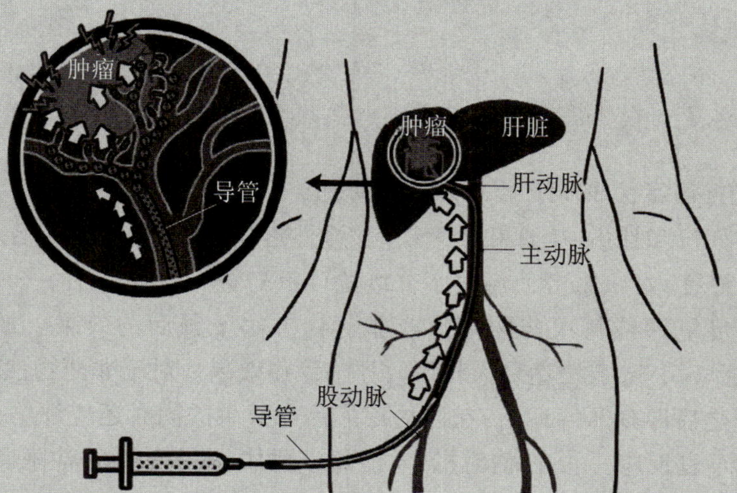

图3-10 肝动脉栓塞化疗术示意图

6. 该患者术前需进行哪些准备工作?

答 术前注意各种检查结果,判断有无禁忌证;做好患者的心理护理;穿刺处皮肤准备;术前禁食4~6 h。此外,该患者有高血压病史,术前需控制血压至平稳水平;同时该患者HBsAg(+),需做好抗病毒及保肝治疗。

7. 该患者术后如何进行体位护理?为什么?如何进行病情观察?

答 该患者TACE术后为预防出血发生:① 术后予患者取平卧位,绝对卧床休息24 h,可水平移动及轴线翻身。② 穿刺处沙袋加压6~8 h,穿刺侧肢体制动12 h。③ 严密观察穿刺侧肢端皮肤的颜色、温度及足背动脉搏动,注意穿刺点有无出血现象。④ 拔管后局部压迫15 min并局部加压包扎6~8 h,卧床24 h防止局部出血。⑤ 卧床期间行踝泵运动,预防血栓形成。

8. 该患者TACE术后股动脉穿刺点出现哪些情况时需要及时处理?

答 ① 穿刺部位渗血:报告医生,给予重新加压包扎。② 穿刺部位血肿:及时查看,并将其发生时间、大小、软硬程度,肢体远近端动脉搏动及变化情况及时告知医生并记录,严密观察转归,班班交接;血肿较小者可遵医嘱继续使用股动脉止血器压迫并观察或给予50%的硫酸镁湿敷,血肿较大不易处理时及时请血管外科会诊协助处理;③ 穿刺点感染及皮肤破损:术后指导患者正确改变体位,使用0.5%碘伏消毒穿刺点,指导患者勿用手随意触碰伤口,保持伤口清洁干燥。

9. 该患者术后为何疼痛症状明显?

答 该患者可能出现了TACE术后的不良反应之一:栓塞后综合征。

知识链接

栓塞后综合征

栓塞后综合征(postembolization syndrome,PES)是TACE术最为常见的不良反应,表现为发热、恶心、呕吐、肝区闷痛、腹胀、厌食、白细胞计数下降等临床症状。其护理措施如下:

① 控制发热:与栓塞后肿瘤组织细胞发生坏死有关,一般为低热,多在一周内缓解,若体温高于38.5℃,可予物理、药物降温。

② 镇痛:肝区疼痛多因栓塞部位缺血坏死、肝体积增大、包膜紧张所致,疼痛多为右上腹部持续性钝痛、胀痛,偶有剧烈疼痛,常发生在术后1~3 d,一般2~5 d可缓解,必要时可适当给予止痛剂。

③ 恶心、呕吐：为化疗药物的反应，多发生在48 h内，通常在一周内消退，可给予甲氧氯普胺、氯丙嗪等。

④ 骨髓抑制：当白细胞计数低于4×10^9/L时，应暂停化疗并应用升白细胞药物。

⑤ 介入治疗后嘱患者大量饮水，减轻化疗药物对肾的毒副作用，观察排尿情况。

10. 针对该患者的疼痛症状，如何进行疼痛评估及护理？

答 ① 内容：疼痛部位和性质、生理和心理疾病、慢性疼痛病史、既往疼痛治疗及效果、用药史、过敏史、认知状态等。② 强度：对该患者使用数字分级法(NRS)进行疼痛评估。③ 治疗效果：对于疼痛未稳定控制的患者，应反复评估每次药物治疗或非药物方法干预后的效果。通常在静脉注射给药后5～15 min、口服用药后1～2 h，药物达最大作用时评估镇痛效果。对于非药物性干预措施的效果评估则是在应用期间或应用之后即刻开始评估；在评估疼痛治疗效果的同时还应评估并记录如镇静、谵妄、恶心等疼痛治疗相关的不良反应。④ 评估时机：术前每日评估、术中随时关注患者有无疼痛不耐受、术后每2 h及患者有需求时均应进行疼痛评估，并与术前进行对比。术后疼痛可按WHO建议的三步阶梯方案执行(图3.11)。

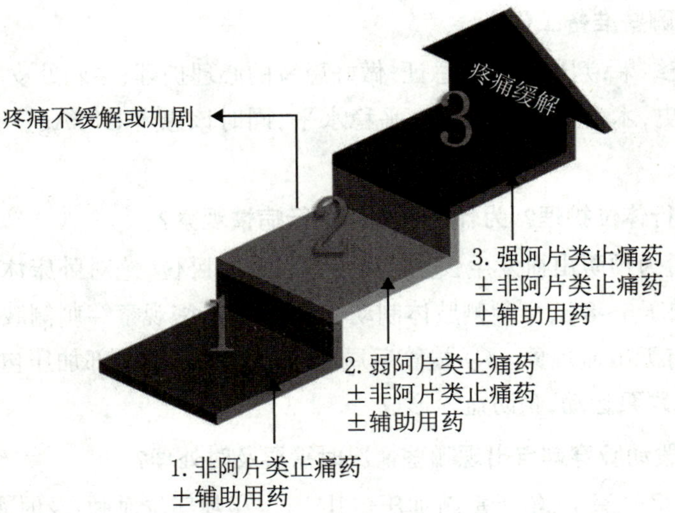

图3.11 三阶梯止痛法

11. 该患者TACE术后可能还会出现哪些并发症？如何护理？

答 (1) 肝脓肿、胆汁瘤：持续高热不退1周以上，伴寒战者应考虑合并感染，警惕肝脓肿、胆汁瘤发生。对于高危患者(如有胆道手术史)应预防性使用抗菌药物；术后出现较小、无症状胆汁瘤的患者可观察，不予特殊处理；一旦出现肝脓肿或较大、有症状/继发感染的胆汁瘤患者，遵医嘱抗感染、降温等对症处理，必要时做好经皮穿刺引流围术期护理。

(2) 上消化道出血：观察有无呕血、黑便症状，警惕发生上消化道出血，根据情况报告医生及时处理。若大量呕血，及时开放口咽通道，负压吸引，预防窒息。活动性大量出血时，协助医生使用三腔二囊管压迫止血，或做好急诊手术准备。

(3) 肝肾衰竭：遵医嘱给予护肝治疗，TACE前后应充分水化，必要时需血液透析。

(4) 骨髓抑制：表现为化疗药物所致的白细胞、血小板或全血细胞减少。可遵医嘱给予升白细胞和血小板药物，必要时输成分血或全血。

(5) 异位栓塞：严密观察患者的生命体征和腹部体征，积极配合抢救治疗。

第六节　胆管结石

一、案例导入

一般资料：患者，女，35岁。

现病史：患者2天前无明显诱因出现上腹胀痛，持续性发作，休息后好转，无恶心呕吐，无腹泻，为求诊治，在当地医院查腹部B超示胆总管结石，查总胆红素33.12 μmol/L、直接胆红素28.32 μmol/L。现为求进一步诊治就诊于我院门诊，拟“胆总管结石伴胆管炎”收住入院。病程中，患者睡眠可，小便黄，大便正常，皮肤巩膜无明显黄染，无瘙痒感，体重无明显改变。

完善相关检查后，患者于入院第4天在全麻下行腹腔镜-胆道镜联合探下胆总管切开取石＋T形管引流术，手术顺利，术中出血量约100 mL，术后置腹腔引流管、T形管引流管、尿管各1根。术后3天复查示：直接胆红素2.33 μmol/L，总胆红素7.92 μmol/L。

辅助检查：全腹CT增强示：① 胆总管结石伴肝外胆管扩张。② 肝右叶小钙化灶。

主要治疗：严密监测生命体征，观察大小便，完善血常规、肝肾功能、电解质、凝血功能等相关检查；辅以静脉滴注头孢曲松钠消炎，氨基己酸止血，地佐辛镇痛，溴已新化痰，复方甘草酸苷护肝，奥美拉唑护胃，奥曲肽抑酶等对症处理。

其他史：因胆囊结石而切除胆囊术后10年；患者既往经常不吃早饭，喜欢吃夜宵，偏爱进食高油高盐食物。

二、临床问题解析

1. 什么是胆管结石？如何进行分类？

答　胆管结石是发生在肝、内外胆管的结石（图3-12），分类如下：

(1) 根据胆管结石发病的原因，胆管结石分为原发性胆管结石和继发性胆管结石。在胆管内形成的结石，称为原发性胆管结石，以胆色素结石或混合性结石多见。胆管内结石来自胆囊结石者，称为继发性胆管结石，以胆固醇结石多见（图3-13）。

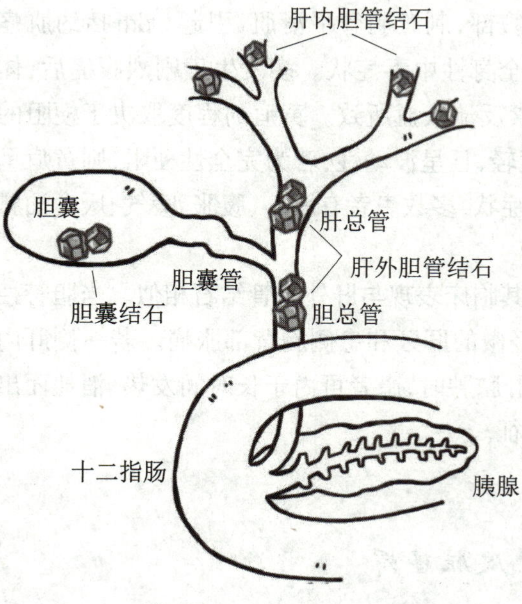

图3-12　胆管结石

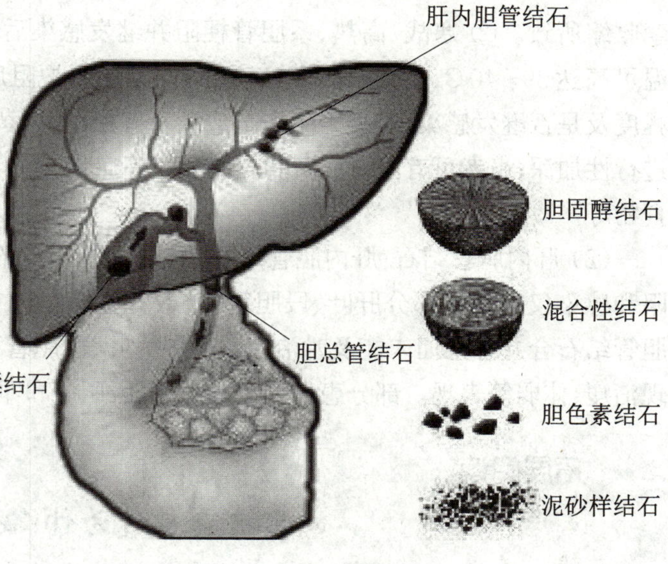

图3-13　胆管结石的形态

(2) 根据结石所在的部位，胆管结石可分为肝外胆管结石和肝内胆管结石，肝管分叉部分以下的胆管结石为肝外胆管结石，肝管分叉部以上的胆管结石为肝内胆管结石。

2. 该患者为什么会形成胆管结石?

答 该患者形成胆管结石可能与其饮食结构及胆囊结石病史有关。

知识链接

胆管结石的病因

形成胆管结石的主要原因包括胆汁淤滞、细菌感染和脂类代谢异常。肝外胆管结石的形成除上述原因外，胆道内异物，如虫卵和蛔虫的尸体亦可成为结石的核心；胆囊内结石或肝内胆管结石在某些因素作用下进入肝外胆管引起肝外胆管结石。

3. 胆管结石的病理生理变化有哪些?

答 胆管结石所致的病理生理改变与结石的部位、大小及病史的长短有关。胆管结石可引起胆道不同程度的梗阻，梗阻可使近端胆管呈现不同程度扩张、管壁增厚、胆汁滞留在胆管内；胆管壁的充血、水肿进一步加重梗阻，使之从不完全性梗阻变为完全性梗阻而出现梗阻性黄疸。胆管的完全性梗阻可继发化脓性感染，引起急性梗阻性化脓性胆管炎；脓液在胆管内积聚，使胆管内压力超过14.8 mmHg(20 cmH_2O)时，细菌和毒素可随胆汁逆流入血，引起脓毒症；当感染致胆管壁坏死、溃破，甚至形成胆管与肝动脉或门静脉瘘时，可并发胆道大出血。胆管的梗阻和化脓性感染可造成肝细胞损害，甚至肝细胞坏死或形成胆源性肝脓肿；长期梗阻和(或)反复发作可引起胆汁性肝硬化和门脉高压症。当结石嵌顿于胆总管壶腹部时，可造成胰液排出受阻甚至发生反流而引起胆源性急、慢性胰腺炎。

肝内胆管结石可局限于一叶或一段肝叶，也可弥漫分布于所有肝内胆管，临床以左叶及右后叶肝内胆管结石多见，其基本病理生理改变为结石导致的肝内胆管狭窄或扩张、胆管炎及肝纤维组织增生、肝硬化、萎缩，甚至癌变。

4. 胆管结石的临床表现有哪些?

答 取决于胆道有无梗阻、感染及其程度。当结石阻塞胆道并继发感染时，可表现为典型的Charcot三联症：腹痛、寒战、高热和黄疸。

(1) 肝外胆管结石：① 腹痛，发生在剑突下或右上腹部，呈阵发性绞痛，或持续性疼痛阵发性加剧，疼痛可向右肩背部发射。其原因是结石嵌顿于胆总管下端或壶腹部，刺激胆管平滑肌，引起Oddi括约肌痉挛收缩所致。② 寒战、高热，系胆管梗阻并继发感染后引起的全身性中毒症状。多发生于剧烈腹痛后，体温可高达39～40℃，呈弛张热型。③ 黄疸，系胆管梗阻后胆红素反流入血所致。黄疸的程度取决于梗阻的程度及是否继发感染，若梗阻不完全或结石有松动，则黄疸程度轻，且呈波动性，若为完全性梗阻，则黄疸呈进行性加深；患者可有尿色变黄和皮肤瘙痒等症状。④ 消化道症状，多数患者有恶心、腹胀、嗳气、厌食油腻食物等。

(2) 肝内胆管结石：肝内胆管结石常与肝外胆管结石并存，其临床表现与肝外胆管结石相似。当胆管梗阻和感染仅发生在部分肝叶、段胆管时，患者可无症状或仅有轻微的肝区和患侧胸背部胀痛。若一侧肝内胆管结石合并感染而未能及时治疗并发展为叶、段胆管积脓或肝脓肿时，患者可由于长时间发热、消耗而出现消瘦、体弱等表现。部分患者可有肝大、肝区压痛和叩痛等体征。

拓展阅读

重症黄疸时为什么会出现皮肤瘙痒

(1) 正常情况下，进食可刺激胆囊收缩使肝细胞分泌胆汁排入十二指肠。胆汁淤积时，胆汁的成分如胆汁酸盐、结合胆红素及胆固醇等反流入血，随着血液循环流至全身，胆红素使皮肤、巩膜黄染，胆汁酸盐淤积于皮下并直接刺激皮肤感觉末梢，引起黄疸患者皮肤瘙痒。

(2) 目前，研究人员认为黄疸患者皮肤瘙痒可能与内源性中枢神经递质的活性异常有关。其中5-羟色胺，特别是内源性阿片样物质活性过高在瘙痒的发生过程中起着重要的作用。

皮肤瘙痒时的护理：

(1) 瘙痒时，可用手拍打"解痒"，忌用力抓挠。

(2) 白天时，可采用听广播、音乐，阅读报纸、书籍的办法分散患者注意力，减少抓痒的时间。夜间可用一些镇静药物，以保证休息。

(3) 用温热水淋浴可以使表皮血管扩张，加速致痒物质的转移，减轻其对皮肤感觉神经的刺激。但不能使用肥皂和浴液等碱性用品。

(4) 剪短指甲，将手套入布袋中，或用手帕将手指包裹住后轻轻地抓痒。

(5) 可遵医嘱，在瘙痒的皮肤表面涂抹一些止痒药物，每日数次。

5. 确诊胆管结石的辅助检查有哪些？

答 (1) 实验室检查：血常规检查白细胞计数常升高，一般可达$(10\sim20)\times10^9$/L，中性粒细胞增高。血清胆红素、转氨酶和碱性磷酸酶升高。尿液检查示尿胆红素升高，尿胆原降低甚至消失，粪便检查示粪中尿胆原减少。血清胆红素正常值是：总胆红素的正常值，1.71～17.1 μmol/L；间接胆红素的正常值，1.7～13.7 μmol/L；直接胆红素的正常值，1.71～7 μmol/L。

(2) 影像学检查：B超检查可显示胆管内结石影，近端胆管扩张。经皮肝穿刺胆道造影、经内镜逆行胰胆管造影、磁共振成像等检查可显示梗阻部位、程度、结石大小和数量等。

知识链接

经皮肝穿刺胆道造影与经内镜逆行胰胆管造影

经皮肝穿刺胆道造影简称PTC，经皮肝穿刺针直接将胆道造影剂注入肝内胆管，能清晰地显示整个胆道系统(包括肝内胆管)情况，能了解胆管内病变部位、程度和范围，有助于黄疸的鉴别。此方法操作简便，显示清晰，不受肝功能减退或黄疸的限制，临床上逐渐替代静脉胆道造影。

经内镜逆行胰胆管造影简称ERCP，通过纤维十二指肠镜观察十二指肠乳头区的病变，经乳头开口处插管至胆管或胰管内，行逆行造影，鉴别肝内、外胆管梗阻的部位和病变的范围，以助诊断。

6. 该患者的治疗方法有哪些？

答 (1) 肝外胆管结石的治疗现仍以手术治疗为主。手术治疗的原则包括术中尽可能取尽结石；解除胆道狭窄和梗阻，去除感染病灶；术后保持胆汁引流通畅，预防胆石再发。常用手术方法有以下几种：

① 胆总管切开取石加"T"形管引流术(图3-14)：适用于单纯胆管结石，胆管上、下端通畅，无狭窄或其他病变者。若伴有胆囊结石和胆囊炎，可同时行胆囊切除术。有条件者可采用术中胆管造影，B超检查或纤维胆道镜检查，有助于减少胆石残留率。如非手术疗法不成功，症状反复发作或加重，则需手术治疗。

② 胆肠吻合术：又称胆肠内引流术。适用于以下两种情况：

a. 胆总管扩张≥2.0 cm，胆管下端有炎性狭窄等梗阻性病变，且难以用手术方法解除者，但上段胆管必须通畅无狭窄。

b. 结石呈泥沙样不易取尽，有结石残留或结石复发者，常用术式有：胆总管空肠Roux-en-Y吻合术、间置空肠胆管十二指肠吻合术等。行胆肠内引流手术时同时胆囊切除。

③ 奥迪括约肌成形术：适应证同胆肠吻合术，特别是胆总管扩张程度较轻而不适于行胆肠吻合术者。

④ 经内镜奥迪括约肌切开取石术：适用于胆石嵌顿在壶腹部或胆总管下端良性狭窄及奥迪括约肌功能障碍者，尤其是已行胆囊切除的患者。

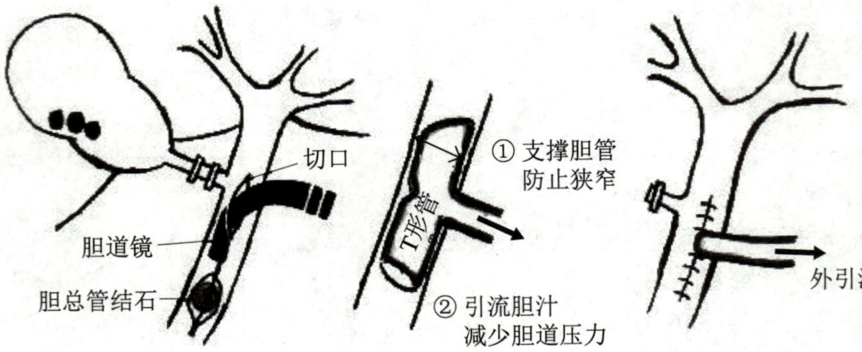

图3-14　胆总管切开取石加“T”形管引流术示意图

拓展阅读

影像学检查技术的进展

1. 三维可视化技术

(1) 技术概述：三维可视化技术通过整合CT或MRI的影像学结果，以三维模型的形式呈现出肝脏脉管的走行以及病灶的位置和形态。这一技术为肝胆管结石病的术前诊断、评估和手术规划提供了重要支撑。

(2) 应用优势：术者可结合虚拟现实和3D打印等技术制定最佳的手术方案和开展仿真手术，显著提高了手术的精确性和安全性。

(3) 权威来源：如《肝胆管结石三维可视化精准诊治专家共识(2019版)》就提供了三维重建的质量控制原则和评价等重要指导。

2. 分子荧光成像技术

(1) 技术特点：以吲哚菁绿(ICG)为代表的分子荧光影像技术，通过肝脏特异性摄取并经胆道排泄的荧光染料，实现了对胆管系统的高效、安全可视化。

(2) 应用效果：与术中胆管造影相比，ICG胆管造影具有更高的可视化率，且染料无放射性，因此在临床应用中表现出色。

(3) 联合应用：将ICG影像技术联合三维可视化技术，可以在术前更清晰地辨明重要脉管的位置和脉管的变异情况，在术中实时侦测肝断面胆漏，预防胆道损伤。

3. 人工智能与影像组学

(1) 技术前沿：随着人工智能技术的不断发展，基于3D MRCP的深度学习模型已初步探索用于定位肝外胆管和分割胆总管结石的可能性。

(2) 应用前景：未来，更多大数据人工智能、生物信息学等技术将运用于肝内胆管结石的定位与评估中，进一步提高诊断的精准度。

(2) 肝内胆管结石：宜采取以手术为主的综合治疗。

① 手术治疗：常用手术方法有以下几种：

a. 高位胆管切开取石：沿胆总管纵向切口向上延伸做肝总管及左右肝管的“Y”形切开，在直视下取出结石。对病损严重、病灶局限的肝段可予以切除，切除后可经肝断面胆管开口于肝门区胆管开口会师取石。

对远离肝门又可在肝表面触及的表浅结石，可经肝实质切开直接进入肝内胆管取石。对泥沙样结石，可在肝断面胆管开口或肝实质胆管切开处置管冲洗、引流。

b. 去除肝内病灶：肝内胆管结石反复并发感染、引起肝局限性纤维化或萎缩者，可行病变肝叶切除术。常见于肝左外叶和右后叶，术中可经肝断面胆管进一步清除肝内胆管结石。

c. 胆肠内引流：高位胆管切开取石后，常做胆总管空肠 Roux-en-Y 吻合术或间置空肠胆管十二指肠吻合术，以引流残留结石、预防结石复发及胆管再度狭窄。

② 非手术治疗：

a. 中西医结合治疗，在手术解除梗阻、祛除病灶及通畅引流的基础上，可配合针灸及服用消炎利胆类中药，对控制炎症、排出结石有一定的作用。

b. 经胆道镜取出残余结石，术后发现胆道残留结石时，可经"T"形管窦道插入纤维胆道镜，用取石钳，网篮等直视下取石。

拓展阅读

《肝胆管结石病综合诊疗湖南专家共识(2024版)》

湖南省人民医院肝胆外科团队牵头撰写了《肝胆管结石病综合诊疗湖南专家共识(2024版)》，这是全国范围内第一个由单个省份出台的关于肝胆管结石治疗的专家共识。该共识详细阐述了肝胆管结石病的病例病因、病理、临床表现、诊断分析、治疗方法选择和手术时间等，为肝胆管结石病的综合治疗提供了重要的参考和指导。

这一共识的发布不仅标志着湖南省在肝胆管结石病治疗领域的新突破，也为全国范围内的肝胆结石治疗提供了宝贵的经验和借鉴。同时，它也反映了医疗技术在不断发展和进步，为患者带来了更好的治疗效果和更高的生活质量。

7. 根据加速康复外科(ERAS)专家指南，如何对该患者进行围术期护理？

答 (1) 术前护理准备：

① 术前沟通与宣教。医生和护士应在术前通过口头、视频、宣传手册等形式向患者及家属介绍围术期治疗的加速康复外科相关知识及促进康复的各种建议。宣传教育应贯穿患者整个住院过程，医护一体化的沟通交流及宣教有助于患者理解与配合，促进加速康复外科各项措施的落实。

② 营养管理：

a. 术前筛查。运用 NRS 2002 对患者进行营养风险筛查，根据筛查结果医护一体制定营养治疗方案。首选肠内营养支持治疗，必要时辅以肠外营养。

b. 术前饮食管理：

Ⅰ 对于无胃肠动力障碍患者，术前可给予正常饮食或半流质饮食，不必常规行肠道准备。

Ⅱ 对于无胃肠动力障碍患者，根据医嘱术前 6 h 禁食固体食物。若患者无糖尿病史或血糖控制稳定者，可根据医嘱手术前 2 h 给予患者饮用 200～400 mL 含 12.5% 的碳水化合物溶液，以减缓饥饿、口渴等不适，缓解焦虑情绪。

③ 术前安全评估：

a. 心理评估：所有患者在入院时进行心理状态评估，对于存在焦虑情绪的患者由科室的心理干预小组成员给予心理疏导；对于评估结果提示存在抑郁的患者，应请心理卫生中心会诊，对患者进行专业的心理辅导，待其情绪稳定后接受手术。患者在围术期给予全程的心理管理，减轻围术期的焦虑及抑郁情绪，促进围术期积极的加速康复外科诊疗措施的实施及落实。

b. 肺功能评估：通过肺功能测试心肺功能运动试验等方法行肺功能评估。指导年龄≥40 岁、吸烟指数＞400 支/年患者、肺功能临界状态或低肺功能的患者每日使用呼吸训练器 8～10 次，每次 10 min 左右，指导患者进行深呼吸，教会患者有效的咳嗽及咳痰方法。

c. 血栓风险评估：通过Caprini评估表进行术前血栓风险评估，根据评分结果采取相应措施。告知患者术前戒烟戒酒、低脂饮食；血栓高风险的患者遵医嘱使用抗凝药物。

(2) 术后护理管理：

① 疼痛管理：

a. 疼痛评估是进行有效疼痛控制和管理的首要环节，不仅可以判断疼痛是否存在，还有助于评价镇痛治疗的效果。可采用数字评价量表法(NRS)、视觉模拟评分(VAS)和Wong-Baker面部表情量表法等对患者静息与运动时的疼痛强度进行评估，疼痛评估时需关注患者疼痛的主诉，了解疼痛的部位和性质。同时评估术后疼痛治疗的效果，评估并积极治疗恶心、呕吐、瘙痒、肠麻痹等不良反应。

b. 推荐手术当天及术后第一天每4 h评估一次；术后2～3 d每8 h评估一次；术后第四天起，推荐每天评估两次；并根据患者主诉疼痛情况，进行动态评估及记录。当患者疼痛评分≥4分时，需要通知医生，给予止痛药物。静脉用药后15 min再评估一次，肌内注射30 min后再评估一次，口服用药1 h后再评估一次，直至患者出院。

c. 围术期采用预防性、多模式及个体化镇痛方案药物首选非甾体类抗炎药物。根据医嘱术前晚给予患者塞来昔布2粒口服，术前30 min静脉注射帕瑞昔布40 mg达到超前镇痛，术后采用0.1%罗帕卡因伤口局部浸润麻醉，可联合使用自控镇痛泵；术后采用帕瑞昔布40 mg静脉注射镇痛，每12 h一次，连续使用3 d。同时根据患者疼痛评分，选择个体化、多模式镇痛方案。

d. 疼痛控制目标：患者疼痛评分≤3分，24 h疼痛频率≤3次，24 h内需要解救药物≤3次。

② 管道维护：

a. 胃管：按照加速康复外科理念，肝内外胆管结石患者不推荐安置胃管。

b. 引流管：不提倡常规安置腹腔引流管。若放置引流管，主张在术后无漏、无感染的情况下早期拔除。

c. T形管：采用腹腔镜胆道手术加一期缝合的患者，可不安置T形管；若安置T形管应根据患者病情状况尽早拔除。

d. 尿管：麻醉后安置尿管，麻醉清醒前拔出或术后24 h内拔出尿管。

e. 管道维护措施：

Ⅰ 妥善固定：给予每一根引流管二次固定，防止意外滑脱或拔管。

Ⅱ 严密观察：密切观察引流液的量、颜色和性状，及时查看腹部体征及引流管口。

Ⅲ 保持通畅：妥善安置各引流管，避免扭曲、折叠、受压，保持引流通畅。

Ⅳ 拔管后护理：协助医生做好拔管后引流管口的护理，保持敷料完好无渗液，观察患者拔管后病情变化，如是否有发热、腹痛等发生。

Ⅴ T形管拔管前应试夹管，通过语言及书名形式告知患者夹管的方法；根据医嘱一般在术后1周开始夹管，可以在饭前1 h夹管，饭后1 h打开，若无腹痛、腹胀、发热、黄疸不适则改为白天一直夹管，晚上休息时打开，若仍无不适主诉则改为一直夹管，夹管2～3 d无不适则可门诊复诊，医生会根据T形管造影结果，决定是否拔管。

③ 饮食管理：

a. 推荐术后早期经口进食。术后6 h可适量饮水，并根据自身耐受情况逐步增加摄入量；进食内容顺序选择为：清流质(以清水和茶水为主)，半流质饮食(以粥类和糊类为主)，固体饮食(以米饭、面条、馒头等为主)。根据患者耐受情况逐步恢复正常饮食，不建议早期选择牛奶、富油饮食及辛辣食物。

b. 对营养风险筛查存在高风险的患者，应请营养科会诊，进行综合营养评价，制定个体化的营养支持方案，首选肠内营养支持治疗，必要时辅以肠外营养。若肠内营养不能实施，肠外营养尽早开始，营养期间注意控制血糖在8～10 mmol/L。

④ 静脉输液管理：

a. 提倡目标导向性输液，患者术后生命体征平稳、无脱水表现，主张限制液体的输入。根据不同的治疗目的、疾病状态及阶段个体化制定并实施合理的液体治疗方案。

b. 常规术后补液量每天2 000～2 500 mL，并随着进食恢复逐步减少，如果能正常进食肠内营养液，可停止补液。

c. 高龄、心肺功能不佳患者的补液需输液泵匀速滴注；补液量每天超过2 500 mL的患者需监控评估术后肺水肿、肠道水肿、胃肠动力下降以及腹腔潜在感染的情况。

⑤ 术后早期活动管理：

a. 手术当天，麻醉清醒后即可床上翻身活动，鼓励患者及家属配合，2 h翻身一次；教会患者进行足背屈伸及内旋外绕运动。

b. 术后24 h内在护士评估及指导下开始尝试下床活动，活动均需要做好伤口的有效保护并有家属陪伴。

c. 活动范围按照床上活动、床旁活动、病房内活动、科室走廊活动等原则循序渐进增加，可采用行走距离、计步数、活动时间等指标，来评估患者的早期下床活动执行情况；同时应关注患者的主观疲劳度及耐受力。

d. 老年人特别是伴有心肺功能障碍，具有静脉血栓高风险的患者，更推荐术后早期下床活动。

⑥ 术后恶心呕吐预防。术前应对患者进行术后恶心呕吐风险评估，对高危患者采用多模式预防，术前即联合用药预防术后恶心呕吐。胆道外科患者应选择5-羟色胺受体抗剂、地塞米松、氟哌利多等能有效预防术后恶心呕吐且对肝功能影响小的药物。对术后恶心呕吐高危患者，推荐术前即开始使用大于或等于两种不同作用机制的药物预防，并于术中和术后采用多模式预防术后恶心呕吐。

⑦ 深静脉血栓栓塞症的预防：

a. 根据 Caprini评分结果对深静脉血栓风险进行分级。对低、中、高风险患者分别采取阶梯式预防策略。对于低风险的患者采用基础预防，即术前戒烟戒酒、低脂饮食、术后早期下床活动；对于中度风险的患者采取基础预防和机械预防，包含术后使用间歇性充气压缩泵或弹力袜等机械预防措施，必要时采用药物治疗；对于中高危患者，为排除出血风险，建议在术后第1天开始使用低分子肝素，特别是肝脏切除术后，持续用药到患者能完全行动，同时配合使用基础预防和机械预防措施。

b. 遵医嘱皮下注射抗凝药物的患者需选择合适的注射部位，首选腹部及三角肌下缘，使用抗凝药物时注意观察患者是否有出血的发生。

⑧ 出院标准：a. 患者各项生命体征平稳；b. 复查血象及血生化正常；c. 伤口愈合良好，无明显感染迹象；d. 患者感到无明显疼痛或通过口服药物能比较满意地控制疼痛；e. 患者能床旁及室内活动，恢复自主活动；f. 消化道功能已恢复，能够经口进半流质饮食；g. 自解小便，无尿潴留迹象；h. 患者自愿并希望能够出院。

知识链接

医护一体工作模式

医护一体工作模式是21世纪人力资源重组的组织结构模型变革，是以责任制整体服务模式为基础，以患者及多方需求为导向发展形成的新型医护团队式服务模式。医护一体工作模式强调医生与护士在平等自主、相互尊重的文化下协同合作，医护为共同的服务对象提供医疗服务，围绕共同的专业，促进学科的发展。医护一体模式重建医护工作格局，能有效促进医护合作，优化医疗资源配置，提高管理效能。加速康复外科是一系列优化的围术期管理方案的整合，其本质上是一种集成创新，这就决定了加速康复外科(EARS)方案的实施不仅涉及医生的诊疗活动，还涵盖麻醉、护理、营养、康复等多个学科。加速康复外科概念中的“多学科”包括外科医生、麻醉医生、护士、营养师、康复师等团队，强调打破学科之间的壁垒，注重团队的整体性与协同性。医护一体模式的优势在加速康复外科的实施中得到良好体现。责任医生与责任护士以亚专业为核心组建固定的服务共同体，负责完成患者的一切诊疗护理活动，并结合加速康复外科方案对医护工作流程进行重新规划与设计，实行医护共同交班、查房、病例讨论，共同制定诊疗及护理方案，包括病情观察、多维评估、伤口治疗、营养管理、健康教育、康复锻炼、舒适护理及出院后随访等，为患者提供一体化的诊疗服务。

8. 如何进行出院指导及延续性随访服务？

答 (1) 出院指导。患者在出院前应给予详细的出院指导，包含出院后的饮食、伤口、休息与活动等相关健康指导；携带T形管出院的患者，应告知T形管的正确护理方法，告知患者及其主要照顾者应注意观察异常情况，如出现腹痛、黄疸、发热、伤口感染等迹象时，及时到医院就诊。

(2) 延续性护理服务。建议出院后30天、3个月、6个月等时段进行随访；随访方式包括电话、微信、门诊随访等；患者可通过图片、语音、视频等形式及时向医护人员反馈出院后的康复情况，提升医疗护理服务质量。

(3) 带T形管出院患者的延续性护理：出院前给予详细的T形管维护指导，重点指导预防出院后T形管脱落，指导患者定期到门诊伤口换药中心更换引流袋，预防感染；告知患者正确的夹管方法及出现不良反应时的观察及处理方法；告知患者定期到门诊复诊，确定拔管日期，交代拔管的注意事项。

拓展阅读

延续性随访服务

1. 定义与目的

延续性随访服务是医院对出院患者进行的持续随访和指导，旨在通过持续随访了解患者病情康复与变化情况，并根据病情变化提供持续性的康复指导和健康建议。其目的在于促进患者的康复，减少因病情恶化而出现的再住院需求，从而节约医疗资源并提升患者的生活质量。

2. 服务内容

延续性随访服务的内容广泛，包括但不限于以下几个方面：

(1) 病情监测：定期随访患者，了解其病情恢复情况，包括症状改善、体征变化等。

(2) 健康指导：根据患者的具体情况，提供个性化的康复建议和健康教育，如药物指导(药名、药物的不良反应、服药方法、协调用药等)、饮食指导(根据患者的病情、饮食习惯、支付能力等提供个性化指导)、症状管理与识别(出院后病情恶化症状识别及应对)等。

(3) 居家环境评估：评估患者的居家环境，提供相应建议，如辅助器具的使用、康复训练等。

(4) 社区资源利用：帮助患者及家属利用社区资源，如居家护理、社工工具等。

(5) 心理支持：关注患者的心理状态，提供必要的心理支持和疏导。

3. 服务方式

延续性随访服务的方式多种多样，包括但不限于以下几种：

(1) 电话随访：通过电话与患者或其家属进行沟通，了解病情并提供指导。这种方式具有灵活性高、省时高效、经济方便等优点，但可能无法获取到全面的体格检查信息。

(2) 家庭访视：医护人员亲自到患者家中进行访视，进行全面的体格检查和健康指导。这种方式能够获取到更为详尽和准确的信息，但耗时较长且成本较高。

(3) 网络随诊：利用互联网平台进行远程随诊，患者可以通过视频通话等方式与医护人员进行交流。这种方式结合了电话随访和家庭访视的优点，既具有灵活性又能够获取到较为全面的信息。

(4) 一体化随访平台：构建集信息管理、远程监测、个性化指导、社区互动等功能于一体的随访平台。该平台能够整合患者的病历信息、治疗方案、用药记录等，实现多角色(医生、护士、药师、康复师等)的协同工作，为患者提供无缝对接的医疗服务。

4. 价值与意义

延续性随访服务对于患者和医疗机构都具有重要的价值和意义：

(1) 提升患者满意度：通过持续的关怀和指导，患者能够更好地理解和管理自己的疾病，从而提高治疗效果和满意度。

(2) 优化医疗资源：减少不必要的复诊和住院，优化医疗资源分配，降低医疗成本。

(3) 增强医患关系：通过面对面的互动和沟通，增强医患之间的信任和合作程度，建立良好的医患关系。

(4) 促进患者康复：及时发现并解决潜在的健康问题，提供个性化的康复指导和健康建议，促进患者的康复进程。

第七节　急性重症胰腺炎

一、案例导入

一般资料：患者，男，46岁。

现病史：患者1天前饮酒后出现上腹部疼痛，持续不缓解，于当地人民医院就诊，CT示：双肺多发微小结节，左肺上叶舌段及双肺下叶少许炎症及纤维灶；急性胰腺炎伴胰腺周围渗出性改变；脂肪肝，肝右叶钙化或肝内胆管结石；盆腔少许积液；予以对症支持治疗。后患者出现胸闷气喘症状，为求进一步诊治转至我院就诊，拟"重症急性胰腺炎"收住入院。

辅助检查：床边腹部X线检查示腹部见置管影，头端位于左中腹部水平，腹腔肠管扩张、积气；全腹增强CT及胸部CT示：胰腺体积增大，急性胰腺炎，局部坏死可能，伴胰周、腹盆腔渗出积液，双肺背侧渗出性改变，双侧少量胸腔积液；床边心电图示：窦性心律，下壁异常Q波。淀粉酶：558 U/L。甘油三酯：43.05 mmol/L。血凝功能：活化部分凝血活酶时间39 s，凝血酶时间1.2 s，纤维蛋白原降解物16.04 μg/mL，D-二聚体2.14 μg/mL。

主要治疗：严密监测生命体征；观察尿量；完善血气分析、血常规、肝肾功能、电解质、凝血功能等相关检查；禁食；胃肠减压。予液体复苏并辅以静脉滴注哌拉西林钠他唑巴坦钠、奥硝唑、头孢哌酮舒巴坦钠、依替米星、万古霉素抗感染，奥曲肽抑酸抑酶，布托啡诺、咪达唑仑、右美托咪定、丙泊酚、芬太尼镇静镇痛，溴已新化痰；降脂(血浆置换术)；气管插管纤支镜吸痰＋肺泡灌洗；肠内营养液鼻饲加强营养；冰毯物理降温等对症治疗。

既往史：高血压、痛风。

二、临床问题解析

1. 该患者为什么会发生胰腺炎？

答 该患者有高脂血症病史多年，且从未进行正规治疗，加上患者嗜好饮酒且发病前大量饮酒刺激导致胰腺消化酶被异常激活后对胰腺自身及周围脏器产生消化作用，进而引发胰腺炎。

知识链接

胰腺炎的常见病因

(1) 胆道疾病：胆道疾病是胰腺炎最常见的病因，胆道病变使胆囊壶腹部发生梗阻，胆汁反流进入胰管，激活胰酶原，从而引起胰腺炎。

(2) 酒精：酒精可促进胰液分泌，大量胰液分泌使胰管内压增高，导致腺泡细胞损伤，此外酒精可产生大量活性氧，激活炎症反应。

(3) 胰管阻塞：因胰管结石、蛔虫、狭窄、肿瘤等导致胰管阻塞，胰管内压升高，导致胰腺炎。

(4) 十二指肠降段疾病：球后穿透溃疡、临近十二指肠乳头的憩室炎等可波及胰腺，引起炎症。

(5) 手术与创伤：胰腺组织损伤，引起胰腺血液循环障碍，导致急性胰腺炎。

(6) 代谢障碍：高脂血症及高钙血症，脂肪栓塞胰腺血管造成局部缺血、毛细血管扩张，损害血管壁，导致胰液排泄困难，结石可阻塞胰管，引起胰腺炎。

(7) 感染：很多传染病可并发急性胰腺炎，症状多不明显。如腮腺炎、蛔虫进入胆管或胰管，可带入细菌，能使胰酶激活引起胰腺炎症。

2. 该患者属于什么类型的胰腺炎？

答 该患者为急性高脂血症性胰腺炎(HTG-AP)重度。

拓展阅读

胰腺炎的分类与急性胰腺炎的分级

1. 胰腺炎的分类

(1) 按发病时间长短分类：

① 急性胰腺炎(AP)。a. 急性单纯性胰腺炎；b. 急性坏死性胰腺炎。

② 慢性胰腺炎。a. 自身免疫性胰腺炎；b. 局灶性自身免疫性胰腺炎；c. 弥漫性自身免疫性胰腺炎。

(2) 按病因分类：

① 胆源性胰腺炎。这是最常见的一类，在诊断上有三个要点：一是发病72 h内转氨酶和总胆红素升高超过正常值；二是影像学发现胆道阻塞征象(如胆石症、胆管囊肿等)；三是排除其他疾病。

② 高脂血症性胰腺炎。目前较为一致的观点认为，空腹血三酰甘油＞5.65 mmol/L即有发生急性胰腺炎的可能，而＞11.3 mmol/L极有可能发生急性胰腺炎。另外，高脂血症对于已发生的急性胰腺炎，还起到了加重和促进的作用。

③ 酒精性胰腺炎。这是一类临床比较令人困惑的病因，一些诊断标准中所说的每天饮酒量、持续时间等存在着极大的不确定性，积极诊断这类病因的意义在于早期判断预后。

④ 复合型急性胰腺炎。也就是以上2个或2个以上病因叠加造成的胰腺炎。

2. 急性胰腺炎的分级

急性胰腺炎严重程度分级目前被广泛接受的是国际胰腺病学会2012年发布的《亚特兰大分类标准》(修订版)，将急性胰腺炎分为轻度、中度、重度三级，并建议重度的急性胰腺炎需要转诊至三级医疗机构或专业的胰腺病中心进行治疗。

(1) 轻度。没有器官衰竭和局部并发症，病灶多在1周内吸收，致死率极低，该类患者的影像学检查多用于寻找病因，如通过超声、CT、MRCP、胆道造影等检查，发现胆石症。

(2) 中度。可有短暂性器官衰竭，持续时间小于48 h，或出现并发症。这类患者影像学检查的目的，一是寻找病因，二是观察急性胰腺炎严重程度。

(3) 重度。重度急性胰腺炎指器官衰竭超过48 h。影像学检查可发现胰腺肿胀、出血、坏死、周围渗出情况等。

3. 该患者急性重症胰腺炎的临床表现有哪些？

答 该患者饮酒后出现上腹部疼痛，持续不缓解，胰腺周围渗出性改变，盆腔少许积液出现胸闷气喘症状。

知识链接

胰腺炎的临床表现

急性胰腺炎临床表现的轻重与其病因、病理类型和治疗是否及时等因素有关。轻者以胰腺水肿为主，临床多见，病情常呈自限性，预后良好，又称为轻症急性胰腺炎(mild acute pancreatitis，MAP)。少数重者常继发感染、腹膜炎和休克等多种并发症，病死率高，称为重症急性胰腺炎(severe acute pancreatitis，SAP)。临床表现介于MAP和SAP之间，在常规治疗基础上，器官衰竭可于48 h内恢复，称为中度重症急性胰腺炎(moderately SAP，MSAP)。胰腺炎的临床表现如下：

(1) 腹痛：为本病的主要表现和首发症状，常在暴饮暴食或酗酒后突然发生。疼痛剧烈而持续，呈钝痛、钻痛、绞痛或刀割样痛，可有阵发性加剧。腹痛常位于中左上腹，向腰背部呈带状放射，取弯腰抱膝位可减轻疼痛，一般胃肠解痉药无效。水肿型腹痛一般3～5 d后缓解。坏死型腹部剧痛，持续较长，由于渗液扩散可引起全腹痛。极少数年老体弱患者腹痛极轻微或无腹痛。腹痛发生的机制包括：① 炎症刺激和牵拉胰腺包膜上的神经末梢。② 炎性渗出液和胰液外渗刺激腹膜和腹膜后组织；③ 炎症累及肠道引起肠胀气和肠麻痹；④ 胰管阻塞或伴胆囊炎、胆石症引起疼痛。

(2) 恶心、呕吐及腹胀：起病后多出现恶心、呕吐，有时颇频繁，呕吐物为胃内容物，重者可混有胆汁，甚至血液，呕吐后无舒适感。常同时伴有腹胀，甚至出现麻痹性肠梗阻。

(3) 发热：多数患者有中度以上发热，一般持续3～5 d。若持续发热1周以上并伴有白细胞升高，应考虑有胰腺脓肿或胆道炎症等继发感染。

(4) 低血压或休克：重症胰腺炎常发生。患者烦躁不安，皮肤苍白、湿冷等；极少数患者可突然出现休克，甚至发生猝死。其主要原因为有效循环血容量不足、胰腺坏死释放心肌抑制因子致心肌收缩不良、并发感染和消化道出血等。

(5) 水、电解质及酸碱平衡紊乱：多有轻重不等的脱水，呕吐频繁者可有代谢性碱中毒。重症者可有显著脱水和代谢性酸中毒，伴血钾、血镁、血钙降低，部分可有血糖增高，偶可发生糖尿病酮症酸中毒或高渗昏迷。

4. 急性高脂血症性胰腺炎患者有哪些临床特征？

答 除具有AP患者的一般临床表现，还具有如下特征：

(1) 血清TG水平显著升高：血清TG水平≥11.30 mmol/L是HLAP 发病时最重要的特征。

(2) 淀粉酶升高不明显：约50%的HTG-AP患者血、尿淀粉酶水平无明显升高，其原因可能是HTG-AP患者血浆中存在淀粉酶活性抑制物即“非脂类抑制因子”，而非脂类抑制因子可通过肾脏进入尿液，进而抑制尿淀粉酶活性；有研究发现，脂肪酶对HTG-AP的诊断准确率为91.83%，而淀粉酶的诊断准确率仅为40.38%。

(3) 合并症多见：HTG-AP患者多合并糖尿病、肥胖症等代谢性疾病。

(4) “重症化”倾向：国内一项大型、多中心研究表明，HTG-AP患者急性肾衰竭、急性呼吸窘迫综合征、SAP发生率均高于非HTG-AP患者。

(5) 复发率高：国内研究发现，HTG-AP患者的复发率显著高于胆源性AP患者。

(6) 诱因隐匿、发病年轻化：丙泊酚、雌激素、三苯氧胺、口服避孕药、β受体阻滞剂、糖皮质激素、噻嗪类利尿剂、恩替卡韦等药物均可诱发HTG-AP；同时，HTG-AP患者家族成员多存在常染色体隐性遗传性LPL缺乏性疾病，但此类疾病患者多为年轻人且发病诱因隐匿，不易被发现及诊断。

5. 急性高脂血症性胰腺炎如何治疗？

答 (1) 一般治疗：HLP的基本处理原则与其他原因引起的胰腺炎相似，包括禁食、营养支持、抑制胰酶分泌、改善胰腺微循环等。治疗HLAP的关键在于降低TG，血TG浓度若能降至5.65 mmol/L以下可防止胰腺炎的进一步发展。

(2) 降血脂治疗：主要包括降脂药物和血液净化。

① 降脂药物：应采用以降低血TG为主的药物，贝特类药物是临床常用的降TG药。但目前认为他汀类药物有较好的降胆固醇作用，禁食者可通过鼻胃管、空肠造瘘管等给药。妊娠妇女不宜使用降脂药物。

② 血液净化：包括血液滤过、血浆置换等，能迅速清除TG、乳糜微粒、炎症因子，阻断炎症介质的释放，有利于阻止胰腺炎症和坏死的进程，改善重要脏器的功能并缩短病程。

(3) 肝素和胰岛素的应用：持续静脉滴注肝素和胰岛素能刺激脂蛋白脂肪酶活化，活化的脂蛋白脂肪酶能催化乳糜微粒和极低密度脂蛋白核心的TG分解为脂肪酸和单酸甘油酯，从而降低血TG水平，血糖低于11.1 mmol/L予以暂停胰岛素泵入。

(4) 脂肪乳剂的应用：高脂血症性急性胰腺炎患者营养支持更需慎重。一般认为早期应禁用脂肪乳剂和致高血脂药，并设法使TG降至<5.65 mmol/L，然后可根据血清脂乳廓清试验决定是否应用脂肪乳(短中链脂肪乳)

(5) 改善微循环障碍：研究表明高TG性胰腺炎患者因高血黏度更易出现微循环障碍，故改善胰腺微循环就尤为重要。常用的药物主要有：低分子右旋糖酐、生长抑素、低分子肝素、丹参、前列腺素制剂等。

(6) 中医中药治疗：以清热解毒、疏肝理气、通腑泻下为治疗原则(芒硝外敷)。

(7) 基因治疗及免疫治疗。

6. 该患者如何开展营养支持?

答 患者病情稳定后，启动肠内营养液鼻饲加强营养。

拓展阅读

急性高脂血症性胰腺炎患者的营养支持方法及脂肪乳应用方案

急性高脂血症性胰腺炎患者的营养支持方法首选肠内营养(enteral nutrition，EN)，建议采用标准化配方，从“滋养型喂养”过渡至营养支持目标热量。若对EN耐受性差或实施EN支持1周后仍不能达到营养支持目标热量的60%，则应启动全肠外营养或补充性肠外营养。

(1) EN支持时机：由于“唤醒肠道”对患者的作用优于“肠道休息”，因此轻症型急性高脂血症性胰腺炎患者如可耐受经口进食，则建议于24 h内开放饮食；血流动力学不稳定甚至需血管活性药物支持的中度重症型急性高脂血症性胰腺炎患者并发非闭塞性肠系膜缺血的风险升高，因此无法耐受经口饮食，建议于血流动力学稳定后的24 h内放置肠道营养管以启动EN。

(2) EN 支持方案：

① 急性高脂血症性胰腺炎患者在急性期可接受“允许性低热量”[20～25 kcal/(kg·d)]并根据耐受性逐渐增加至目标热量[30～35 kcal/(kg·d)]。

② 腹内压≤15 mmHg(1 mmHg=0.133 kPa)时急性高脂血症性胰腺炎患者接受EN的耐受性良好，但若无法耐受早期EN，则进行营养支持时需进行耐受性监测/评估。

③ 实施EN支持1周后，若急性高脂血症性胰腺炎患者无法耐受或不能达到营养支持目标热量的60%，则应启动全肠外营养或补充性肠外营养。

④ 发病4周仍未痊愈的急性高脂血症性胰腺炎患者多处于并发症高发期，此时若无法实施 EN 则应尽早实施肠外营养。

(3) EN支持途径：鼻胃管和鼻空肠营养管。对急性高脂血症性胰腺炎患者营养状态的改善程度与其耐受性相关。

(4) EN耐受性评估。应包含针对呕吐、反流发生风险和腹胀、腹泻以及疼痛等多方面的评估。不耐受时的处置措施包括：持续输注，减慢输注速度，下移鼻肠管放置水平，肠内营养剂型从预消化型营养液(如氨基酸型或短肽类制剂)逐步过渡为整蛋白类制剂。发病72 h后腹痛已缓解且血清TG水平≤500 mg/dL(5.65 mmol/L)的HTG-AP患者可谨慎应用短、中链脂肪乳,但需严密监测血清TG水平。

7. 急性胰腺炎的护理措施有哪些?

答 (1) 饮食护理:

① 急性期禁食,行胃肠减压。

② 待腹痛缓解、发热消退、白细胞计数和血淀粉酶恢复正常时,给予无脂流质,如米汤、果汁、稀藕粉等,每次50~100 mL,每天6次,持续1~2 d,注意观察有无腹胀、腹痛不适,1~2 d后进入恢复期饮食。

③ 恢复期给予半流质饮食,如果汁、藕粉、面条、稀饭、鸡蛋清,可含少量蛋白质(25 g/d),但不含脂肪,持续2~3 d;如无不适给予低脂半流质饮食,患者进食少量脂肪(30 g),如豆浆、稀饭,每日4~5餐,每餐400 mL。患者进餐后需严密观察腹部症状及体征,如有腹部不适,如腹胀、腹痛及恶心呕吐,应停止进食,立即报告医生处理。

(2) 休息与运动:绝对卧床休息,腹痛时协助患者取弯腰、屈膝侧卧位,以缓解疼痛。因剧痛辗转不安者需加护栏,注意安全防护。

(3) 药物治疗的护理:遵医嘱给予抗感染、解痉止痛、抑酸、补液等治疗,观察疗效和副作用。

① 维持有效血容量:迅速建立有效静脉通道输入液体及电解质,禁食患者每天液体入量需在3 000 mL以上。

② 腹痛者可给予解痉止痛药及哌替啶止痛治疗,禁用吗啡,以防引起Oddi's括约肌痉挛,加重病情。用药后注意观察腹痛程度及药物副作用,如阿托品可引起心动过速、口干、腹痛和加重肠麻痹等。

③ 使用生长抑素需用输液泵控制用药速度,24 h连续使用,不可间断。

④ 遵医嘱按时使用抗生素,观察患者体温变化。

(4) 观察要点:

① 观察腹痛的部位、性质、程度,注意有无恶心、呕吐、腹胀等伴随症状。

② 观察呕吐物的量、颜色、性质,胃肠减压者观察和记录引流量及性状,按胃肠减压患者护理常规护理。

③ 观察皮肤、黏膜的色泽与弹性,判断失水程度。

④ 准确记录24 h出入量,作为补液的依据。

⑤ 定时留取标本,监测血糖、血淀粉酶、血常规、电解质的变化。

⑥ 对重症胰腺炎患者,应严密监测患者的生命体征和神志,注意有无器官功能衰竭的表现,如尿量减少、呼吸急促、脉搏细速等。

(5) 其他:

① 心理护理:安慰患者,指导减轻疼痛的方法,缓解患者的恐惧心理。

② 高热者按发热患者护理常规护理。

③ 休克者按休克护理常规护理。

④ 需急诊手术或转入ICU者,及时做好转科工作。

(6) 健康教育:

① 疾病知识指导:讲解疾病的诱发因素、预后及并发症知识,教育患者积极治疗胆道疾病,有糖尿病者应积极控制好血糖,避免应用诱发胰腺炎的药物。

② 饮食指导:指导患者掌握饮食卫生知识,平时养成规律进食习惯,避免暴饮暴食,腹痛缓解后,从少量低脂、低糖饮食开始逐渐过渡到正常饮食,避免刺激性强、产气多、高脂、高蛋白食物,戒除烟酒,防止复发。

③ 高脂血症性胰腺炎疾病恢复后可逐渐增加活动量,肥胖者增加运动量,减轻体重,减小腰围。告知患者遵医嘱服用降脂药物,定期复查,注意监测血脂,防止复发。

8. 急性重症胰腺炎患者出院后的注意事项有哪些?

答 急性胰腺炎如果病症较轻,是可以痊愈的;但如果进一步恶化,就有可能危及生命。此病即便痊愈,如果不改变饮食习惯,也难以消除再次发作的危险性。急性胰腺炎是临床常见的急症,患者出院后常因不了解相关的注意事项而引起严重后果。

(1) 急性胰腺炎患者出院后的饮食。急性胰腺炎出院后必须禁酒,控制高脂肪、高热量的饮食,使胰脏得到充分的休息,就有可能延缓病情恶化,防止胰脏功能进一步下降,这是饮食疗法的关键。有规律的饮食既普通又十分重要。因此,饮食要定量、定时,有一定的规律性,暴饮暴食会给胆囊、胰脏带来最大的负担。胰腺炎患者应该做到每日4～5餐,甚至6餐。因为这样多次而少量地进食,就会减少对胰脏的刺激,使炎症趋于稳定。每天摄取脂肪量应控制在20～40 g。糖分主要从粮食中摄取。糖分对于胆囊和胰脏都是最好的营养素。糖分在胃中停滞的时间最短,不会使胆汁和胰液的分泌过多,从而减轻了胆囊和胰脏的负担。急性胰腺炎出院后不可吃太多糖。急性胰腺炎出院后过量摄取果糖或白糖也可能导致肥胖,促进胆固醇的合成,容易并发糖尿病。因此,水果应适当少吃。应以富含维生素,矿物质及食物纤维的粮食和薯类为主要糖源。积极地摄取脂溶性维生素,长时间地控制脂肪会造成脂溶性维生素A、维生素D、维生素E、维生素K的不足,表现为缺少营养。可在医生的指导下服用一些维生素剂。但摄取不宜过多,而且要尽量从食物中获取维生素。黄绿色蔬菜中含有丰富的脂溶性维生素,因此每天食用的黄绿色蔬菜应以150 g左右为好。

(2) 急性胰腺炎恢复期护理。一般地说,急性胰腺炎患者治疗出院后,即使已恢复正常饮食,也并不意味着身体已完全康复。因此,术后的恢复、调理、随访非常重要。急性胰腺炎出院后要明确病因、定向预防,及时去除病因。在我国大多数急性胰腺炎由胆道疾病引起,因此待急性胰腺炎病情稳定、患者全身情况逐渐好转后,即应积极治疗胆道结石。酒精性胰腺炎患者,首要的是禁酒,假如再饮酒,无疑是慢性自杀。暴饮暴食导致胰腺炎者,应避免重蹈覆辙。高脂血症引起的胰腺炎者,应长期服降脂药,并摄入低脂、清淡饮食。

(3) 定期随访。防止并发症胰腺炎恢复期,炎症只是局限化了,而炎性渗出物往往需要3～6个月才能完全被吸收。在此期间,有一些患者可能会出现胰腺囊肿、胰瘘等并发症。假如患者发现腹部肿块不断增大,并出现腹痛、腹胀、呕血、呕吐等症状,则需及时就医。

(4) 其他注意事项。患了急性胰腺炎后,患者胰腺的内外分泌功能往往有不同程度的损害。外分泌功能损害表现为消化功能减退,对脂肪和蛋白质的消化能力降低。患者胃口差、体重下降、腹胀、腹泻,往往还伴有特征性脂肪泻,即大便中可以看到脂肪滴以及未消化的纤维等食物残渣。这种外分泌功能的损害通常不轻易恢复,因此治疗上只能采用胰酶替代疗法。胰腺内分泌损害可导致糖尿病,患者应该在医生的指导下进行治疗。上述各种治疗措施是终身的,患者必须有充分的心理预备,并积极配合医生制定和施行治疗方案。加强营养促进恢复假如胰腺的外分泌功能无明显损害,可以进食以碳水化合物及蛋白质为主的食物,减少脂肪的摄入,特别是动物脂肪。如胰腺外分泌功能受损,则可在胰酶制剂的辅助下适当地加强营养。

第八节 胰 腺 癌

案 例 一

一、案例导入

一般资料:患者,男,63岁。

现病史：患者3天前发现上腹腹部包块，质地硬，活动度差，大小约8 cm×8 cm，后于当地医院就诊，检查腹部B超示：胰腺肿瘤。患者无腹痛腹胀、发热、黄染、呕血、黑便等不适症状，现患者为求进一步诊治，遂来我院门诊就诊，门诊拟“胰腺占位性病变”收治入院。查体：皮肤黏膜色泽正常，无腹膜刺激征，移动性浊音(－)，肠鸣音约5次/min。

完善相关检查后，患者于入院第7天在全麻下行腹腔镜下胰十二指肠切除术，手术顺利，术中出血量约300 mL，术后置左、右腹腔引流管，尿管，胃肠减压管及空肠营养管各1根。术后第1天复查血淀粉酶为215 U/L，予以抑酶等对症处理，术后第5天患者下床活动后发现伤口渗血，右侧腹腔引流管引流出500 mL鲜红色液体，主诉胸闷无力，予以床边心电监护及氧气3 L/min吸入，测血压82/42 mmHg、血氧饱和度90%、心率120次/min，立即予以补液、止血等对症处理。经积极治疗后患者病情逐渐平稳。

辅助检查：全腹CT增强检查示胰头部占位性病灶，考虑恶性肿瘤可能。

主要治疗：严密监测生命体征，观察引流液颜色、量及性状，完善血气分析、血常规、血生化、电解质、凝血功能等相关检查；辅以静脉滴注头孢哌酮钠舒巴坦钠预防性抗感染，氨基己酸、血凝酶止血，奥曲肽抑酶，地佐辛镇痛，溴已新化痰，肠内外营养联合使用加强营养，复方甘草酸苷护肝，艾司奥美拉唑护胃；同时予布地奈德混悬液雾化吸入进行呼吸道管理等对症处理。

其他史：患者吸烟30余年，每日约30支烟。喜食高油高盐、辛辣刺激食物，暴饮暴食。因工作需要经常熬夜加班，睡眠不足。高血压病史5年余，口服苯磺酸氨氯地平。

二、临床问题解析

1. 什么是胰腺癌？

答　胰腺癌是一种恶性程度较高的消化系统肿瘤，占全身恶性肿瘤的1%～4%。该病男性发病较女性多见，男女患者之比为(1.5～2)∶1，50～70岁患者约占80%，45岁以下者少见。因为受胰腺解剖学和胰腺癌生物学特性等因素的影响，胰腺癌早期容易侵犯周围组织器官和远处转移，加上早期无明显特殊的症状和体征，缺乏简便和可靠的诊断方法，所以胰腺癌早期诊断十分困难，临床患者多为进行期或晚期，手术切除率低，预后差。

2. 该患者为什么会发生胰腺癌？

答　该患者发生胰腺癌可能与其吸烟、暴饮暴食等不健康的生活方式有关。

知识链接

胰腺癌的病因与高危人群

胰腺癌的发病原因至今仍不清楚，但已发现某些因素与胰腺癌的发病关系密切。

(1) 吸烟：从胰腺癌的发病研究中，吸烟是一种最肯定的危险因素，有资料表明，吸烟者胰腺癌的发病率为非吸烟者的2～2.5倍，发病年龄提前10～15年。

(2) 饮食：有研究人员报道，胰腺癌发病与进食高热量饮食有重要关系，实验研究显示，大量摄入新鲜蔬菜和水果可降低患胰腺癌的危险性，而油炸食物可增加发病率。

(3) 慢性胰腺炎：部分学者认为，慢性炎症刺激能使胰腺管壁组织变性，最终可演变为癌症。

(4) 糖尿病：糖尿病与胰腺癌密切相关，但因果关系未明确。

胰腺癌的高危人群：

(1) 家族性腺瘤息肉病患者。

(2) 内乳头状黏液瘤患者。

(3) 有胰腺癌家族史者，有人认为遗传因素在胰腺癌发病中占5%～10%。

(4) 年龄大于40岁，有上腹部非特异性症状的患者。

(5) 胰腺癌的高危因素有吸烟、大量饮酒以及长期接触有害化学物质等。

(6) 良性病变进行过远端胃大部切除者，特别是术后20年以上的人群，胰腺癌发病率升高1.5~5倍。

(7) 慢性胰腺炎患者，目前认为慢性胰腺炎在一部分患者中是一个重要的癌前病变，特别是慢性家族性胰腺炎和慢性钙化性胰腺炎。

(8) 突发糖尿病患者，特别是不典型糖尿病，年龄在60岁以上，缺乏家族史，无肥胖症，很快形成胰岛素抵抗者。40%的胰腺癌患者在确诊时伴有糖尿病。

3. 确诊胰腺癌的辅助检查有哪些？

答 (1) 超声检查。腹部超声是胰腺癌普查和诊断的首选方法。

(2) CT。CT是目前检查胰腺最佳的无创性影像检查方法，主要用于胰腺癌的诊断和分期。CT能够较准确地判断有无肝转移及淋巴结大。

(3) 磁共振成像(MRI)及磁共振胰胆管成像(MRCP)检查。MRCP对确定胆道有无梗阻及梗阻部位、梗阻原因具有明显优势，且与内镜下的逆行胰胆管造影(ERCP)、经肝穿刺胆管造影(PTC)等有创检查手段相比，安全性高。

(4) 血液生化免疫学检查。早期无特异性血生化改变；肿瘤阻塞胆管可引起血胆红素升高，伴有谷丙转氨酶(ALT)、谷草转氨酶(AST)等酶学改变，胰腺癌患者中有40%会出现血糖升高和糖耐量异常。血液肿瘤标志物检查：胰腺癌血清中CEA、CA19-9等肿瘤标志物可能升高。

(5) 穿刺病理学检。在体表超声或超声内镜的引导下，对病变部位行穿刺活检，取得的标本做组织病理学或细胞学检查，可有助于确定胰腺癌的诊断。

课程思政

中国胰腺癌早期筛查技术走在世界前列

在中国胰腺病学会2024年学术年会上，有关专家介绍了平扫CT联合人工智能在真实世界进行胰腺癌早期筛查的研究成果。这一成果标志着联合AI和基于图像的癌症筛查即将迎来黄金时代，中国技术已走在世界前列。

4. 胰腺癌患者的临床表现有哪些？

答 胰腺癌无特殊症状，首发症状极易与胃肠、肝胆疾病混淆。当出现首发症状及时入院能手术切除的约占50%。

(1) 上腹痛和上腹饱胀不适是最常见的首发症状。疼痛与饮食无关，呈持续性疼痛，程度有饱胀不适、钝痛乃至剧痛，疼痛常向腰背部、肩部放射，胰头癌多向右侧放射。胰体尾癌多向左侧放射，疼痛随肿瘤的进展而加剧，晚期癌浸润神经丛，腹痛剧烈，常取膝肘位缓解疼痛。

(2) 黄疸为常见的首发症状之一。多由于胆总管受癌浸润或压迫，早期表现为不全梗阻性黄疸，最后胆管完全梗阻，临床上表现为完全梗阻性黄疸。伴有皮肤瘙痒、脉搏缓慢，有出血倾向。黄疸加重时，粪便呈陶土色(图3-15)。

(3) 体重减轻：80%~90%的胰腺癌患者出现明显的体重减轻或有恶病质(图3-16)。体重下降常出现于黄疸出现前，一般体重可下降10~20 kg。体重减轻越多，手术切除的可能性越小。

(4) 消化道症状：表现为食欲缺乏、消化不良、腹胀、腹泻或便秘。

(5) 其他：患病初期即有乏力和消瘦。部分患者以发热为首发症状，上腹触及质硬、不活动肿块，有腹水时出现腹胀，有移动性浊音。

(6) 体征：肝、胆囊大，腹部肿块，腹水，胰体尾癌压迫脾动脉或腹主动脉时，腹部听诊有血管杂音，癌肿压迫了脾静脉，可继发脾大。

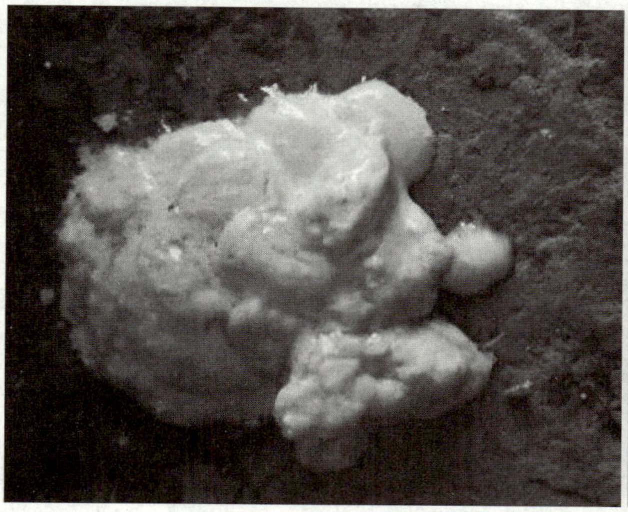

图 3-15 白陶土色便

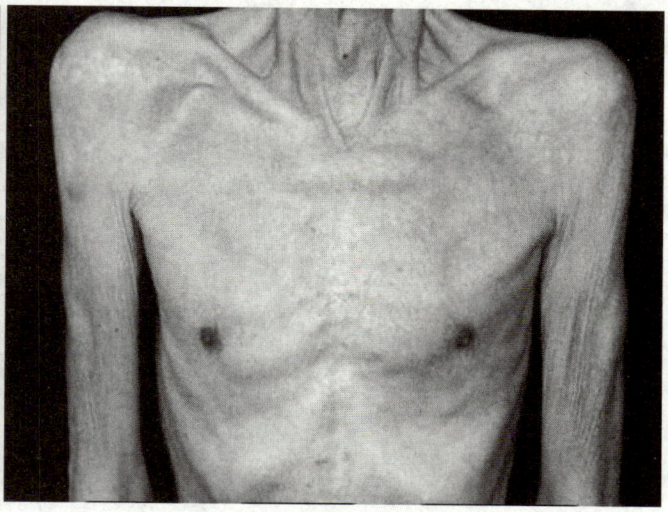

图 3-16 恶病质

5. 该患者诊断为胰头癌，胰腺癌是如何进行分类的？

答 按照胰腺癌的发生部位进行如下分类(图 3-17)：

(1) 胰头癌：胰腺的头部包括乳头和胆管下端，所以有胰头癌、乳头癌和胆管下端癌等名称的区别。

(2) 胰体癌、胰尾癌：胰体部、尾部之间的界线不可能清楚地划分，故统称为胰体尾癌。

(3) 全胰腺癌：又称胰广泛癌，可由胰头、胰体、胰尾癌进一步发展，也可发病初期即为弥漫性。

6. 胰腺癌治疗的方法有哪些？

答 手术治疗胰腺癌是最好的治疗方法，主要适用于早期患者。根治性切除手术是治疗本病的最主要方法。根据肿瘤部位、大小、局部浸润及远处转移的情况，可行胰十二指肠切除术、胰体尾切除、单纯肿瘤切除术等。辅助以放疗化疗以及介入治疗等综合治疗，以提高远期生存率。

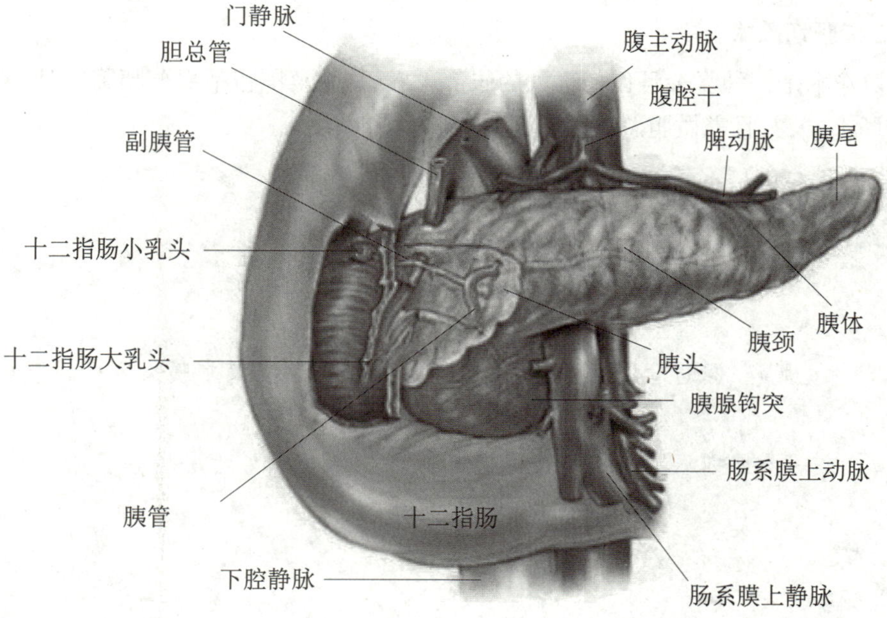

图 3-17 胰腺解剖图

拓展阅读

胰腺癌的手术方式有哪些

(1) 胰十二指肠切除术(图3-18):一般肿瘤位于胰头,无肝门、腹腔动脉干周围、肠系膜根部及远处的淋巴结转移,无肝动脉、肠系膜上动脉或下腔静脉的侵犯,未侵及或只是局部侵及门静脉,无器官的转移时,可以行胰十二指肠切除术治疗。

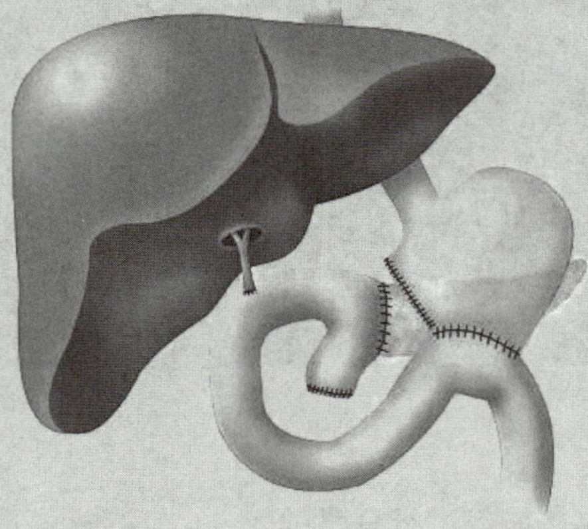

图3-18　胰十二指肠切除术

(2) 胰体尾部切除术:胰体尾部切除术是治疗胰体尾部肿瘤的常用方法,适用于无远处转移的胰体尾部癌。

(3) 全胰切除术:适合于胰头癌患者及年龄在65岁以下、手术探查显示病灶属于第Ⅰ期或第Ⅱ期(无淋巴结转移)患者,可行全胰切除术。

(4) 保留幽门的胰十二指肠切除术:病变尚未侵犯幽门及十二指肠球部,无幽门淋巴结转移。此外,恶性程度低的胰头部肿瘤也可施行保留幽门的胰十二指肠切除术。

(5) 扩大的胰十二指肠切除术:为胰头癌的主要术式,在全胰基础上加一段血管切除,但术后并发症增多及生存质量下降。

7. 什么是胰十二指肠切除术?

答 胰十二指肠切除术是一种复杂且创伤很大的腹部手术,切除范围包括部分胰腺、邻近的十二指肠、胆管下端、部分胃及空肠上端,并且需做胆总管、胰管、胃与空肠的吻合。

知识链接

胰十二指肠切除术的适应证与禁忌证

1. 适应证

(1) 胰头部癌、乏特壶腹癌、胆总管下段癌、壶腹周围的十二指肠癌,其中胰头癌疗效较差,而壶腹周围癌的疗效较好。

(2) 其他如十二指肠平滑肌肉瘤、类癌、胰腺囊腺癌等疾病,必要时可选用此术。

2. 禁忌证

(1) 肝已发生转移。

(2) 胆总管和肝管转移。

(3) 肝门、胆总管周围和胰上方淋巴结广泛转移。

(4) 肿瘤已侵及门静脉和肠系膜上静脉。

(5) 胰头或壶腹周围已与下腔静脉或主动脉紧密粘连。

8. 根据ERAS专家指南，如何对该患者进行围术期护理？

答 (1) 术前护理准备：

① 术前沟通及宣教。术前沟通与宣教是加速康复外科(ERAS)中护理重要的一个部分，宣教的形式可通过口头、书面、视频等多种方式增强宣教的效果。

a. 入院宣教：护理人员应在给予患者及家属常规入院介绍之后，讲解加速康复外科相关的理念及促进康复的一些措施与建议，有助于患者做好充分心理准备，建立信心。

b. 戒烟戒酒：对于酗酒及抽烟者，建议在术前1个月戒酒、烟。酗酒的患者总的术后并发症将增加2～3倍。每天饮酒>60 g，无酒精相关疾病者，术前戒酒1个月，将明显改善并加快术后恢复。每天抽烟>2支，持续1年以上，将增加肺部及切口并发症的风险。随机对照研究术前戒烟1个月，明显减少上述并发症。

c. 术前宣教：术前1天向患者及家属介绍围术期治疗的相关知识及促进康复的各种措施。宣教的内容包括无痛的理念、疼痛的评估与方法、功能锻炼的方法、饮食的种类、术后早期活动的形式与方法等，让患者理解及知晓在院期间应该完成的任务及需要配合的事项，缓解患者紧张焦虑情绪，促进术后快速康复。

② 营养管理：

a. 术前筛查：建议运用NRS 2002对患者进行营养评估，根据筛查结果医护一体制定营养治疗方案。首选肠内营养支持治疗，必要时辅以肠外营养。

b. 术前饮食管理：无胃肠道动力障碍患者，建议术前6 h进清淡易消化饮食，术前2 h禁饮。若患者无糖尿病史，可根据医嘱患者手术前2 h饮用400 mL含12.5%碳水化合物的饮料，减缓饥饿、口渴、焦虑情绪，降低术后胰岛素抵抗和高血糖的发生率。

③ 术前安全评估：

a. 心理评估。术前采用焦虑、抑郁自评量表评估患者心理状态，及时、规范、个性化地对患者进行心理护理，必要时寻求专业心理咨询师给予患者个性化的心理支持。

b. 肺功能评估。呼吸系统管理是加速康复外科的重要环节且贯穿围术期全程。对于年龄≥65岁、长期吸烟、既往有肺部疾病病史(如慢性阻塞性肺疾病等)、肺功能临界状态或低肺功能的患者需要配合医生进行肺功能的评估，指导患者进行有效的咳嗽和咳痰；教会患者每日使用呼吸训练器(图3-19)，必要时进行雾化吸入、化痰治疗。

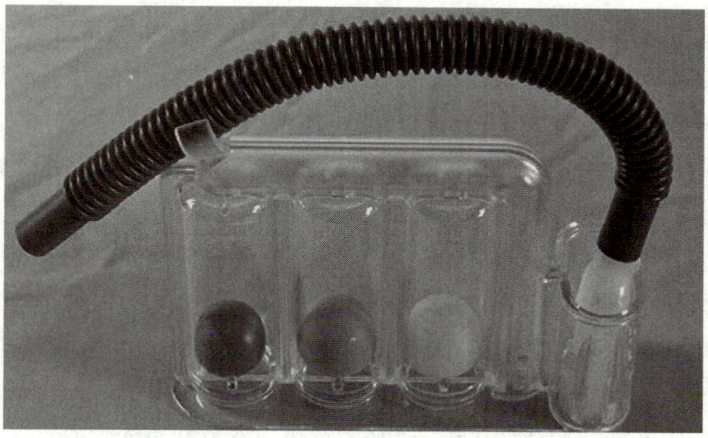

图3-19 呼吸训练器

c. 血栓风险评估。通过Caprini评估表进行术前血栓风险评估，根据评估结果指导患者活动、开展物理治疗或使用抗凝药物。

④ 其他准备。充分了解患者病史，如是否有磺胺类药物过敏史，是否有心、脑血管病史，是否有口服抗凝药物病史，是否有糖尿病病史及目前血糖控制状况等，及时汇报医生给予术前必要干预措施。

(2) 术后护理管理：

① 疼痛管理。采用数字评价量表法(NRS)、视觉模拟评分(VAS)和Wong-Baker面部表情量表法进行疼痛评估。疼痛评估时需关注患者疼痛的主诉,了解疼痛的部位和性质。胰腺肿瘤患者推荐手术当天在术后1 h、3 h、6 h均进行疼痛评估;术后第2、3天每8 h评估1次;评分≤3分(轻度疼痛),每天评估1次;评分4～6分(中度疼痛)时每8 h评估1次;评分≥7分(重度疼痛)则每小时评估1次,连续评估3次后根据末次疼痛评分进行评估。一般评分≥4分时,需要通知医生给予镇痛药物干预,静脉、肌内注射镇痛药后30 min内复评,口服镇痛药后1 h内复评;疼痛评分≥7分,采用对应措施后3 h仍无有效缓解,需请麻醉师、疼痛科医生、临床药师参与共同调整镇痛方案。镇痛药物使用后需动态观察并记录患者疼痛情况,如镇痛药物使用后恶心呕吐,及时汇报医生,适当调整药物。疼痛控制目标可为:患者疼痛评分≤3分,24 h疼痛频率≤3次,24 h内需要解救药物≤3次。

② 管道管理:

a. 胃管。加速康复外科协会提出的胰十二指肠切除术实施加速康复外科管理措施中,不推荐常规放置鼻胃管证据级别为中等,而专家推荐等级为强烈推荐。国内倾向于至少等待肛门排气后再拔除鼻胃管,文献报道的时间为术后96 h或术后第3天。如行胰十二指肠切除术时将鼻胃管放置于Child吻合后的输入袢内,起到术后为胰肠、胆肠吻合口减压的作用,能减少术后并发症的发生,则一般术后第3天拔除鼻胃管。而对于胰体尾和中段胰腺切除患者,则常规不放置预防性鼻胃管,在加速康复外科实施过程中无相关并发症发生,有效避免了鼻胃管带来的不适感。

b. 引流管。胰腺术中常规放置腹腔引流管,对于低危胰瘘患者(主胰管直径≥3 mm,胰腺质地硬、吻合满意),术后第1天和第3天腹腔引流液淀粉酶浓度均<3倍正常值时,目标第四天拔管;而对于高危胰瘘患者,当术后第1、3、5天引流液淀粉酶浓度均<3倍正常值时,目标为第6天拔管。

c. 尿管。胰腺术后尿管不长期留置,一般术后24 h拔除,对于老年男性、有前列腺增生病史等患者适当延长。

d. 管道维护:

Ⅰ 妥善固定:做好每一根引流管及引流袋标识;按照就近原则给予每一根引流管二次固定,二次固定位置要低于平卧位时引流口平面;防止意外滑脱或拔管。

Ⅱ 严密观察:了解引流管腹腔内放置的位置;倾听患者的主诉;密切观察引流液的量、颜色和性状,及时查看腹部体征及引流管口周围皮肤情况,保持引流管口皮肤完好、无引流液渗出与腐蚀。

Ⅲ 保持通畅:妥善安置各引流管,避免扭曲、折叠、受压,经常挤捏引流管道,保持引流通畅。

Ⅳ 无菌操作:保持引流密闭无菌状态;及时更换引流装置;协助医生做好引流液淀粉酶测定;如使用无抗反流装置的引流袋,需保持引流管低于引流管口,防止逆行感染。

Ⅴ 准确记录:每日准确记录各引流液的量、颜色和性状。

Ⅵ 健康宣教:管道留置期间做好患者和家属的宣教,讲解管道留置的重要性和必要性;对于高龄、神志不清、精神异常的患者,必要时要给予约束护理;制作管道护理宣教手册及标识醒目的管道护理床头指示牌,医护共同维护患者的管道安全,防止非计划性拔管发生。

Ⅶ 活动时护理:妥善固定各引流管道,卧床期间留有合适的长度,避免翻身时牵拉扭曲、受压;提供大小合适、长短适宜的引流小背包,供下床活动时使用,指导下床活动时,引流背包口低于引流管口10 cm为宜,尽可能将引流袋与引流管体外部分均放置于引流背包中,防止意外牵拉而拔管。

Ⅷ 拔管后护理:协助医生做好拔管后引流管口的护理,保持敷料完好无渗液,观察患者拔管后病情变化,如是否有发热、腹痛等异常情况发生。

③ 饮食管理:

a. 术后第1天胃管留置期间即可少量饮水,首次10～20 mL,观察有无呛咳及其他不适,根据患者耐受情况,饮水次数与量酌情增加;可咀嚼不含糖口香糖,直至肠蠕动恢复。

b. 术后第2天胃管留置期间可进食流质饮食,胰十二指肠切除手术后胃管一般留置3日,术后第3天拔除胃管后，可进食半流质饮食，术后第四天开始进普食。根据患者个体差异及进食耐受情况进行调整，少量多餐，循序渐进为原则。

c. 进食内容顺序选择：流质（以清水、茶水、米汤为主），半流质饮食（以粥类和糊类为主，可辅以鱼肉、蒸鸡蛋等），固体饮食（以米饭面条、馒头等为主）。不建议早期选择牛奶、富油饮食及辛辣食物。

d. 观察患者是否出现进食后的腹痛、腹胀、呕吐等不适症状。

④ 静脉治疗：

a. 液体治疗是外科患者围术期治疗的重要组成部分，提倡以目标为导向的液体治疗理念，根据不同的治疗目的、疾病状态及阶段个体化制定并实施合理的液体治疗方案。

b. 常规术后补液量每天2 000～2 500 mL，并随着进食恢复逐步减少，如果能正常进食肠内营养液，可停止补液。

c. 高龄、心肺功能不佳患者的补液需输液泵匀速滴注；补液量每天超过2 500 mL的患者需监控评估术后肺水肿、肠道水肿、胃肠动力下降以及腹腔潜在感染的情况。

⑤ 活动管理：

a. 手术当天即可加强床上翻身及四肢活动，术后第一天床上坐起1 h，术后第2天在护士评估指导下开始尝试下床活动。

b. 首次下床活动前护士需要评估患者的血流动力学指标，如生命体征是否平稳，是否有头晕剧烈呕吐症状，是否有出血倾向，患者的肌力等指标，下床活动前给予充分镇痛，下床活动时做好伤口保护及各管道的安置并有家属陪伴。

c. 活动范围按照床上活动、床旁活动、病房活动、科室活动等逐步增加，活动量和时间以患者的主观疲劳度为标准。

d. 老年特别是伴有心肺功能障碍的患者，更推荐早期下床活动，做好安全指导。

⑥ 深静脉血栓栓塞症的预防：

a. 根据Caprini血栓风险评估结果采取预防措施，包括基本预防、物理预防及药物治疗。

b. 遵医嘱皮下注射抗凝药物的患者需选择合适的注射部位，用药后需观察是否有出血的发生。

⑦ 血糖管理：

a. 术后胰岛素抵抗及高血糖与手术并发症及死亡率明显相关，根据医嘱及时监测血糖，避免术后高血糖，必要时根据医嘱使用胰岛素泵控制血糖。

b. 胰岛素治疗的患者，要定期监测血糖，及时处理异常值，避免低血糖及血糖波动过大。

⑧ 术后并发症的观察与护理。胰腺术后外科常见并发症包括胰瘘、胆瘘、乳糜漏、术后出血、腹腔内感染、胃排空延迟。护理人员要掌握其并发症的具体临床表现，做到病情动态观察要仔细，早期识别、早期汇报、早期配合医生做好相应干预措施，促进患者早日康复。

知识链接

胰腺癌治疗策略的新方向

(1) 化疗的推进：胰腺癌系统治疗领域中，化疗仍是探索的主要方向之一。新的化疗方案，如伊立替康脂质体与5-氟尿嘧啶、亚叶酸和奥沙利铂(NALIRIFOX)的组合，在美国已经获得FDA批准，并显示出在晚期胰腺导管腺癌(mPDAC)一线治疗中的优势。根据NAPOLl 3 Ⅲ期研究的最新数据，NALIRIFOX在12个月和18个月时的总生存期(OS)率分别为45.6%和26.6%，显著优于对照组。

(2) 免疫治疗的探索：尽管免疫治疗单药在晚期胰腺癌中的疗效并不理想，但免疫联合治疗成为当前研究的热点。例如，派安普利单抗联合安罗替尼、白蛋白紫杉醇、吉西他滨(PAAG)的二线治疗转移性胰腺癌的Ⅱ期研究显示出良好的疗效和耐受性。

9. 该患者术后发生什么并发症？该如何处理？

答 该患者术后发生了出血。术后出血是胰腺癌术后的一种严重并发症，其发生率为5.0%～7.5%，发生于术后早期或数周以后，可为腹腔内出血或胃肠道出血。出血的原因包括胰液消化腐蚀手术区血管、凝血功能改变、消化道应激性溃疡、胃肠菌群失调等，有时原因不明。腹腔内出血多由于术中止血不彻底或凝血功能障碍。针对腹腔内出血，应严密观察，立刻输液和输血，应用止血药物，若病情不见好转，应立刻开腹探查；手术后1周左右出血多认为是应激性溃疡出血，可按应激性溃疡出血处理，术后早期常规应用抗酸药。

10. 如何对该患者进行出院指导及随访？

答 (1) 出院标准。一般包括自由行走、口服镇痛剂时无痛、恢复半流饮食、无并发症风险、出院后有被照护条件、患者愿意出院。

(2) 做好带管出院患者的健康指导。对可能的并发症应有所预料和警惕，建立“绿色通道”，随时满足患者因并发症而再次入院的需求。

(3) 随访要求。指导胰腺切除术后的患者，一般术后两年内应每3～6个月随诊1次，实验室检查包括肿瘤标志物、血常规及生化等；影像学检查包括超声、X线及腹部CT等。

案　例　二

一、案例导入

一般资料：患者，女，57岁。

现病史：患者因体检发现胰体尾占位一周而入院。既往无腹痛腹胀，偶有消化不良的症状，无发热、黄疸。查体：皮肤巩膜颜色正常，腹软，未及明显压痛、反跳痛，移动性浊音(－)。

予以完善相关检查后，于入院第5天在全麻下行腹腔镜胰体尾部切除术，术后安返病房，带有左、右腹腔引流管，尿管各1根。术后第3天检测左侧腹腔引流液内液体淀粉酶值为930 U/L，之后连续5天引流液的淀粉酶值在707～1 000 U/L，遂予以左侧腹腔双套管冲洗。

辅助检查：肝胆胰脾MRI平扫＋增强示：① 肝右叶少许小囊肿。② 胰腺尾部囊性灶，考虑囊腺癌可能。

主要治疗：严密监测生命体征，观察引流液颜色、量及性状，完善相关检查；根据医嘱，予止血、抑酶、消炎、止疼、护肝、护胃、肠外营养、清理呼吸道、腹腔冲洗等对症处理。

其他史：糖尿病病史12年，口服二甲双胍；胆囊切除术后20余年；慢性胃炎10年。

二、临床问题解析

1. 什么是胰腺囊腺癌？

答 胰腺囊腺癌也属于胰腺的增生性囊肿，可从胰腺囊腺瘤恶变而来。该病在临床上罕见，仅占胰腺恶性肿瘤的1%。

知识链接

胰腺囊腺癌流行病学特点

胰腺囊腺癌病理进程缓慢，恶性程度较低，肿瘤外观常似良性肿瘤，临床上难以鉴别。本病的发病年龄为20～80岁，平均约60岁。女性患者多于男性患者，其比例约为3:1。

2. 该患者发生什么并发症？

答 该患者发生了胰瘘。

拓展阅读

什么是胰瘘?

胰瘘是多种原因引起的胰液通过破裂胰管漏出并超过7日以上者,是外科常见的一种并发症,其发生率为5%~20%。常继发于急性胰腺炎、胰腺外伤、慢性胰腺炎、胰腺急性病变、胰腺假性囊肿外引流、胰腺活检等各种胰腺手术后。胰瘘又分为胰腺内瘘和胰腺外瘘两种。胰液经腹腔由引流管或皮肤切口处流出体外所形成的瘘,称为胰外瘘;胰液通向邻近的空腔器官或体腔者,称为胰内瘘。内漏较为罕见,一般所指的胰瘘是胰外瘘。

3. 该患者为什么会发生胰瘘?

答 可能与吻合口泄漏、小胰管未处理,或缝合端感染等引起。

知识链接

出现胰瘘的原因有哪些?

(1) 胰腺囊肿或胰腺囊肿引流术后,前者为有意识地让胰液通过引流管引至体外;后者为内引流失败。

(2) 吻合口泄漏、小胰管未处理,或缝合端感染引起。

(3) 胰周手术:胃、脾、左肝、左肾上腺手术误伤或因病变侵及胰腺,切除病灶后未及时发现而形成胰瘘。

(4) 胰腺钝伤或贯通伤,直接造成胰管损伤,或因清创时未及时发现导致胰组织感染而引起。

(5) 慢性胰腺炎胰管结石取石后。

(6) 急性出血坏死胰腺炎,在坏死组织清除后残留的胰断面有小胰管或主胰管分泌的胰液沿引流管流至体内。

4. 胰瘘非手术治疗的措施有哪些?

答 (1) 保持引流通畅:胰腺手术中在胰腺创面或断端附近放置引流管,术后腹腔引流管至少保留5~7 d。临床上一般保留更长,如有合并感染则应延长引流时间。引流管拔出时间是连续引流3 d以上,量小于10 mL,患者无发热,白细胞计数基本正常。

(2) 减少胰腺外分泌:抑制胰腺外分泌措施限于术后1~2周内,此期易发生胰管破裂,胰液外漏,也是胰腺创面断端吻合口时期。① 禁食和持续胃肠减压,其时间一般在1周以上。② 抑制胰腺外分泌的药物包括H_2受体阻滞药、生长抑素等。

(3) 营养支持:术后早期禁食,患者营养状况差,血浆白蛋白对创面、断面、吻合口愈合起到阻碍作用,因此,营养十分重要。完全胃肠外营养可抑制胰液的分泌,并提供充分的营养,有明显的促进胰瘘愈合的作用。

(4) 维持水、电解质、酸碱平衡:胰瘘引起液体丢失,应根据实验室检查结果及时补充液体和适量的电解质。

(5) 维持各器官的功能,警惕MODS的发生。

(6) 注意保护瘘口周围皮肤,预防和控制感染。

拓展阅读

胰瘘的手术指征

(1) 胰瘘持续3个月以上,引流量未减少者。

(2) 胰瘘引流不畅,反复感染,发热,有脓腔形成者。

(3) 腹腔内大出血或腹膜炎。

(4) 因胰管断端形成瘢痕导致梗阻性胰腺炎病并产生疼痛者。

(5) 胰管造影显示瘘管与主胰管相通,主胰管有狭窄或结石者。

(6) 胰腺假性囊肿手术后形成的胰瘘。

5. 如何预防胰瘘的发生?

答 胰瘘的发生是多因素造成的,主要发生在胰腺手术后和创伤后。因此,在预防上要做好充分准备,特别是手术操作技术及术后患者的管理,如禁食,胃肠减压,胆管减压,应用抑酸药、生长抑素等,都是预防胰瘘发生的主要方法。

6. 该患者术后进行了腹腔双套管冲洗引流,应如何进行护理?

答 (1) 保持通畅,维持一定的负压,但吸引力不宜过大,以免损伤内脏组织和血管。若有坏死组织脱落、稠厚脓液或者血块堵塞管腔,可用20 mL生理盐水缓慢冲洗,无法疏通时在无菌条件下更换内套管。

(2) 观察并记录24 h引流液颜色、性质、量:引流液开始为暗红色浑浊液体,内含血块及坏死组织,2~3 d后颜色渐淡、清亮;若引流液呈血性,并有脉速和血压下降,应考虑大血管受腐蚀破裂,继发出血,立即通知医生处理,并积极做好紧急手术的准备;若引流液含有胆汁、胰液或肠液,应考虑胆瘘、肠瘘和胰瘘的可能。

(3) 动态监测引流液的胰淀粉酶值并做细菌培养。

(4) 保护引流管周围皮肤:局部涂氧化锌软膏,防止胰液腐蚀。

(5) 拔管护理:患者体温正常并稳定10 d左右,血白细胞计数正常,腹腔引流管少于5 mL/d,引流液的淀粉酶值正常后可考虑拔管。拔管后注意拔管处伤口有无渗漏,若有渗出应及时更换敷料。

7. 针对该患者进行的肠外营养,应如何护理?

答 (1) 输注途径:中心静脉肠外营养、外周肠外营养。

(2) 输注方式:持续输注法和循环输注法。

(3) 输注注意事项:

① 输注营养液之前,观察导管有无扭曲、打折,另外,应对导管的功能进行评估,使用前确定导管是否在血管内;使用时,严格遵守无菌操作原则。

② 严格遵守药物配伍禁忌、合理安排输液顺序。有研究表明在ICU患者静脉输注营养液时采用不同输液顺序,对经外周静脉穿刺中心静脉置管堵管情况进行了分析,结果表明全营养液受pH影响较大,而采用合理的输液顺序可显著降低PICC导管堵塞的发生率。

③ 长期输注营养液时每4 h用生理盐水20 mL脉冲式冲管,每次输液前后用生理盐水20 mL冲管。禁止用10 mL以下注射器进行正压注射、封管及溶栓。

④ 输注速度保持恒速、稳定。配置好的营养液应在24 h内输注,如不能及时输注,要求保存于4℃的冰箱内,但混合液不宜长时间保存,以免储存温度影响其稳定性。

⑤ 观察相关护理并发症:机械性并发症,如置管损伤、导管堵塞等;导管并发症,如导管异位、导管折断、静脉血栓形成;感染性并发症;代谢性并发症,如糖代谢紊乱,脂肪代谢紊乱,氨基酸代谢紊乱,电解质、维生素及微量元素缺乏症,酸碱平衡紊乱等;脏器功能损害,如肝脏损害、胆道系统疾病、肠屏障功能减退、代谢性骨病等。

⑥ 对患者的出入量、生命体征、血糖、血清电解质浓度等进行监测。

知识链接

肠内营养护理

(1) 输注途径:经鼻胃管、鼻十二指肠/空肠管、胃造瘘管、空肠造瘘管、经肠瘘口远端置管等。如果营养支持时间在6周以内鼻胃管是最常用的途径，当出现胃食管反流、误吸、呕吐及胃排空延迟，则应考虑改为鼻肠管；如果营养时间超过6周，则应推荐使用胃/空肠造瘘。

(2) 输注方式：一次性输注、间歇重力滴注、连续输注。

(3) 输注注意事项：

① 肠内喂养前首先确定喂养管位置，在体外标志位置了解导管有无移位，妥善固定管道，防止管道移位脱出；清洁鼻腔，保持鼻部清洁；可行口香糖咀嚼，促进营养的消化吸收，同时加强口腔清洁；鼻黏膜保护：每日滴入鼻腔液状石蜡2次，减轻摩擦力，防止鼻咽部黏膜干燥、糜烂。

② 使用营养泵喂养时，速度由慢到快，即首日速度为20～50 mL/h，在患者耐受的情况下，次日起每隔8～12 h可增加速度10～20 mL/h，逐渐加至80～100 mL/h，每日12～24 h输注完毕。对于营养不良或者代谢不稳定的患者应减慢速度。

③ 在泵入营养液期间，尤其是泵入含有蛋白质或含有膳食纤维的肠内营养液时，每4 h用温开水10～20 mL冲洗体内导管1次。若发现鼻空肠管不通畅时，应缩短冲管间隔时间，可每1～2 h冲管1次，每次10 mL温开水，24 h用量为120～240 mL，可降低堵管率。一旦发生堵管，建议及时用20 mL注射器抽温开水反复冲洗，必要时可用胰酶或者碳酸氢钠溶液冲洗。

④ 进行鼻肠管喂养时，要特别注意营养液不能被细菌污染，营养液现配现用，要求按静脉输液标准无菌操作，同时每日更换输注管道。固定鼻肠管时保留一定长度在鼻翼处，将鼻肠管固定在脸颊侧，使其悬空，保证一定的预留空间根据肠道蠕动来调整鼻肠管深度。

⑤ 胃/空肠造瘘喂养者每次喂养前须听诊是否存在肠鸣音，排除肠梗阻，同时抽吸有无潴留，喂养中及喂养后30 min内保持半卧位。造瘘口周围皮肤严格按照无菌技术按时换药，确保切口周围清洁、干燥。外露导管可置于腹带内或固定于腹壁防止滑脱。

⑥ 观察有无潴留、腹胀、腹痛、腹泻、肠鸣音亢进等情况，以了解肠道耐受性；观察鼻咽部黏膜及造口周围皮肤；监测患者营养状况，如体质量、清蛋白等指标；观察患者体温、呼吸及有无发生呛咳情况，预防吸入性肺炎。

拓展阅读

术后早期进食和营养支持治疗

胃肠功能的早期恢复是ERAS三大目标之一，术后早期拔除胃管、早期进食及营养支持治疗都能促进患者胃肠功能恢复及全身营养状态提升。胰腺癌患者术前营养不良的发生率高达88%，而研究指出胰腺切除术能够显著加重患者的营养不良情况，其术后的体重及营养状态都显著低于术前。因此，尽早恢复患者的肠内营养至关重要。相比于肠外营养，肠内营养更能够促进胃肠功能的早期恢复，术后延迟性胃排空障碍(delayed gastric emptying，DGE)的发生率显著降低。经对比分析十二指肠术后肠内营养和口服营养的预后，相比于肠内营养，口服营养患者住院天数由18天显著缩短至13天，术后并发症总发生率显著下降，其中术区感染发生率的下降为主要因素。

传统的术后营养策略不支持早期进食，是由于担心增加术后并发症的风险。然而，目前越来越多的循证依据表明，早期进食不仅不会增加胰腺切除术后并发症的风险，还能够促进胃肠功能的早期恢复，降低DGE的发生率，并且对保持胃肠菌群的平衡、避免肠道菌群移位有显著的效果。

目前已有多篇临床研究表明，胰腺切除术后中实施早期经口进食是安全、可行的。因此，在胰腺切除术ERAS中，建议拔除胃管后当天开始进流质食物，逐渐由半流质、软食等过渡到正常饮食。胰腺切除术对患者创伤较大，术后单一普通进食并不能达到患者恢复所需，故而营养支持治疗也尤为重要，推荐患者口服营养制剂，尤其是营养不良的患者，有利于患者的尽快恢复。

第九节　结　肠　癌

一、案例导入

一般资料：患者，男，46岁。既往体健。

现病史：患者因大便次数增多4月，有脓血便20天而入院，同时伴有乏力，体重下降5 kg。入院体征：体温37℃，脉搏86次/min，呼吸20次/min，血压127.5/82.5 mmHg。查体：神志清楚，发育正常，营养欠佳，全身浅表淋巴结不肿大，胸部检查无异常，腹部平坦，无肠型。肝脾触诊不满意，全腹无压痛，无肌紧张和反跳痛，右侧腹部可扪及5 cm×6 cm×7 cm包块，肠鸣音正常，约4次/min，无气过水声。直肠指检未见异常。

辅助检查：电子肠镜示：距肛门30 cm可见直径约3 cm的不规则溃疡面，上覆白苔，有新鲜血痂，触之易出血，取检4块，质脆、硬；全腹CT示：结肠管壁明显不均匀增厚、强化，考虑恶性肿瘤可能性大。消化系统肿瘤六项检查提示糖类抗原9.23 u/mL。

主要治疗：患者接受了结肠切除手术，其中包括切除了肿瘤及和周围受到影响的部分结肠，手术取得良好效果。随后患者在医生指导下进行化疗。医护人员和专业营养师为患者制定了一套针对结肠癌患者的饮食计划，侧重于进食高膳食纤维、低脂肪、高维生素食物。面对癌症治疗的挑战，患者积极寻求心理辅导和支持，通过其他癌症患者的分享，患者逐渐调整了自己的心态，并树立了积极乐观的态度。经过手术和化疗的综合治疗后，患者病情得到有效控制，定期随访显示癌症没有复发。

二、临床问题解析

1. 该患者为什么会发生结肠癌？

答　结肠癌是胃肠道中常见的恶性肿瘤，主要起源于结肠的上皮细胞。结肠癌的发生与饮食、遗传和环境等因素有关。病因尚未十分明确，但有些疾病如家族性息肉病，已被公认为癌前期病变；结肠腺瘤、溃疡性结肠炎以及结肠血吸虫病肉芽肿，与结肠癌的发生有较密切的关系。

拓展阅读

可能引起结肠癌的不良生活习惯

(1) 长期高脂肪、高蛋白及低纤维素的饮食。

(2) 长期食用红肉(牛肉、猪肉、羊肉、马肉等)或加工肉类(如香肠、培根、火腿、牛肉干、腌牛肉和其他烟熏、盐渍、发酵或腌制肉类)。

(3) 过多食用其他腌制和油煎炸的食品。

(4) 吸烟，大量饮酒。

结肠癌患者多发中年以上，以40～50岁年龄组发病率最高，中位数年龄为45岁，约有5%患者的年龄在30岁以下。结肠癌的临床表现随其病灶大小所在部位及病理类型而有所不同。不少早期结肠癌患者在临床上可毫无症状，但随着病程的发展和病灶的不断增大，可以产生一系列结肠癌的常见症状，诸如大便次数增多、大便带血和黏液、腹痛、腹泻或便秘、肠梗阻以及全身乏力、体重减轻和贫血等症状。结肠癌的早期症状常常不明显，所以定期筛查非常重要。整个结肠以横结肠中部为界，分为右半结肠和左半结肠两个部分，左右半结肠的解剖学结构存在明显差异。右半结肠由肠系膜上动脉供血，静脉血经肠系膜上静脉主要回流入右半肝。肠腔较大，管肠壁薄，易扩张，因仍含有较多水分和电解质，肠内容物呈液态或半液态。左半结肠由肠系膜下动脉供血，静脉血由肠系膜下静脉进入脾静脉，再经门静脉组织到左半肝。肠腔狭小，因水分被吸收及储存大便。肠内容物成型且较干硬，呈半固态。

(1) 右半结肠癌。右半结肠腔粗大，肠内粪便为液状，这段肠管的癌肿多为溃疡型或突向肠腔的菜花状癌，很少环状狭窄，故不常发生梗阻。但是这些癌肿常溃破出血，继发感染，伴有毒素吸收，因此其临床上可有腹痛不适、大便改变、腹块、贫血、消瘦或恶病质表现。

① 腹痛不适：约75%的患者有腹部不适或隐痛，初为间歇性，后转为持续性，常位于右下腹部，很像慢性阑尾炎发作。如肿瘤位于肝曲处而粪便又较干结时，也可出现绞痛，应注意与慢性胆囊炎相鉴别。约50%的患者有食欲不振、饱胀嗳气、恶心呕吐等现象。

② 大便改变：早期粪便稀薄，有脓血，排便次数增多，与癌肿溃疡形成有关。待肿瘤体积增大，影响粪便通过，可交替出现腹泻与便秘。出血量小，随着结肠的蠕动与粪便充分混合，肉眼观察不易看出，但隐血试验常为阳性。

③ 腹块：就诊时半数以上患者可发现腹块。这种肿块可能就是癌肿本身，也可能是肠外浸润和粘连所形成的团块。前者形态较规则，轮廓清楚；后者形态不甚规则。肿块一般质地较硬，一旦继发感染时移动受限，且有压痛。

④ 贫血和恶病质：约30%的患者因癌肿溃破持续出血而出现贫血，并有体重减轻、四肢无力，甚至全身恶病质现象。

(2) 左半结肠癌。左半结肠肠腔较细，肠内粪便由于水分被吸收变得干硬。左半结肠癌多数为浸润型，常引起环状狭窄，故临床表现主要为急、慢性肠梗阻。肿块体积较小，既少溃破出血，又无毒素吸收，故罕见贫血、消瘦、恶病质等现象，也不易扪及肿块。

① 腹部绞痛：这是癌肿伴发肠梗阻的主要表现。梗阻可突发，出现腹部绞痛，伴腹胀、肠蠕动亢进、便秘和排气受阻；慢性梗阻时则表现为腹胀不适、阵发性腹痛、肠鸣音亢进、便秘、粪便带血和黏液，部分性肠梗阻有时持续数月才转变成完全性肠梗阻。

② 排便困难：半数患者有此症状，随着病程的进展，便秘情况愈加严重。如癌肿位置较低，还可有排便不畅和里急后重的感觉。

③ 粪便带血或黏液：由于左半结肠中的粪便渐趋成形，血液和黏液不与粪便相混，约25%患者的粪便中肉眼观察可见鲜血和黏液。

2. 结肠癌的诊断依据是什么？

答 可通过乙状结肠镜或纤维结肠镜进行检查。内镜检查报告包括进镜深度，距肛缘距离，肿物大小、形态，局部浸润的范围等，在直视下获取活组织进行病理检查是诊断结肠癌最有效可靠的方法。

知识链接

可疑结肠癌征象

结肠癌早期症状多较轻或不明显，常被患者忽视，也易漏诊。故对中年以上患者有下列表现时应提高警惕，考虑有无结肠癌的可能：① 近期内出现排便习惯改变（如便秘、腹泻或排便不畅）、持续腹部不适、隐痛或腹胀。② 粪便变稀，或带有血液和黏液。③ 粪便隐血试验持续阳性。④ 原因不明的贫血、乏力或体重减轻等。⑤ 腹部可扪及肿块。

有上述可疑现象时，除作进一步的病史询问和体格检查外，应即进行下列系统检查，以期确定诊断。目前对结肠癌的大规模人群防治普查尚缺乏切实可行的方案，唯有遇见上述结肠癌可疑征象时，及时选用合适的检查方法，早期作出诊断，特别是遇到粪便隐血试验阳性者，务必进一步追究其原因。

(1) 肛管指诊和直肠镜检。检查有无直肠息肉、直肠癌、内痔或其他病变，以资鉴别。

(2) 乙状结肠镜和纤维结肠镜检查。乙状结肠镜虽只长25 cm，但75%的大肠癌位于乙状结肠镜所能窥视的范围内。镜检时不仅可以发现癌肿,还可观察其大小、位置以及局部浸润范围。通过乙状结肠镜可以采取组织作病理检查。纤维结肠镜检查可提供更高的诊断率,国内已广泛应用,操作熟练者可将纤维结肠镜插至盲肠和末端回肠,还可进行照相,确是一种理想的检查方法。疑似结肠癌患者均推荐全结肠镜检查,但以下情况除外:① 身体一般状况不佳,难以耐受。② 急性腹膜炎、肠穿孔、腹腔内广泛粘连;③ 肛周或严重肠道感染。

(3) X线检查:

① 腹部平片检查:适用于伴发急性肠梗阻的病例,可见梗阻部位上方的结肠有充气胀大现象。

② 钡剂灌肠检查:可见癌肿部位的肠壁僵硬,扩张性差,蠕动至病灶处减弱或消失,结肠袋形态不规则或消失,肠腔狭窄,黏膜皱襞紊乱、破坏或消失,充盈缺损等。钡剂空气双重对比造影更有助于诊断结肠内带蒂的肿瘤。

(4) 癌胚抗原(CEA)试验。对早期病例的诊断价值不大,但对推测预后和判断复发有一定的帮助。

3. 结肠癌的治疗方法有哪些?

答 手术切除是结肠癌的主要治疗方法,同时配合化疗、放疗等综合治疗,可在一定程度上增强疗效。目前临床上已开展新辅助治疗(即术前放化疗),目的在于提高手术切除率,延长患者无瘤生存期,但需掌握适应证。

(1) 手术治疗:

① 根治性手术:手术切除范围包括癌肿、两端足够长的肠段及其所属系膜和区域淋巴结。a. 右半结肠切除术:适用于盲肠、升结肠、结肠肝曲癌;b. 横结肠切除术:适用于横结肠癌;c. 左半结肠切除术:适用于结肠脾曲癌和降结肠癌;d. 乙状结肠癌根治性切除术:适用于乙状结肠癌。

② 姑息性手术:

a. 结肠癌并发急性肠梗阻的手术:结肠癌患者并发急性闭袢性肠梗阻时,需在完善胃肠减压、纠正水电解质酸碱平衡失调等术前准备后紧急手术,若为右半结肠癌并发急性肠梗阻,可行右半结肠切除、一期回肠结肠吻合术;若患者全身情况差,可先行盲肠道口解除梗阻,待病情稳定后再行二期根治性手术。若癌肿不能切除,可行回肠横结肠侧侧吻合。若为左半结肠癌并发急性肠梗阻,亦可手术切除、一期吻合;若肠管扩张、水肿明显,多先行癌肿切除,近端造口,远端封闭,待肠道充分准备后,再行二期根治性手术;对肿瘤不能切除者行姑息性结肠造口。

b. 局部癌肿尚能切除但已发生远处转移的手术:若体内存在孤立转移灶,可一期切除原发灶及转移灶;若转移灶为多发,仅切除癌肿所在的局部肠段,辅以局部或全身放疗和化疗。

c. 无法切除的晚期结肠癌手术:可行梗阻近、远端肠管短路手术,或将梗阻近端的结肠拉出行造口术,以解除梗阻;晚期直肠癌患者若并发肠梗阻者,则行乙状结肠双腔造口。

(2) 化疗。术前辅助化疗有助于缩小原发灶,使肿瘤降期,提高手术切除率及降低术后复发率。术后化疗可杀灭残余肿瘤细胞。对无法手术根治、术后复发而又无法进一步手术的患者,化疗是一项主要的治疗手段。放疗与手术的综合治疗可以减少局部复发,术后化疗还有助于控制体内潜在的血道转移。给药途径有静脉给药、区域动脉灌注、温热灌注及腹腔置管灌注给药等,以静脉给药为主。化疗方案主要有:① FALFOX方案:奥沙利铂、氟尿嘧啶和亚叶酸钙联合用药。② MAYO方案:氟尿嘧啶和亚叶酸钙联合用药;③ XELOX方案:奥沙利铂和卡培他滨联合用药。

课程思政

养成良好的职业道德与人文素养

消化系统以食管、胃、十二指肠、小肠、结肠这样固定的顺序排列并发挥着各自的功能,最终帮助人体消化吸收精华、排出糟粕。我们应了解人体的各大系统、器官、组织、细胞及其生理特性功能。正如在任何工作中，不同部门、员工之间分工不同但彼此有条不紊地进行着自己的任务，最终整个团队完成团队任务，我们应培养爱岗敬业、团结协作的职业精神，有助于提高自身在未来岗位上的胜任能力和对职业的责任感、认同感及使命感。同时，应秉持医者仁心和锤炼以患者为中心的职业素养，如依据患者的病情、家庭情况提供高性价比的医疗服务，同时充分尊重患者的决定。患者常因罹患癌症或因器官切除术而产生抑郁等消极心理，作为一位“德医双馨”的护理人员，不仅要积极救治患者，更要通过疏导、安慰等手段给予患者人文关怀、心灵安慰；通过换位思考，切身体会患者遭遇，从而鼓励、指导患者树立正确的疾病观。正确有效的心理护理，不仅能帮助患者建立战胜病魔的信心，而且可以很大程度上增强临床疗效。

4. 根据ERAS专家指南，如何对该患者进行围术期护理？

答 (1) 术前护理准备

① 心理护理。关心体贴患者，指导患者及其家属通过各种途径了解疾病诊治相关的新进展，树立与疾病做斗争的勇气及信心，同时争取家人与亲友的配合，从多方面给患者以关怀。需行肠道口手术者，术前通过图片、模型及视频等向患者解释肠道口的相关知识和术后可能出现的情况及处理方法；可介绍同种病种恢复良好、心理健康的康复患者与其交流，增强其治疗疾病的信心。

② 营养支持。术前补充高蛋白、高热量、高维生素、易于消化、营养丰富的少渣饮食，如鱼、瘦肉、乳制品等；必要时少量多次输血、输白蛋白等，以纠正贫血和低蛋白血症。若患者出现明显脱水及急性肠梗阻，及早纠正水、电解质、酸碱平衡失调，以提高其对手术的耐受性。

③ 胃肠道管理。术前肠道准备极为重要，其目的是排空结肠、减少肠腔内细菌数量，以预防手术后感染。肠道准备一般包括饮食准备、清洁肠道和口服肠道抗菌药物三大措施。

a. 饮食准备：

Ⅰ 调整饮食：术前3 d进少渣半流质饮食，术前1～2 d改无渣流质饮食，减少粪便形成。术前12 h禁食、4 h禁饮。实施时可根据患者有无便秘史及肠梗阻症状等进行调整。

Ⅱ 肠内营养：术前3 d起口服全营养素，每日4～6次，至术前12 h停药。此法既能满足机体的营养需要，又可减少粪便形成，同时有利于保护肠道黏膜屏障，避免术后发生肠源性感染。

b. 清洁肠道：一般于术前1日进行肠道清洁，目前临床常用导泻法和灌肠法，清洁程度以肠道排出物为清水样、肉眼无粪渣为准。

Ⅰ 导泻法：ⅰ 等渗性导泻，临床常用复方聚乙二醇电解质散溶液，其是一种等渗、非吸收性、非爆炸性液体，通过分子中的氢键与肠腔内水分子结合，增加粪便含水量及灌洗液的渗透浓度，刺激肠蠕动，导致腹泻。ⅱ 高渗性导泻，常用制剂为甘露醇、硫酸镁、磷酸钠盐等，这些药物在肠道中几乎不被吸收，口服后使肠腔内渗透压升高，吸收肠壁水分，致肠内容物急剧增多、肠蠕动增加，出现腹泻。甘露醇在肠腔内可被细菌酵解，产生可燃性气体，术中使用电刀时可引起爆炸，使用时应注意。目前临床使用较少。ⅲ 中药导泻，常用番泻叶泡茶饮用、蓖麻油口服等，单独使用不能满足肠道清洁的要求，多与其他方法(如灌肠法)联合应用。注意事项：大肠癌合并肠梗阻时禁用导泻法；患者年老体弱、心肾功能障碍时不宜采用等渗性或高渗性导泻，可选择灌肠法。

Ⅱ 灌肠法：用0.1%～0.2%肥皂水多次灌肠，可同时配合番泻叶泡茶饮或蓖麻油口服，提高肠道准备的效率和效果。多次灌肠法护理工作量大、效果较差，且易导致肠黏膜充血，临床上已逐渐被其他方法取代。注意：为防止癌细胞扩散，应选择粗细和软硬适宜的肛管，在直肠指检下(或直肠镜直视下)插管，插管动作应轻柔，忌粗暴，使肛管顺利地通过肠腔狭窄部位；高位直肠癌应避免使用高压灌肠。

Ⅲ 口服肠道抗菌药物：一般术前3 d开始口服肠道不吸收的抗菌药物，如新霉素、甲硝唑、庆大霉素等，由于控制饮食和使用肠道抗菌药物维生素K合成及吸收减少，故需同时肌内注射维生素K，每日1次，每次10 mg。

④ 术前安全评估：

a. 健康史：了解患者的年龄、性别、婚姻状况、饮食习惯，有无烟酒嗜好。如需行肠道口，还要了解患者的职业、视力及手的灵活性。了解既往是否有大肠腺瘤、溃疡性结肠炎、结直肠息肉、克罗恩病、血吸虫性肉芽肿等病史，是否有高血压、糖尿病等。如需行肠造口者，还要了解患者是否有皮肤过敏史。了解家族成员中有无家族性腺瘤性息肉病、遗传性非息肉性结肠结直肠癌、大肠癌或其他肿瘤患者。

b. 身体状况的评估：评估排便习惯和粪便性状有无改变，是否出现腹泻、便秘、腹痛、腹胀、呕吐、停止排便、排气等症状，有无贫血、消瘦、乏力、低热、尴尬、腹水、黄疸等全身症状。腹部触诊和直肠直检，有无扪及肿块及其大小、部位、硬度、活动度，有无局部压痛等。

c. 心理-社会状况评估：评估患者对所患疾病的认知程度，是否出现过度焦虑、恐惧等影响康复的心理反应；能否接受制定的治疗护理方案，对康复及未来的生活是否充满信心；对手术前后配合及肠造口相关知识的掌握程度；对即将进行的手术及可能出现的并发症、排便方式的改变有无足够的心理承受能力；家庭的经济承受能力和对患者的支持程度。

⑤ 指导术前训练：

a. 术前指导患者进行床上排便、排尿训练，以便于术后早期拔除导尿管。

b. 示范腹式呼吸、缩唇呼吸；指导患者进行有效咳嗽、胸背部拍击等方法，评估患者及家属的掌握情况，以促进术后有效排痰，保持呼吸道通畅。

c. 患者如为高龄，年龄≥65岁（若合并吸烟男性年龄>60岁）、长期大量吸烟（吸烟史≥400支/年），存在肺部基础疾病（COPD等），或者肺功能异常的患者，指导每日运用呼吸训练器进行肺康复训练干预，直至出院。

⑥ 结肠造口定位。术前医生、护士或造口治疗师、家属及患者可共同确定造口部位。定位的基本要求：Ⅰ 让患者取不同体位进行定位，保证无论何种体位患者均能看到造口全貌，便于进行护理；Ⅱ 造口应在左腹直肌脐旁处；Ⅲ 造口周围应有足够的平坦皮肤面积，避开瘢痕、凹陷、皱褶、系腰带及骨骼隆起处。

(2) 术后护理管理：

① 病情观察。持续监测患者生命体征，每半小时测量血压、脉搏、呼吸一次，平稳后可改为每小时一次，术后24 h病情平稳后逐步延长间隔时间。

② 体位。取舒适体位。

③ 管道维护：

a. 引流管：妥善固定，保持引流管通畅，观察并记录引流液的颜色、性状和量，保持引流管周围皮肤清洁干燥。定时更换敷料，5~7 d后，待引流量减少，性状无异常时，即可拔除引流管。拔管后观察患者病情变化，如是否有发热、腹痛等；保持伤口敷料完好无渗液，有异常情况，及时报告医生进行处理。

b. 导尿管：保持导尿管通畅、会阴部清洁，观察尿液的颜色、性状和量，若出现脓尿、血尿、尿量少时，及时报告医生予以处理。

④ 饮食管理和营养支持。术后早期禁食、胃肠减压，经静脉补充水、电解质及营养物质，术后48~72 h肛门排气或肠道口开放后若无腹痛腹胀、恶心、呕吐等不良反应即可拔除胃管，饮水无不适后可进流质饮食，但忌进食易引起胀气的食物；术后一周进少渣半流质饮食；两周左右可进普食。注意补充高热量、高蛋白、低脂、维生素丰富的食物，如豆制品、蛋、鱼等。近年来，随着加速康复外科的发展，禁食时间和饮食过渡时间明显缩短，且不建议常规留置胃管，如需置管，视患者情况尽早拔除。术后早期（约6 h）开始应用肠内全营养制剂，可促进肠功能的恢复，维持并修复肠黏膜屏障，改善患者营养状况，减少术后并发症。

⑤ 活动管理。手术当天协助床上翻身，每2 h一次，指导做下肢的屈伸、足和趾的主动活动。术后24 h在护士评估指导下开始尝试下床活动，以促进肠蠕动恢复，减轻腹胀，避免肠粘连。活动前检查各种管道，确保各管道固定妥善，并有家属陪伴。活动时注意保护伤口，避免牵拉。活动期间密切监测心率、血压、呼吸频率和（或）血氧饱和度的变化，活动量循序渐进。

⑥ 肠造口的护理：

a. 肠造口评估：

Ⅰ 活力：正常肠造口颜色呈鲜红色，有光泽且湿润，如同一朵盛开的玫瑰（图 3-20），因此造口患者又被称为“玫瑰人”。术后早期肠黏膜轻度水肿属正常现象，1 周左右水肿会消退。

Ⅱ 高度：肠造口一般高出皮肤表面 1～2 cm，利于排泄物进入造口袋内。

Ⅲ 形状与大小：肠造口多呈圆形或椭圆形，结肠造口一般比回肠造口直径大。

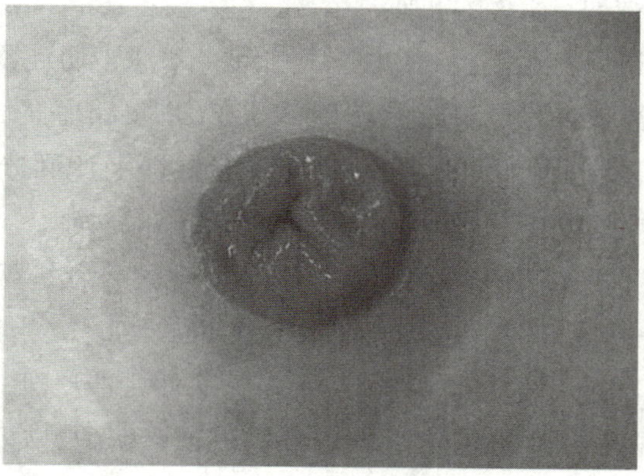

图 3-20 肠造口图片

b. 造口袋的使用：

Ⅰ 佩戴造口袋：于手术当日或术后 2～3 d 开放肠造口后即可佩戴造口袋。一件式造口袋的底盘与便袋不可分离，使用时只需将底盘直接粘贴于造口周围皮肤上即可，但清洁造口时不方便；两件式造口袋的底盘与便袋可分离，使用过程中便袋可随时取下进行清洗（图 3-21）。当造口袋内充满 1/3～1/2 的排泄物时，应及时倾倒，以防因重力牵拉而影响造口底盘的粘贴。

Ⅱ 更换造口袋：ⅰ 取下造口袋：用一只手按住皮肤，一只手由上而下揭除造口底盘（动作轻柔，以免损伤皮肤）；ⅱ 清洁造口：用生理盐水或温水由外向内清洁周围皮肤及造口黏膜，再用干的、清洁、柔软的毛巾、纱布或纸巾蘸干，观察造口及周围皮肤情况；ⅲ 测量造口：用量尺测量造口基底部的大小（若造口为圆形测量直径，椭圆形测量最宽处和最窄处，不规则的用图形来表示）；ⅳ 裁剪底盘开口：按测量结果将底盘开口裁剪至合适大小，直径大于造口基底部 1～2 mm；ⅴ 粘贴底盘：揭除粘贴保护纸，底盘开口正对造口由下而上粘贴底盘，轻压内侧周围，再由内向外轻轻加压，使其与皮肤粘贴紧密；ⅵ 若造口处有支撑棒，可先把造口底盘“一”字形剪开 1～2 处，对准造口把支撑棒及肠管套入后再粘贴；若造口周围皮肤发红，可撒少许造口保护粉，抹匀；若造口周围皮肤有凹陷，可使用防漏膏/条或防漏贴环，加用凸面底盘，配合造口腰带使用；ⅶ 扣好造口袋尾部袋夹。

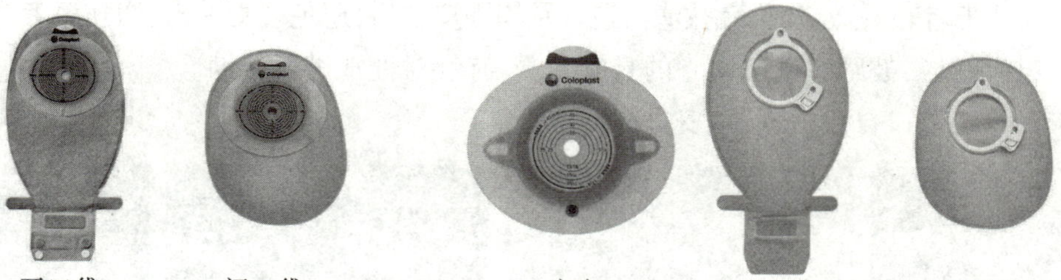

开口袋　闭口袋　底盘　开口袋　闭口袋

一件式　两件式

图 3-21 造口袋

造口袋是一次性用品，当肠造口袋内排泄物达到 1/2～2/3 满时，就应排空或更换。开口袋便稀且量大时适用，闭口袋排便成型且规律时适用。

c. 饮食指导：

Ⅰ 宜进食高热量、高蛋白、富含维生素的少渣食物；Ⅱ 食用过多膳食纤维，可能会引起粪便干结和排便困难，甚至出现肠梗阻，故应适量进食；Ⅲ 洋葱、大蒜、豆类、山芋等可产生刺激性气味或胀气，不宜过多食用；Ⅳ 少吃辛辣刺激食物，多饮水。

d. 造口及造口周围皮肤常见并发症的护理(图3-22)：

Ⅰ 造口出血：多由于肠造口黏膜与皮肤连接处的毛细血管及小静脉出血或肠系膜小动脉未结扎或结扎线脱落所致。出血量少时，可用棉球和纱布稍加压迫；出血较多时，可用0.1%肾上腺素溶液浸湿的纱布压迫或用云南白药粉外敷；大量出血时，需缝扎止血。

Ⅱ 造口缺血/坏死：多由于造口血运不良、张力过大引起。术后密切观察肠造口的颜色并解除一切可能对肠造口产生压迫的因素。遵医嘱去除肠造口周围碘仿纱布，或将缺血区域缝线拆除1～2针，并观察血运恢复情况。若造口局部缺血/坏死范围<2/3，可在缺血/坏死黏膜上涂洒造口保护粉；若造口缺血/坏死范围≥2/3或完全坏死，应及时报告医生予以处理。

Ⅲ 造口狭窄：由于造口周围瘢痕挛缩，可引起造口狭窄。观察患者是否出现腹痛、腹胀、恶心、呕吐、停止排气、排便等肠梗阻症状并进行造口探查。若患者示指难以伸入造口，指导患者减少不溶性纤维摄入、增加液体摄入量，可使用粪便软化剂或暂时性使用扩肛；小指无法伸入造口时，应报告医生。

Ⅳ 造口回缩：可能是造口肠段系膜牵拉回缩、造口感染等因素所致。轻度回缩时，可用凸面底盘并佩戴造口腰带或造口股带固定；严重者需手术重建造口。

Ⅴ 造口脱垂：大多由于肠段保留过长或固定欠牢固、腹壁肌层开口过大、术后腹内压增高多因引起。轻度脱垂时，无须特殊处理；中度脱垂可手法复位并用无孔腹带稍加压包扎；重症者需手术处理。

Ⅵ 皮肤黏膜分离：常因造口局部坏死、缝线脱落或缝合处感染等引起。分离较浅者，可在分离处洒上少许造口保护粉，用水胶体敷料保护，再用防漏膏阻隔后粘贴造口袋；分离较深者，可用藻酸盐类、亲水性纤维等敷料填塞，再用防漏膏阻隔后粘贴造口袋。

Ⅶ 造口旁疝：主要因造口位于股直肌外或腹部肌肉力量薄弱及持续腹内压增高等所致。应指导患者避免增加腹内压，如避免提举重物、治疗慢性咳嗽和排尿困难、预防便秘，可使用造口腹带或无孔腹带包扎，定时松解后排放排泄物；严重者需行手术修补。

Ⅷ 造口周围皮肤损伤：根据造口周围皮肤损伤的部位、颜色、程度、范围、渗液情况等判断损伤的类型并予以处理：ⅰ 若为潮湿相关性皮肤损伤，可使用无刺激皮肤保护膜、造口保护粉或水胶体敷料，必要时涂抹防漏膏/条或防漏贴环等；ⅱ 若为过敏性接触性皮炎，应停止使用含过敏原的造口护理用品，遵医嘱局部用药；ⅲ 若为黏胶相关性皮肤损伤，宜选择无胶带封边的造口底盘；ⅳ 若为压力性损伤，应去除压力源并根据情况使用伤口敷料。

e. 心理护理：

Ⅰ 术后首次让患者观看造口时，宜在清洁造口及周围皮肤后，避免视觉冲击，增加患者对造口的接受度。

Ⅱ 主动与患者交谈，鼓励其说出内心的真实感受，有针对性地进行帮助。

Ⅲ 鼓励患者参与造口自我护理，可安排同伴教育。

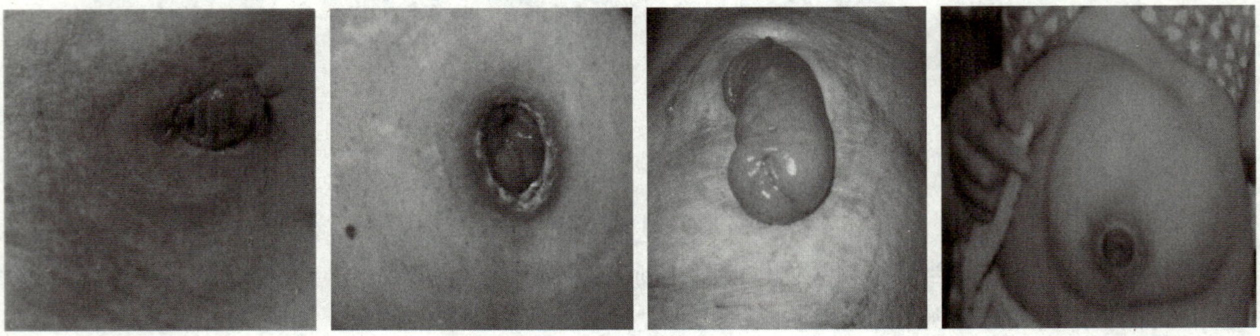

刺激性皮炎　　造口回缩　　造口脱垂　　造口旁疝

图3-22　造口及造口周围皮肤常见并发症

课程思政

造口治疗师蔡蕴敏

1987年，17岁的蔡蕴敏从金山卫校毕业，被分配到复旦大学附属金山医院普外科门诊换药室工作，每天面对的是患者痛苦的神情和各式各样的伤口。在工作中她强烈地意识到仅有工作热情远远不够，还需要不断学习，用更加专业的知识和技能来解决患者的实际问题。2008年3月，蔡蕴敏参加了在上海首次举办的“国际造口师培训班”并顺利通过考核，成为上海首批“国际造口师”之一。在当时的金山医院，她是唯一一位不是医生却开设门诊的“专家”，负责为患者进行造口护理，同时也为一些疑难特殊创口提供治疗，成为金山医院一块响当当的“金字招牌”，被患者亲切地称为“玫瑰天使”。她善于总结临床经验，摸索出伤口治疗“问—闻—评—判—断”五步工作法，不断在患者身上化腐朽为神奇。在造口伤口护理这个大多数人都回避的岗位上，蔡蕴敏坚持了30余年，以她的名字命名的工作室每年接诊和护理患者超过6万人次，书写了国内护理界的奇迹。

蔡蕴敏除了具有高超的技术，更难能可贵的是她还拥有一颗天使般的爱心。蔡蕴敏及其护理团队曾为身患绝症的花季少女小雪上门换药100余次，根据该事迹改编而成的微电影《心灵造口师》催人泪下，感人至深。我们应学习蔡蕴敏“把患者当亲人”的大爱胸怀，以及全心全意为患者服务的高尚精神。

5. 该患者术后发生了什么并发症？

答 该患者术后发生了吻合口瘘。

拓展阅读

结肠癌切除术后的并发症

(1) 切口感染：① 监测患者生命体征，观察切口有无充血、水肿、剧烈疼痛等，遵医嘱预防性应用抗生素。② 有肠道口者，术后2～3 d内取造口侧卧位。采用防水性伤口敷料保护腹壁切口，及时更换浸湿的敷料，避免从肠道口流出的排泄物污染腹壁切口。③ 有会阴部切口可以术后4～7 d用1:5 000的高锰酸钾温水坐浴2次/d，合理安排换药顺序，先腹部切口，后会阴部切口。若发生感染，选用抗菌类敷料，若有组织坏死，及时进行清创处理。

(2) 吻合口漏：① 原因：术前肠道准备不充分，患者营养状况不佳，术中误伤或吻合口缝线过紧影响血供等导致。② 表现：患者突发腹痛或腹痛加重，部分可有明显腹膜炎体征，甚至能触及腹部包块，引流管内可见混浊液体。③ 护理：为避免刺激吻合口，影响愈合，术后7～10 d内禁忌灌肠，严密观察患者有无吻合口瘘的表现。一旦发生吻合口漏，应禁食、胃肠减压，行盆腔持续滴注、负压吸引，同时予以肠外营养支持，必要时行急诊手术。

6. 如何对该患者进行出院指导及随访？

答 (1) 社区宣教。建议一般人群每年进行一次大便潜血试验，每5年进行一次乙状结肠镜检，每10年进行一次纤维结肠镜检。关注大肠癌相关疾病：警惕家族性腺瘤性息肉病及遗传性非息肉病性结直肠癌，对结直肠的各种慢性炎症及癌前病变（如结直肠息肉、腺瘤、溃疡性结肠炎、克罗恩病等）做好积极预防和治疗。注意饮食及个人卫生，预防和治疗血吸虫性肉芽肿。

(2) 饮食与运动。根据患者情况调节饮食，宜进食新鲜蔬菜、水果，多饮水，避免高脂肪及辛辣、刺激性食物。回肠造口和造口狭窄者避免进食木耳、菌菇、芹菜等难消化及纤维过长易成团食物，适当控制易产气及异味的食物。鼓励规律生活，适量参加体育锻炼。

(3) 工作与社交。保持心情舒畅，避免自我封闭，应尽可能地融入正常的生活、工作和社交活动中。可参加造口患者联谊会，学习交流彼此的经验和体会，重拾自信。参加工作和社交活动前排空造口袋或更换新的造口袋,并随身携带造口护理用品。

(4) 结肠灌洗。结肠灌洗是指将一定容量的温水经结肠造口灌入肠腔,以刺激肠蠕动,清除结肠内的粪便及积气。康复期乙状结肠造口和降结肠造口患者可每日或隔日进行,方法:① 连接灌洗装置,在集水袋内装入500~1 000 mL 的39~41℃温开水。② 将灌洗头插入造口,使灌洗液缓慢进入造口内,灌洗时间10~15 min。③ 灌洗液完全注入后,尽可能保留10~20 min。④ 开放灌洗袋,排空肠内容物。若灌洗过程中患者出现面色苍白、出冷汗、腹痛、头昏眼花或血压骤降、脉搏加快等情况,应立即停止灌洗。

(5) 定期复诊。每3~6个月定期门诊复查。行放化疗者,定期检查血常规,出现白细胞和血小板计数明显减少时,应及时到医院就诊。

第十节　炎症性肠病

一、案例导入

一般资料:患者,女,16岁。

现病史:患者3月前无明显诱因出现大便性状改变,大便烂,糊状,色黄,4~5次/d,无黏液脓血,未引起重视。10月初出现脐周阵发性绞痛,饥饿或饱食后加重,休息可部分缓解,3个月内体重减轻7 kg。门诊拟"腹泻待查"收治入院。查体:腹平坦,无腹壁静脉曲张,腹部柔软,无压痛、反跳痛,腹部无包块。肝脏肋下未触及,脾脏肋下未触及,Murphy氏征阴性,肝区无叩击痛,肾区无叩击痛,无移动性浊音。肠鸣音未闻及异常,4次/min。

经本院检查后诊断为:大肠和小肠克罗恩病。

辅助检查:胃镜示:浅表性胃炎;肠镜示:回结肠多发溃疡(克罗恩病可能性大);胸部CT+CT小肠三维成像示:两肺小结节,回盲部、全组结肠、直肠管壁增厚,肠周轻度肿大淋巴结;X线钡餐示:回肠末段和结肠肠腔狭窄、肠壁增厚、呈节段性分布;尿常规示:白细胞数43个/μL,粪便常规示:隐血(+);风湿三项:C反应蛋白97.1 mg/L、类风湿因子21.6 IU/mL;凝血四项:血浆纤维蛋白原4.88 g/L、血浆D-二聚体2.33 mg/L;血沉:红细胞沉降率138 mm/h;血常规:白细胞总数12.48×10^9/L,中性粒细胞总数9.62×10^9/L,嗜酸性粒细胞总数0.41×10^9/L,淋巴细胞百分数14.6%,红细胞总数3.66×10^{12}/L,血红蛋白量96 g/L,血小板总数488×10^9/L,总蛋白55 g/L,白蛋白31 g/L。

主要治疗:完善包括血常规、肝肾功能、电解质、凝血功能风湿及抗体胃肠镜等相关检查;予口服美沙拉嗪肠溶片、双歧杆菌三联活菌胶囊调节肠道菌群,肠内营养粉剂营养支持,英夫利昔单抗静滴治疗。

其他史:既往体健。

二、临床问题解析

1. 何为克罗恩病?

答 克罗恩病是一种病因未明的胃肠道慢性炎性肉芽肿性疾病。病变多见于末段回肠和邻近结肠,但从口腔至肛门各段消化道均可受累,呈节段性分布,是炎症性肠病的一种。

2. 克罗恩病患者有哪些临床表现?

答 多数起病隐匿、缓慢。病程呈慢性、长短不等的活动期与缓解期交替以及有终身复发倾向。少数急性起病,可表现为急腹症。腹痛、腹泻和体重下降三大症状是本病的主要临床表现。

知识链接

炎症性肠病及其分型

炎症性肠病(inflammatory bowel disease,IBD)是一组病因尚未阐明的慢性非特异性肠道炎症性疾病,包括溃疡性结肠炎(ulcerative colitis,UC)和克罗恩病(crohn disease,CD)。其病因未明,与环境、遗传及肠道微生态等多因素相互作用导致肠道免疫失衡有关。

(1) 环境因素。饮食、吸烟、卫生条件、生活方式或暴露于某些不明因素,都是可能的环境因素。近几十年来,全球IBD的发病率持续增高,这一现象首先出现在社会经济高度发达的北美、北欧。以往该病在我国少见,现已成为常见疾病,这一变化提示环境因素所发挥的重要作用。

(2) 遗传因素。研究报道,IBD患者一级亲属发病率显著高于普通人群,而其配偶发病率不增加。CD发病率单卵双胎显著高于双卵双胎,均证明本病的发生与遗传因素有关。目前认为,IBD不仅是多基因病,而且也是遗传异质性疾病,即不同人由不同基因引起,患者在一定的环境因素作用下由于遗传易感而发病。

(3) 肠道微生态。IBD患者的肠道微生态与正常人不同,用转基因或敲除基因方法造成免疫缺陷的IBD动物模型,在肠道无菌环境下不发生肠道炎症,但在肠道正常菌群状态下,则出现肠道炎症,抗生素治疗对某些IBD患者有效,说明肠道微生物在IBD发生发展中起重要作用。

(4) 免疫失衡。各种原因引起Thl、Th2及Thl7炎症通路激活,炎症因子(如IL-1、IL-6、IL-8、TNF-a、IL-2、IL-4、IFN-t等)分泌增多,炎症因子/抗炎因子失衡,导致肠黏膜持续炎症、屏障功能损伤。

总之,IBD是环境因素作用于遗传易感者,在肠道微生物的参与下引起肠道免疫失衡,损伤肠黏膜屏障,导致肠黏膜持续炎症损伤。

炎症性肠病的疾病分型:

(1) 溃疡性结肠炎可发生在任何年龄,多见于20~40岁,亦可见于儿童或老年。男女发病率无明显差别。我国UC近年患病率明显增加,虽然患者病情多较欧美国家的轻,但重症也较常见。

(2) 克罗恩病是一种慢性炎性肉芽肿性疾病,多见于末段回肠和邻近结肠,但从口腔至肛门各段消化道均可受累,呈节段性或跳跃式分布。发病年龄多在15~30岁,但首次发作可出现在任何年龄组,男女患病率近似。本病在欧美多见,近年我国CD发病逐渐增多。

克罗恩病与溃疡性结肠炎的临床特点及鉴别如表3-6所示。

表3-6 克罗恩病与溃疡性结肠炎的临床特点及鉴别

鉴别点	克罗恩病	溃疡性结肠炎
症状	有腹泻,但脓血便较少见	脓血便多见
病变分布	呈节段性	连续
范围	全层	黏膜层及黏膜下层
部位	回盲部	直肠、乙状结肠
内镜	纵行溃疡,周围黏膜正常,呈鹅卵石改变,病变间黏膜外观正常	溃疡浅,黏膜弥漫性充血、水肿、颗粒状炎性息肉
病理	裂隙状溃疡	隐窝脓肿、浅溃疡、杯状细胞减少
穿孔	少	少
瘘管	多	无
脓血便	少	多
肠腔狭窄	多见	少见

(1) 症状:

① 消化系统表现:

a. 腹痛：为最常见的症状，多位于右下腹或脐周，间歇性发作，与肠内容物经过炎症且狭窄的肠段而引起局部肠痉挛有关。多为痉挛性阵痛伴肠鸣音增强，常于进餐后加重，排便或肛门排气后缓解。若腹痛持续，则提示腹膜炎症或腹腔内脓肿形成。

b. 腹泻：亦常见，主要由病变肠段炎症渗出、蠕动增加及继发性吸收不良引起。早期腹泻为间歇性，后期可转为持续性。粪便多为糊状，一般无脓血和黏液。病变累及下段结肠或直肠者，可有黏液血便和里急后重。

② 全身表现：

a. 发热：与肠道炎症活动及继发感染有关，呈间歇性低热或中度热，少数呈弛张高热多提示有毒血症，少数患者以发热为首发和主要症状。

b. 营养障碍：与慢性腹泻、食欲减退及慢性消耗有关，表现为消瘦、贫血、低蛋白血症和维生素缺乏等。

③ 肠外表现：与溃疡性结肠炎的肠外表现相似，但发生率较高。据相关统计报道，以口腔黏膜溃疡、皮肤结节性红斑、关节炎及眼病常见。

(2) 体征：患者可呈慢性病容，精神状态差，重者呈消瘦贫血貌。轻者仅有右下腹或脐周轻压痛，重症者常有全腹明显压痛。部分病例可触及包块，以右下腹和脐周多见，系肠粘连、肠壁和肠系膜增厚以及肠系膜淋巴结肿大引起。瘘管形成是克罗恩病的特征性体征，因透壁性炎性病变穿透肠壁全层至肠外组织或器官而成。部分患者可见于肛门直肠周围瘘管、脓肿形成及肛裂等肛门周围病变，有时这些病变可为本病的首发或突出的体征。

3. 该患者的临床严重程度如何？

答 根据Best CDAI评分标准，患者处于中度活动期。

拓展阅读

什么是CDAI?

CDAI为“Crohn’s Disease Activity Index”的缩写，直译为克罗恩病活动指数，用于克罗恩病临床活动度的评价体系。Best CDAI、指数简化CDAI评分(harvey-bradshaw index，HBI)为其组成部分，目前在国际上广泛应用于临床诊治和科学研究。

(1) Best CDAI指数(表3-7)：

表3-7 Best CDAI指数

变　量	权重
稀便次数(1周)	2
腹痛天数(1周)	6
一般情况(1周)	6
肠外表现(1项1分)	30
阿片类止泻药	4
腹部包块	10
红细胞压积降低值(正常：男47，女42)	6
100×(1－体重/标准体重)	1

注：各项得分乘以规定的权重，求得分值，8项分值之和为总分。

CDAI＜150为缓解期，＞150为活动期；150～220为轻度、220～450为中度、＞450为重度。但有研究发现，CDAI评分对预测CD患者内镜愈合的准确度较低。2014年Gut杂志上的研究发现，CDAI评分对患者黏膜愈合的评分准确度仅为50%左右。

(2) 简化CDAI评分(harvey-bradshaw index，HBI)(表3-8)：

表3-8 简化CDAI评分

项目	0分	1分	2分	3分	4分
一般情况	良好	稍差	差	不良	极差
腹痛	无	轻	中	重	
腹块	无	可疑	确定	伴腹痛	
腹泻		稀便每日一次记1分			
伴随疾病		每种症状记1分			

注：≤4分为缓解期；5～8分为中度活动期；≥9分为重度活动期。伴随疾病包括：关节痛、虹膜炎、结节性红斑、坏疽性脓皮病、阿弗他溃疡、裂沟、新瘘管及脓肿等。

一项《Clin Gastroenterol Hepatol》杂志上的研究，考察了CDAI和简化CDAI评分(HBI)之间的相关性。结果发现CDAI和HBI有着较好的相关性。由于HBI评分更为简便，因此使用HBI可以更方便地预测克罗恩病活动度。另一项研究显示，简化CDAI评分(HBI)预测内镜疾病活动的相关性较差。但是联合患者报告结局相关指标，可以较好地预测克罗恩病内镜下活动。

4. 该患者因何被诊断为克罗恩病？

答 对慢性起病，反复发作性右下腹痛或脐周痛、腹泻、体重下降，特别是伴有肠梗阻、腹部压痛、腹部包块、肠瘘、肛周病变、发热等表现时临床上应考虑克罗恩病(表3-9)，且需完善以下各项检查：

(1) 血液检查。贫血常见且常与疾病严重程度平行；活动期白细胞计数增高；血沉增快；血清白蛋白下降。

表3-9 克罗恩病诊断要点

	临床	影像	内镜	活检	切除标本
1. 非连续性或节段性病变		+	+		+
2. 卵石样黏膜或纵行溃疡		+	+		+
3. 全壁性炎性反应改变	+(腹块)	+(狭窄)	+(狭窄)		+
4. 非干酪性肉芽肿				+	+
5. 裂沟、瘘管	+	+			+
6. 肛门部病变	+			+	+

(2) 粪便检查。粪便隐血试验常为阳性，有吸收不良综合征者粪脂排出量增加，并可有相应吸收功能改变。

(3) 影像学检查。较传统X线胃肠钡剂造影，CT或MRI肠道检查可更清晰显示小肠病变，主要可见内外窦道形成，肠腔狭窄，肠壁增厚、强化，形成"木梳征"和肠周脂肪液化等征象。胃肠钡餐造影及钡剂灌肠可见肠黏膜皱襞粗乱、纵行溃疡或裂沟、鹅卵石征、假息肉、多发性狭窄或肠壁僵硬、瘘管形成等征象，由于肠壁增厚，可见填充钡剂的肠袢分离，提示病变呈节段性分布特性。腹部超声检查可显示肠壁增厚、腹腔或盆腔脓肿、包块等。

(4) 结肠镜检查。病变呈节段性分布，见纵行溃疡、鹅卵石样改变、肠腔狭窄、炎性息肉等。病变处活检有时可在黏膜固有层发现非干酪坏死性肉芽肿或大量淋巴细胞。

此外，还需与各种肠道感染性或非感染性炎症疾病及肠道肿瘤鉴别；急性发作时须除外阑尾炎；慢性过程中常需与肠结核、肠淋巴瘤进行鉴别；病变单纯累及结肠者应与UC进行鉴别。

5. 如何协助患者进行结肠镜检查？

答 结肠镜检查是一项消化内科诊疗的重要专业技术，镜头可通过肛门进镜至回盲部，从内部观察肠道病变，可观察范围包括阑尾、回盲部、升结肠、横结肠、降结肠、乙状结肠及直肠。

知识链接

克罗恩病的治疗方式

克罗恩病的治疗目的在于控制病情,缓解症状,减少复发,防治并发症。其治疗方式如下:

(1) 氨基水杨酸制剂。对控制轻、中型患者的活动性有一定疗效,但仅适用于病变局限在结肠者。美沙拉嗪对病变在回肠和结肠者均有效,且可作为缓解期的维持治疗用药。

(2) 糖皮质激素。适用于活动期患者,是目前控制病情活动最有效的药物,初量要足、疗程充分。一般给予泼尼松口服30~40 mg/d,重者可达60 mg/d,病情好转后逐渐减量至停药,并以氨基水杨酸制剂作维持治疗。

(3) 免疫抑制剂。硫唑嘌呤或巯嘌呤适用于对糖皮质激素治疗效果不佳或对激素依赖的慢性活动性病例。

(4) 生物制剂。近年来针对IBD炎症通路的各种生物制剂在治疗IBD中取得良好疗效,如英夫利昔单抗、阿达木单抗等。

(5) 对症治疗。纠正水、电解质平衡紊乱;严重贫血者可输血,低蛋白血症者输注人血清白蛋白。重症患者酌用要素饮食或全胃肠外营养,除营养支持外还有助诱导缓解。腹痛、腹泻时可酌情使用抗胆碱能药物或止泻药,合并感染者静脉途径给予广谱抗生素。

(6) 手术治疗。手术主要针对并发症,如完全性肠梗阻、瘘管与脓肿形成、急性穿孔或不能控制的大量出血等。

(1) 检查前准备:

① 检查前应充分了解病情,包括详细的病史、体格检查、生化检查和钡剂灌肠等其他影像学资料,了解有无凝血障碍及是否应用抗凝药物,了解有无药物过敏及急慢性传染病等,如怀疑此类疾病则需先进行相关实验室检查以判断有无结肠镜检查的适应证和禁忌证。如果怀疑有结肠畸形、狭窄等,通常先做钡剂灌肠检查,以了解肠腔形状。

② 知情同意。由于结肠镜检查和治疗存在一系列并发症,因此应向患者说明检查目的和可能出现的问题,征询其同意并签署知情同意书,交代注意事项及配合检查时的体位。向患者做好解释工作,解除其思想顾虑和紧张情绪,以便取得其配合,保证检查成功。

③ 检查前2~3 d进低脂、细软、少渣的半流质饮食,严重便秘的患者应在检查前1 d给予缓泻剂或促动力药以排出结肠内潴留的大便。检查当日禁食早餐,糖尿病患者、老年人或不耐饥饿者可适当饮用含糖水及饮料。

④ 肠道准备。清洁肠道是检查成功的先决条件,结肠镜检查的成败,肠道的清洁程度是关键之一。常用肠道准备药物为硫酸镁及复方聚乙二醇电解质分散剂。

(2) 检查后注意事项:

① 结肠镜检查过程中会不断注气以利于肠黏膜的观察,术后因空气积聚于大肠内,患者可能感到腹胀不适,一般在数小时后会渐渐消失。

② 对于结肠镜下取活检或息肉电切除的患者,需进流质饮食,要注意大便颜色改变,观察有无腹痛、便血等症状。

③ 结肠镜检查后应注意适当休息,检查完成当天避免一人单独活动,禁止驾驶或者高空作业,以防因麻醉后效应而出现意外,检查后1~2周避免剧烈运动。

④ 结肠镜检查或镜下治疗术后,出现持续性腹痛或大便出血量多情况,应及时告知医生,必要时进一步处理。

6. 该患者为什么选择生物制剂治疗方式?

答 炎症性肠病(IBD)的传统治疗药物有5-氨基水杨酸类、糖皮质激素类、免疫抑制剂等。这些药物只起到缓解临床症状的作用,无法阻止疾病恶化,临床疗效不佳,常引起病情反复,最终导致外科手术率上升等问题。新型生物制剂与小分子药物作用于IBD的不同靶点,从根源上阻断炎症因子相关信号通路,控制肠道炎症,促使黏膜愈合,改善IBD患者的肠内和肠外表现。

拓展阅读

生物制剂

以各类具有医研价值的碳基生物为原料,利用传统技术或现代生物技术制造,作用于人体各类生理症状的预防(保健)、治疗和诊断的各种形态制剂,统称生物制剂。目前临床用于治疗的生物制剂大多数为基因工程药物。涵盖肿瘤坏死因子(TNF)、白细胞介素、细胞黏附分子、粒细胞集落刺激因子、表皮生长因子以及CD3表面抗原、Janus激酶等。开发更为有效且副作用小的生物制剂及探讨最佳的给药途径是当今医学领域研究的热点。

20多年前,首个生物制剂抗肿瘤坏死因子(tumor necrosis factor,TNF)-α单克隆抗体(以下简称单抗)即英夫利西单抗(infliximab,IFX)被批准用于克罗恩病(CD)的治疗,开启了炎症性肠病(IBD)生物制剂治疗的新时代,其后不断有新的抗TNF-α单抗、不同靶点的生物制剂和低分子药物被批准用于CD和(或)溃疡性结肠炎(UC)的治疗。我国目前已批准IFX、阿达木单抗(adalimumab,ADA)及维得利珠单抗(vedolizumab,VDZ)治疗CD和UC,乌司奴单抗(ustekinumab,UST)治疗CD。

1. 抗肿瘤坏死因子(tumor necrosis factor,TNF)-α单抗

(1) 英夫利昔(infliximab,IFX)单抗。IFX是一种人鼠嵌合体免疫球蛋白(Ig)G1单抗,由片段结晶区Fc和片段抗原结合区Fab组成。IFX通过结合可溶性和跨膜性的TNF-α,诱导T细胞凋亡,减少细胞因子的表达,从而发挥阻断炎症、诱导黏膜完全愈合、改善病情的作用。1998年,美国食品药品监督管理局(FDA)批准IFX可用于中重度CD的治疗。2006年,美国FDA批准IFX可用于儿童和青少年CD的治疗。2007年,我国引进IFX用于CD的治疗;2019年,我国将IFX的适应证扩大到UC。IFX的常规用法是5 mg/kg分别于第0、2、6周静脉输注,随后每8周静脉输注维持。

(2) 阿达木(adalimumab,ADA)单抗。ADA是一种全人源化抗TNF-α单抗,其与IFX均能在体内外诱导CD14+CD206+M2型巨噬细胞形成,诱导细胞凋亡。2007年,美国FDA批准ADA可用于成人CD的治疗;2012年,批准其可用于中重度UC及儿童CD的治疗。2020年,我国批准其可用于成人CD的治疗。ADA的用法是:首剂160 mg,2周后80 mg;每2周40 mg皮下注射维持。

2. 整合素抑制剂

(1) 维得利珠(vedolizumab,VDZ)单抗。VDZ是一种具有器官靶向性的人源化单抗,可选择性地结合记忆T淋巴细胞表面表达的$\alpha_4\beta_7$整合素,阻断上述细胞与黏膜地址素细胞黏附分子-1(MAdCAM-1)之间的相互作用,抑制淋巴细胞向肠黏膜迁移和聚集,从而减轻肠道局部炎症反应。2014年,美国FDA批准其可用于UC、CD的治疗。2020年,我国批准其可用于UC、CD的治疗。VDZ的用法是300 mg分别于第0、2、6周静脉输注,随后每8周静脉输注维持。

3. 抗白介素(interleukin,IL)-12/23单抗

乌司奴单抗(ustekinumab,UST)是一种人源化IgG1单抗,通过结合IL-12/23的共同亚基p40,阻断下游辅助性T细胞1和辅助性T细胞17效应通路,从而抑制炎症反应。美国FDA分别于2016年和2019年批准UST可用于中重度CD、UC的治疗。我国于2020年批准其可用于成人CD的治疗。UST的用法是首剂剂量根据体质量确定;第2剂第8周90 mg皮下注射;每12周皮下注射维持。

7. 如何对该患者进行饮食营养管理？

答 炎症性肠病(IBD)的主要靶器官为肠道，可严重影响营养物质的消化、吸收；此外，基于疾病、药物、饮食、心理等多方面的影响，患者往往伴随营养障碍，包括营养风险和营养不良，且程度随疾病进展而加重。营养障碍影响IBD患者的治疗效果、预后和转归，增加患者的医疗负担；然而，IBD患者早期阶段的营养障碍经常被临床忽视，往往当患者出现明显的营养不良指征时才引起重视，延误了"黄金"干预时机。因此，亟待提高临床及护理对IBD营养障碍的识别能力，以期及时开展有效的临床干预，改善IBD转归和预后。营养风险是指现存或潜在的各种营养因素导致患者出现不良临床结局的风险。有研究表明，IBD患者中营养不良和营养风险非常常见，其中，克罗恩病(CD)累及小肠患者出现营养不良的情况较溃疡性结肠炎(UC)严重。70%以上的IBD患者、80%以上的CD患者、90%以上的住院CD患者及95%以上需要手术治疗的CD患者均存在营养不良或营养风险。针对这样的患者，应运用NRS 2002对患者进行营养筛查，NRS 2002评分≥3分表明患者存在营养风险。

(1) 肠内营养治疗。肠内营养治疗对CD和UC的作用是有明显不同的，对UC的作用主要在于改善营养不良和预防营养风险，对CD的作用除了改善营养不良和预防营养风险外，更重要的作用在于能够有效诱导和维持CD缓解，而且因为是少渣甚至无渣饮食以及较低或无食物性免疫原性，能够对CD发挥额外的治疗作用。

肠内营养制剂分为整蛋白型、短肽型和氨基酸型三大类，不仅含有适当比例的蛋白质(短肽或氨基酸)、脂肪和糖三大宏量营养要素，还包含多种人体必需的微量营养要素。氨基酸型肠内营养制剂在理论上和临床实践中都较适合于因肠道病变严重而有严重消化吸收不良以及有狭窄性和穿透性病变的IBD患者。对于肠道病变并不严重的IBD患者，基于卫生经济学，可以选择性价比更高的整蛋白型或者短肽型肠内营养制剂进行肠内营养治疗。

肠内营养治疗的路径包括口服和管饲。宜根据患者的具体病情和患者对肠内营养治疗的耐受性和依从性酌情选择口服或管饲进行肠内营养治疗。为了提高患者对肠内营养治疗的耐受性以及依从性，宜在肠内营养治疗的同时给予降低肠道敏感性、改善肠道微生态以及促进消化吸收的消化酶等药物辅助治疗。

(2) 米食和面食。米汤和粥品易于消化和吸收，而且少渣，对消化道具有良好的调节作用。米汤和粥品不仅能够减少活动期CD患者肠道消化和吸收负荷，而且还因为低免疫原性和少渣，对伴有肠道狭窄和(或)穿透性病变的IBD患者还有额外的治疗作用。

部分人可能对面食中麸质蛋白过敏，而IBD患者通常免疫功能过激，更容易产生过敏反应。因此，IBD患者应该留意是否对面食中的麸质蛋白过敏，如果对麸质蛋白过敏，则不能食用面食。

(3) 蔬菜。蔬菜多富含膳食纤维，能够润肠通便。部分蔬菜中的膳食纤维还对肠道菌群有益生元样作用，对于肠道微生态具有良好的调节作用，适量进食蔬菜对于维持肠道微生态具有良好的结构和功能，对于维持肠道微生态的稳定具有重要作用。

对于活动期IBD，进食蔬菜则会加重腹痛和腹泻，宜少吃或不吃蔬菜。对于缓解期IBD，可酌情适量进食蔬菜，进食蔬菜的种类和数量以大便为成型软便且能够顺畅排出为准。如果大便稀烂，则宜减少蔬菜量，如果大便较硬，宜适量多进食蔬菜。

(4) 水果。水果多富含膳食纤维、维生素和矿物质，对于维持肠道结构和功能、维持肠道微生态稳定、维持机体代谢平衡和内环境稳定具有重要作用，是不可或缺的饮食要素。

对于活动期IBD患者，宜少吃或不吃水果，尤其是不要生吃水果。对于缓解期IBD，可酌情适量进食水果，进食水果的种类和数量因人而异，以大便为成型软便且能够顺畅排出为准，如果大便稀烂，则宜减少进食水果量，如果大便较硬，可适当增加进食水果量。

水果有多种吃法，最常见的吃法是生吃，IBD患者因为肠道炎症导致消化和吸收功能不同程度下降，进食水果时最好将水果去皮去籽，细嚼慢咽，或者用榨汁机把新鲜水果榨成果汁，过滤后饮用，不但可以保证一定量的膳食纤维、维生素和矿物质的摄入，而且不会对肠道造成负担。

(5) 生鲜牛奶。牛奶富含优质蛋白、脂肪、钙等矿物质和维生素，是机体重要的宏量和微量营养元素来源。但是生鲜牛奶具有较强的免疫原性，因此，活动期IBD患者不宜喝生鲜牛奶，缓解期IBD患者可谨慎酌情尝试生鲜牛奶。其他生鲜奶，如羊奶、驼奶等，其生物及理化特点与生鲜牛奶相似，IBD患者也应慎用。

(6) 酸奶。酸奶通常为生鲜牛奶经过乳酸杆菌发酵而成，免疫原性大大降低，含有丰富的乳酸杆菌等益生菌，对调节肠道微生态有良好的调节作用，容易被消化和吸收，减轻肠道负荷。缓解期和轻度活动期IBD患者喝酸奶是有益的，重度活动期IBD患者不宜喝酸奶，低温保存的酸奶应放置到常温再喝，不应空腹喝，宜餐后喝。

(7) 水产品。水产品种类繁多，是人体优质蛋白以及矿物质的重要来源。但是海鲜和河鲜通常具有不同程度的免疫原性，其中以海鲜的免疫原性较强，即使是熟的海鲜也有一定的免疫原性。活动期IBD患者可适量食用熟的河鲜，尤其是鱼汤及清蒸的河鲜，海鲜则不宜食用。缓解期IBD患者可酌情适量食用熟的河鲜，海鲜则谨慎食用。

(8) 牛肉。牛肉蛋白质含量较猪肉更高，脂肪含量更低。但研究表明，IBD的发生和发展与食用过多的牛肉等红肉相关。因此，IBD患者不宜过量食用牛肉。对于活动期IBD患者以少量多餐方式进食牛肉炖汤或牛肉羹为宜，缓解期IBD患者则可酌量进食牛肉性食物，不宜过量进食。

(9) 羊肉。羊肉也是红肉的主要代表之一，被认为与IBD的发生和发展可能存在一定的相关性。部分临床资料显示，食用羊肉通常会诱发或者加重IBD患者病情。因此，无论是活动期还是缓解期，不宜食用羊肉。

(10) 狗肉。有临床资料表明，食用狗肉通常会诱发或者加重IBD患者病情。因为，无论是活动期还是缓解期，不宜食用狗肉。

(11) 猪肉和猪肝。炎症明显的活动期IBD患者以适量进食猪肉汤和猪肝汤为宜，营养丰富，且易于消化和吸收，缓解期IBD患者可酌情多样化食用猪肉和猪肝。无论是活动期还是缓解期，IBD患者都不能食用未熟透的煎制的猪肉。

(12) 鸡肉。鸡肉蛋白质含量较高，脂肪含量较低。对于肠道炎症较重活动期IBD患者，宜从少量清炖的鸡汤开始，少量多餐，随着肠道炎症的逐渐好转，可逐渐增加鸡汤分量。缓解期IBD患者可适量多食用鸡肉性食物。无论是活动期还是缓解期，IBD患者都不能食用未熟透的煎制的鸡肉。

(13) 鸡蛋。鸡蛋的蛋白质和氨基酸比例非常适合人体生理的需要，很容易被身体所吸收，对于活动期IBD患者，鸡蛋以做成蛋羹食用为宜，便于消化和吸收，粪渣也较少。但由于生鸡蛋尤其是鸡蛋清具有较强的免疫原性，会因为激活肠道黏膜免疫系统产生强烈的免疫反应而诱发或加重肠道炎症，不宜吃生鸡蛋。

(14) 鸭肉。鸭肉的蛋白质含量比其他畜肉高得多，具有通便之功效，活动期IBD患者多有腹痛、腹泻，因此活动期IBD患者宜少吃或者不吃鸭肉，缓解期IBD患者可酌情适量食用鸭肉。

(15) 鹅肉。IBD患者可适量食用鹅肉汤，当肠道炎症较重时，不宜多食。

(16) 坚果。坚果难以消化和吸收，在消化和吸收过程中容易产气，会诱发或加重腹痛和腹泻，因此，活动期患者不宜进食坚果，缓解期IBD患者可酌情适量进食坚果。

(17) 豆类和豆制品。豆类和豆制品是国人蛋白质的重要来源之一，但易促使人产生肠道胀气、腹泻以及消化不良等症状，因此，宜根据患者的具体病情，权衡利弊，酌情适量进食。

(18) 速冻食品。随着生活节奏的加快和生活方式的改变，速冻食品逐渐普及，但速冻食品均不同程度地含有添加剂和防腐剂，易损伤胃肠道黏膜、肠道微生态及机体免疫系统，IBD患者宜少食速冻食品。

(19) 零食。作为工业化食品，零食多含添加剂、防腐剂等成分，部分含有高蛋白、高脂肪和高糖，对IBD患者而言，吃零食可能诱发或加重病情，特别是含黄油和其他动物油的人造奶油、蛋黄酱、巧克力、油炸食品、爆米花等，应避免进食，在缓解期间，偶尔吃少量清淡易消化的零食也是可以的。

(20) 酒类。酒精可刺激胃肠道运动和感觉功能，抑制肠道的消化和吸收，诱发或加重腹痛、腹泻，甚至诱发或加重消化道出血，IBD患者尤其是活动期IBD患者，应该忌酒。

(21) 茶类。茶叶及茶饮料中的茶酚等对神经系统具有兴奋作用,可刺激胃肠道感觉和蠕动过激,从而诱发或加重IBD患者腹痛、腹泻等症状。因此,活动期IBD患者需要避免饮茶,尤其是不要空腹饮浓茶以及大量饮茶,缓解期IBD患者可根据个人体质适量餐后饮茶,最好是红茶或普洱茶这类性温的茶,避免空腹大量饮用兴奋性较强烈的绿茶。

(22) 碳酸饮料。碳酸饮料含糖量高,可提供能量,但是大部分碳酸饮料含有咖啡因,有且还有大量的CO_2,在抑制细菌的同时,对肠道益生菌也会产生抑制作用,对肠道微生态不利,诱发或加重腹胀、腹痛甚至诱发或加重肠梗阻和肠穿孔。因此,IBD患者尤其是活动期IBD患者不宜饮用碳酸饮料。

(23) 咖啡。咖啡含有大量的咖啡因,能够刺激消化道内外分泌功能、促进肠道的蠕动。IBD患者饮用咖啡及含有咖啡因的饮料后可能导致腹胀、腹痛、腹泻等肠易激综合征样表现,偶尔诱发或加重病情。活动期IBD患者应避免饮用咖啡类饮料,尤其是不能空腹多饮,缓解期IBD患者,尤其是无腹痛、腹泻时,可酌情餐后适量饮用。

(24) 中药和补品。临床实践中可见人参、鹿茸、阿胶等这类滋补作用较强烈的中药可能对IBD患者不利,但是也有中医药临床研究发现,人参、鹿茸、阿胶通过辨证施治和标本兼治对IBD有一定的防治作用。因此,这类传统中药是否能够作为食疗同源的滋补品来预防和治疗IBD尚值得进一步探讨。至少IBD患者不宜自行食用,应咨询对IBD具有丰富理论知识和临床经验的中医药师,听取专业意见。

炎症性肠病健康饮食的总体原则:① 烹饪时尽量多用橄榄油或菜籽油,除了橄榄油以外的大多数色拉油主要含有ω-6不饱和脂肪酸,具有促进发炎的作用,因此,要避免食用大豆油、红花油、玉米油、棉花籽油、葵花油和花生油。② 少量多餐,通过少食多餐,既可以摄取需要的营养,又可以避免肠道扩张,引起腹胀、腹痛。③ 避免高脂肪和高糖的食物,吃多了会刺激肠道,鱼油例外。④ 多喝水,通过饮水来帮助纤维通过肠道。⑤ 使用高压锅,经过高压锅煮,肉类和蔬菜能够被煮透、煮烂,其中的纤维被破坏,从而使肠道更容易接受。

IBD患者的营养治疗除了纠正营养不良和预防营养风险外,还具有诸多功能性的治疗作用,尤其是能够诱导和维持CD缓解,所以营养治疗是IBD临床治疗的重要内容,甚至可作为部分CD患者的一线治疗方案。

拓展阅读

炎症性肠病日

2010年,由来自五大洲50余个国家的炎症性肠病(IBD)患者组织共同发起,并由欧洲克罗恩病与溃疡性结肠炎欧洲联合协会(EFCCA)组织,将每年的5月19日设立为“世界炎症性肠病日”,旨在增强公众对炎症性肠病(IBD)这种难治性疾病的认识和了解。在这一天,世界各地的知名建筑点亮紫色,人们佩戴起紫色丝带,对IBD患者给予支持和鼓励。

8. 如何指导该患者进行自我管理?

答 IBD目前尚无根治的医疗手段,病程常反复、迁延,往往会伴随患者的一生,因此患者学会自我管理尤为重要。自我管理主要包含以下几个方面,

(1) 病例管理。按照时间顺序整理好每次就诊的检验检查资料。及时关注症状和体征的变化,如腹痛的部位、性质及持续时间;大便的次数、性质、有无黏液血便及里急后重感;有无腹胀、发热、消瘦等其他症状。可建立一张简单的表格,表格中设置各项指标用以监测和管理病情,如有特殊变化及时与自己的专科医生联系。

(2) 用药管理。遵医嘱服药,坚持服药,切勿自行停药或更改药物用量,尤其是使用糖皮质激素治疗的患者,务必与自己的专科医生仔细讨论,避免任意增减或者换用药物。同时记录药物不良反应。

(3) 饮食管理。可建立饮食日记本,及时发现能改善或加重病情的食物,加强对饮食方案的科学调整,建立个性化食谱。饮食添加遵循由少到多、由单种到多种的规律,每一次添加后观察自身症状,无任何不适

后方可添加另一种，若在添加某一食物后出现腹痛、腹泻等情况应停止食用，并纳入禁忌食物类。

（4）生活方式管理。首先要戒烟。有研究表明，吸烟者患CD的风险是不吸烟者的1.99倍。其次是进行合理的体育锻炼。应避免剧烈运动，急性期需注意休息，缓解期可以进行强度相对较低的体育锻炼，如散步、打太极拳、骑自行车、做韵律操等。有国外学者的研究表明，体育锻炼能降低应激反应及导致神经免疫内分泌系统改变，可减少IBD的发生。

（5）心理管理。IBD常会伴随患者的一生，积极有效的治疗有望帮助我们与IBD化敌为友、和谐共处。首先，保持积极向上的心态，这是最基本的也是最好的处方；其次，与家人、朋友和医生分享疾病，及时排解抑郁、焦虑等不良情绪，积极学习相关的疾病知识以及应急处理方法，帮助自己对IBD建立一个科学的观念，树立能和疾病友好共存的信心。

自我管理是IBD管理的重要理念，通过对患者进行自我管理模式的教育，让患者掌握疾病的基本知识，由被动变为主动，逐渐接受IBD，让其变成生活的一部分。

第四章 血液系统疾病护理

第一节 再生障碍性贫血

一、案例导入

一般资料:患者,女,28岁。

现病史:患者因"鼻腔出血1月余,乏力5天"入院。查体:神清,精神一般,贫血貌,全身皮肤黏膜未见黄染,浅表淋巴结未及肿大,无新发皮疹,颈软,右侧颈部可见一1.5 cm×1.5 cm质软无痛性隆起,气管居中,双肺呼吸音清,未闻及干湿啰音;心律齐,未闻及明显病理性杂音;腹平软,无压痛、反跳痛,肝脾肋下未及,移动性浊音(－);双下肢无浮肿,NS(－)。完善相关检查,给予止血、输注悬浮红细胞2 U。

辅助检查:血常规:嗜酸细胞百分比0.2%,嗜酸细胞绝对数0.0×10^9/L,红细胞0.98×10^{12}/L,血红蛋白38 g/L,红细胞压积0.117,平均红细胞体积119.2 fL,平均血红蛋白含量39.0 pg,红细胞分布宽度22.3%,血小板11×10^9/L,白细胞3.9×10^9/L。血型鉴定(微柱法):Rh血型阳性;ABO血型O型。骨髓涂片肉眼观察有较多脂肪滴。三系细胞有不同程度减少。淋巴细胞相对增多。

主要治疗:加强保护措施,注意饮食卫生和环境卫生;避免诱发出血、再次接触放射性物质,避免食用有骨髓抑制作用的食物;使用环孢素解除骨髓抑制联合安雄促进造血,辅以酚磺乙胺控制出血、输注悬浮红细胞纠正贫血;完善骨髓象、血常规、肝肾功能、电解质、凝血功能等相关检查。

其他史:房间隔缺损,肺动脉高压。

二、临床问题解析

1. 再生障碍性贫血的临床表现有哪些?

答 再生障碍性贫血(简称再障)的临床表现主要分为贫血、感染和出血三个方面:

(1) 贫血。患者常表现为面色苍白、头晕、乏力、心悸、气短、耳鸣等。这是红细胞减少,血红蛋白下降,导致身体组织缺氧和心脏负担加重所致。贫血的症状在不同患者中可能有所差异,但通常都是持续性的。

(2) 感染。大多数患者会有发热的表现,感染以呼吸道感染最为常见,如扁桃体炎、牙龈炎、咽喉炎等。此外,消化道、泌尿生殖系统及皮肤黏膜也可能发生感染。感染的病原体以革兰氏阴性杆菌、葡萄球菌和真菌为主,有时可能合并有败血症。感染可能加剧贫血和出血症状,形成恶性循环,对患者的生命造成威胁。

(3) 出血。出血可以发生在身体的任何部位,但皮肤黏膜出血最为常见,表现为皮肤瘀斑、瘀点、牙龈出血、鼻腔出血等。女性患者还可能出现月经量增多、经期延长和不规则的阴道出血。在病情严重的情况下,患者可能出现内脏出血,如消化道出血、血尿、颅内出血等。颅内出血是极为严重的并发症,可能导致患者死亡。

2. 再生障碍性贫血如何分类？

答 (1) 急性型再障。起病急，进展迅速，常以出血和感染发热为首要及主要表现。贫血症状可能不明显，但随着病程的进展，几乎均有出血倾向和感染。

(2) 慢性型再障。起病缓慢，以贫血为主要表现。出血症状相对较轻，主要局限于皮肤黏膜，且易于控制。感染也以呼吸道感染为主，但相对较易控制。

3. 再生障碍性贫血的病因是什么？

答 再生障碍性贫血(简称再障)的病因是复杂多样的，主要包括以下几个方面：

(1) 遗传因素。先天遗传性基因缺陷是再障的一个重要原因。如果遗传了有缺陷的基因，可能会导致造血功能减低，进而影响机体内的全血细胞，最终导致再障。

(2) 药物因素。长期或不当使用某些药物可能损伤骨髓，引起再障。这些药物主要包括磺胺类药物、抗肿瘤药物(如氯霉素、抗肿瘤化疗药物等)以及某些抗生素和杀虫剂。其中，氯霉素是引起再障最常见的药物之一，其骨髓毒性作用与亚硝基-氯霉素有关，可抑制骨髓细胞内线粒体DNA聚合酶，导致DNA及蛋白质合成减少。

(3) 病毒感染。某些病毒感染也可能导致再障，特别是肝炎病毒(如丙型肝炎病毒、乙型肝炎病毒)和微小病毒B19等。病毒感染后，病毒可能侵入机体并损伤骨髓造血功能，从而诱发再障。例如，病毒性肝炎患者中再障的发生率较高，且起病急、病情重。

(4) 辐射因素。长期接触X射线、雷达及放射性核素等辐射源，可能会损伤造血干细胞，导致再障。放射线主要作用于细胞内的大分子，影响DNA的合成，从而抑制或延缓细胞增殖。无论是全身照射还是局部照射，都可能损伤造血干细胞及微环境而导致骨髓衰竭。

(5) 其他因素。除了上述因素外，再障还可能与其他一些因素有关，如阵发性睡眠性血红蛋白尿(PNH)、免疫因素(如血清中存在抑制造血干细胞的抗体)、某些慢性疾病[如慢性肾衰竭、严重的甲状腺或前(腺)脑垂体功能减退症]等。此外，再障还可能继发于其他疾病或状况，如胸腺瘤、系统性红斑狼疮和类风湿性关节炎等。

4. 什么是IST治疗方案？

答 IST治疗方案，即免疫抑制治疗(immunosuppressive therapy)，是一种针对特定疾病(如某些自身免疫性疾病、再生障碍性贫血等)的治疗方法，IST通过抑制T淋巴细胞、降低T淋巴细胞产生的造血负调控因子，解除这些因子对造血细胞的抑制或破坏，进而重建造血功能。这一过程有助于恢复骨髓的正常造血活动，从而改善患者的贫血、出血和感染等症状。IST在再生障碍性贫血(AA)的治疗中尤为重要，尤其是慢性再生障碍性贫血(CAA)。

(1) IST治疗方案常用药物：

① 环孢素A(CsA)。一种强效而选择性的T淋巴细胞活化信号转导抑制剂，可减少T细胞介导的免疫反应，从而降低对造血干细胞的破坏。常用于再障性贫血患者在IST治疗期间控制免疫异常激活状态。

② 抗淋巴细胞球蛋白/抗胸腺细胞球蛋白(ALG/ATG)。通过特异性地针对T淋巴细胞进行免疫抑制，减少其对造血干细胞的攻击。与环孢素A联合使用已成为慢性再生障碍性贫血的标准治疗方法，其疗效优于单一用药。

③ 其他药物。如利妥昔单抗、甲泼尼龙、环磷酰胺和他克莫司等，这些药物也可能在IST治疗方案中根据患者的具体情况进行选用。例如，利妥昔单抗通过阻断CD20分子来抑制B细胞增殖，减轻自身免疫反应对造血干细胞的攻击；甲泼尼龙具有较强的抗炎作用，能够迅速抑制巨噬细胞活性及炎症因子产生，改善再障性贫血患者的症状。

(2) IST治疗流程：

① 患者评估。在治疗前，需要对患者的身体状况、病情严重程度及免疫状态进行全面评估，以确定是否适合进行IST治疗。

② 治疗方案制定。根据患者的具体情况,制定个性化的IST治疗方案,包括药物选择、剂量、给药方式及疗程等。

③ 治疗实施。按照治疗方案进行药物治疗,同时密切监测患者的病情变化及不良反应。

④ 疗效评估。在治疗过程中及治疗后,定期评估患者的疗效,包括血常规、骨髓象等指标的变化情况。

⑤ 后续治疗。根据疗效评估结果,决定是否需要继续治疗或调整治疗方案。对于疗效不佳的患者,可能需要考虑其他治疗方法,如造血干细胞移植等。

(3) IST使用注意事项:

① 药物副作用。IST治疗药物可能存在一定的副作用,如肝肾功能损害、感染、出血等。因此,在治疗过程中需要密切监测患者的身体状况,及时发现并处理不良反应。

② 患者配合。患者需要积极配合医生的治疗方案,按时服药、定期复查,并保持良好的生活习惯和心态。

③ 综合治疗。IST治疗通常需要与其他治疗方法相结合,如输血治疗、抗感染治疗等,以综合增强治疗效果。

5. ATG输注护理应注意哪些内容?

答 (1) 用药前评估。详细询问患者的过敏史,包括药物、食物等过敏情况。进行全面的身体检查,包括生命体征、血常规、肝肾功能等,评估患者的身体状况是否适合输注。

(2) 输注过程。① 控制输注速度。开始时速度宜慢,通常为每分钟10滴左右,观察15~30 min后,如果患者没有不适反应,可适当加快速度,但要密切监测患者的反应。② 全程监护。密切观察患者的生命体征,如血压、心率、呼吸等,以及有无发热、寒战、皮疹、瘙痒、呼吸困难等过敏反应症状。③ 配备急救设备和药品。输注场所应配备必要的急救设备和治疗过敏反应的药品,如肾上腺素、地塞米松等。

(3) 不良反应处理。如出现发热、寒战,可先减慢输注速度,给予解热镇痛药对症处理。若症状严重,应立即停止输注。对于出现过敏反应,如皮疹、瘙痒、呼吸困难等,应立即停止输注,并进行抗过敏治疗。

(4) 输注后观察。继续观察患者的生命体征和症状至少2 h,确保无迟发性不良反应发生。告知患者在输注后的一段时间内(如24 h内)注意自我观察,如有不适及时就医。

(5) 药物保存和配置。严格按照药品说明书的要求保存药物,确保药物的质量和活性。正确配置药物,注意执行无菌操作,避免污染。

(6) 患者教育。向患者解释输注的目的、可能的不良反应及注意事项,提高患者的依从性和自我观察能力。需要注意的是,在输注抗胸腺细胞球蛋白过程中,医护人员应严格遵守操作规范,密切观察患者反应,以确保治疗的安全有效。

6. 输血"三查十对"包含哪些内容?

答 输血的"三查十对"是确保输血安全和准确的重要环节,具体内容如下:

(1) "三查"包括:① 查血制品的有效期。② 查血制品的质量,观察有无变色、浑浊、沉淀、凝块、气泡、裂缝等情况。③ 查输血装置是否完好,是否在有效期内。

(2) "十对"包括:① 对受血者姓名。② 对床号。③ 对住院号。④ 对血型交配试验结果。⑤ 对供血者姓名。⑥ 对编号。⑦ 对血型。⑧ 对采血日期。⑨ 对有效期。⑩ 对血液成分和剂量。

第二节 急性白血病

一、案例导入

一般资料:患者,男,57岁。

现病史：因“突发头痛伴右侧面部麻木5 h”入院。患者5 h前出现头痛，伴右侧面部麻木，以右侧额颞部为主，四肢活动可，无视物模糊，患者近期患泌尿道炎症于当地医院对症治疗，当日下午输液后出现头痛（具体药物不详），遂来我院就诊。急诊查血常规：白细胞 1.9×10^9/L，中性粒细胞绝对数 0.8×10^9/L，红细胞 3.38×10^{12}/L，血红蛋白86 g/L，超敏C反应蛋白43.80 mg/L。头颅CT平扫脑内未见明显异常。查体：神清，精神可，全身皮肤黏膜未见黄染，未触及浅表淋巴结肿大，无新发皮疹，颈软，气管居中，双肺呼吸音清，未闻及干湿啰音。心律齐，未闻及明显病理性杂音。腹平软，无压痛、反跳痛，肝脾肋下未及，移动性浊音（－）。双下肢无浮肿，NS（－）。予以积极止痛等积极处理，经骨髓细胞学检查、骨髓流式、染色体及融合基因及突变基因等检查明确诊断为急性髓系白血病（AML M2），预后不良组，虚弱。

辅助检查：① 血常规＋CRP（静脉血）：白细胞 1.9×10^9/L，中性粒细胞绝对数 0.8×10^9/L，红细胞 3.38×10^{12}/L，血红蛋白86 g/L，血小板 250×10^9/L，超敏C反应蛋白43.80 mg/L。② 血型鉴定（微柱法）：ABO血型O型。③ 成人血培养及鉴定（左侧需氧）：肺炎克雷伯菌；成人血培养及鉴定（左侧厌氧）：肺炎克雷伯菌。④ 化疗后血常规＋CRP（静脉血）：白细胞 0.1×10^9/L，中性粒细胞绝对数 0.0×10^9/L，红细胞 2.08×10^{12}/L，血红蛋白52 g/L，血小板 46×10^9/L，超敏C反应蛋白78.54 mg/L。⑤ 全胸部正位DR平片示：PICC管头端位于T8椎体水平。⑥ 头颅MRI＋MRA：延髓偏右侧急性脑梗死可能性大；脑动脉硬化，管腔粗细不均。⑦ 骨髓细胞形态学报告：骨髓象提示急性非淋巴细胞白血病，需结合MIC分型。⑧ 基因突变检测结果：该样本检测到ASXL1、IDH2基因突变，是与髓系血液肿瘤相关的致病性改变。⑨ 染色体核型分析报告：46，XY[20]。⑩ 血液肿瘤免疫分型报告：符合急性髓系细胞白血病（AML）免疫表型。

主要治疗：严密监测生命体征、液体出入量。维奈克拉（100 mg d1，200 mg d2，400 mg d3～d7）联合HA（高三尖4 mg×7 d、阿糖胞苷180 mg×7 d）诱导化疗，同时给予 $NaHCO_3$ 碱化尿液、BES补液、天晴甘美保肝、艾司奥美拉唑钠护胃、昂丹司琼止吐、呋塞米利尿等对症处理；骨髓抑制期予泰能联合依替米星抗感染治疗，同时予输注红细胞和单采血小板等支持；体温正常后予哌拉西林他唑巴坦钠降级抗感染；使用左乙拉西坦抗癫痫处理、普瑞巴林止疼、阿托伐他汀钙降低脑梗死复发率。监测患者血氧饱和度，吸氧（prn）。严格遵循无菌技术，预防感染；加强患者生活护理，予 $NaHCO_3$ 溶液口腔护理、高锰酸钾溶液肛周护理；患者畏寒时予保暖，出汗后及时更换潮湿衣物。

其他史：脑梗死，肺占位性病变，脑动脉硬化。

二、临床问题解析

1. 什么是急性髓细胞白血病（AML）？

答　急性髓细胞白血病是髓系造血干/祖细胞恶性疾病，以骨髓与外周血中原始和幼稚髓性细胞异常增生为主要特征。根据FAB协作组提出的形态学分型，AML可分为8种亚型（M0～M7）。

M0（急性髓细胞白血病微小分化型）：原粒细胞微分化型，原粒细胞胞体大，核仁明显，无嗜天青颗粒和奥氏小体。

M1（急性粒细胞白血病未分化型）：原粒细胞≥90%（非红系细胞），早幼粒细胞很少，中幼粒细胞以下阶段不见或罕见。

M2（急性粒细胞白血病部分分化型）：原粒细胞占骨髓非红系有核细胞的30%～89%，其他粒细胞≥10%，单核细胞＜20%。

M3（急性早幼粒细胞白血病）：颗粒增多型，以粗大而密集的嗜苯胺蓝颗粒为特征。此类型多见于成年人，除了白血病发热、贫血和浸润症之外，广泛而严重的出血是其特点，以皮肤黏膜最明显，其次为胃肠道、泌尿道、呼吸道出血，颅内出血最为严重。

M4（急性粒单核细胞白血病）：粒系、单核细胞系增生，红系、巨核细胞系增生受抑。

M4Eo（急性粒单核细胞白血病伴嗜酸性粒细胞增多）：除具有M4型特点外，嗜酸性粒细胞在非红系细胞中≥5%。

M5(急性单核细胞白血病):此类型患者多有肝、脾、淋巴结肿大的表现。

M6(急性红白血病):红细胞系≥50%,非红细胞系原粒细胞(或原始+幼稚单核细胞)≥30%;若血片中原粒细胞或原单核细胞≥5%,则骨髓中原单核细胞≥20%。

M7(急性巨核细胞白血病):此类型可发生在3岁以下婴儿,特别是伴Down综合征。

2. 急性白血病的治疗方法有哪些?

答 (1) 化疗。① 诱导缓解化疗:目的是迅速减少白血病细胞的数量,恢复正常造血功能,使患者达到完全缓解状态。常用的化疗药物包括阿糖胞苷、柔红霉素、去甲氧柔红霉素等。② 巩固强化化疗:在诱导缓解后进行,以进一步清除残留的白血病细胞,降低复发风险。③ 维持化疗:用于巩固疗效,延长缓解期。

(2) 靶向治疗。针对特定的分子靶点,如费城染色体阳性的急性淋巴细胞白血病使用酪氨酸激酶抑制剂(如伊马替尼)。

(3) 免疫治疗。如使用单克隆抗体药物(如利妥昔单抗)。

(4) 造血干细胞移植。包括自体造血干细胞移植和异基因造血干细胞移植。对于高危患者或化疗效果不佳的患者,造血干细胞移植是重要的治疗手段。

(5) 支持治疗。① 抗感染治疗:白血病患者免疫力低下,容易发生感染,需要及时使用抗生素治疗。② 输血治疗:纠正贫血和血小板减少。③ 防治高尿酸血症:白血病细胞大量破坏可导致尿酸升高,需要碱化尿液、使用降尿酸药物等。

3. 何为异基因造血干细胞移植术?

答 异基因造血干细胞移植(allogeneic hematopoietic stem cell transplantation, Allo-HSCT)是一种治疗多种血液系统疾病、免疫系统疾病和某些遗传性疾病的重要方法。其基本原理是将健康供者的造血干细胞输入患者体内,以替代患者受损或异常的造血和免疫系统。在进行异基因造血干细胞移植前,需要进行一系列的准备工作:

(1) 患者评估:包括疾病状态、身体状况、合并症等,以确定患者是否适合移植。

(2) 寻找合适供者:通常首选人类白细胞抗原(HLA)相匹配的同胞兄弟姐妹,若没有合适的同胞供者,可在骨髓库中寻找非血缘关系供者,或者选择亲缘半相合供者。

(3) 预处理方案:通过化疗、放疗等手段,清除患者体内的异常细胞,抑制免疫系统,为供者干细胞的植入创造条件。

尽管异基因造血干细胞移植技术能够治愈白血病,但同时会出现GVHD等并发症,要辨证地看待临床问题,才能取得很好的疗效。

4. 什么是移植物抗宿主病?

答 移植物抗宿主病(graft-versus-host disease, GVHD)是异基因造血干细胞移植后的一种常见并发症。当供者的免疫活性细胞(主要是T淋巴细胞)输入受者体内后,识别受者的异体抗原而增生分化,在受者体内增殖并攻击受者的组织器官,产生一系列病理生理变化,从而导致移植物抗宿主病的发生。GVHD可分为急性和慢性两种类型:

(1) 急性移植物抗宿主病(aGVHD)。通常发生在移植后的100天内。常见的受累器官包括皮肤、胃肠道和肝脏。皮肤症状表现为红斑、丘疹,严重时可出现水疱、表皮剥脱;胃肠道症状有恶心、呕吐、腹泻、腹痛等;肝脏受损可出现黄疸、肝功能异常。

(2) 慢性移植物抗宿主病(cGVHD)。发生在移植100天后。可累及多个器官系统,如皮肤出现硬皮病样改变、干燥、瘙痒;口腔干燥、黏膜溃疡;眼部干涩、泪液减少;关节疼痛、肌肉无力;肺部出现间质性肺炎等。

GVHD按严重程度分为Ⅰ至Ⅳ级,级别越高,病情越严重。其发生的风险与供受者之间人类白细胞抗原(HLA)的匹配程度、移植类型(如骨髓移植、外周血干细胞移植)、预处理方案、免疫抑制剂的使用等因素有关。治疗GVHD通常使用免疫抑制剂,如糖皮质激素、环孢素、他克莫司等。早期诊断和及时治疗对于改善患者预后至关重要。

第三节 淋巴瘤

一、案例导入

一般资料:患者,男,72岁。

现病史:患者因近4个月来反复纳差不适,进行性加重。当地医院全腹CT平扫示:贲门处胃壁增厚,肝胃间隙淋巴结肿大;后行"全胃切除术+胃周围淋巴结清扫术"。术后病理示:贲门大弯侧溃疡浸润型肿块,免疫组化:弥漫性大B细胞淋巴瘤。患者为求进一步诊治,门诊拟"弥漫性大B细胞淋巴瘤"收治我科。查体:神清,精神可,全身皮肤黏膜未见黄染,未触及浅表淋巴结肿大,无新发皮疹,颈软,气管居中,双肺呼吸音清,未闻及干湿啰音。心律齐,未闻及明显病理性杂音。腹平软,腹壁见术后改变,切口愈合佳,无压痛、反跳痛,肝脾肋下未及,移动性浊音(—)。双下肢无浮肿,NS(—)。

辅助检查:① 血常规+CRP(静脉血):中性粒细胞绝对数1.5×10^9/L,红细胞3.15×10^{12}/L,血红蛋白88 g/L。② 电解质:氯117.6 mmol/L,钙2.04 mmol/L。③ 肾功能:肌酐153.8 μmol/L,血尿酸526.0 μmol/L。④ 肝功能:总蛋白60.4 g/L,白蛋白32.1 g/L,白球比1.13。⑤ 骨髓细胞形态学分析报告:骨髓象淋巴细胞占18.5%,形态成熟。⑥ 血液肿瘤免疫分型报告:在CD45/SSC点图上设门分析,淋巴细胞约占有核细胞的20.5%,各淋巴亚群分布大致正常;原始区域细胞约占有核细胞的1%,分布散在;单核细胞约占有核细胞的2.5%,表型成熟;粒细胞约占有核细胞的57%,未见明显分化异常。

主要治疗:行R-CDO(P)(利妥昔单抗600 mg d0+环磷酰胺1.0 g d1+多柔比星脂质体40 mg d1+长春地辛4 mg d1)方案化疗,同时给予护胃、止吐、碱化尿液及予美司钠预防出血性膀胱炎等对症处理;右上肢置入PICC一根输注化疗药物;严密监测患者生命体征及尿量,予以水化、碱化,保证液体入量;指导踝泵运动等锻炼预防深静脉血栓。

其他史:慢性肺炎,窦性心动过缓,腰椎间盘突出,慢性乙型病毒性肝炎。

二、临床问题解析

1. 淋巴瘤的分类有哪些?

答 按组织病理学改变,淋巴瘤可分为霍奇金淋巴瘤(hodgkin lymphoma,HL)和非霍奇金淋巴瘤(non-hodgkin lymphoma,NHL)两大类。淋巴瘤是最早发现的血液系统恶性肿瘤之一。1832年,Thomas Hodgkin 报告了一种淋巴结肿大合并脾大的疾病,后 Wilks将其命名为霍奇金病(HD),现称为霍奇金淋巴瘤(HL)。1846年,Virchow从白血病中区分出一种称为淋巴瘤或淋巴肉瘤(lym-phosarcoma)的疾病,后Billroth 将此病称为恶性淋巴瘤(malignant lymphoma)即现在的非霍奇金淋巴瘤(NHL)。

2. 非霍奇金淋巴瘤的表现有哪些?

答 无痛性浅表淋巴结的肿大是非霍奇金淋巴瘤最常见的早期表现,颈部和锁骨上淋巴结最常见,其次是腋窝下和腹股沟淋巴结,且随着肿块内纤维化的进展,肿块由软变硬。症状如下:

(1) 局部压迫症状。肿大的淋巴结挤压相邻的组织器官,患者出现局部的压迫症状。如纵膈淋巴结肿大可压迫气管、支气管,引起患者的干咳;腹膜后淋巴结肿大压迫肠道,引起患者的腹痛;腹股沟和骨盆淋巴阻塞,可引起患者的下肢水肿。

(2) 淋巴结外病变的症状。非霍奇金淋巴瘤的肿瘤细胞可以侵犯全身的任何部位,被侵犯的器官、系统可出现以下相应的局部症状。咽淋巴环病变的患者可出现吞咽困难、鼻出血和鼻塞；肺部病变的患者可出现咳嗽、胸闷、呼吸困难；消化道病变的患者常出现腹痛、腹泻和腹部肿块；骨骼病变的患者常出现胸椎、腰椎的疼痛；皮肤病变的患者可表现为皮肤的瘙痒、肿块、结节和皮肤溃烂；睾丸病变的患者可表现为睾丸的肿胀、下垂。

3. 非霍奇金淋巴瘤的常用联合化疗方案是什么？

答 CHOP方案。该方案主要用药有环磷酰胺、阿霉素、长春新碱、泼尼松，每3周为1个治疗周期，此方案化疗效果好，副作用小，没有过强的骨髓抑制。

4. 什么是PICC？

答 PICC是经外周插管的中心静脉导管(peripherally inserted central catheter)的英文缩写，是指经外周静脉穿刺置入的中心静脉导管。PICC导管的尖端位于上腔静脉(图4-1)，可为患者提供中长期的静脉输液治疗，一般可使用7天至1年。

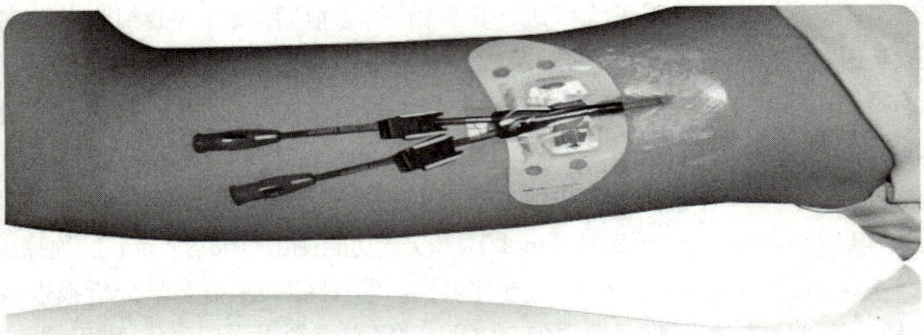

图4-1 PICC

(1) 其适用于以下情况：需要提供可靠的输液通路，但又没有良好的外周静脉通路可用时；需要长期连续或间断静脉输液治疗时；需要输入高渗液或营养剂，如高渗葡萄糖溶液、脂肪乳等静脉营养液；需要输入刺激性溶液，如化疗药物；放置中心静脉导管(CVC)存在禁忌证、风险较高或失败时；需要反复输血或血制品、需要反复采血。同时适用于家庭病床患者。

(2) PICC置管具有以下优点：减少反复穿刺，减轻患者的痛苦；避免药物与表浅静脉的接触，减少药物对表浅静脉、小静脉的刺激；护理得当可使用1年，整个化疗过程中，不需要再静脉注射；提高患者的生活质量。

(3) 在使用PICC导管期间，需要注意以下护理事项：定期进行导管维护，包括更换敷料、冲洗导管等；注意观察穿刺部位有无红肿、渗液、出血等异常情况；避免带管的手臂过度活动，防止导管脱出；保持穿刺部位的清洁干燥，避免感染；按照医生的建议进行导管的使用和维护。

如果在使用PICC导管过程中出现异常情况，应及时就医处理。同时，患者和家属也需要了解PICC导管的相关知识，以便更好地配合治疗和护理。

5. 新的治疗方法CAR-T指什么？

答 CAR-T疗法就是嵌合抗原受体T细胞免疫疗法，英文全称Chimeric Antigen Receptor T-Cell Immunotherapy。这是一种治疗肿瘤的新型精准靶向疗法，近几年通过优化改良在临床肿瘤治疗上取得很好的效果，是一种非常有前景的，能够精准、快速、高效，且有可能治愈癌症的新型肿瘤免疫治疗方法。T细胞也叫T淋巴细胞，是人体白细胞的一种，来源于骨髓造血干细胞，在胸腺中成熟，然后移居到人体血液、淋巴和周围组织器官，发挥免疫功能。其作用相当于人体内的“战士”，能够抵御和消灭“敌人”，如感染、肿瘤、外来异物等。在实验室，技术人员通过基因工程技术，将T细胞激活，并装上定位导航装置CAR(肿瘤嵌合抗原受体)，将T细胞这个普通“战士”改造成“超级战士”，即CAR-T细胞，其利用CAR专门识别体内肿瘤细胞，并通过免疫作用释放大量的多种效应因子，它们能高效地杀灭肿瘤细胞，从而达到治疗恶性肿瘤的目的。非霍奇金淋巴瘤是一组具有不同组织学特点和起病部位的淋巴瘤。CAR-T细胞疗法中，将CD19作为CAR-T细胞的特异性抗原。该疗法能够有效缓解患者的临床症状，通常不会出现严重的细胞因子释放综合征或神经毒性反应，表现出良好的疗效和安全性。

第四节　多发性骨髓瘤

一、案例导入

一般资料：患者，男，64岁。

现病史：患者因“头晕乏力3月余，再发加重2天”。查体：神清，精神欠佳，眼睑苍白，全身皮肤黏膜未见黄染，浅表淋巴结未及肿大，颈软，气管居中，胸骨叩击痛阴性，双肺呼吸音清，未闻及干湿啰音。心律齐，未闻及明显病理性杂音。腹平软，无压痛、反跳痛，肝脾肋下未及，移动性浊音(－)。

辅助检查：血常规＋网织红：白细胞5.9×10^9/L，中性粒细胞百分比74.5%，淋巴细胞百分比19.0%，血红蛋白92 g/L，红细胞2.99×10^{12}/L，血小板134×10^9/L。24 h尿蛋白定量：0.86 g。骨髓片：骨髓象异常浆细胞分类占20%，形态学考虑多发性骨髓瘤。全身PET-CT：骨质疏松，颅骨、躯干骨见多发骨质破坏伴FDG代谢增高(部分肋骨软组织肿块形成)，符合多发性骨髓瘤表现。

主要治疗：标准RVD方案化疗(来那度胺25 mg×14 d；硼替佐米1.3 mg/m² d1，d4，d8，d11；地塞米松20 mg/d d1～d2，d4～d5，d8～d9，d11～d12)；腰背部疼痛，考虑原发疾病引起，予以地佐辛、羟考酮等止痛处理后患者头晕不适，予以停用。

其他史：有高血压病史多年，甲状腺功能减退症。

二、临床问题解析

1. 多发性骨髓瘤的CRAB症状是什么？

答 CRAB症状，在临床中一般指的是多发性骨髓瘤的常见症状，主要包括四类症状：C为高钙血症症状，R为肾功能损伤症状，A为贫血症状，B为骨骼改变症状。

(1) C：代表高钙血症症状，破骨细胞引起的骨钙吸收下降、肾小球滤过率下降，导致机体对钙的清除能力下降，症状主要有呕吐、恶心、乏力、意识模糊等。

(2) R：代表肾功能损伤症状，多数患者尿检时发现有红细胞、白细胞管型，并伴有慢性肾衰竭、高磷血症、高钙血症、高尿酸血症等肾功能损伤的症状，严重者可形成尿酸结石。

(3) A：代表贫血症状，贫血在多发性骨髓瘤中比较常见，常为首发症状，主要表现为黏膜苍白、乏力等，一般早期贫血程度比较轻，晚期贫血情况较为严重。

(4) B：代表骨骼改变症状，指的是骨痛、骨骼变形或病理性骨骼，一般是由于骨髓瘤细胞分泌出了破骨细胞活性因子，激活了破骨细胞，使骨质溶解破坏，而肿瘤细胞本身也会对骨质造成破坏。骨质疼痛是常见的症状之一，严重者可能发生骨折甚至截瘫。

2. 活动性(有症状)多发性骨髓瘤的诊断标准是什么？

答 有症状骨髓瘤(活动性骨髓瘤)诊断标准，需满足第1条及第2条，加上第3条中任何一项。

(1) 第1条：骨髓中单克隆浆细胞比例≥10%和(或)组织活检证明有浆细胞瘤。

(2) 第2条：血清和(或)尿中出现单克隆M蛋白。

(3) 第3条：骨髓瘤引起的相关表现：

① 靶器官损害表现(CRAB)。C:校正血清钙>2.75 mmol/L;R:肌酐清除率<40 mL/min或血清肌酐>177 μmol/L的肾功能损害表现;A:血红蛋白低于正常下限20 g/L或<100 g/L的贫血表现;B:通过X线、CT或PET-CT等影像学检查显示有一处或多处溶骨性病变。

② 无靶器官损害表现:但出现以下一项或多项指标异常,包括骨髓单克隆浆细胞比例≥60%、受累或非受累血清游离轻链比≥100、MRI检查出现多处5 mm以上局灶性骨质破坏。

3. 三阶梯止痛的原则是什么?

答 ① 非麻醉镇痛药(阿司匹林、吲哚美辛)。② 弱麻醉镇痛药(布桂嗪)。③ 强麻醉镇痛药(吗啡、哌替啶等)。④ 辅助性镇痛药(地西泮、异丙嗪)。给药应遵循WHO推荐的三阶梯疗法,即选用镇痛药必须从弱到强,先以非麻醉药为主,当其不能控制疼痛时依次加用弱麻醉性及强麻醉性镇痛药,并配以辅助用药,采取复合用药的方式达到镇痛效果。

4. 什么是自体造血干细胞移植术?

答 它是指先从患者自身采集造血干细胞,并对其进行保存。然后,患者接受高剂量的化疗或放疗等预处理,以尽可能清除体内的肿瘤细胞或异常细胞。在预处理之后,再将之前采集保存的自体造血干细胞回输到患者体内,促进造血和免疫系统的重建(图4-2)。

其优点在于干细胞来源于患者自身,不存在免疫排斥反应等问题。它常用于治疗某些血液系统疾病,如多发性骨髓瘤、淋巴瘤等,也可用于某些实体瘤的治疗。在采集造血干细胞方面,通常可以通过外周血造血干细胞采集或骨髓采集等方式进行。在整个治疗过程中,需要对患者的身体状况进行密切监测和支持治疗,以应对可能出现的并发症。

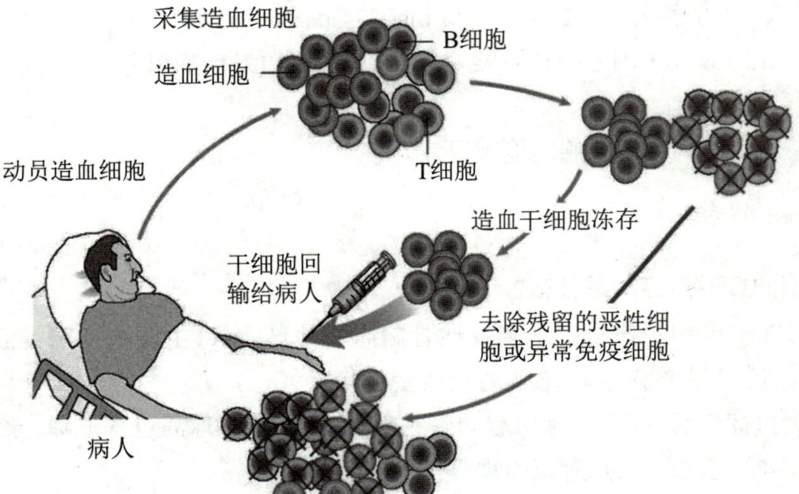

图4-2 自体造血干细胞移植术

课程思政

中国造血干细胞移植之父

我国造血干细胞移植领域的先驱者之一是陆道培院士,被誉为"中国造血干细胞移植之父"。陆道培在血液病学和造血干细胞移植方面作出了卓越的贡献,他推动了我国造血干细胞移植技术的发展和应用,拯救了众多患者的生命,为我国血液病治疗领域的发展奠定了坚实基础。

第五章 内分泌系统疾病护理

第一节 糖尿病

一、案例导入

一般资料：患者，男，32岁。

现病史：患者半年前体检发现空腹血糖11.5 mmol/L。1个月前出现消瘦口渴，多饮多尿，体重下降，门诊初步诊断为“2型糖尿病”收治入院。查体：身高178 cm，体重98 kg，体重指数33.13 kg/m²，血压128/82 mmHg。胃肠道无症状，心肺查体无明显异常。双侧足背动脉搏动正常，双下肢痛觉、温觉、振动觉正常。

辅助检查：入院时完善检查静脉空腹血糖19.0 mmol/L，空腹C肽7.58 ng/mL，转氨酶、尿素氮、肌酐均在正常范围内。尿酸394 μmol/L，尿常规：尿糖（++++），尿酮体：（+++），糖化血红蛋白11.5%。胰岛细胞抗体、胰岛素自身抗体以及谷氨酸脱羟酶抗体均为阴性。

主要治疗：酮症期间予补液，餐时联合基础胰岛素泵强化降糖治疗，酮症缓解后加用二甲双胍口服联合利拉鲁肽、赖脯胰岛素、甘精胰岛素治疗。血糖逐渐改善，后出院定期门诊复查，逐渐停用赖脯胰岛素、甘精胰岛素，逐步改为二甲双胍联合司美格鲁肽治疗后患者血糖控制良好，体重下降。

其他史：脂肪肝，高尿酸血症。

二、临床问题解析

1. 该患者为什么被诊断为2型糖尿病？

答 患者为青年男性，有多饮、多尿、体重减轻等症状，多次测空腹血糖>7.0 mmol/L，随机血糖>11.1 mmol/L，糖化血红蛋白>6.5%，体型肥胖，有糖尿病家族史，合并脂肪肝和高尿酸血症，考虑为T2DM可能性大。患者起病年龄小，起病时血糖明显升高，有多饮、多尿、体重减轻等症状，以糖尿病酮症起病，需警惕1型糖尿病的可能性，但患者胰岛素和C肽不低，胰岛细胞抗体、胰岛素自身抗体及谷氨酸脱羧酶抗体均为阴性，暂不考虑1型糖尿病。此外，患者无急慢性胰腺炎、胰腺肿瘤、腹部创伤、胰腺切除、肾上腺疾病等其他内分泌疾病、特殊用药、病毒感染病史，可排除上述病因导致的特殊类型糖尿病。

知识链接

糖尿病的分型

WHO根据病因学证据将糖尿病分为4种类型：

（1）1型糖尿病（T1DM）。胰岛β细胞破坏，导致胰岛素绝对缺乏。又分为免疫介导性（1A）和特发性

(1B,无自身免疫证据)。在亚洲较少见,我国占比＜5%。

(2) 2型糖尿病(T2DM)。从以胰岛素抵抗为主伴胰岛素进行性分泌不足,到以胰岛素进行性分泌不足为主伴胰岛素抵抗。临床最多见,占90%～95%。

(3) 其他特殊类型糖尿病病因学相对明确,包括胰岛β细胞功能的基因缺陷、胰岛素作用的基因缺陷、胰腺外分泌疾病、内分泌疾病、药物或化学品所致的糖尿病、感染、其他与糖尿病相关的遗传综合征等。

(4) 妊娠糖尿病(gestational diabetes mellitus,GDM)。妊娠期间发生的不同程度的糖代谢异常。不包括孕前已诊断为糖尿病的患者(称为糖尿病合并妊娠)。

2. 该患者患2型糖尿病可能的病因是什么?

答 可能与其不良生活方式、营养过剩、体力活动不足有关。

拓展阅读

2型糖尿病的病因与自然病程

2型糖尿病由遗传因素及环境因素共同作用而形成,目前对其病因和发病机制认识不足,是一组异质性疾病。常见的环境因素包括年龄增长、不良生活方式、营养过剩、体力活动不足、化学毒物、子宫内环境等。由遗传因素和环境因素共同作用下所引起的肥胖,尤其是向心性肥胖,与胰岛素抵抗和T2DM的发生密切相关。

2型糖尿病的自然病程:

(1) 胰岛素抵抗和β细胞功能缺陷。胰岛素抵抗(insulin resistance,IR)是指胰岛素作用的靶器官(主要是肝脏、肌肉和脂肪组织)对胰岛素作用的敏感性降低,这是T2DM的特性,也是多数T2DM发病的始发因素,发病机制至今尚未阐明。β细胞功能缺陷包括胰岛素分泌量和质的缺陷,以及胰岛素分泌模式异常等。发病机制不明确,可能主要由基因决定。T2DM患者早期存在胰岛素抵抗,但β细胞可代偿性增加胰岛素分泌,因此血糖可维持正常。

(2) 糖调节受损。当病情进一步发展,β细胞功能缺陷加重,对IR无法代偿时,则血糖不能恢复至正常水平,患者进展为空腹血糖受损(impaired fasting glucose,IFG)和糖耐量降低(impaired glucose tolerance,IGT)。IFG和IGT统称为糖调节受损(impaired glucose regulationce,IGR),也称糖尿病前期。IGR代表正常葡萄糖稳态和糖尿病高血糖之间的中间代谢状态,是糖尿病的危险因素,也是发生心血管疾病的危险标志,但患者可通过生活方式干预使血糖得到控制。

(3) 临床糖尿病。β细胞分泌胰岛素功能进行性下降,血糖增高达到糖尿病诊断标准。可无任何症状或逐渐出现代谢紊乱或糖尿病症状。

3. 2型糖尿病患者的临床表现有哪些?

答 (1) 代谢紊乱症状群:

① 多尿、多饮、多食和体重减轻。血糖升高引起渗透性利尿导致尿量增多;多尿导致失水,患者口渴而多饮,由于机体不能利用葡萄糖,且蛋白质和脂肪消耗增加,引起消瘦、疲乏、体重减轻;为补充糖分,维持机体活动,患者常易饥多食。故糖尿病的临床表现常被描述为“三多一少”(多尿、多饮、多食和体重减轻)。

② 皮肤瘙痒。高血糖及末梢神经病变导致皮肤干燥和感觉异常,患者常有皮肤瘙痒。女性患者可因尿糖刺激局部皮肤,出现外阴瘙痒。

③ 其他症状。四肢酸痛、麻木,腰痛,性欲减退,阳痿不育,月经失调,便秘,视力模糊等。

(2) 并发症:

① 糖尿病急性并发症。a. 糖尿病酮症酸中毒(diabetic ketoacidosis,DKA):由于胰岛素不足和拮抗激

素不适当升高引起的糖、脂肪和蛋白质严重代谢紊乱综合征，临床以高血糖、高血酮和代谢性酸中毒为主要表现。b. 高渗高血糖综合征(hyperosmolar hyperglycemic syndrome，HHS)：临床以严重高血糖、高血浆渗透压、脱水为特点，无明显酮症，常有不同程度的意识障碍和昏迷。发生率低于DKA，但病死率高于DKA。多见于老年2型糖尿病患者，起病比较隐匿，超过2/3的患者发病前无糖尿病病史或仅为轻症。

(3) 感染。糖尿病患者代谢紊乱，导致机体各种防御功能缺陷，对入侵微生物的反应能力减弱，因而极易感染，且常较严重。

(4) 糖尿病慢性并发症。① 糖尿病大血管病变：这是糖尿病最严重和突出的并发症，患病率比非糖尿病患者群高，发病年龄较轻，病情进展快。主要表现为动脉粥样硬化，侵犯主动脉、冠状动脉、脑动脉、下肢动脉等，引起冠心病、缺血性或出血性脑血管病、高血压、下肢血管病变等。② 糖尿病微血管病变：微血管是指微小动脉和微小静脉之间直径在100 μm以下的毛细血管及微血管网，微血管病变是糖尿病的特异性并发症。③ 糖尿病神经病变(diabetic neuropathy)：病变可累及神经系统任何一部分，以周围神经病变最常见。病因复杂，可能涉及大血管和微血管病变、免疫机制以及生长因子不足等。糖尿病周围神经病变(diabetic peripheral neuropathy，DPN)最常见的类型是远端对称性多发性神经病变，典型表现呈手套或袜套式对称分布，下肢较上肢严重。④ 糖尿病足(diabetic foot，DF)：是指与下肢远端神经异常和不同程度的周围血管病变相关的足部感染、溃疡和(或)深层组织破坏，是糖尿病最严重和治疗费用最高的慢性并发症之一，重者可导致截肢甚至死亡。

知识链接

糖尿病足的分级

临床通常采用Wagner分级法(图5-1)对DF的严重程度进行分级：0级为有发生足溃疡的危险因素，但目前无溃疡；1级为足部表浅溃疡，无感染征象，突出表现为神经性溃疡；2级为较深溃疡，常合并软组织感染，无骨髓炎或深部脓肿；3级为深部溃疡，有脓肿或骨髓炎；4级为局限性坏疽(趾、足跟或前足背)，其特征为缺血性坏疽，通常合并神经病变；5级为全足坏疽。

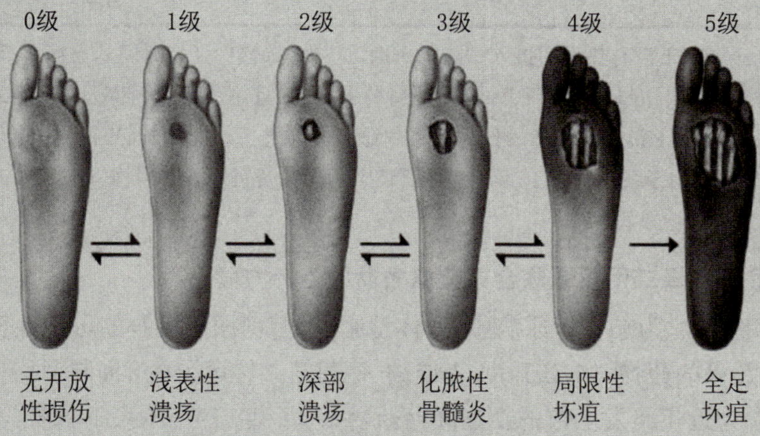

图5-1 Wagner分级法

(5) 低血糖。对于非糖尿病患者来说，低血糖的诊断标准为血糖低于2.8 mmol/L，而接受药物治疗的糖尿病患者只要血糖≤3.9 mmol/L就属于低血糖范畴。出现低血糖的原因主要包括不适当的高胰岛素血症(空腹)或胰岛素反应性释放过多(餐后)。糖尿病患者常伴有自主神经功能障碍，影响机体对低血糖的反馈调节能力，增加发生严重低血糖的风险，尤其是老年糖尿病患者；同时，低血糖也可能诱发或加重患者自主神经功能障碍，形成恶性循环。

4. 该患者如何进行口服葡萄糖耐量试验(OGTT)?该试验有何意义?

答 试验当天早晨,抽取静脉血送检空腹血糖,然后将75 g无水葡萄糖(儿童为1.75 g/kg,总量不超过75 g)溶于300 mL水中,协助患者于5 min内服下,从服糖第1口开始计时,于服糖后2 h抽取静脉血测血糖。嘱患者试验前禁食8~10 h。试验过程中禁止吸烟、饮水和进食,不做剧烈运动。试验前3~7 d停服利尿药、避孕药等药物,且试验前3 d每天饮食需含碳水化合物至少150 g,试验当天晨禁止注射胰岛素。单纯空腹血糖正常无法排除患糖尿病的可能,当血糖值高于正常范围而又未达到糖尿病诊断标准或疑有糖尿病倾向者,需进行口服葡萄糖耐量试验。具体诊断标准见表5-1。

表5-1 糖代谢状态分类

糖代谢分类	静脉血浆葡萄糖(mmol/L)	
	空腹血糖(FPG)	糖负荷后2 h血糖(2 hPG)
正常血糖	<6.1	<7.8
空腹血糖受损(IFG)	6.1~<7.0	<7.8
糖耐量降低(IGT)	<7.0	7.8~<11.1
糖尿病	≥7.0	≥11.1

5. 糖尿病的诊断标准是什么?

答 可根据“三多一少”症状及各种急、慢性并发症,并结合实验室检查结果诊断,具体见表5-2。

表5-2 糖尿病诊断标准

诊 断 标 准	静脉血浆葡萄糖或HbA1c
典型糖尿病症状(烦渴多饮、多尿、多食、不明原因体重下降)加上随机血糖	≥11.1 mmol/L
或空腹血糖	≥7.0 mmol/L
或葡萄糖负荷后2 h血糖	≥11.1 mmol/L
或HbA1c	≥6.5%

注:① “空腹”的定义是至少8 h没有热量的摄入;“随机血糖”是指一天当中任意时间的血糖而不考虑上次进餐的时间,不能用于诊断IFG或IGT。② 由于HbAlc较OGTT试验简便,结果稳定,且不受进食时间及短期生活方式改变的影响,2010年,美国糖尿病学会(ADA)已经将HbA1c≥6. 5%作为糖尿病诊断标准之一。2011年,WHO也建议在条件具备的国家和地区采用这一指标诊断糖尿病。但由于我国HbA1c诊断糖尿病切点的相关资料尚不足,且缺乏HbA1c检测方法的标准化,故我国目前尚不推荐使用HbA1c诊断糖尿病。

6. 该患者为什么最终选择二甲双胍联合司美格鲁肽的治疗方案?

答 本例患者为青年男性,为初发糖尿病患者,体型肥胖,有糖尿病缓解的可能性,在严格控制生活方式的基础上,加用有减重效果的药物,如GLP-1RA或钠-葡萄糖共转运蛋白2抑制剂,有利于控制患者血糖和减轻体重。司美格鲁肽为近年研发上市的新型降糖药物,为新型GLP-1RA周制剂,不仅降糖效果显著,还可显著减重,改善血压、血脂,减少心血管不良事件风险以及降低肾脏复合终点事件风险。在应用司美格鲁肽时,需要结合患者的年龄、病程、胰岛β细胞功能、血糖控制目标、合并症及并发症等具体情况,制定个体化治疗策略。对于初发T2DM患者,如合并肥胖,可考虑在胰岛素强化治疗后转换为司美格鲁肽单药或与二甲双胍等口服药联合治疗进行血糖管理。

拓展阅读

口服降糖药物的分类

主要包括促胰岛素分泌剂、增加胰岛素敏感性药物、α-葡萄糖酶抑制剂和钠-葡萄糖共转运蛋白2

(SGLT-2)抑制剂。具体作用机制及其常见不良反应见表5-3。

表5-3　口服降糖药物的分类

作用效果	种　类	作用机制	适应范围	不良反应	注意事项	代表药物
促胰岛素分泌剂	磺脲类	直接刺激胰岛素分泌	单用饮食控制疗效不满意的轻、中度T2DM患者	低血糖 体重增加	磺胺类过敏者禁用	格列美脲 格列齐特 格列吡嗪 格列喹酮
	格列奈类				严重肝功能不全慎用	瑞格列奈 那格列奈
	DPP-4抑制剂	促进胰岛素分泌，减少胰高血糖素分泌；延迟胃排空	T2DM患者，尤其肥胖者	胃肠道反应	食物不影响吸收	西格列汀 沙格列汀 维格列汀
非促胰岛素分泌剂	双胍类	减少肝葡萄糖的输出； 改善外周胰岛素抵抗	T2DM患者控制高血糖的一线用药和联合用药中的基础用药	胃肠道反应 乳酸酸中毒	使用碘化造影剂检查时前后48 h应停用	二甲双胍
	噻唑烷二酮类(TZDs)	改善胰岛素抵抗	胰岛素抵抗为主的患者	体重增加 水肿 心血管风险 肝毒性	妊娠、哺乳期禁用； 心衰、肝功能不全慎用	罗格列酮 吡格列酮
	a-糖苷酶抑制剂	延缓碳水化合物在肠道内消化吸收	以碳水化合物为主要食物成分和餐后血糖升高的患者	胃肠道反应	随餐服用：出现低血糖服用葡萄糖纠正	阿卡波糖 伏格列波糖
	SGLT-2抑制剂	抑制肾脏对葡萄糖的重吸收	T1DM患者 T2DM患者	泌尿系感染 多尿	泌尿系感染者慎用	达格列净

7. 持续皮下胰岛素输注(胰岛素泵)在临床使用中的优势有哪些?

答 持续皮下胰岛素输注(continuous subcutaneous insulin infusion，CSII)，也称胰岛素泵(图5-2)，是一种更为完善的强化胰岛素治疗方式，以基础量和餐前追加量的形式，模拟生理胰岛素的分泌，保持体内胰岛素维持在一个基本水平，保证患者正常的生理需要。主要适用于1型糖尿病、计划受孕和已孕的糖尿病妇女或需要胰岛素治疗的妊娠糖尿病患者、需要胰岛素强化治疗的2型糖尿病患者等。CSII治疗较其他强化治疗方案发生低血糖的风险减少，泵中只能使用短效胰岛素或速效胰岛素类似物。

8. 糖尿病酮症酸中毒(DKA)如何治疗?

答 对于早期酮症患者，仅需给予足量短效胰岛素及口服液体，严密观察病情，定期复查血糖、血酮，调节胰岛素剂量。对于严重DKA应立即抢救，具体措施如下：

(1) 补液：输液是抢救DKA的首要和关键措施。只有在组织灌注得到改善后，胰岛素的生物效应才能充分发挥。补液基本原则为“先快后慢，先盐后糖”。通常先使用生理盐水，补液量和速度视失水程度而定。如患者无心力衰竭，开始时补液速度应快，在1～2 h内输入生理盐水1 000～2 000mL，前4 h输入所计算失水量1/3的液体，以后根据血压、心率、每小时尿量、末梢循环、中心静脉压、有无发热呕吐等决定输液量和速度。24 h输液总量应包括已失水量和部分继续失水量。如治疗前已有低血压或休克,应输入胶体溶液并进行抗休克处理。鼓励患者喝水,昏迷患者可分次少量管喂温开水或生理盐水。

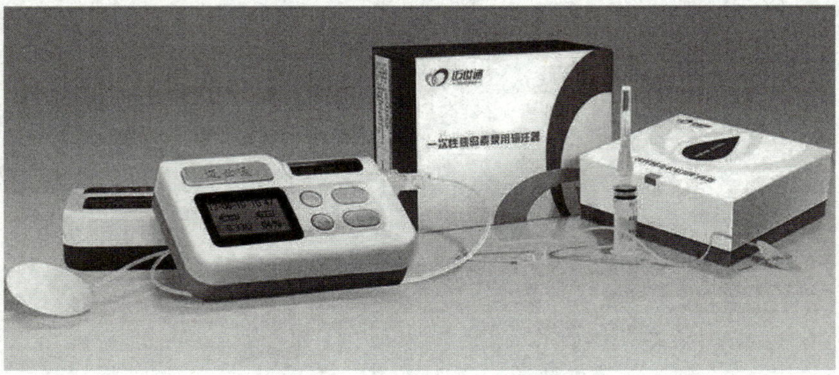

图5-2 胰岛素泵

(2) 小剂量胰岛素治疗:即按0.1 U/(kg·h)的短效胰岛素加入生理盐水中持续静脉滴入或泵入,以达到血糖快速、稳定下降而又不易发生低血糖的效果,同时还能抑制脂肪分解和酮体产生。每1~2 h复查血糖,根据血糖情况调节胰岛素剂量。当血糖降至13.9 mmol/L时,改输5%葡萄糖液(或葡萄糖生理盐水)并加入短效胰岛素(按每2~4 g葡萄糖加1 U胰岛素计算),此时仍每4~6 h复查血糖1次,调节液体中胰岛素比例。尿酮体消失后,根据患者尿糖、血糖及进食情况调节胰岛素剂量或改为每4~6 h皮下注射短效胰岛素1次,待病情稳定后再恢复常规治疗。

(3) 纠正电解质及酸碱平衡失调:① 治疗前已有严重低钾血症应立即补钾,当血钾升至3.5 mmol/L时再开始胰岛素治疗;在开始治疗后,患者每小时尿量在40 mL以上,血钾低于5.2 mmol/L即可静脉补钾。在整个治疗过程中需定时监测血钾水平,并结合心电图、尿量调整补钾量和速度。病情恢复后,仍需继续口服补钾数天。② 轻、中度酸中毒经充分静脉补液及胰岛素治疗后可纠正,无须补碱。pH≤6.9的严重酸中毒者应采用1.4%碳酸氢钠等渗溶液静脉输入,一般仅给1~2次,且不宜过快,以避免诱发或加重脑水肿。同时,补碱后需监测动脉血气情况。

(4) 防治诱因和处理并发症:包括休克、严重感染、心力衰竭、心律失常、肾衰竭、脑水肿、急性胃扩张等。

9. 糖尿病患者住院期间应采取的护理措施有哪些?

答 (1) 饮食护理总原则:控制总热量、平衡膳食、定时定量、合理餐次分配、限烟限酒,维持理想的体重。

① 确定总热量:首先根据患者性别、年龄、理想体重[理想体重(kg)=身高(cm)-105]、工作性质、生活习惯计算每天所需总热量。成年人休息状态下每天每千克理想体重给予热量105~126 kJ (25~30 kcal),轻体力劳动为126~147 kJ(30~35 kcal),中度体力劳动为147~167 kJ(35~40 kcal),重体力劳动为167 kJ (40 kcal)以上。儿童、孕妇、乳母以及营养不良、消瘦、伴有消耗性疾病者每天每千克体重酌情增加21 kJ (5 kcal),肥胖者酌情减少21 kJ(5 kcal),使体重逐渐恢复至理想体重的±5%。

② 食物的组成和分配:a. 食物组成:碳水化合物约占饮食总热量的50%~65%,成年患者每天主食摄入量为250~400 g,肥胖者酌情可控制在200~250 g;脂肪占饮食总热量的20%~30%,饱和脂肪酸摄入量不应超过饮食总能量的7%,单不饱和脂肪酸供能比宜达到10%~20%,且多不饱和脂肪酸不超过10%,适当增加富含ω-3脂肪酸的摄入比例;肾功能正常的糖尿病患者蛋白质占15%~20%,其中优质蛋白比例超过1/3,有显性蛋白尿的患者蛋白质摄入量应限制在每天每千克理想体重0.8 g,已开始透析患者蛋白摄入量可适当增加;胆固醇摄入量应在每天300 mg以下;多食富含膳食纤维的食物,每天饮食中膳食纤维含量2.4~3.3 g/kJ(10~14 g/kcal)为宜。b. 主食的分配:应定时定量,根据患者生活习惯、病情和配合药物治疗安排。按每克碳水化合物、蛋白质产热16.7 kJ(4 kcal),每克脂肪产热37.7 kJ(9 kcal),将热量换算为食品后制定食谱。对病情稳定的糖尿病患者可按每天3餐1/5、2/5、2/5,或各1/3分配;对注射胰岛素或口服降糖

药且病情有波动的患者，可每天进食5～6餐，从3次正餐中分出25～50 g主食作为加餐。

③ 血糖指数和血糖负荷：血糖指数(glycemic index，GI)用于比较不同碳水化合物对人体餐后血糖的影响，定义为进食恒量的某种碳水化合物类食物后(通常为1份50 g碳水化合物的食物)，2～3 h内的血糖曲线下面积相比空腹时的增幅除以进食某种标准食物(通常为葡萄糖)后的相应增幅。GI≤55%为低GI食物，56%～69%为中GI食物，GI≥70%为高GI食物。糖尿病患者提倡低GI食物，包括燕麦、大麦、大豆、小扁豆、裸大麦面包、苹果、柑橘、牛奶、酸奶等。血糖负荷(glycemic load，GL)是GI值乘以碳水化合物的量。低血糖指数食物有利于血糖控制，但应同时考虑碳水化合物的量，才能控制血糖负荷。

④ 其他注意事项：a. 超重者忌吃油炸、油煎食物，炒菜宜用植物油，少食动物内脏、蟹黄、虾籽、鱼籽等高胆固醇食物。b. 戒烟限酒。女性每天饮用的酒精量不超过15 g，男性不超过25 g。每周不超过2次。c. 每天食盐<6 g。d. 严格限制各种甜食，包括各种食用糖、糖果、甜点心、饼干及各种含糖饮料等。可适当摄入非营养性甜味剂，如蛋白糖、木糖醇、甜菊片等。对于血糖控制接近正常范围者，可在两餐间或睡前加食水果，如苹果、橙子、梨等。e. 可根据营养评估结果适量补充维生素和微量营养素(铬、锌、硒、镁、铁、锰等)。f. 每周定期测量体重1次，如果体重增加>2 kg。进一步减少饮食总热量；如消瘦患者体重有所恢复，也应适当调整饮食方案，避免体重继续增加。

(2) 运动护理：

① 运动的方式：有氧运动为主，如快走、骑自行车、做广播操、练太极拳、打乒乓球等。最佳运动时间是餐后1 h(以进食开始计时)。如无禁忌证，每周最好进行2～3次抗阻运动。若有心、脑血管疾病或严重微血管病变者，应按具体情况选择运动方式。

② 运动量的选择：合适的运动强度为活动时患者的心率达到个体60%的最大耗氧量(心率＝170－年龄)。活动时间为每周至少150 min，每次30～40 min，包括运动前准备活动和运动结束整理运动时间，可根据患者具体情况逐渐延长。肥胖患者可适当增加活动次数。用胰岛素或口服降糖药者最好每天定时活动。

③ 注意事项：a. 运动前评估糖尿病的控制情况，根据患者年龄、病情及身体承受能力等决定运动方式、时间以及运动量。b. 运动中需注意补充水分。c. 在运动中若出现胸闷、胸痛、视力模糊等应立即停止运动，并及时处理。d. 运动后应做好运动日记，以便观察疗效和不良反应。e. 运动前后要加强血糖监测。运动不宜在空腹时进行，防止低血糖发生。f. 运动禁忌证：空腹血糖>16.7 mmol/L、反复低血糖或血糖波动大、发生DKA等急性并发症、合并急性感染、增生型视网膜病变、严重肾病、严重心脑血管疾病等。待病情控制稳定后方可逐步恢复运动。

(3) 心理护理：糖尿病管理团队成员应重视患者的心理健康状态，良好的心理状态有助于对糖尿病的控制，提高患者的生活质量。在病情变化(如出现并发症)或存在不良心理-社会因素影响时，应特别注意情绪评估。必要时由心理治疗师对患者进行心理评估，对存在抑郁、焦虑情绪的患者，提供必要的心理咨询和治疗服务。当患者被诊断为抑郁症、焦虑症、人格障碍、药物成瘾、认知功能障碍时，应转介至精神科医生给予治疗。

(4) 口服用药的护理：护士应了解各类降糖、降压、降脂药物的作用、剂量、用法、不良反应和注意事项，指导患者正确服用。① 磺酰脲类药物的护理：普通片剂早餐前半小时服用，缓释片、控释片和格列美脲早餐前立即服用。严密观察药物有无引起低血糖反应。此外，还应注意水杨酸类、磺胺类、保泰松、利血平、β受体拮抗药等可增强磺酰脲类降糖药作用；而噻嗪类利尿药、糖皮质激素等可降低磺酰脲类降血糖药的作用。② 非磺酰脲类药物的护理：瑞格列奈餐前15 min服用，那格列奈餐前10 min服用，米格列奈临餐前5 min内服用，每天3次。③ 双胍类药物的护理：餐中或餐后服药从小剂量开始，可减轻胃肠道不良反应。④ 噻唑烷二酮类药物的护理：空腹或进餐时服用，密切观察有无水肿、体重增加、缺血性心血管疾病及骨折的风险等，一旦出现应立即停药。⑤ α-葡萄糖苷酶抑制剂类药物的护理：应与第一口淀粉类食物同时嚼服。如与胰岛素促泌剂或胰岛素合用可能出现低血糖，处理时应直接给予葡萄糖口服或静脉注射，进食淀粉类食物或蔗糖无效。⑥ DPP-4抑制剂和SGLT-2抑制剂：服药时间不受进餐时间的影响。

(5) 使用胰岛素的护理：

① 胰岛素的注射途径：包括静脉注射和皮下注射两种。注射工具主要有胰岛素专用注射器等。胰岛素注射装置的合理选择和正确的胰岛素注射技术是保证胰岛素治疗效果的重要环节。

② 使用胰岛素的注意事项：a. 准确用药。熟悉各种胰岛素的名称、剂型及作用特点。准确执行医嘱，按时注射。对于每毫升40 U和100 U两种规格的胰岛素，使用时应注意注射器与胰岛素浓度的匹配。使用胰岛素笔时要注意笔与笔芯相互匹配，每次注射前确认笔内是否有足够剂量，药液是否变质等。b. 胰岛素的保存。未开封的胰岛素放于冰箱2～8℃保存，正在使用的胰岛素在常温下（不超过30℃）可使用28～30 d，无须放入冰箱，但应避免过冷、过热、太阳直晒、剧烈晃动等，否则可因蛋白质凝固变性而失效。c. 注射部位的选择与轮换（图5-3）：胰岛素采用皮下注射时，宜选择皮下脂肪丰富部位，如上臂外侧、臀部外上侧、大腿外侧、腹部等。腹部吸收胰岛素最快，其次分别为上臂、大腿和臀部。如患者参加运动锻炼，不要选择在大腿、上臂等活动的部位注射胰岛素。注射部位要经常轮换，长期注射同一部位可能导致局部皮下脂肪萎缩或增生、局部硬结。尽量每天同一时间在同一部位注射，并进行腹部、上臂、大腿和臀部的"大轮换"，如餐时注射在腹部，晚上注射在上臂等；在同一部位注射时，也需要进行"小轮换"，即与每次注射点相距1 cm以上，且选择无硬结、脂肪增生或萎缩的部位。d. 监测血糖。注射胰岛素的患者一般常规监测血糖每天2～4次，如发现血糖波动过大或持续高血糖，应及时通知医生。e. 防止感染：注射胰岛素时应严格执行无菌操作，使用一次性针头。

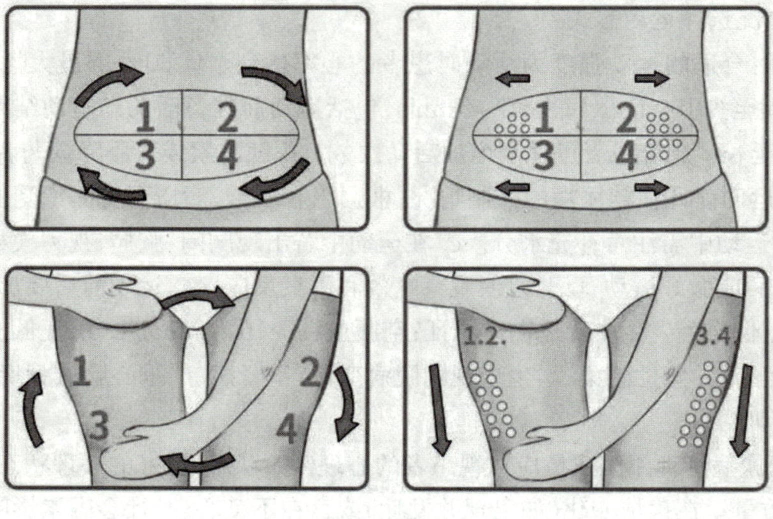

图5-3　胰岛素注射部位轮换

③ 使用胰岛素泵的注意事项：a. 准确用药。适用的胰岛素为速效胰岛素类似物或短效人胰岛素，常规使用每毫升100 U规格。b. 植入部位的选择与轮换。胰岛素泵系统包括泵主体、一次性储药器、一次性输注管路以及相关配件。植入前，应评估植入部位，选择部位依次为腹部、上臂、大腿外侧、后腰、臀部，避开腹中线、瘢痕、皮下硬结、腰带位置、妊娠纹和脐周半径5 cm以内。新的植入部位离最近的一次植入部位2 cm以上。对于同时使用实时动态血糖监测的患者，管路植入部位距离7.5 cm以上。使用胰岛素泵时应2～3 d更换输注管路和注射部位以避免感染及针头堵塞。c. 常见问题处理。当胰岛素泵出现蜂鸣或震动的报警，应立即查找原因并处理。仪器报警主要包括电池相关问题、低剩余液量、无输注报警、静电等。胰岛素泵切勿暴露在强辐射和强磁场（X线、CT、MRI、伽马刀等）、高压环境和极端温度（气温＞42℃或＜1℃）。

④ 胰岛素不良反应的观察及处理：a. 低血糖反应。b. 过敏反应表现为注射部位瘙痒或荨麻疹样皮疹，严重过敏反应罕见。自人胰岛素广泛在临床应用后，过敏反应发生减少。处理措施包括更换胰岛素制剂、使用抗组胺药和糖皮质激素以及脱敏疗法等。严重者需停止或暂时中断胰岛素治疗。c. 注射部位皮下脂

肪萎缩或增生，采用多点、多部位皮下注射和针头一次性使用可预防其发生。若发生则停止该部位注射后可缓慢自然恢复。d. 水肿，胰岛素治疗初期可因水钠潴留而发生轻度水肿，可自行缓解。e. 视力模糊，部分患者出现，多为晶状体屈光改变，常于数周内自然恢复。

⑤ 监控血糖、血脂、血压、体重：将血糖、血脂、血压、体重控制在理想范围，能显著减少糖尿病大血管病变和微血管病变发生的风险。

拓展阅读

连续动态血糖监测技术的创新性研究

糖尿病患者群体迫切追求能够精准控糖的高质量生活，迫切需要精准、舒适的血糖监测技术。然而传统指血法只能实现单次有创采血监测，无法满足需求。可穿戴柔性动态葡萄糖传感器作为下一代血糖监测技术的重要发展方向，在糖尿病管理方面拥有巨大的应用前景，是目前研究的热点。

近年来微创、植入式甚至完全无创的穿戴式动态监测技术成为血糖检测领域的研究和市场热点。众多国内外企业及科研团队，开展了一系列针对连续动态血糖监测技术(continuous glu-cose monitoring，CGM)的创新性研究。CGM技术的不断发展，是推进和强化糖尿病等慢病的筛查与管理的重要手段。

当前主要的CGM技术，按照是否对人体造成创伤，可以分为微创式CGM、全植入式CGM和无创式CGM；按照检测原理的不同，又可以分为光谱测量法CGM、生物电阻抗法CGM、能量代谢法CGM等。这些方法，通过直接测量血液中的葡萄糖含量，或者测量血液替代物，如组织间液、汗液、泪液等人体体液中检测葡萄糖含量，或者检测相关体征信息，并通过相关算法换算成血糖的浓度。

虽然如今可穿戴柔性CGM技术已经取得了较大的进展，但是当前大部分工作仍然处在实验室研究阶段，尚未实现临床应用。这是由于当前可穿戴柔性CGM技术在准确性、安全性、可靠性、适用性等方面尚存在诸多挑战，有待研究人员进一步优化与提高。

CGM有效克服传统有创检测手段会引起疼痛、易发感染，且为单点检测，无法实现血糖的连续动态检测，不能全面、准确地反映患者全天候的血糖动态变化规律的缺点。CGM手段的推进发展，是强化糖尿病等慢病的筛查与管理的重要手段。

第二节 甲 亢

案 例 一

一、案例导入

一般资料：患者，女，28岁。

现病史：患者因心悸、怕热多汗、食欲亢进、烦躁易怒6月余，体重下降5 kg来院就诊。查体：眼球突出，睑裂增宽，双侧甲状腺弥漫性对称性肿大。门诊初步诊断为“弥漫性甲状腺肿，甲状腺功能亢进症”收治入院。

辅助检查：体温37.1℃，脉搏99次/min，TT_3、TT_4水平升高，甲状腺^{131}I摄取率增加，摄取高峰前移。

主要治疗：患者暂无生育需要，完善检查后，遵医嘱予以离院，居家行口服药物治疗，定期监测脉搏、体重。定期复测血象，并进行甲状腺功能测定。

二、临床问题解析

1. 甲状腺亢进症在我国临床最常见病因是什么?

答 甲状腺亢进症在我国临床最常见病因是弥漫性甲状腺肿，又称Graves病(graves disease，GD)。Graves病是在遗传易感性的基础上，在感染、应激、药物等因素作用下，引起体内的免疫功能紊乱，最后导致甲状腺功能异常。

知识链接

甲状腺功能亢进的常见病因

甲状腺功能亢进症(hyperthyroidism)简称甲亢，是甲状腺本身产生过多甲状腺激素(TH)所致的甲状腺毒症，病因包括弥漫性毒性甲状腺肿(diffuse toxic goiter)、结节性毒性甲状腺肿和甲状腺自主高功能腺瘤(plummer disease)等。根据甲状腺功能亢进的程度，还可以分为临床甲亢和亚临床甲亢。我国临床甲亢的患病率为0.8%，其中80%以上是由Graves病引起的。

2. 甲状腺功能亢进的临床表现有哪些?

答 甲亢的典型表现包括：甲状腺毒症表现、甲状腺肿及眼征。

(1) 甲状腺毒症表现：

① 高代谢综合征：TH分泌增多导致交感神经兴奋性增高和新陈代谢加速，患者常有疲乏无力、多汗、怕热、低热(危象时可有高热)，糖耐量异常或糖尿病加重，负氮平衡，体重下降，尿钙、磷等排出量增高等症状。

② 神经精神症状：多言好动、紧张失眠、焦虑烦躁、易激动、易怒、注意力不集中、记忆力减退、腱反射活跃等，伸舌或双手向前平举时有细微震颤。

③ 心血管系统：心悸、持续性心动过速，睡眠和休息时有所降低但仍高于正常。收缩压增高、舒张压下降和脉压增大也为甲亢的特征性表现。

④ 消化系统：多出现食欲亢进，肠蠕动加快，腹泻，排便次数增多。可出现肝大，肝功能异常，转氨酶升高，偶伴黄疸。

⑤ 肌肉与骨骼系统：主要表现为甲状腺毒症性周期性瘫痪(thyrotoxic periodic paralysis，TPP)。甲亢也可影响骨骼脱钙而发生骨质疏松。

⑥ 生殖系统：女性常有月经稀少，周期延长，甚至闭经。男性可出现阳痿，偶见乳腺发育。

⑦ 造血系统：外周血淋巴细胞比例增加，单核细胞增加，白细胞总数减少。血小板寿命缩短，可伴发血小板减少症。

⑧ 皮肤、毛发及肢端表现：皮肤温暖湿润，颜面潮红。部分患者色素减退，出现毛发脱落、白癜风或斑秃。少数伴杵状指、软组织肿胀，指(趾)甲和甲床分离。

(2) 甲状腺肿：多数患者有不同程度的甲状腺肿大，常为弥漫性、对称性肿大，质地中等，无压痛，随吞咽上下移动。肿大程度与甲亢病情轻重无明显关系。甲状腺血流增多，可触及震颤、闻及血管杂音，为Graves病的特异性体征。

(3) 眼部表现：Graves病的眼部表现分为两类。一类为单纯性突眼，病因与甲状腺毒症所致的交感神经兴奋性增高以及TH的β肾上腺能样作用致眼外肌、提上睑肌张力增高有关。另一类为浸润性突眼，即Graves眼(眶)病(GO)，亦称甲状腺相关性眼(眶)病(thyroid-associated ophthalmopathy，TAO)，与发生于眶组织的自身免疫炎症反应有关。

拓展阅读

Graves眼病病情分级标准

美国甲状腺学会(ATA)/美国内分泌医师学会(AACE)提出了Graves眼病严重度的NOSPECS分级标准。取每一种临床表现的第一个英文字母组成:N指无症状或体征(no signs or symptoms);O指有体征无症状(only signs,no symptoms),眼睑挛缩;S指有软组织受累(soft tissue involvement),眼部肿胀、充血等;P指突眼(proptosis);E指眼外肌受累(extraocular muscle involvement),以致眼球转动受限、复视;C指角膜受累(corneal involvement),出现角膜损伤或溃疡;S指视力丧失(sight loss),主要与视神经受到肿大的眼球外肌压迫有关。临床活动性评分(clinical activity score,CAS)是判断Graves眼病活动性的简便方法(表5-4)。

表5-4　Graves眼病病情分级标准

分级	眼睑挛缩	软组织受累	眼突*	复视	角膜暴露	视神经
轻度	<2mm	轻度	<3mm	无或一过性	无	正常
中度	≥2mm	中度	≥3mm	非持续性	轻度	正常
重度	≥2mm	重度	≥3mm	持续性	轻度	正常
威胁视力	≥2mm	重度	≥3mm	持续性	严重	压迫

注:*指超过相同种群和性别参考值的突度。中国人群眼球突出度参考:女性16.0 mm;男性18.6 mm。

3. 明确该患者诊断的要点是什么?

答 根据高代谢综合征、甲状腺肿大的表现,结合血清甲状腺激素水平增高、TSH减低,即可诊断为甲亢。而甲亢诊断的成立以及弥漫性甲状腺肿大则是诊断Graves病的必备条件。早期轻症、小儿及老年人的不典型甲亢,则有赖于甲状腺功能检查和其他必要的特殊检查方可确诊,还要排除其他原因所致的甲亢。

知识链接

甲亢相关实验室及其他检查

(1) 促甲状腺激素(TSH测定)。血清TSH浓度的变化是反映甲状腺功能最敏感的指标。目前敏感TSH即sTSH测定成为筛查甲亢的第一线指标,甲亢时sTSH通常<0.1 mU/L。sTSH使得诊断亚临床甲亢成为可能。

(2) 血清甲状腺激素测定。① 血清总甲状腺素(TT_4):该指标稳定、重复性好,是诊断甲亢的主要指标之一。TT_4测定的是结合于蛋白的激素,受甲状腺结合球蛋白(TBG)等结合蛋白量和结合力变化的影响。② 血清总三碘甲状腺原氨酸(TT_3):血清中20%T_3由甲状腺产生,80%在外周组织由T_4转换而来,大多数甲亢患者血清TT_3和TT_4同时升高。TT_3增高可以先于TT_4出现。T_3型甲状腺毒症时仅有TT_3增高,常见于老年患者。③ 血清游离甲状腺激素:包括游离甲状腺素(FT_4)与游离三碘甲状腺原氨酸(FT_3)。FT_3、FT_4不受血中TBG影响,是实现甲状腺激素生物效应的主要部分,是诊断临床甲亢的主要指标。但血中FT_3、FT_4含量甚微,测定的稳定性不如TT_4、TT_3。

(3) 甲状腺^{131}I摄取率。为诊断甲亢的传统方法,但不能反映病情严重程度与治疗中的病情变化,目前已被激素测定技术所替代。甲亢患者摄取率表现为总摄取量增加,摄取高峰前移。本方法现主要用于甲状腺毒症病因的鉴别:甲状腺功能亢进症所致甲状腺毒症血清甲状腺激素水平增高,同时^{131}I摄取率也增高;甲状腺炎症所致甲状腺毒症血清甲状腺激素水平虽增高(炎症破坏甲状腺滤泡所致),但因甲状腺细胞被炎症损伤,摄碘能力下降,^{131}I摄取率减低,如图5-4所示。

(4) TSH受体抗体(TRAb)检测。这是鉴别甲亢病因、诊断Graves病的重要指标之一。新诊断的Graves病患者血中TRAb阳性检出率可达98%,有早期诊断意义,对判断病情活动、复发有价值,还可作为治疗停药的重要指标。但其仅能反映有TSH受体自身抗体的存在,不能反映这种抗体的功能是刺激性的或阻断性的。

(5) 甲状腺刺激抗体(thyroid stimulating antibody,TSAb检测)。这是鉴别甲亢病因、诊断Graves病的重要指标之一,未经治疗的Graves病患者血中TSAb阳性检出率可达85%~100%。与TRAb相比,TSAb不仅反映了这种抗体与TSH受体结合,而且还反映了这种抗体对甲状腺细胞的刺激功能。

(6) 彩色多普勒甲状腺血流的半定量测定。甲亢引起的甲状腺毒症血流信号增强呈片状分布,可区别于甲状腺炎症破坏引起的甲状腺毒症的影像。

(7) 眼部CT和MRI检查。可排除其他原因所致的突眼,评估眼外肌受累情况。

(8) 甲状腺放射性核素扫描。主要用于甲亢的鉴别诊断,如甲状腺自主高功能腺瘤肿瘤区汇聚大量核素,肿瘤区外的甲状腺组织和对侧甲状腺无核素吸收。

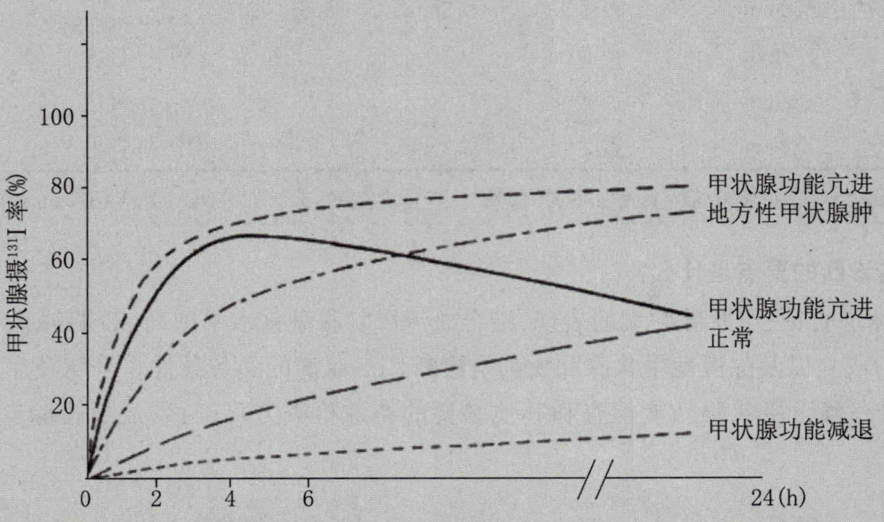

图5-4　不同甲状腺疾病^{131}I摄取率对比图

4. 抗甲状腺药物如何分类？治疗方案有哪些？

答 抗甲状腺药物(antithyroid drugs,ATD)主要分为硫脲类和嘧啶类。我国普遍使用丙硫氧嘧啶(PTU)和甲巯咪唑(MMI)。治疗方案分初治期、减量期及维持期。以MMI为例,① 初治期:MMI 10~30 mg/d,每天1次口服,每4周复查甲状腺激素水平,至症状缓解或血TH恢复正常时减量。② 减量期:每2~4周减量1次,每次减量5~10 mg,每4周复查甲状腺功能,待TSH正常后再减至最小维持量。③ 维持期:5~10 mg/d或更少,维持12~18个月,每2个月复查血THO,必要时还可在停药前将维持量减半。疗程中除非有较严重反应,一般不宜中断,疗程不能少于1年。ATD治疗是甲亢的基础治疗,单纯ATD治疗的治愈率仅有40%左右,复发率在50%~60%,75%在停药后3个月内复发,3年后复发率明显减少。复发可以选择^{131}I或手术治疗。

拓展阅读

丙硫氧嘧啶(PTU)和甲巯咪唑(MMI)

两者抗甲状腺的作用机制相同,通过抑制甲状腺内过氧化物酶及碘离子转化为新生态碘或活性碘,从而抑制TH的合成。两药相比,临床倾向优先选择MMI,因PTU的肝毒性明显。但PTU具有在外周组织抑制T_4转变为T_3的功能,疗效快,故严重病例或甲状腺危象时作为首选用药。ATD均可穿过胎盘抑制胎儿甲状腺素的产生，但PTU致畸危险小于MMI，所以妊娠早期（1～3个月）甲亢优先选择PTU。

5. 抗甲状腺药物的常见不良反应及处理措施有哪些？

答 抗甲状腺药物的常见不良反应及处理措施有：① 粒细胞减少。多发生在用药后2～3个月内，严重者可致粒细胞缺乏症，因此患者必须定期复查血象。如患者出现发热、咽痛等症状，外周血白细胞低于3×10^9/L或中性粒细胞低于1.5×10^9/L时，应停药，并遵医嘱给予促进白细胞生成的药物。② 药疹。较常见，可用抗组胺药控制或换用另一种ATD。如出现皮肤瘙痒、团块状严重皮疹等则应立即停药，以免发生剥脱性皮炎。③ 其他。若发生中毒性肝炎、肝坏死、精神病、胆汁淤滞综合征、狼疮样综合征、味觉丧失等，应立即停药。

6. 对于有生育需要的女性甲亢患者，如何做好生育指导？

答 对有生育需要的女性甲亢患者，应告知其妊娠可加重甲亢，宜治愈后再妊娠。对妊娠期甲亢患者，应指导其避免各种可能对母亲及胎儿造成影响的因素，宜选用抗甲状腺药物治疗，禁用^{131}I治疗，慎用普萘洛尔，加强胎儿监测。产后如需继续服药，应在哺乳后服用，服药后3 h再行哺乳。

课程思政

延续性护理干预在甲亢患者中的应用

目前临床针对甲亢的治疗方法以口服抗甲状腺药物为主，但用药剂量要求严格，治疗周期长，对患者自我管理要求高。治疗期间若自行减少剂量或停药，会影响治疗效果，因此有必要进行出院后的延续性护理干预。

（1）社区-家庭支持。患者出院后到所属社区卫生服务中心建档，充分利用社区卫生资源，接受社区延续性护理服务。社区护士应对甲亢患者定期进行家访，给予相应的健康指导。评估内容包括患者的日常生活方式、病情、服药依从性、情绪状态、人际关系等，鼓励家属主动关心患者并理解患者的情绪变化，促进患者与家属之间的良性互动，以促进患者的康复。

（2）互联网平台的应用。传统的延续干预护理模式在督促患者坚持生活方式的改进及按时服药方面存在不足，基于互联网平台的延续干预通过互联网对患者进行出院后的随访和健康管理，推动了健康信息服务以及智慧医疗服务惠及全民。

皖南医学院第一附属医院于2024年2月完成首单“弋心康护”互联网＋护理服务，除22项护理上门服务项目外，还根据患者疾病展开详尽的健康指导。“互联网＋护理服务”扩展了医疗服务空间和内容，为群众提供了有温度、高品质、更满意的护理服务。

案　例　二

一、案例导入

一般资料：患者，女，30岁。

现病史：患者因“恶心、呕吐、腹泻6 h，精神萎靡3 h”入我院急诊。入院前与家人发生争吵，情绪激动，后无明显诱因地腹泻、呕吐、排稀水样便，同时出现恶心、呕吐，为胃内容物，体温最高40℃，自行服用感冒药未见缓解。3 h前家属发现患者呼叫反应不佳入急诊治疗。经由消化科查体后，考虑甲亢病史请内分泌会诊，后初步诊断为“甲状腺危象”转入内分泌科完善检查并进一步治疗。

辅助检查：体温40.1℃，脉搏166次/min，呼吸44次/min，血压95/63 mmHg，精神萎靡不振，消瘦，呼吸急促，双眼球突出明显。叩、触诊不配合。双肺部呼吸音清。查血常规：WBC 15.9×10^9/L，NEU 92.3%，Hb 105 g/L。

主要治疗:患者入内分泌科后立即予以氢化可的松300 mg静脉滴注,丙硫氧嘧啶300 mg、普萘洛尔20 mg口服,补液,护胃,保肝,抗炎处理。入院后第3日,患者呕吐、腹泻明显缓解,生命体征恢复正常。逐步调整激素及丙硫氧嘧啶用量,病情好转出院。

其他史:甲亢病史3年,未系统治疗。

二、临床问题解析

1. 该患者为什么初步诊断为“甲状腺危象”?

答 考虑患者既往甲亢病史,综合现病史和临床症状体征高度怀疑甲状腺危象。其出现与疾病程度不相符的高热,心动过速且表现出精神异常,还伴有胃肠道反应。目前对甲状腺危象的诊断无特异性诊断标准,Burch和Wartofsky提出的以半定量为基础的临床标准(表5-5)可以协助临床判断。

表5-5 甲状腺危象临床标准

项目		临床表现	计分
体温(℃)		37.2～37.7	5
		37.8～38.2	10
		38.3～38.8	15
		38.9～39.3	20
		39.4～39.9	25
		40或以上	30
中枢神经系统		无特殊症状	0
		烦躁不安	10
		谵妄、精神错乱、昏睡	20
		癫痫、昏迷	30
消化系统		无特殊症状	0
		腹泻、恶心、呕吐、腹痛	10
		黄疸	20
心血管系统	心率(次/min)	90～109	5
		110～119	10
		120～129	15
		130～139	20
		≥140	25
	充血性心力衰竭	无特殊症状	0
		轻度(水肿)	5
		中度(双侧肺底湿鸣)	10
		重度(肺水肿)	15
	房颤	无	0
		有	10
诱因		无	10
		有	19

注:得分合计＜25分考虑无危象,得分合计在25～44分考虑危象前期,得分合计＞45分考虑甲状腺危象,须及时处理。

2. 该患者发生原甲状腺危象的可能诱因是什么?

答 可能与其受到精神刺激导致的应激状态有关。

知识链接

甲状腺危象的常见诱因

甲状腺危象(thyroid crisis)也称甲亢危象，是甲状腺毒症急性加重的一个综合征，发生原因可能与短时间内大量甲状腺激素释放入血有关。本病多发生于甲亢较重而未予治疗或治疗不充分的患者。常见诱因：① 应激状态，如感染、手术、放射性碘治疗、精神刺激、过度劳累、急性创伤等。② 严重躯体疾病，如心力衰竭、低血糖症、败血症、脑卒中、急腹症等。③ 口服过量TH制剂。④ 甲状腺手术准备不充分或术中过度挤压甲状腺等。

3. 甲状腺危象的典型临床表现有哪些?

答 典型临床表现：原有甲亢症状加重、高热(常在39℃以上)、大汗、心动过速(140次/min以上)、恶心、呕吐、腹痛腹泻、烦躁不安、谵妄，严重患者可有心衰、休克及昏迷等。死亡率在20%以上，死亡原因多为高热虚脱，心力衰竭，肺水肿，严重水、电解质代谢紊乱等。

4. 甲状腺危象的防治要点和手段有哪些?

答 甲状腺危象的防治的要点是避免和去除诱因，积极治疗甲亢。尤其是防治感染和做好充分的术前准备工作。一旦发生须积极抢救。

(1) 抑制TH合成：首选PTU，首次剂量500～1 000 mg，口服或胃管注入；以后每4 h给予PTU 250 mg，待症状缓解后改用一般治疗剂量。

(2) 抑制TH释放：服PTU 1 h后再加用复方碘口服溶液5滴(0.25 mL或者250 mg)，每6 h口服1次，或碘化钠0.5～1.0 g加入5%葡萄糖盐水中静脉滴注12～24 h，以后视病情逐渐减量，一般使用3～7 d停药。

(3) β受体拮抗药：普奈洛尔60～80 mg/d，每4 h口服1次，或1 mg经稀释后缓慢静脉注射普奈洛尔有阻断甲状腺素对心脏的刺激和抑制外周组织T4转换为T3的作用。

(4) 糖皮质激素：氢化可的松300 mg首次静滴，以后每次100 mg，每8 h静滴1次，防止和纠正肾上腺皮质功能减退。

(5) 降低和清除血浆TH：上述治疗效果不满意时，可选用血液透析、腹膜透析或血浆置换等措施，迅速降低血浆TH浓度。

(6) 支持治疗：监测心、脑、肾功能；纠正水、电解质和酸碱平衡紊乱；降温、给氧、防治感染；积极治疗各种并发症。

拓展阅读

甲状腺危象的护理

(1) 避免诱因：避免感染、严重精神刺激、创伤等诱发因素。

(2) 病情监测：观察生命体征和意识变化。若原有甲亢症状加重，并出现发热(体温＞39℃)、严重乏力、烦躁、多汗、心悸、心率＞140次/min、食欲减退、恶心、呕吐、腹泻、脱水等，应警惕甲状腺危象发生，立即报告医生并协助处理。

(3) 紧急处理配合：① 立即吸氧：绝对卧床休息，呼吸困难时取半卧位，立即给予吸氧。② 及时准确给药：迅速建立静脉通路。遵医嘱使用PTU、复方碘溶液、β受体拮抗药、氢化可的松等药物。严格掌握碘剂的剂量，并观察中毒或过敏反应。准备好抢救药物，如镇静药、血管活性药物、强心药等。③ 密切观察病情变化：定时测量生命体征，准确记录24 h出入量，观察患者意识状态的变化。

(4) 对症护理：体温过高者给予冰敷或酒精擦浴降温。躁动不安者使用床挡保护患者安全。昏迷者加强皮肤、口腔护理，定时翻身，防止压力性损伤、肺炎的发生。腹泻严重者应注意肛周护理，预防肛周感染。

5. 针对药物治疗不佳的患者还可以选择什么方式治疗甲亢？

答 还可以选用^{131}I治疗和甲状腺次全切治疗。

知识链接

^{131}I治疗适应证及禁忌证

(1) 适应证：① 不适合或不愿意手术的肝癌患者。② 肝肾功能无严重受损和大量腹水。③ 门静脉无完全栓塞的栓子。④ 肝癌手术后复发患者。⑤ 肿瘤破裂出血，需要急诊止血。⑥ 为手术做准备，需阻断血供、缩小肿瘤、减少术中出血量。

(2) 禁忌证：① 肝功能严重受损，评价为Child-C级，或伴有严重黄疸、大量腹水、严重凝血障碍。② 全身多脏器衰竭、肾功能不全。③ 门静脉有完全性栓塞、下腔静脉和胆管有栓子。④ 肿瘤广泛转移患者。⑤ 合并有感染、骨髓抑制患者。

6. 该患者的健康指导内容应该包括哪些？

答 (1) 注意加强自我保护，上衣领宜宽松，避免压迫甲状腺，严禁用手挤压甲状腺以免TH分泌过多加重病情。鼓励患者保持身心愉快，避免精神刺激或过度劳累，建立和谐的人际关系和良好的社会支持系统。

(2) 用药指导与病情监测：护士应指导患者坚持遵医嘱、按剂量、按疗程服药，不可随意减量和停药。应指导患者注意观察药物的不良反应。服用抗甲状腺药物的最初3个月，每周查血象1次，每 1～2个月做甲状腺功能测定，每天清晨起床前自测脉搏，定期测量体重。脉搏减慢、体重增加是治疗有效的标志。若出现高热、恶心、呕吐、不明原因腹泻、突眼加重等，警惕甲状腺危象的可能，应及时就诊。

(3) 生育指导：对有生育需要的女性患者，应告知其妊娠可加重甲亢，宜治愈后再妊娠。对妊娠期甲亢患者，应指导其避免各种可能对母亲及胎儿造成影响的因素，宜选用抗甲状腺药物治疗，禁用^{131}I治疗，慎用普奈洛尔，加强胎儿监测。产后如需继续服药，应在哺乳后服用，服药后3 h再行哺乳。

(4) 社区-家庭支持：指导患者出院后到所属社区卫生服务中心建档，充分利用社区卫生资源，接受社区延续性护理服务。社区护士应对甲亢患者定期进行家访，给予相应的健康指导。评估内容包括患者的日常生活方式、病情、服药依从性、情绪状态、人际关系等，鼓励家属主动关心患者并理解患者的情绪变化，促进患者与家属之间的良性互动，以促进患者的康复。

拓展阅读

基于ERAS理念全程化护理管理在甲状腺切除患者中的应用

基于加速康复外科(ERAS)理念下的全程化护理管理在围术期采用一系列经循证医学证实的优化护理措施，可降低患者生理及心理应激反应，加快术后康复，目前已在骨科及胃肠外科中取得显著成效。内分泌疾病中需要行甲状腺切除术的疾病包括甲亢、甲状腺癌等，疾病本身及手术创伤，会给患者带来严重生理及心理应激，加之术后绷带包扎、引流管牵制导致活动受限，增加患者不适感，影响术后机体恢复。

基于ERAS理念全程化护理管理在甲状腺切除患者中的具体落实如下：

(1) 术前。① 健康教育：术前组织患者及家属观看健康教育视频，讲解甲状腺手术过程及可能出现的问题，做好患者心理护理；着重讲解ERAS理念内容、优势，以取得配合。② 体位训练：视频示教，患者肩下垫枕，头部尽量后仰，充分拉伸头部及颈部，依据身体情况逐渐增加训练时间。③ 心理疏导，及时了解患者心理状态，鼓励其倾诉内心想法，合理宣泄负性情绪；讲解手术治疗成功案例，增强手术信心。④ 术前准备：缩短术前禁食禁饮时间，术前8 h禁食、4 h禁饮，清洁皮肤，将影响手术操作的腮下及耳后毛发剔除干净；术前不行肠道准备。

(2) 术中。① 保温护理：采用厚中单覆盖及保温床垫，减少肢体暴露，患者体温保持在36 ℃。限制液体摄入：控制补液量<1 000 mL，避免输液量过多而影响患者胃肠功能恢复。② 手术体位摆放：于麻醉诱导前协助患者取舒适体位，于肩部放置软垫，使颈部充分伸展、暴露。

(3) 术后。① 疼痛护理：密切监测患者生命体征变化，观察患者是否出现吞咽、呼吸、发音等异常情况；采用听音乐、看电视等方式转移患者注意力，疼痛剧烈者遵医嘱给予适量镇痛药。② 早期进食及早期活动：术后6 h待患者麻醉完全清醒、生命体征平稳，给予少量多次饮水，无不适者进流质饮食，指导患者在床上进行腿部屈伸及翻身活动；术后12 h进半流质饮食，并鼓励患者下床活动；术后24 h依据身体恢复情况逐渐过渡至软食，严格控制食物温度，避免食物过热而引起手术切口出血、肿胀，增加含钾丰富食物，禁食肉、蛋等高磷食物，避免影响钙的摄入，预防低钙性抽搐发生；进食及活动过程中密切观察患者有无头晕、恶心等症状。③ 早期功能训练：指导患者正确咳嗽方法，减少颈部活动；早期进行发音训练，患者取端坐位，采用腹式呼吸，由低至高发出“啊”音调。

甲状腺手术患者围术期实施基于ERAS理念下的全程化护理管理，可有效提升患者依从性和舒适度，减少术后并发症发生，值得临床推广应用。

第六章 泌尿系统疾病护理

第一节 肾结石

一、案例导入

一般资料：患者，男，33岁。

现病史：患者1天前无明显诱因下出现右侧腰背部疼痛，间歇性胀痛，无尿频、尿急、尿痛，无肉眼血尿，无恶心、呕吐，右侧腰背部疼痛与活动及休息不呈相关性。泌尿系统B超示：右肾多发结石，右肾局限性积水，门诊拟“肾结石”收治入院。病程中患者一般情况可，饮食睡眠正常，大小便自解，近期体重未见明显变化。查体：神清，精神可，全身皮肤黏膜未见黄染，浅表淋巴结未及肿大，颈软，气管居中，双肺呼吸音清，未闻及干湿啰音。心律齐，未闻及明显病理性杂音。腹平软，无压痛、反跳痛，肝脾肋下未及，移动性浊音(－)。双下肢无浮肿，NS(－)。双肾区无隆起及压痛，双肾区叩击痛(－)。双侧输尿管行径区深压痛(－)，膀胱区叩鼓音，无压痛，未触及包块。

完善患者相关检查，予抗感染、补液、对症等治疗后，患者于入院第3天在全麻下行右侧经皮肾镜激光碎石术＋右侧输尿管支架植入术，术中顺利，无出血等异常情况，共输液1 000 mL，并留置18 Fr右肾造瘘管、18 Fr双腔气囊导尿管、5 Fr双J管各1根，造瘘管暂夹管中，留置导尿管引流出尿液呈淡血性。术后第3天拔除右肾造瘘管，伤口无渗出。术后第4天，患者尿色呈鲜红色，主诉腰部胀痛，查体：双肾区无隆起，右肾区叩击痛(＋)。输尿管行径区深压痛(－)。膀胱区叩鼓音，无压痛，未触及包块。血常规：红细胞1.66×10^{12}/L，血红蛋白52 g/L。泌尿系CT检查提示右侧肾周血肿，术后第9天拔除留置导尿管，患者小便自解。

辅助检查：术前尿常规：红细胞计数153.2/μL，白细胞计数54.8/μL，白细胞(＋)，潜血(＋＋＋)。泌尿系统B超示：右肾多发结石，右肾局限性积水。泌尿系统CT示：右肾多发结石(较大截面约36 mm×14 mm)伴右肾积水。静脉肾盂造影(RF)：右肾多发结石伴右肾积水。结石成分分析示：草酸钙结石。

主要治疗：严密监测生命体征，观察尿液的颜色、性质、量，完善血常规、急诊八项、降钙素原等相关检查；辅以静脉滴注磺卞西林钠抗感染、氯化钾补钾、地佐辛止疼、静脉输血等对症处理。给予术后按摩局部受压部位及双下肢指导，患者及家属已掌握。

其他史：既往体健，否认高血压、糖尿病等病史，否认外伤及手术史，否认药物、食物过敏史。适龄结婚，育有1子，身体健康。否认家族遗传病史以及同类疾病病史。平时饮食规律，喜吃海鲜、喝浓茶，日饮啤酒2瓶(1 000 mL左右)，日饮水400～600 mL，不吸烟。睡眠可，小便每日3～4次，淡黄色，清澈透明。大便每日1次。

二、临床问题解析

1. 该患者为什么会发生肾结石？

答 该患者喜吃海鲜、喝浓茶，日饮水300～500 mL，饮水量较少导致尿液浓缩，海鲜、浓茶、啤酒等高嘌呤食物的摄入导致尿酸代谢异常，进而引发肾结石。

知识链接

泌尿系结石形成的原因及分类

结石形成的致病因素有很多，机体代谢异常、药物使用和尿路梗阻、感染、异物等都是泌尿系统结石形成的常见病因。重视这些致病因素，能够减少结石的形成和复发。

(1) 代谢因素。饮食、遗传等多种因素导致的代谢异常可导致结石形成，如尿液pH改变、高钙血症、高钙尿症、高草酸尿症、高尿酸尿症、胱氨酸尿症、低枸橼酸尿症、低镁尿症等。

(2) 局部解剖因素。尿路畸形，尿路梗阻、感染和尿路中存在异物是诱发结石形成的主要局部因素。结石形成过程中这些因素常相互作用，梗阻、异物可导致感染，共同促进结石形成，而结石本身也是尿路中的异物，可加重梗阻与感染的程度。

(3) 药物相关因素。药物引起的肾结石占所有结石的1%～2%，可直接由药物或其代谢物在尿液中结晶形成，也可间接通过药物改变尿液环境促进结石形成。氨苯蝶啶、HIV感染治疗药物(如茚地那韦)、头孢曲松钠、硅酸镁和磺胺类等药物本身可作为结石的成分，而碳酸酐酶抑制剂(如乙酰唑胺)、钙补充剂及维生素D、皮质激素、别嘌醇等药物，可在代谢过程中影响尿液pH及尿钙浓度、尿枸橼酸浓度、尿次黄嘌呤浓度等生化因素，促进结石形成。

泌尿系结石的分类：

(1) 按病因分类：

① 代谢性结石。与人体草酸、钙、尿酸、枸橼酸、胱氨酸等代谢异常相关，其中高草酸尿症、高钙尿症及低枸橼酸尿症常单独或联合参与含钙结石的形成，而尿酸、胱氨酸代谢异常则可形成特殊的尿酸及胱氨酸结石。高草酸尿症可分为原发性和继发性，前者分为Ⅰ型和Ⅱ型，后者分为肠源性高草酸尿症和饮食性高草酸尿症。高钙尿症可分为高血钙性及正常血钙性，前者相关的疾病包括原发性甲状旁腺功能亢进、维生素D中毒、结节病、恶性肿瘤、皮质醇增多症、制动综合征等，后者相关的疾病包括远端肾小管性酸中毒、饮食性高钙尿症、特发性高钙尿症等。尿酸代谢异常则与嘌呤形成增加、失调或再利用障碍相关，包括焦磷酸-磷酸核糖合成酶亢进、焦磷酸-磷酸核糖酰胺转移酶缺乏及次黄嘌呤-鸟嘌呤磷酸核糖转移酶缺乏。

② 感染性结石。指产脲酶细菌通过分解尿素，提供碱性尿液环境和足够浓度的碳酸和氨而形成的结石，包括磷酸镁铵结石、碳酸磷灰石、尿酸铵结石。

③ 药物性结石。可因药物或其代谢物在尿液中析出和结晶直接导致，亦可因药物改变尿液环境间接诱发结石形成。前者包括茚地那韦、氨苯蝶啶、头孢曲松钠、硅酸盐、磺胺类药物等，这些药物本身就是结石的成分；后者包括乙酰唑胺、维生素D、维生素C、呋塞米、别嘌醇等，这些药物在代谢过程中导致了其他成分结石的形成。

④ 特发性结石。有相当一部分结石患者缺乏明确的致病原因，称为特发性结石。

(2) 按晶体成分分类：

① 含钙结石。包括草酸钙结石、磷酸钙/碳酸磷灰石、碳酸钙结石。

② 非含钙结石。包括胱氨酸结石、黄嘌呤结石、尿酸/尿酸盐结石、磷酸镁铵结石、基质结石/纤维素结石。

(3) 按部位分类：

① 上尿路结石。包括肾结石和输尿管结石。肾结石分为肾集合管结石、肾盏(肾盏憩室)结石、肾盂结石、鹿角形结石。输尿管结石可分为输尿管上段结石、中段结石及下段结石。

② 下尿路结石。包括膀胱结石和尿道结石,其中尿道结石又分为前尿道结石及后尿道结石。

(4) 按X线表现分类:

① X线阳性结石。包括草酸钙结石、磷酸钙结石、磷酸镁铵结石、磷灰石、胱氨酸结石。

② X线阴性结石。包括尿酸结石、尿酸铵结石、黄嘌呤结石、2,8-二羟腺嘌呤结石、药物性结石。

2. 肾结石患者的临床表现有哪些?

答 (1) 症状。① 疼痛:患者多有肾区疼痛,可伴肋脊角叩击痛。疼痛程度取决于结石大小和位置。结石大、移动小的肾盂、肾盏结石可无明显临床症状,活动后可引起上腹和腰部钝痛或隐痛。肾内小结石与输尿管结石可引起肾绞痛,常见于结石活动并引起输尿管梗阻的情况。肾绞痛(renalcolic)的典型表现为突发性严重疼痛,多在深夜至凌晨发作,可使人从熟睡中痛醒,剧烈难忍。疼痛位于腰部或上腹部沿输尿管放射至同侧腹股沟,甚至放射至同侧睾丸或阴唇。疼痛持续数分钟至数小时不等。发作时患者精神恐惧,坐卧不安,痛极时可伴恶心、呕吐,面色苍白、冷汗,甚至休克。② 血尿:多为镜下血尿,少数为肉眼血尿。有时活动后出现镜下血尿是上尿路结石的唯一症状。如果结石引起尿路完全性梗阻或固定不动(如肾盏小结石),可能没有血尿。③ 恶心、呕吐:输尿管与肠道由共同的神经支配,输尿管结石引起尿路梗阻时,输尿管管腔内压力增高,管壁局部扩张、痉挛和缺血从而导致恶心、呕吐,常与肾绞痛伴发。④ 膀胱刺激征:结石伴感染或输尿管膀胱壁段结石时,可有尿频、尿急、尿痛。⑤ 感染和梗阻:结石继发急性肾盂肾炎(acute pyelonephritis)或肾积脓(pyonephrosis)时,可有发热、畏寒等全身症状。小儿上尿路结石以尿路感染为主要表现。双侧上尿路完全性梗阻时可导致无尿,甚至出现尿毒症。

(2) 体征。患侧肾区可有轻度叩击痛。结石所致梗阻引起肾积水时,可在上腹部触到增大的肾脏。

3. 该患者为什么选择手术治疗?

答 患者泌尿系CT示:右肾多发结石(较大截面,约36 mm×14 mm)伴右肾积水。

拓展阅读

肾结石的治疗方法

(1) 非手术治疗(观察)。适应证:① 无症状、无梗阻的肾盏结石、憩室结石、髓质海绵肾患者。② 结石导致患肾无功能、无症状,对侧肾功能正常的患者。③ 存在体外冲击波碎石及各种手术禁忌证的患者。

(2) 药物治疗。适应证:直径<0.6 cm表面光滑的结石、结石无明显梗阻、结石以下尿路无梗阻时可采用药物排石治疗。

(3) 体外冲击波碎石术(ESWL)。适应证:① 直径<20 mm的肾盂内结石或肾上、中盏结石。② 肾下盏结石<10 mm可以首选ESWL;直径10~20 mm的,排除ESWL的不利因素,如小角度的漏斗型肾盂角、狭长的低位肾盏颈、狭小的漏斗型肾盂、皮肤与结石距离过长等后,可首选ESWL。③ 直径>20 mm,但<30 mm或表面积<500 mm^2的部分鹿角形结石,可选择ESWL(部分胱氨酸鹿角形肾结石及结石主体大部位于下盏的除外)。④ 对于其他复杂性鹿角形肾结石,不推荐单用ESWL。

(4) 手术治疗。① 输尿管软镜碎石术。适应证:a. ESWL定位困难的、X线阴性肾结石(直径<2 cm);b. ESWL术后残留的肾下盏结石;c. ESWL治疗效果不佳的嵌顿性肾下盏结石(直径<2 cm);d. 极度肥胖、严重脊柱畸形、异位肾合并肾结石,PNL建立通道困难者;e. 结石坚硬、不利于ESWL治疗者;f. 肾盏憩室内结石。

② 经皮肾镜取石术。适应证:a. 所有需手术干预的肾结石,包括直径≥2 cm的肾结石、有症状的肾盏或憩室结石、ESWL及软镜治疗失败的肾结石等;b. 特殊类型肾结石,包括小儿肾结石,孤立肾、马蹄肾、移

植肾合并结石等。

③ 腹腔镜或开放手术治疗。适应证：a. ESWL、URS和(或)PNL作为肾结石治疗方式存在禁忌证；b. ESWL、PNL、URS手术治疗失败，或上述治疗方式出现并发症需开放手术处理；c. 存在同时需要开放手术处理的疾病，如肾内集合系统解剖异常、漏斗部狭窄、肾盂输尿管交界处梗阻或狭窄、肾脏下垂伴旋转不良等。

4. 根据ERAS专家指南，如何对该患者进行围术期护理？

答 (1) 术前护理：

① 心理护理。术前对患者进行心理状态评估，根据患者心理状态及焦虑问题如关心手术效果预后情况、怕痛担心麻醉效果、手术医生的技术及手术时间的长短等进行有针对性的疏导，结石患者多因血尿、疼痛或相关的尿路感染担心肾功能受损，甚至危及生命健康。应合理关心患者，告知患者大多数情况下通过外科手术干预和相关药物治疗泌尿系结石是可治愈的。当肾脏功能损伤严重时，即使将患侧肾切除或因术后出现肾萎缩，健侧肾脏良好的情况下也会代偿，不会影响肾脏的功能，从而消除患者紧张、恐惧的心理，并充分配合临床治疗的需要。给予患者鼓励和支持，告知患者手术的治疗效果，向患者介绍成功的案例等，以此来缓解患者情绪。

② 体位训练。术前应指导患者进行体位训练(俯卧位，图6-1)，以提高患者对术中体位变化的耐受性，保持术中心率和血压相对稳定，减少手术体位综合征的发生率。首次训练时间为30 min，后逐渐延长训练时间至45 min、1 h、2 h；体位训练后患者可一次性保持截石位30 min、俯卧位3 h，若患者未出现心率、血压及呼吸异常，且自我感觉良好，表明体位训练成功。同时告知患者术后绝对卧床的目的、时间、注意事项。

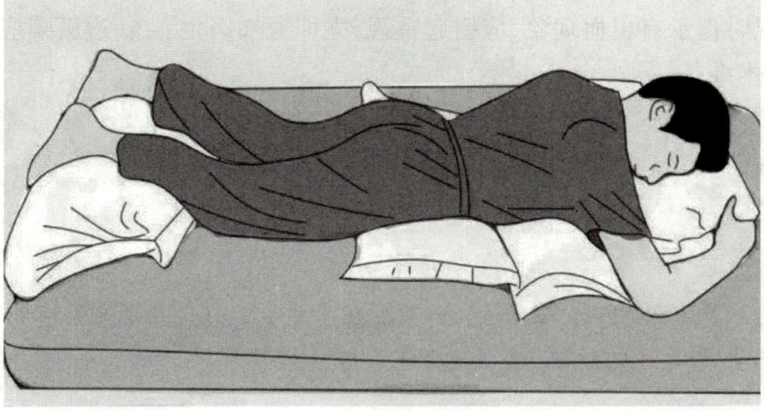

图6-1　俯卧位示意图

③ 完善相关检查：实验室检查包括血常规、尿常规、便常规、血生化、血型及凝血、尿细菌培养及药敏试验；必要的术前影像学检查包括腹部平片(KUB)、泌尿系超声、泌尿系计算机断层扫描(CT)、静脉尿路造影(IVU)或CT尿路造影(CTU)，必要时行肾动态检查。CTU对于明确患者集合系统解剖结构、目标盏的选择非常重要。对于高龄患者或合并慢性基础病等的患者同时完善超声心动图、动态心电图、肺功能、血气、下肢血管超声等相关检查。

(2) 术后护理：

① 卧位：术后当天6 h内床上行踝泵运动，12 h后床上轴线翻身，尿液颜色清后可床旁活动(一般至少术后3～5 d)。

② 饮食：术后6 h可少量饮水，肛门通气后可进流质饮食，并逐渐过渡到普食，多吃新鲜水果和蔬菜，少食多餐，防止便秘。注意根据结石成分调节饮食结构。肾功能正常者，可进食后鼓励多饮水，每日饮水量在3 000 mL以上，以降低易形成结石物质结晶的浓度，减少晶体物质在体内的沉积，有利于细小结石随尿液排出体外。

③ 病情观察:a. 监测生命体征。术后几乎所有的患者均有不同程度的肉眼血尿,一般在12~24 h内逐渐转清。少数患者超过24 h仍无止血倾向,呈持续性血尿,或突然血尿颜色加深,注意体温和血压变化。如血压低、脉搏快、呼吸急促,注意是否因出血引起休克。b. 疼痛护理。围术期实施超前镇痛护理,可有效缓解PCNL患者术后疼痛,提高患者术后睡眠质量,且无明显不良反应,有利于患者术后快速康复。

④ 引流管的护理:PCNL术后患者通常需留置肾造瘘管内引流管和尿管,要密切观察伤口渗液情况以及引流液的颜色、量、性质等,牢固固定引流管并标识管道名称、放置时间及深度,保持管路畅通,防止受压、扭曲。每日清洗会阴,不得使尿袋高于膀胱,以免引起尿液反流造成感染,定期消毒并更换引流袋。保持肾造瘘管周围敷料清洁干燥,肾造瘘管常规于术后3 d左右拔除,拔除肾造瘘管后渗液较多,嘱患者健侧卧位,勿剧烈运动。ERAS理念认为减少或避免使用各种引流管,早期拔除各种引流管不仅可减少感染率,而且可缩短住院时间,提高患者满意度。

⑤ 留置双J管护理:a. 向患者宣教双J管的存在和作用。术中输尿管黏膜均有不同程度水肿,会出现出血、黏膜脱落,留置双J管不但能起到引流支撑,防止输尿管粘连的作用,且有助于结石排出。b. 及时评估患者患侧腰部是否出现胀痛不适的感觉;鼓励患者多饮水,以达到内冲洗的作用;嘱患者不憋尿,防止尿液逆流;预防便秘;指导患者置管期间不做伸懒腰动作,勿剧烈活动及做增加腹压运动,防止双J管移位。c. 留置时间视术中情况而定,一般于1个月左右复查腹部平片后拔管。

5. 该患者术后出现了什么并发症?如何护理?

答 该患者术后发生了出血。护理要点:① 密切观察患者生命体征。② 嘱患者卧床制动,指导患者适当进行床上四肢活动。③ 密切观察患者的面色、四肢的温度,患者有无烦躁不安、低血压,若出血过多,会出现失血性休克。④ 密切观察尿液的颜色、量,如患者突然出现引流液由暗红变为鲜红或者量由少变多、血压下降、心率增快等情况时提示有出血现象,应引起重视,立即通知医生。⑤ 遵医嘱应用止血药,静脉输血。⑥ 必要时做好介入手术准备。

知识链接

PCNL术后常见并发症

1. 出血

(1) 原因:出血是PCNL最严重的并发症,多发生在术后1周内。主要因素有结石类型、糖尿病、手术技巧和手术时间。其中鹿角形肾结石、多通道、合并糖尿病及手术时间过长可显著增加PCNL出血的风险。

(2) 临床表现:患者烦躁不安、面色苍白、四肢冰冷、低血压,若出血过多,将发生失血性休克;引流液由暗红变为鲜红或者量由少变多、血压下降、心率增快等情况时提示有出血现象,应引起重视。

(3) 预防和护理:① 嘱患者卧床制动,夹闭肾造瘘管,使肾、输尿管内压力上升,形成压力性止血状态,达到止血目的。② 患者取平卧位,高流量吸氧6~8 L/min。③ 遵医嘱应用止血药物,补充血容量,应用血管活性药物,必要时配合输血。④ 适时与患者沟通,减轻其紧张、焦虑心理,取得患者配合。⑤ 做好伤口护理,保持无菌,定期更换纱布敷料,防止伤口感染。⑥ 凝血障碍是PCNL的手术禁忌。术前应严格筛查出凝血功能障碍的患者,服用抗凝药物患者需停药1~2周以上方可进行手术。⑦ 术后延迟性出血多发生在术后1~2周内,原因可能由于存在感染、假性动脉瘤、动静脉瘘形成等。对疑有动脉性出血或动静脉瘘形成者,予肾动静脉造影或DSA检查,术后出血保守治疗无效时应尽早积极行肾动脉栓塞术。

2. 感染

(1) 原因:① 术前存在感染却未能良好控制以降低感染风险。② 感染性结石或术中发现存在脓尿而未能及时终止手术。③ 手术时间久,术中灌注压力过高造成细菌及毒素吸收。④ 术后肾造瘘管或尿管引流不通畅或抗感染治疗不到位等。

（2）临床表现：其主要表现为高热、寒战及尿路感染，严重者可出现尿源性脓毒血症，甚至发生感染中毒性休克。

（3）预防和护理：术前遵医嘱针对尿常规及尿细菌培养有针对性地使用抗生素。对于感染性结石或结石合并感染的患者要给予充分的抗感染治疗直到尿培养转阴后手术。尽量缩短手术时间是预防术后感染的重要保障。术后保持尿管、肾造瘘管引流通畅，维持肾盂低压状态，注意引流量及颜色变化，鼓励患者多喝水，防止尿液反流，及时监测感染指标和生命体征。

3. 临近脏器损伤

脏器损伤在PCNL术后并发症中相对较少。采用B超引导穿刺可以较为清晰地分辨肾脏及周围组织脏器的毗邻关系，更好地预防周围脏器的损伤。一旦发现脏器损伤需积极对应处理。

6. 该患者术后进行结石成分分析的目的及意义是什么？

答 泌尿系结石是一种全球性疾病，也是我国最常见的泌尿外科疾病，结石成分分析及代谢评估在结石预防工作中具有指导性意义。有研究表明，代谢评估可明确95%的结石病因，针对病因进行个体化的防治，可使结石复发率降低至10%～15%。

7. 如何针对结石成分为该患者进行饮食宣教？

答 患者结石成分分析提示：草酸钙结石。指导患者饮食：① 每日液体摄入量为2.5～3.0 L，多喝橙汁、柠檬水、陈醋等，少喝啤酒、浓茶。② 正常含钙饮食（乳制品如牛奶、豆腐、小鱼）。③ 限制饮食中的草酸摄入（菠菜、花生、甘蓝等）。④ 限制钠盐摄入（<2 g/d）。⑤ 限制动物蛋白的过量摄入（0.8～1.0 g/kg）。⑥ 增加水果、蔬菜、粗粮和纤维素食物的摄入。⑦ 减少维生素C的摄入。⑧ 限制高嘌呤饮食（如海鲜、动物内脏、家禽皮等）。

知识链接

草酸钙结石的营养管理

草酸钙结石是最常见的泌尿系结石成分，尿石症营养管理的一般原则全部适用于草酸钙结石。

（1）增加液体摄入：2 L/d，减少含糖饮料的摄入。

（2）适宜的钙摄入：800～1 000 mg/d。不限制牛奶及其制品、酸奶制品等乳制品，推荐通过乳制品获得适宜的钙摄入。

（3）限制钠的摄入：<2 400 mg/d。每日食盐摄入<5 g。

（4）限制膳食草酸的摄入，如菠菜、芦笋、浓茶咖啡、可可等。

（5）限制过多脂肪的摄入尤其是动物脂肪，限制富含胆固醇和反式脂肪酸的食物摄入。

（6）适宜的蛋白质摄入：每日0.8～1.0 g/kg，减少非乳类动物蛋白质摄入，增加植物来源的蛋白质，如大豆蛋白。

（7）增加蔬菜水果摄入以增加枸橼酸的摄入量，枸橼酸含量丰富的水果主要是橙子、橘子、柚子等柑橘类水果。

（8）避免长期大量补充维生素C（维生素C摄入>1 g/d）和钙剂（钙补充剂>1 g/d）。维生素C的补充剂量不宜超过500 mg/d，适宜补充剂量为200 mg/d。

（9）维生素B_6。摄入250～500 mg/d可以减少尿草酸的排泄。

（10）适量饮用食醋的饮食习惯可能会降低草酸钙结石的风险。

（11）富含益生菌的食物和富含n-3多不饱和脂肪酸的食物是草酸钙结石的保护因素，但不推荐常规补充相应制剂。

（12）增加膳食纤维的摄入可以减少尿钙排泄，应经常摄入富含膳食纤维的全谷物和薯类。

(13) 吃动平衡,保持合理的体重范围,避免体脂增加和肥胖。

8. 如何对该患者进行出院指导及随访?

答 指导患者大量饮水,增加尿量,稀释尿液,减少尿中结晶沉积。成人应保持日尿量在2 000 mL以上,尤其是睡前及半夜饮水,效果更好。饮食指导:根据结石成分分析结果,指导合理饮食。双J管留置期间注意事项:注意观察尿液颜色,出现明显肉眼血尿、高热、剧烈腰痛时及时就诊;避免剧烈运动、重体力劳动及突然下蹲动作,保持大便通畅,防止双J管移位或脱出;保持会阴部清洁,防止感染。双J管一旦脱出勿自行拔除,及时就医。遵医嘱术后1~3个月内拔除双J管。随访:术后一个月门诊随访,以后3~6个月复查排泄性尿路造影,以了解肾功能的恢复情况。行尿液检查及X线、B超检查,观察有无结石复发、残余结石情况、肾积水恢复情况等。

第二节　良性前列腺增生

一、案例导入

一般资料:患者,男,79岁。

现病史:患者诉排尿困难3年余,进行性加重,伴尿频、尿急,夜尿6~7次,尿线变细,尿后滴沥不尽,排尿中断,尿不尽感。外院B超示:前列腺增生,膀胱结石。患者为求进一步诊治来我院就诊,国际前列腺症状评分(IPSS)为18分,拟"前列腺增生膀胱结石"治入院。患者精神及欲食尚可,大便无明显异常,小便如前所述,体重无明显减轻,睡眠欠佳。全身皮肤黏膜未见黄染,浅表淋巴结未及肿大,颈软,气管居中,双肺呼吸音清,未闻及干湿啰音。心律齐,未闻及明显病理性杂音。腹平软,无压痛、反跳痛,肝脾肋下未及,移动性浊音(—)。双下肢无浮肿,NS(—)。双肾区无隆起及压痛,肾区叩击痛(—)。输尿管行径区深压痛(—)。膀胱区叩鼓音,无压痛,未触及包块。

完善相关检查,患者于入院第3天在全麻下行经尿道钬激光前列腺剜除术(HOLEP)+经尿道膀胱激光碎石术,术后留置F20三腔气囊导尿管1根,接膀胱持续冲洗,尿色呈淡血性。术后第1天尿色渐清,停膀胱持续冲洗。术后第3天拔除导尿管,小便自解。

辅助检查:B超:前列腺增生(约56 mm×64 mm×48 mm),膀胱结石(约15 mm×9 mm)。血清-肿瘤标志物(前列腺):前列腺特异性抗原1.987 ng/mL。尿流率动力学检查示:下尿路梗阻,低尿流率。

主要治疗:严密监测生命体征,观察尿液的颜色、性质、量,腹部体征变化,膀胱冲洗等情况,完善血常规、急诊八项、降钙素原等相关检查;辅以静脉滴注依替米星预防性抗感染、氯化钾补钾等对症处理。

其他史:有高血压病史多年。

二、临床问题解析

1. 该患者为什么诊断为良性前列腺增生?

答 患者泌尿系B超提示:前列腺增生(约56 mm×64 mm×48 mm)。血清-肿瘤标志物(前列腺)提示:前列腺特异性抗原1.987 ng/mL,属于正常范围。

知识链接

良性前列腺增生和前列腺癌的区别

良性前列腺增生(benign prostatic hyperplasia,BPH)是引起中老年男性排尿障碍最为常见的一种良性疾病。主要表现为组织学上的前列腺间质和腺体成分的增生、解剖学上的前列腺增大(benign prostatic enlargement,BPE)、尿动力学上的膀胱出口梗阻(bladder outlet obstruction,BOO)和以下尿路症状(LUTS,包括潴尿期症状、排尿期症状及排尿后症状。潴尿期症状包括尿频、尿急、尿失禁及夜尿增多等;排尿期症状包括排尿踌躇、排尿困难及排尿间断等;排尿后症状包括排尿不尽感、尿后滴沥等)为主的临床症状。可通过病史问询、国际前列腺症状评分(IPSS,表6-1)、直肠指检(digital rectal examination,DRE)、尿常规检查、血清前列腺特异性抗原(prostate specific antigen,PSA)检测、经直肠或经腹部超声检查、尿流动力学检查明确诊断。

前列腺癌(prostate cancer,PCa)是男性泌尿生殖系统中最常见的恶性肿瘤,前列腺癌在疾病初期与良性前列腺增生症状类似或无特殊临床表现,骨转移时可引起骨骼疼痛、病理性骨折、贫血、脊髓压迫等症状,可通过PSA、直肠指诊、经直肠前列腺超声(transrectalultrasound,TRUS)、磁共振成像(magnetic resonance imaging,MRI)、核素骨显像、正电子发射断层扫描/计算机断层扫描(positron emission computed tomography,PET-CT)等明确诊断,但目前,前列腺癌确诊的"金标准"仍是前列腺穿刺活检病理。

表6-1　国际前列腺症状评分(IPSS)

在最近一个月内你是否有以下症状?	在5次中						
	没有	少于1次	少于半数	大约半数	多于半数	几乎每次	症状评分
1. 是否经常有排尿不尽感?	0	1	2	3	4	5	
2. 两次排尿间隔是否经常<2 h?	0	1	2	3	4	5	
3. 是否曾经有间断性排尿?	0	1	2	3	4	5	
4. 是否有排尿不能等待现象?	0	1	2	3	4	5	
5. 是否有尿线变细现象?	0	1	2	3	4	5	
6. 是否经常需要用力及使劲才能开始排尿?	0	1	2	3	4	5	
	没有	1次	2次	3次	4次	>4次	
7. 从入睡到早起需要起来排尿几次?	0	1	2	3	4	5	
症状总评分:________							
IPSS评分患者分类如下(总分0～35分):轻度症状:0～7分;中度症状:8～19分;重度症状:20～35分。							

IPSS评分标准是目前国际公认的判断BPH患者症状严重程度的最佳手段。IPSS评分是对BPH患者下尿路症状严重程度的主观反映,它与最大尿流率、残余尿量以前列腺体积无明显相关性。

2. 该患者发生前列腺增生的原因是什么?

答 可能与患者79岁高龄以及有功能的睾丸有关。

拓展阅读

良性前列腺增生的病因及治疗方法

1. 良性前列腺增生的病因

BPH的发生必须具备年龄增长及有功能的睾丸两个条件。组织学上BPH的发生率随年龄的增长而增加,一般发生在40岁以后,60岁男性人群中BPH的发生率>50%,80岁时高达83%。有学者调查了26名清朝宦官,发现21人的前列腺已经完全不能触及或明显萎缩。但BPH发生的具体机制尚不明确,可能是由于上皮和间质细胞增殖和细胞凋亡的平衡性破坏引起的。BPH发生的相关因素有雄激素及其与雌激素的相互作用、前列腺间质-腺上皮细胞的相互作用、生长因子、炎症细胞、神经递质及遗传因素等。

2. 良性前列腺增生的治疗方法

(1) 非手术治疗。轻度下尿路症状(IPSS≤7分)的患者或者中度以上症状(IPSS≥8分)但生活质量尚未受到明显影响的患者可以暂等待和观察,应进行患者教育、生活方式指导、定期随访等。

(2) 药物治疗。中度下尿路症状及以上(IPSS≥8分)、影响生活质量、无手术指征的BPH患者,建议采用药物治疗,同时需进行生活方式干预、行为习惯改变,并定期进行心理疏导和随访观察。良性前列腺增生常用药物包括α_1受体阻滞剂、5α还原酶抑制剂、M受体拮抗剂、β_3受体激动剂、磷酸二酯酶V型抑制剂(PDE-5Is)、植物制剂、中成药。

(3) 外科治疗。具有中、重度下尿路症状(IPSS≥8分)并已明显影响生活质量的BPH患者可选择外科治疗,尤其是药物治疗效果不佳或拒绝接受药物治疗的患者。当BPH患者合并腹股沟疝、严重的痔疮或脱肛或导致如下并发症时,建议进行外科手术:① 反复尿潴留(至少在1次拔管后不能排尿或2次尿潴留)。② 反复血尿。③ 反复泌尿系感染。④ 膀胱结石。⑤ 继发性上尿路积水(伴或不伴肾功能损害)。主要手术方式包括:经尿道前列腺电切术(TURP)、经尿道前列腺激光(钬激光/绿激光/铥激光)切除/汽化/剜除术、经尿道前列腺双极等离子剜除术(TUPEP)等。

3. 该患者为什么选择外科手术治疗?

答 该患者的下尿路症状达到中度水平(IPSS:18分),夜尿6~7次,已严重影响患者的生活质量,并且伴有并发症膀胱结石,符合外科手术治疗指针。

知识链接

经尿道前列腺钬激光剜除术

钬激光:钬钇铝石榴石(Ho:YAG)激光器是一种脉冲固体激光器,可被水和含水组织吸收,可以进行组织汽化和切割,并能获得充分的止血效果,组织凝固和坏死局限在3~4 mm,是最早用于剜除术的激光,目前临床研究得最为深入广泛。有研究报道,经尿道前列腺钬激光剜除术(holmium laser enucleation of the prostate,HoLEP)使用钬激光将前列腺整体剜除,很好地解决了电切综合征的问题,且具有术中出血少、残留组织少、手术安全性好的优点,能有效剜除前列腺组织,改善BPH患者下尿路症状,已成为国内外很多泌尿外科医生的首选,适用于各种体积的良性前列腺增生的患者(图6-2)。

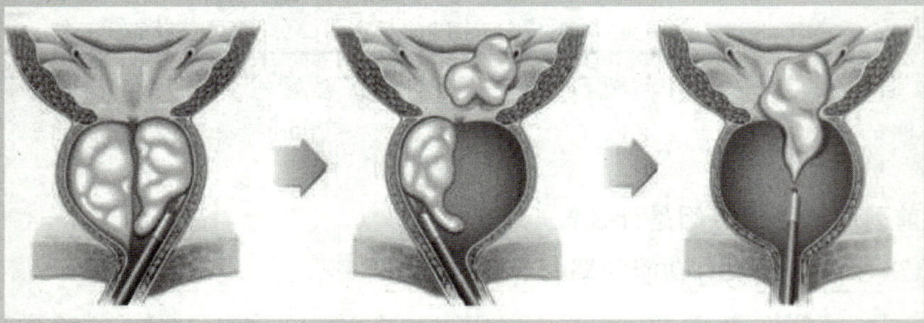

图6-2 HOLEP术图

4. 如何做好该患者的围术期护理?

答 (1) 术前护理:

① 一般指导。体位训练,由于术中要采取截石位,保持较长时间,许多患者不能适应该手术体位,在术前应指导其做好体位训练,并协助练习床上排便及咳嗽方法训练。

② 术前做好各项检查。a. 常规检查:心电图、胸片、腹部B超。b. 疾病特殊检查:直肠指诊、直肠超声检查、尿流动力学检查、残余尿测定。

③ 用药指导。术前口服坦罗新及坦索罗辛胶囊,其目的是使腺体缩小、变硬,减少术中出血。

④ 肠道准备。术前排空大便,以免术后大便干结,引起前列腺窝出血。

⑤ 预防急性尿潴留。术前2周戒酒、戒烟,注意适当休息,避免劳累,以防前列腺充血、水肿而引起急性尿潴留。

⑥ 进行深呼吸及咳嗽咳痰训练，并练习床上大小便，以防术后不习惯卧床排大小便，引起尿潴留或排尿困难。

⑦ 指导患者进行有效的凯格尔盆底肌训练。

(2) 术后护理：

① 卧位。术后采取去枕平卧位，头偏向一侧，保持呼吸道通畅，防止呕吐误吸，术后监测生命体征。

② 饮食指导。肛门排气后，进易消化、含纤维素多的饮食，保持大便通畅，避免因排便用力而引起前列腺窝的出血。

③ 疼痛的护理。术后患者均有不同程度的下腹部及尿道口疼痛，要评估疼痛的性质和程度，配合放松疗法及遵医嘱合理应用解痉止痛药物，保证患者的休息和睡眠。

④ 导尿管牵引护理。牵引时间为12～24 h，牵引的主要目的：a. 减轻吻合口张力，减少吻合口瘘的发生。b. 通过导尿管气囊牵拉，压迫前列腺窝，减少前列腺窝处的出血。保持牵引侧腿部伸直，确保牵引功能，防止气囊移位或拉力的改变诱发出血；以纱布保护足部皮肤，每班检查，每2 h更换牵引部位或牵引腿，防止橡皮筋牵拉引起皮肤缺血破溃，保证皮肤的完整性。

⑤ 膀胱冲洗护理。a. 保持膀胱冲洗和导尿管引流的通畅，导尿管双固定，防止移位、扭曲；引流不畅可加快冲洗速度，并轻轻挤压导尿管或用20 mL注射器冲洗与抽吸，及时引流出膀胱内血块或残留组织，以保持引流的通畅。b. 注意观察尿液颜色，尿液颜色变红，及时处理。c. 冲洗液瓶高度与患者的心脏距离60～70 cm，冲洗液的速度一般根据引流液的颜色来调节，但应保持冲洗液速度与引流速度相一致，膀胱冲洗速度不可随意调节。

⑥ 预防感染。术后留置导尿管易引起逆行尿路感染，术后除了应用抗生素预防感染外，要保持会阴部及尿道口清洁，每日行会阴护理2次，排气后鼓励多饮水。

拓展阅读

凯格尔盆底肌训练

凯格尔盆底肌训练(pelvic floor muscle training，PFMT)是一种简单、有效的治疗方法，运动的核心是重复缩放部分的骨盆底肌群，来增强这些肌群的力量，从而使之更好地支撑盆腔器官，是治疗术后尿失禁的一线治疗方案。具体训练方法如下：

排空膀胱，取站立、仰卧和坐位等舒适体位。在医生指导下先持续收缩盆底肌10 s、放松10 s，重复以上动作，持续5 min的耐力训练；休息5 min后，再进行快速收缩盆底肌1 s、放松1 s，重复以上动作，持续5 min的爆发力训练。治疗时10 min/次，3次/d，10 d为1个疗程。

5. 该患者术后进行膀胱持续冲洗的目的是什么？

答 通过大量生理盐水冲洗，稀释手术创面渗出的血液，防止血液凝固阻塞尿道，保持尿液的有效引流，促进手术创面愈合。

知识链接

膀胱冲洗

膀胱冲洗(bladder irrigation)是指利用三腔尿管，将无菌溶液灌注到膀胱内，再用虹吸原理将灌入的液体引流出来的方法。

(1) 目的：① 运用重力原理将冲洗液通过留置的三腔导尿管冲洗腔或膀胱造瘘管注入膀胱，然后通过尿管的引流腔接引流袋持续或间歇引出以保持尿液引流通畅。② 清除膀胱内血凝块、黏液、细菌等异物，预防感染。③ 治疗某些膀胱疾病(如膀胱炎、膀胱肿瘤)。

(2) 适应证:① 严重血尿者。② BPH、膀胱肿瘤术后者。③ 长期留置导尿管者。

(3) 注意事项:① 持续冲洗冲洗过程中、上、下流速保持一致,有进有出,如出血较多或血压下降,应立即通知医生给予处理,并记录冲洗液量及性质,必要时记尿量。② 前列腺术后患者行膀胱持续冲洗应根据尿液的颜色调节冲洗液的速度,色深则快,色浅则慢,每5~10 min挤捏导尿管与引流管衔接处,以促进小血块的排出及保持引流通畅。③ 如为治疗性用药(膀胱灌注),应在膀胱内保留30 min后再将冲洗液引流出体外。④ 冲洗时嘱患者深呼吸,尽量放松,以减少疼痛。如患者出现腹痛、腹胀、膀胱剧烈收缩等情形,应暂停冲洗。⑤ 冲洗温度适宜:温度过低,易刺激膀胱平滑肌,引起膀胱痉挛;温度过高,易引起烫伤且使患者不适,同时可加重感染及出血。选择20~30℃的冲洗液,如有活动性出血采用4℃生理盐水。

6. 该患者术后发生了何种并发症?该患者术后可能还会出现哪些并发症?如何预防及护理?

答 该患者术后发生了膀胱痉挛。

(1) 原因。引起膀胱痉挛的原因较复杂,主要有以下几点:① 膀胱颈受刺激引起,包括膀胱三角区及后尿道创面。② 管道不畅引起,如凝血块阻塞引流管或患者为求体位舒适,使引流管扭曲、压折。③ 长期尿潴留致不稳定性膀胱。④ 冲洗液温度过低及冲洗速度不当引起膀胱痉挛。⑤ 膀胱及尿道感染致使膀胱敏感性增高。⑥ 患者对疾病知识缺乏,精神焦虑,过度紧张,诱发膀胱痉挛。严重时可引起大出血,形成血块堵塞管道。

(2) 临床表现。可分为自觉症状和可观察症状。自觉症状是指患者有明显的膀胱区胀感、尿道口急迫的排尿感、肛门坠胀感、尿道及耻骨上区阵发性疼痛。可观察症状包括冲洗管道一过性受阻,膀胱内液体反流,可看到莫菲氏滴管液面升高,导尿管周围溢液,引流液颜色加深等症状。

(3) 预防和护理。① 应检查导尿管冲洗管道和引流管道是否通畅,有无血凝块形成,以防因尿管堵塞加重膀胱痉挛。② 消除患者紧张情绪,及时安慰,指导深呼吸和放松,以缓解疼痛。③ 调整患者体位。④ 冲洗液加温。⑤ 减慢冲洗速度。⑥ 痉挛严重时,可遵医嘱使用消炎痛栓或止痛解痉药物,如黄体酮及特耐肌肉注射,黄体酮是一种孕激素制剂,可解痉、松弛膀胱平滑肌,使膀胱内压下降,从而起到止痛作用;阿托品口服,能有效控制膀胱痉挛,减少痉挛次数并缓解疼痛。⑦ 芬太尼贴膜,维持无痛时间达72 h,可减轻患者痛苦。

该患者还能会发生并发症如出血、下肢深静脉血栓。

(1) 出血。① 原因:前列腺腺体血运丰富,术中易损伤造成出血。② 临床表现:术后出现心率增快,血压下降;冲洗液的颜色变红等。③ 预防和护理:护士要密切观察尿液的颜色、性质、量,一般为淡红色,2~3 d逐渐转清;如果引流液颜色逐渐加深或出现较多的小血块,应加快冲洗速度,同时遵医嘱静脉使用止血药;加强生命体征监测,如引流液呈鲜红色,立即报告医生,同时伴有血压下降提示内出血危险,配合医生进行抢救,并做好膀胱内血块清除的手术。

(2) 下肢深静脉血栓(DVT)。① 原因:行TURP手术的患者都属于高龄,加上术中特殊的体位,术后因尿管牵引需肢体制动等因素,容易并发DVT。② 临床表现:患肢疼痛、肿胀、腓肠肌深压痛伴有活动受限,高发于术后1~4 d。③ 预防和护理:术后应注意加强观察下肢血运、足背动脉搏动情况,远端色泽、皮温及感觉。停膀胱冲洗后,早期下床活动。卧床期间应做双下肢抬高及伸缩活动,促进静脉回血,防止血液淤积导致血栓形成,出现疼痛时,要随时关注肿胀程度,抬高患肢,以减轻肿胀与疼痛,但切忌按摩,以防血栓脱落形成其他部位栓塞症。严重时,使用下肢抗血栓压力泵,并适当给予护理。

7. 如何对该患者进行出院指导及健康宣教?

(1) 预防前列腺窝的继发性出血:① 进食易消化、含粗纤维的食物,禁辛辣或烟酒,保持大便通畅,避免用力排便引发腹压增高导致继发性出血,便秘时可服用缓泻剂。② 6个月内忌性生活、坐浴、提重物、骑自行车等活动,避免阴茎充血。③ 避免一切使腹压增高的活动或动作(如用力咳嗽、用力解大便等)。

(2) 训练膀胱功能:① 术后多数膀胱功能低下,3~6个月仍有溢尿现象,因此需要进行肛提肌锻炼。

② 多饮水，每日饮水≥2 000 mL，增加尿量，防止尿液浓缩，达到内冲洗目的。

(3) 会阴部皮肤护理：尿失禁常导致患者会阴部出现湿疹，严重者全身充满尿液味，甚至出现自卑心理。日间可采用阴茎部套用保鲜袋储尿或用尿不湿，夜间使用尿垫，经常用温水清洗会阴部及臀部，勿用碱性清洗液清洗，局部如出现湿疹可用金霉素或洁肤霜涂抹。

(4) 用药指导：遵医嘱按时服药。主要用药有缓泻剂(杜秘克)、抗生素、α受体阻滞剂(哈乐、坦洛新)、抗胆碱能抑制剂(卫喜康)和5α还原酶抑制剂(保列治)。

① α_1受体阻滞剂(哈乐、坦洛新)：α_1受体除分布前列腺内，还分布在尿道、膀胱颈部及膀胱三角区处。α_1受体阻滞剂能够使紧张状态的α_1受体处于松弛状态，从而使尿道梗阻症状减轻，膀胱刺激症状得到缓解。

② 抗胆碱能抑制剂(卫喜康)：竞争性毒蕈碱受体拮抗剂，通过阻滞膀胱平滑肌的毒蕈碱M_3受体来抑制逼尿肌的过度活动，从而缓解膀胱过度活动症伴随的急迫性尿失禁、尿急和尿频。

③ 5α还原酶抑制剂(保列治)：前列腺的生长和功能维持都依赖于睾丸产生的睾酮，睾丸产生的睾酮在5α还原酶的作用下转化为双氢睾酮，双氢睾酮才能对前列腺的生长起到营养作用。5α还原酶抑制剂干扰5α还原酶的作用，大大降低了双氢睾酮含量，从而抑制前列腺生长，起到缩小前列腺体积的作用。

(5) 自我观察：排尿时注意观察尿线和尿液颜色。出现尿线变细，排尿不畅，血尿，症状加重者及时就诊。

第七章 肌肉与骨骼系统疾病护理

第一节 股骨颈骨折

一、案例导入

一般资料:患者,男,72岁。

现病史:患者于3 h前因不慎跌倒致左侧髋部疼痛不适,当时无法站立行走,于急诊就诊,完善检查后提示:左侧股骨颈骨折,遂以"左侧股骨颈骨折"收治入院。查体:左下肢可见屈曲、缩短畸形,左髋关节可见肿胀,腹股沟中点处有明显压痛,大转子及股骨干纵轴有明显叩击痛,左髋关节活动受限,左下肢较对侧缩短约2 cm,左膝关节及踝关节活动正常,左侧足背动脉搏动清晰,左足各足趾活动、感觉及血运正常。

完善相关检查后,患者于入院3天后在腰麻下行"左全髋关节置换术",手术顺利,术后留置导尿管、伤口引流管各1根,患肢保持外展中立位,术后治疗给予抗炎、活血、促进骨代谢、营养及保护胃黏膜药物应用。

辅助检查:(左)股骨中上段正侧位DR平片示:左侧股骨颈骨折。

主要治疗:入院后给予消肿、镇痛、抗凝等对症治疗,术后给予吸氧、心电监测,严密监测生命体征,辅以静脉滴注头孢呋辛钠预防性抗感染治疗、地佐辛镇痛、溴已新化痰等对症处理。

其他史:平素健康状况一般;患有高血压多年,自行服用硝苯地平控制,血压控制欠佳,血糖偏高约两年,未进行治疗。

二、临床问题解析

1. 该患者为什么会发生股骨颈骨折?

答 可能与该患者高龄、骨质疏松、跌倒有关。

知识链接

股骨颈骨折的病因与分型

1. 股骨颈骨折的病因

老年人髋关节周围的肌肉力量减弱,反应迟钝,不能有效抵消髋关节爆发有害的应力,加上髋部的应力较大,导致其可能在平地滑倒,或从床上跌下,或扭转时都会发生股骨颈的骨折,不慎扭转时都可能发生骨折。

2. 股骨颈骨折的分型

(1) 按照骨折线的部位进行分类(图7-1):

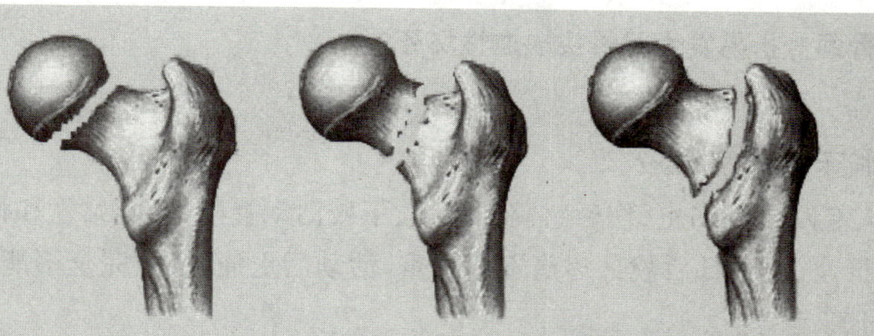

图7-1 按骨折线部位划分的股骨颈骨折分型

① 股骨头下骨折：骨折线位于股骨头下，股骨头仅有小凹动脉很少量的供血，致使股骨头严重缺血，故发生股骨头缺血坏死的机会很大。

② 经股骨颈骨折：骨折线位于股骨颈中部，股骨头也有明显血供不足，易发生股骨头缺血坏死或骨折不愈合。

③ 股骨颈基底骨折：骨折线位于股骨颈与大、小转子间连线处。

骨折线越接近于股骨头，骨折近端血供越差，发生股骨头缺血坏死的可能性也越大。

(2) 按骨折线方向分类(Pauwels分类，图7-2)：

Pauwels角：骨折线与双侧髂嵴连线(水平线)所成的角度。

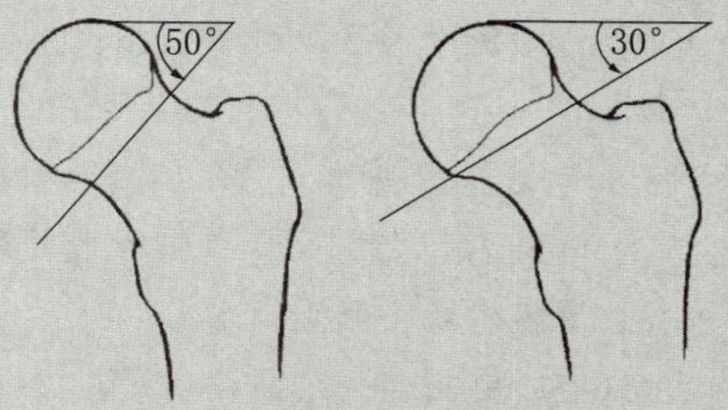

图7-2 按骨折线方向划分的股骨颈骨折分型

① 内收骨折：Pauwels角(远端骨折线与两髂崎连线延长线的夹角)＞50°，由于骨折面接触少，容易再移位，故属于不稳定骨折。Pawels 角越大，骨折越不稳定。

② 外展骨折：Pauwels角＜30°，由于骨折面接触多，不容易再移位，故属于稳定骨折。

角度越大，剪式应力越大，骨折断端间接触面积越小，骨折越不稳定，愈合率越低，股骨头坏死几率越高。

(3) 按移位程度分类(Garden分型，图7-3)：

Ⅰ型：不完全骨折，嵌插骨折；Ⅱ型：完全骨折，无移位；Ⅲ型：完全骨折，部分移位；Ⅳ型：完全骨折，完全移位。

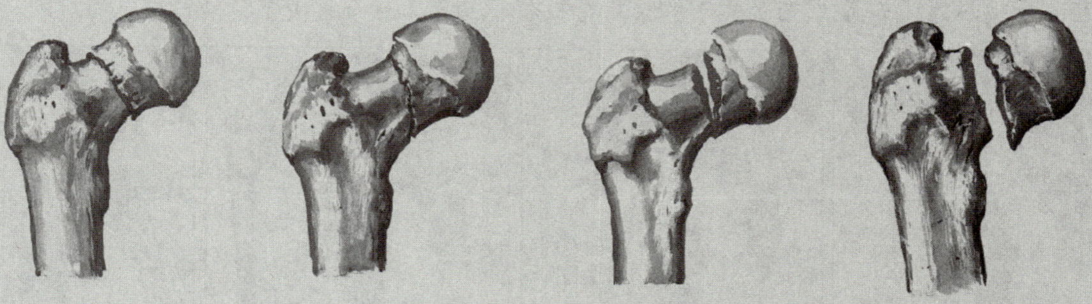

图7-3 按移位程度划分的股骨颈骨折分型

2. 哪种类型的股骨颈骨折易发生股骨头缺血性坏死?

答 头下型和经颈型。

3. 股骨颈骨折的临床表现有哪些?

答 症状:中老年人有跌倒外伤史,伤后感髋部疼痛,下肢活动受限,不能站立和行走。部分外展嵌插型骨折患者受伤后仍能行走,但数日后髋部疼痛逐渐加重,活动后更痛,甚至完全不能行走,提示可能由受伤时的稳定骨折发展为不稳定骨折。

体征:内收型骨折患者可有患肢缩短,出现45°~60°的外旋畸形。患侧大转子突出,局部压痛和纵向叩击痛。患者较少出现髋部肿胀和瘀斑。

4. 该患者为什么选择手术治疗方式?

答 手术治疗优点:① 可早期下床活动(3~5 d),并发症少。② 无股骨头缺血坏死、骨折不愈合问题。

拓展阅读

股骨颈骨折的治疗方式

(1) 非手术治疗(non-operation therapy)。适用于嵌插骨折、无移位骨折或外展型骨折,以及年龄过大全身情况较差或有合并严重心、肺、肝等功能障碍者。可采用持续皮牵引或穿抗足外旋鞋固定8~12周。穿丁字鞋,下肢牵引6~8周,卧床8~12周,3个月后扶拐不负重下地,6个月后弃拐行走。

适用:年龄过大,全身情况差,合并器官功能障碍不能耐受手术者。

缺点:长期卧床,并发症多,死亡率高。

(2) 手术治疗(operation)。适用于非手术治疗失败、有移位骨折或内收型骨折。在X线监视下经皮或切开加压螺纹钉固定术。对于老年人的头下型股骨颈骨折、陈旧性股骨颈骨折,骨折不愈合或并发股骨头缺血性坏死者,根据情况可行人工股骨头置换术或全髋置换术。

① 65岁以下,首选闭合复位内固定(空心钉),若失败则改切开复位内固定。

② 65岁以上头下型骨折,首选人工关节置换术。

③ 陈旧性骨折不愈合、畸形愈合、股骨头缺血坏死,选择人工关节置换。

5. 该患者最适合的手术方式是什么?

答 全髋关节置换术。

知识链接

全髋关节置换术

全髋关节置换术(total hip replace,THR)又称髋关节成形术(图7-4),它是指利用手术方法将人工关节(即人工假体,由生物相容性和机械性能良好的金属材料制成的一种类似人体骨关节的假体)置换被疾病或损伤所破坏的关节面,其目的在于解除髋关节疼痛,改善和恢复髋关节活动与原有的功能。

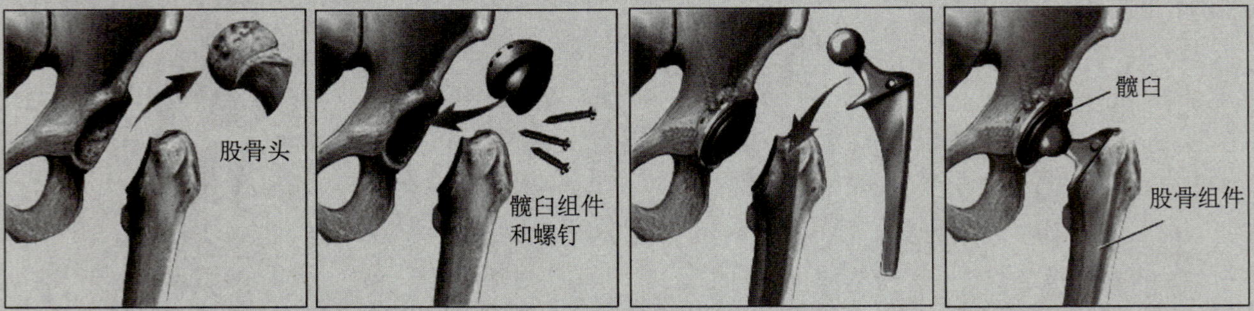

图7-4 全髋关节置换术示意图

(1) 手术适应证：① 陈旧性股骨颈骨折或股骨头缺血性坏死、头臼均已破坏、伴有疼痛、功能受限者。② 退行性骨关节炎、类风湿关节炎、髋关节结核等导致髋臼受损、股骨头变形、关节强直疼痛难忍者。③ 先天性髋关节脱位或髋臼发育不良。

(2) 手术基本过程：采用硬脊膜外腔阻滞或全身麻醉；侧卧位；髋关节外侧切口或髋关节后侧切口。术中切除关节囊、切断股骨颈，取出股骨头，暴露髋臼。用髋臼导向锉削磨髋臼，将髋臼杯假体置于髋臼，将股骨假体柄置入股骨髓腔。关节复位后，检查紧张度和活动范围，分别在关节腔内和深筋膜浅层放置引流管，逐层缝合切口。

(3) 术后并发症：术后可能发生下肢深静脉血栓形成、肺栓塞、感染、人工股骨头松动、人工股骨头脱位等并发症，应针对原因做好预防和护理。

髋关节置换术后注意事项：

(1) 不要做屈髋90°同时内收的动作，即弯曲膝盖向外抬脚。

(2) 平躺或坐位时，两腿自然分开，两个膝盖中间可夹个枕头。

(3) 从座位或马桶上站起时要双手撑住扶手，借助双手的辅助力量站起来。

(4) 不要跷二郎腿、下蹲等。

(5) 不要坐矮板凳、矮马桶或松软的沙发。

(6) 不要弯腰捡东西。

6. 如何对该患者进行术前护理？

答 (1) 患肢护理：观察患肢末梢血运，如感觉、运动、颜色、肿胀、温度、足背动脉搏动等情况，若发现患肢远端动脉搏动不清、感觉迟钝、肿胀严重、两侧肢端温度及皮肤颜色不同等异常，应立即通知医生及时处理。

(2) 皮肤护理：加强皮肤护理，以防皮肤受压破溃，影响手术。

(3) 疼痛评估：可采用0～10分数字评分法(NRS)、视觉模拟法(VAS)、Wong-Baker面部表情量表法等评估工具，进行疼痛评估，必要时根据医嘱使用镇痛药物，缓解疼痛。静脉用药15 min内，口服用药1 h内，其余用药方式30 min内进行疼痛复评，如有特殊情况要立即进行评估。

(4) 血栓风险评估：通过 Caprini评估表进行术前血栓风险评估，根据评估结果指导患者进行基础预防、物理治疗或遵医嘱使用抗凝药物。

(5) 指导术前训练：① 术前指导患者进行床上排便、排尿训练，以便于术后早期拔除导尿管。② 示范腹式呼吸、缩唇呼吸；指导患者进行有效咳嗽、胸背部拍击等方法，评估患者及家属的掌握情况，以促进术后有效排痰，保持呼吸道通畅。

7. 该患者术后如何进行体位护理？如何做好病情的观察？

答 术后患肢需保持患肢外展30°中立位，防止患肢外旋、内收，防止脱位。膝关节处垫薄枕于轻度屈曲功能位，以减轻肌张力。

病情观察内容：

(1) 观察患肢末梢血运：如感觉、运动、温度、足背动脉及胫后动脉搏动等情况。

(2) 疼痛护理：观察患肢疼痛情况，正确评估，遵医嘱给予有效的止痛。

(3) 切口护理：严密观察切口渗血情况，保持敷料清洁干燥，换药时严格执行无菌技术操作规范，以防切口感染。

(4) 引流管护理：保持负压引流通畅，防止引流管扭曲、压迫、血凝块堵塞等；妥善固定引流管，防止翻身、使用便器时引流管脱出；及时记录引流液的量、颜色及性状。

8. 该患者术后如何进行早期功能锻炼?

答 髋关节置换术后患者需要做到以下几点:

(1) 麻醉清醒后:鼓励并帮助患者做踝关节的被动和主动伸屈运动及股四头肌等长收缩等锻炼。

(2) 术后1~7 d:在卧床期间逐步进行抗阻力等长肌力训练、直腿抬高及臂肌收缩等锻炼,以加强外展肌及股四头肌肌力。同时进行屈伸髋膝关节练习,防止关节僵硬、肌肉萎缩。注意屈髋角度逐渐增加,但应<90°,保持术侧髋关节外展位。

拓展阅读

股骨颈骨折护理研究新进展

为探究系统化快速康复训练在老年股骨颈骨折患者术后的应用效果,某研究团队选取江苏省南通市第三人民医院2019年1月至2022年1月收治的老年股骨颈骨折患者94例,应用奇偶分组法将其分为对照组和观察组,各47例。对照组行常规训练干预,观察组在对照组的基础上加用系统化快速康复训练。结果发现两组疼痛组间、时间点及交互作用比较差异均有统计学意义($P<0.05$)。两组组内各时间点疼痛评分比较,差异均有统计学意义($P<0.05$),观察组术后各时间点疼痛评分均低于对照组,差异有统计学意义($P<0.05$)。干预后,两组行动功能评分、髋关节评分、生活质量评分均高于干预前,且观察组高于对照组,差异有统计学意义($P<0.05$)。结论:系统化快速康复训练能够提高老年股骨颈骨折术后患者的行动功能及生活质量,降低患者的疼痛水平,具有重要的应用意义。

9. 该患者出院后的居家护理的重点内容有哪些?

答 预防脱位、防止跌倒、加强功能锻炼

(1) 预防脱位最重要。

(2) 保持正确的睡姿。仰卧位时,在双腿中间放置枕头,保持两腿轻度分开,大脚趾朝天;侧卧位时,尽量向健侧侧卧,健肢弯曲,患肢置于枕头上,保持患肢呈轻度外展。

(3) 正确上下床。遵循"起床三部曲"原则,上下床时,患肢先下床,患肢先上床;助行器要调到合适的高度,行走时,先移动助行器20 cm,再移动患肢,最后使健肢跟上。

(4) 正确姿势穿鞋袜。术后2~3周开始练习穿鞋袜。先练习屈髋外展。坐在椅子上,一手抓住膝盖向上向外抬起,超过90°没有不适,另一只手可触摸到小腿肚,逐渐练习直至可以触摸到脚跟,此时即可穿鞋,此练习过程应持续1~2周。然后,进一步锻炼手可以触摸到脚趾,此时即可穿袜子,此练习过程应持续1~2周。需要注意的是,不要弯腰穿鞋袜。穿袜子时,要把身体坐直,抬起大腿,膝盖离开身体向外展,不要内收。

(5) 饮食。

① 由于老年人常伴有骨质疏松症,应多食含钙质丰富的食物,如牛奶、豆腐、莲子、鱼肉、羊肉、虾、西兰花等,以利于骨组织的形成。

② 多进高蛋白、高维生素并含果胶成分高的食物(水果、蜂蜜),保持营养丰富,预防便秘。

③ 少食多餐,品种多样,色、香、味俱全,以适应肠胃功能,促进食欲,增加营养成分的摄入。

拓展阅读

髋关节脱位

髋关节脱位是指股骨头从髋臼里脱落出来(球从碗里掉出来)。如果把站立时髋关节屈曲的角度看作0°,那么当我们坐在普通高度的椅子上时,髋关节屈曲(大腿和上半身之间的角度)大约为90°,而坐在小板凳或松软的沙发上,髋关节屈曲就超过了90°,此时如果膝盖再向里收越过身体的中线,就容易造成脱位。

知识链接

起床三部曲——预防跌倒

第一步：平卧3 min。在起床之前，首先要让自己完全地清醒，在仰卧的情况下，睁大双眼，凝视天花板或窗外几分钟，待脑子思路清晰、完全适应了从睡觉到清醒的状态，才可以缓缓坐起来。

第二步：半卧3 min。坐起来后，应呈半卧状，双眼正视前方，或头颈稍作转动，持续2～3 min，再将双脚移至床沿，睁眼静坐3 min，使自己完全地清醒过来。

第三步：床边静坐3 min。此时一般已经完全清醒，身体各部分也都反应正常，这时便可以缓缓起身，去做自己想要做的事情了。

第二节　颈　椎　病

一、案例导入

一般资料：患者，男，55岁。

现病史：患者1个月前出现右上肢前臂及右手酸胀疼痛，伴右手轻度持物不稳，右下肢亦酸胀麻木，行走时自觉右下肢发沉、乏力，无法快走及跑步。近期患者时常感颈部酸胀不适，左手3、4指麻木不适。门诊拟以"脊髓型颈椎病"入院。查体：一般情况良好，全身皮肤、黏膜正常，无皮疹。未见皮下出血，毛发正常，皮肤湿度正常，弹性正常，无水肿，无肝掌，未见蜘蛛痣。

完善相关检查后，患者于入院后第3天行前入路颈椎减压植骨融合术，术中出血约500 mL，术后切口内放置引流管1根。患者术后第1天，主诉四肢麻木乏力较术前明显减轻，仍有轻度酸胀不适，少量进食。术后第2天，引流出10 mL血性液体，双上肢皮肤浅感觉减退，右手肌力4级左右。术后第3天拔除引流管，嘱患者下地活动，促进术后恢复。患者术后复查磁共振示："C4－6椎体及椎间盘内固定术后"改变。

辅助检查：胸部CT平扫示：左肺下叶及右肺结节，炎性可能性大，钙化、增殖灶可能；左肺上叶少许纤维灶。乙肝表面抗体(＋)，乙肝核心抗体(＋)。心电图示：窦性心律，T波改变。

主要治疗：患者入院后积极完善相关检查，于入院第3天进行手术治疗，手术顺利，术后积极进行抗感染及化痰、止痛、营养神经等对症支持治疗，患者恢复良好，症状较术前缓解，手术切口愈合良好，患者顺利出院。

其他病史：心脏病、痔疮手术病史；抽烟史。

二、临床问题解析

1. 该患者为什么会发生颈椎病?

答　该患者颈椎长期慢性劳损，导致其颈椎间盘退行性变，压迫周围的组织，引起相应的症状和体征，从而导致颈椎病发生(图7-5)。

知识链接

颈椎病的病因

(1) 一般认为椎间盘是人体最易随年龄增长而发生退行改变的组织，与劳损、外伤有重大关系。

(2) 慢性劳损常见原因:睡眠姿势不良、日常生活习惯不良和工作姿势不良。

(3) 创伤:主要为头颈部外伤。对颈椎已有退变且合并颈椎椎管狭窄者,颈椎伤可造成急性脊髓前中央动脉综合征、急性沟动脉综合征和急性脊髓中央管综合征。

(4) 先天性畸形:① 先天性椎体融合。② 棘突畸形。

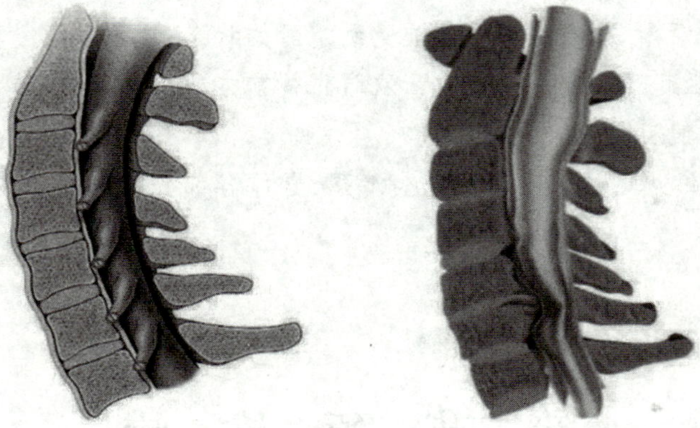

图7-5 正常颈椎与患颈椎病的颈椎

2. 该患者为哪种类型的颈椎病?

答 脊髓型颈椎病。

拓展阅读

颈椎病的分类

(1) 脊髓型颈椎病。最严重的类型,40～60岁多见,发病慢,可有外伤史,常有落枕史。

(2) 神经根型颈椎病。根性痛,最常见;上肢牵拉试验、压头试验阳性。

(3) 椎动脉型颈椎病。眩晕,特殊为头颅旋转时引起眩晕发作;头痛;猝倒。

(4) 交感神经型颈椎病。以青壮年居多,几乎都有长期低头作业史。

颈椎病的分类如图7-6所示。

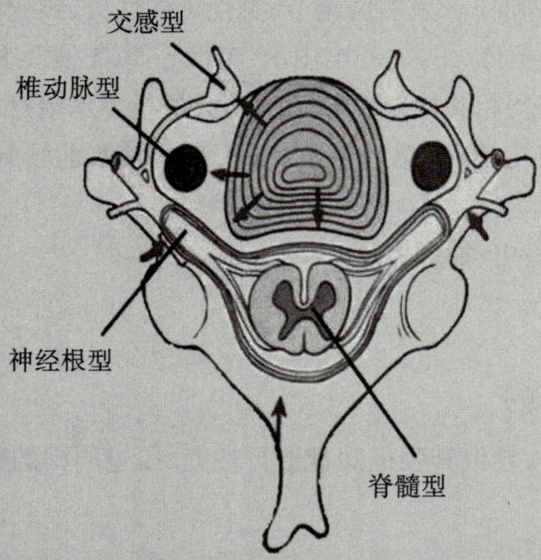

图7-6 颈椎病的分类

3. 脊髓型颈椎病的常见临床表现有哪些?

答 症状:上肢或下肢麻木无力、僵硬,双足踩棉花感,束带感,双手精细动作障碍,后期可有大小便功能障碍。体征：可有感觉障碍平面，肌力减退，四肢腱反射活跃或亢进，浅反射减弱或消失。Hoffmann征、Babinski征等病理征可阳性。

4. 该患者属于颈椎病几级？

答 该患者属于颈椎病八级。

知识链接

颈椎病的分级

颈椎病是常见疾病的一种，它有10个等级：

第1级：脖子酸痛、僵硬（这是颈椎病最常见的症状，也是预警信号）。

第2级：肩膀、后背出现酸痛、僵硬。

第3级：睡觉经常落枕（落枕是一种早期颈椎病）。

第4级：胳膊出现疼痛、麻木，严重的时候出现过电样的感觉（从这一级开始最好去医院）。

第5级：手变笨，不灵活（从这级开始需要尽快确诊）。

第6级：写字开始变化，吃饭开始用勺，不敢用筷子。

第7级：走路出现不稳，像踩在棉花上，一脚深一脚浅的感觉。

第8级：四肢出现无力感，走路出现跛行（从这级开始需要尽快手术）。

第9级：大小便以及性功能出现异常（手术治疗效果欠佳）。

第10级：已经无法下床正常生活（这时做手术风险很大）。

知识链接

颈神经支配区域

不同部位疼痛、麻木、无力代表不同颈神经受压（图7-7）。

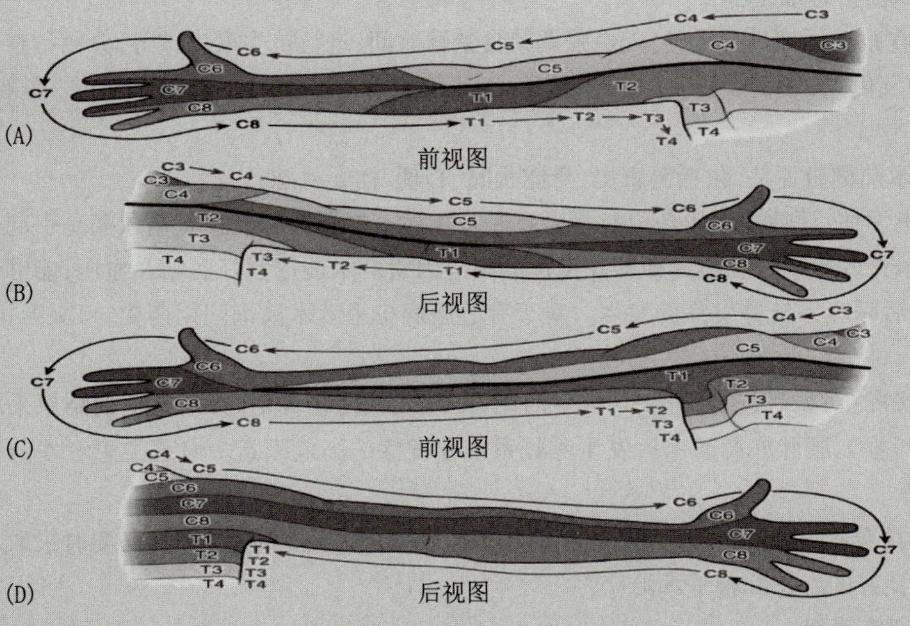

图7-7 颈神经支配区域图

C5感觉区域从颈部向外至肩峰，再向下至上臂外侧。

C6最常见，感觉区域为颈部并放射至肱二头肌和前臂外侧，再至手背部和挠侧手指，包括拇、食指，可出现肱二头肌触痛、肱二头肌及伸腕肌力减弱，冈下肌、前锯肌、旋后肌和拇伸肌亦可受累。

C7以中指麻木和疼痛为主要标志，并与C5、C6共同支配拇、食指。疼痛从肩后至肱三头肌和前臂后外侧达中指。肱三头肌肌腱反射消失是C7神经根损伤较可靠的指标。

C8主要支配手内侧4、5指以及前臂尺侧的感觉，范围与尺神经相同。表现为手部握持力下降、外展及旋转肢体的能力减弱甚至丧失。

5. 该患者为什么选择手术治疗？

答 患者神清，精神一般，无长期低热、盗汗，无头痛头晕、胸闷气促、腹痛腹胀，饮食正常，睡眠一般，大、小便正常，近期体重无明显减轻。摄颈椎MRI示：颈椎退变，C3/4～C6/7椎间盘向后膨突出，局部硬膜囊及部分神经根受压，C6/7水平脊髓受压，C6/7水平脊髓水肿可能。符合手术指征，未见手术禁忌证，遂择期予行前入路颈椎减压植骨融合术。

拓展阅读

颈椎病手术分类

(1) 前入路颈椎减压植骨融合术。适应证：① 脊髓压迫来自前方，主要是退变的椎间盘组织、椎体后缘形成的骨赘、增厚或出现骨化的后纵韧带及增生的钩椎关节内侧部分。② 病变累及1～2个节段（这里所指节段是一个椎间盘加上相邻的椎体）。

优点：符合颈椎病的病理生理特点；直接清除致压物，可于椎间隙植骨或置入人工材料；术中及术后的并发症少、术后病残率低。

(2) 后入路颈椎减压植骨融合术。适应证：病变累计多个阶段（一般是3个以上）；伴发育性椎管狭窄（Pavlov比值<0.8或中央椎管矢状径<11 mm）；同时存在后方黄韧带增厚，褶入椎管，构成压迫。

优点：能直接显露神经组织，允许手术中直接松解神经根周围的粘连、压迫，并扩大椎间孔减压。

6. 如何对该患者进行围术期护理？

答 (1) 术前护理准备：

① 术前宣教。详细进行术前宣教：强调禁食禁饮时间，进行抗生素皮试等，介绍治疗方案及手术的必要性、手术目的及优点，使其产生安全感，充满信心地接受手术。重视社会支持系统的影响，尤其是亲人的鼓励与关怀。

② 进行术前健康评估，包括健康史、身体状况、心理-社会状态：

a. 健康史评估：评估患者用药史及是否有基础疾病。据研究，高血压、糖尿病是引起颈椎病患者进行颈椎前入路手术并发术后呼吸道或肺部并发症的高危因素。术前控制好血糖及血压，能够保证患者围术期的安全，减少术后呼吸系统并发症的发生。对于有心脏病史患者术前询问用药史，口服阿司匹林、华法林的患者停药至少一周。

b. 身体状况：对患者进行跌倒、日常生活能力（ADL）、疼痛评估，针对评估的结果采取相应的措施。抽烟、高龄（≥65岁）、肥胖亦属于术后发生呼吸系统并发症的高危因素。对该类患者术前积极指导患者进行呼吸功能训练。

c. 心理-社会状态：正确评估患者的心理状态以及社会系统的支持情况，必要时采取相应的心理干预措施，使患者以良好的心态配合手术治疗。

③ 术前训练管理：

a. 气管食管推移训练：指导患者用自己的2～4指插入切口侧的内脏鞘与血管神经鞘间隙处，持续将气管、食管向非手术侧推移，气管推移过中线。术前5 d开始，开始每次时间为10～20 min，每日3次，逐渐过渡至每次30～60 min，每日4次。开始动作应轻柔，训练中如出现局部疼痛、恶心呕吐、头晕等不适，可休息10～15 min，直至适应。该方法适用颈椎前路手术患者，以适应术中反复牵拉气管、食管的操作，避免术后出现呼吸困难、咳嗽、反复吞咽困难等并发症。

b. 呼吸功能训练：由于颈髓受压致呼吸功能降低，加上有些患者长期吸烟或患有慢阻肺疾病等，伴有不同程度肺功能低下，术前训练患者进行练习深呼吸、有效咳嗽、咳痰等。术前1周戒烟。

c. 仰卧位训练：进行颈椎前入路手术患者，指导患者术前进行仰卧位训练：患者仰卧平躺床上，颈肩后垫一软枕，使患者颈椎后仰，以适应术中体位变化。颈椎后入路患者进行俯卧位训练：患者俯卧于床上，两手置于身体两侧，胸前垫一软枕，头部偏向一侧，避免捂住口鼻。

d. 床上大小便训练：术前指导患者进行床上大小便训练，以避免因术后无法床上排便而留置导尿管。

④ 术前皮肤准备：颈前路患者男士剃除胡须，患者术前晚进行沐浴，清洁颈前部皮肤。颈后路患者需剃除枕后头发(齐耳上缘以下的头发剃除)。

⑤ 安全管理。患者有肌力下降或者走路不稳有踩棉花感时，注意预防跌倒及烫伤，不自行倒开水，活动时穿平底鞋，保持地面干燥，散步、沐浴、上厕所时有陪护，避免跌倒的发生。

⑥ 用物管理。术前为患者准备型号合适的颈托，为其佩戴并告知其注意事项。准备4～5个沙袋(重约500 g/个)，用于术后进行颈部的固定和伤口的压迫止血。

(2) 术后护理管理：

① 病情观察：a. 观察患者生命体征，观察患者血压、氧饱和度等变化。b. 观察切口的情况，伤口有无渗出，引流管是否通畅，引流液的颜色、量、性状等；警惕患者颈部是否变粗、声音是否嘶哑。c. 术后72 h内密切观察患者四肢运动感觉的变化，及时发现有无脊髓神经功能损伤。

② 体位的管理：患者取平卧位，颈椎稍前屈，术后24 h内颈前伤口予一个沙袋压迫止血，颈部可戴颈托进行制动，亦可颈肩两侧放置沙袋，以固定患者头颈部；侧卧位时颈与肩宽同高。术后平卧6 h后可进行轴线翻身。

③ 管道管理：

a. 伤口引流管：观察引流管颜色、性状、量，保持引流管通畅，颈前路术后24 h内引流量一般≤50 mL，如果引流量过多，颜色较浅，警惕脑脊液漏的发生，及时通知医生进行处理。

b. 导尿管：手术时间3 h以内的患者，常规不留置尿管；术后留置尿管的患者尽量术后1 d予以拔除，拔除前不需要进行夹管训练，直接拔除即可。拔除后注意观察首次排尿情况。

c. 管道维护：Ⅰ 术前对患者进行意外拔管风险评估，对于高龄、有脑梗病史患者，术前准备防抓手套予其术后佩戴以预防非计划性拔管的发生。Ⅱ 根据导管的风险等级，做好导管标识，注明导管名称、置管时间及深度，便于护理人员做好导管的管理。Ⅲ 妥善固定引流管：伤口引流管使用“工字贴”，采用“高举平台法”进行双重固定；导尿管使用“结绳法”固定大腿内侧，避免引起牵拉，造成管道滑脱。Ⅳ 保持引流通畅，避免折叠、扭曲、受压，严密观察引流液的颜色、量、性状，发现异常及时通知医生处理。Ⅴ 保持伤口处皮肤清洁、干燥，有渗出及时更换敷料，注意预防引流管造成的皮肤压力性损伤。

④ 饮食管理：

a. 术后6 h，麻醉清醒后，指导患者饮温水，注意观察有无呛咳、恶心、呕吐，评估患者咽喉部疼痛情况，有无吞咽困难。

b. 术后1～3 d进食温凉流质饮食，根据患者自身情况逐渐过渡到半流饮食、普食。避免辛辣、刺激饮食，注意食物不要过烫及粗糙。对于术后咽喉部疼痛明显、吞咽困难的患者，及时汇报医生，予以一定的肠外营养支持，进食时注意避免因为呛咳造成误吸。

⑤ 功能锻炼：

a. 遵循快速康复的护理理念，指导患者早期活动，进行功能锻炼。

b. 术后患者麻醉清醒后即可主动进行四肢功能锻炼，每2～3 h进行轴线翻身。上肢功能锻炼：肩、肘、腕的屈曲旋转及手的用力握拳和伸指交替进行，拇指对指练习、分指练习(外展内收)、用手指夹纸、拧毛巾等动作。下肢锻炼：主动进行下肢踝泵运动、股四头肌锻炼。

c. 术后第1天，评估患者身体状况，予以患者佩戴颈托，妥善固定颈部伤口引流管，协助患者下床进行活动，下床做到三部曲：平卧30 s，半卧30 s，床边静坐30 s，无头晕心慌症状站立行走。

d. 活动时根据患者的活动耐力，循序渐进地增加活动时间和活动量，避免引起患者劳累。

7. 该患者术后可能发生哪些并发症？如何进行预防与护理？

答 颈椎病进行颈椎前入路手术术后常见的并发症如下：

(1) 呼吸困难：这是颈椎前路手术最危急的并发症，多发生于术后1～3 d内。

① 原因：a. 切口内出血压迫气管；b. 喉头水肿压迫气管；c. 术中损伤脊髓；d. 植骨块松动、脱落压迫气管等。

② 表现：患者出现呼吸困难、张口状急迫呼吸、应答迟缓、口唇发绀等。

③ 护理：颈椎前路手术患者床旁应常规准备气管切开包；术后加强对患者呼吸频率、节律的观察；一旦发生呼吸困难而导致严重缺氧症状，立即通知医生，并做好气管切开及再次手术的准备。

(2) 伤口出血：

① 原因：颈椎前路手术常因骨面渗血或术中止血不完善而引起伤口出血。

② 表现：颈深部血肿多见于术后当日，尤其是12 h内，患者颈部明显肿胀，并出现呼吸困难、烦躁、发绀等。出血量大、引流不畅时，可压迫气管导致呼吸困难甚至危及生命。

③ 护理：a. 观察。术后注意观察患者生命体征、伤口敷料及引流液，注意观察颈部情况，检查颈部软组织张力。b. 处理。如24 h伤口引流液超过200 mL，检查是否有活动性出血；若引流量大且呈淡红色，考虑有脑脊液漏发生，及时报告医生处理；患者颈部明显肿胀时，报告并协助医生剪开缝线、清除血肿，若血肿清除后呼吸仍不改善，应尽快实施气管切开术。

(3) 脊髓神经损伤：

① 原因：手术牵拉、周围血肿压迫均可损伤脊髓及神经。

② 表现：患者出现声嘶、四肢感觉运动障碍以及大小便功能障碍。

③ 护理：手术牵拉所致的神经损伤为可逆的，一般在术后1～2 d内明显好转或消失；血肿压迫所致的损伤为渐进性的，术后应注意观察，以便及时发现问题并处理。

(4) 植骨块脱落、移位：多发生在手术后5～7 d内，多为颈椎活动不当时椎体与植骨块间产生界面间的剪切力使植骨块移动、脱出。所以，颈椎术后应重视患者的活动指导。

8. 如何对该患者进行出院指导？

答 (1) 颈围至少佩戴3个月，坚持肢体功能锻炼，预防跌倒。

(2) 避免颈部受凉，外出时避免颠簸。

(3) 坚持功能锻炼：

① 术后当日开始按摩双下肢腓肠肌，由下至上，2～3次/d，30 min/次。

② 双手握力练习和手指屈伸练习：用力握拳和伸手指交替进行，双手握各种形状物体，如小皮球、木棒、杯子等；练手指及拇指的屈伸、手指内收、外展及协调动作。

③ 四肢关节肌肉活动练习：肘关节屈伸，肩关节内收、外展，腕关节屈伸，膝关节屈伸，踝关节背伸。

④ 术后1个月可练习颈后部肌肉，加强颈背肌力量。

(4) 术后继续佩戴颈托3个月，坚持肢体功能锻炼，预防跌倒。

(5) 术后3个月禁止做低头、仰头、旋转等动作。避免高枕、软枕，保持颈部功能位。避免长时间看电视、看书、看电脑，防止颈部疲劳过度。

(6) 颈托护理：① 保持颈托清洁，定时清洗。② 防止颈托压伤皮肤，必要时内垫棉质治疗巾。③ 保持颈托松紧适中。

(7) 复诊时间：遵医嘱坚持复诊，一般1个月后门诊复查。如伤口出现红肿、渗液、疼痛、外伤等请立即就诊。

课程思政

颈椎病"盯"上青少年！中医教你怎么做

近年来青少年的颈椎健康状况不容乐观，学生学业紧张，长时间伏案读书写字、使用电脑等，加上姿势不正确，日积月累，导致颈肩肌肉劳损、颈椎变形，使青少年颈椎病发病率呈上升趋势，颈椎病呈现低龄化。据《2023年中国退行性脊柱健康报告》："90后"成为被颈椎病困扰的"主力军"，19岁以下人群颈椎病TGI值为92，20～29岁人群中颈椎病TGI值为122.75。百度健康医典平台开展的颈腰椎健康调研结果显示：学生和专业技术人员自认为患有颈椎病的比例＞50%。

中医护理在颈椎病患者中的应用越来越广，常用的有耳穴压豆、中药敷贴和八段锦等，具有操作简便、无创，不良反应少，舒适度高，依从性好，患者可自行操作等优势。

(1) 耳穴压豆：将王不留行籽贴于耳朵穴位上，通过按压穴位产生刺激。颈椎病患者常用穴位有颈、颈椎、肩、神门、交感、皮质下、心等。患者每日自行按压，每穴每次5 s，按压3次/d，3 d后更换另一侧耳朵交替治疗。

(2) 中药敷贴疗法：中药热敷可将药物渗透到皮肤中，疏通经络、祛寒舒痹，透出寒气、邪气，起到扩张血管、加速血液循环的作用，常用的穴位有双天宗穴、大椎穴、风池穴、肩颈穴等。

(3) 八段锦：练习八段锦可防治慢性疾病、缓解患者痛苦、调节心理健康，提高患者生活质量。目前八段锦有多种改良式，如坐式八段锦、卧式八段锦、Q版八段锦等。

(4) 按摩：常用的按摩穴位有大椎穴、风池穴、风府穴、肩井穴等。

通过中医护理的方法，青少年可以在日常生活中轻松预防颈椎病。除中医护理外，青少年还应培养良好的生活习惯，包括正确的坐姿、适度的运动和减少低头使用电子设备的时间。综合考虑多方面因素，才能真正预防颈椎病，让青少年拥有健康的颈椎和更好的生活质量，使他们在健康的环境中茁壮成长。

第三节　膝关节骨性关节炎

一、案例导入

一般资料：患者，女，59岁。

现病史：患者右膝疼痛活动受限10年余加重1年入院。右膝关节DR示：右膝关节退行性病变，右膝骨性关节炎。门诊遂拟"右膝原发性单侧膝关节病"收治入院。查体：右膝稍肿胀，内翻畸形，右膝间隙压痛(＋)，右膝关节屈曲伸直活动受限，右膝活动度10°～110°，双下肢末梢血运尚可，浅感觉存在。

完善相关检查后，患者于入院第3天在腰麻下行右侧全部膝关节置换术，术中出血约100 mL，术后安返病房。情绪平稳，右膝伤口敷料干燥无渗血，留伤口引流管1根，予妥固定，右下肢抬高位，足背动脉搏动可触及，末梢血运良好。

辅助检查：下肢血管彩超示：双下肢动脉硬化，双下肢深静脉未见明显异常。超声心动图示：升主动脉增宽，左房增大，左室充盈异常，左室收缩功能正常。

主要治疗：严密监测生命体征，观察引流，完善血常规、肝肾功能、电解质、凝血功能等相关检查。予静脉滴注头孢呋辛钠预防性抗感染、氟比洛芬酯注射液镇痛、那屈肝素钙注射液预防血栓等对症处理。

其他史：高血压病史10年。

二、临床问题解析

1. 该患者被诊断为膝关节骨性关节炎，什么是骨性关节炎？

答 骨性关节炎是一种以关节软骨损害为主，并累及整个关节组织的最常见的关节疾病，最终发生关节软骨退变、纤维化、断裂、缺损及整个关节面的损害。

2. 膝骨性关节炎的病因有哪些？

答 (1) 慢性劳损：长期不良姿势，负重用力，体重过重，导致膝关节软组织损伤。

(2) 肥胖：体重的增加和膝骨性关节炎的发病成正比。肥胖也是病情加重的因素，肥胖者体重下降则可以减少膝骨性关节炎的发病。

(3) 骨密度：当软骨下骨小梁变薄、变僵硬时，其承受压力的耐受性就减弱，因此骨质疏松者出现骨性关节炎的几率就会增加。

(4) 外伤和力的承受：经常的膝关节损伤，如骨折、软骨、韧带的损伤。

知识链接

常见的关节炎

(1) 骨性关节炎(osteoarthritis，OA)：骨关节炎是最常见的关节炎类型，主要影响负重关节，如膝关节、髋关节和脊柱。其主要特征是关节软骨的逐渐退化和磨损，导致关节表面变得粗糙，关节间隙变窄，进而引发疼痛、僵硬和功能障碍。

(2) 类风湿性关节炎(rheumatoid arthritis，RA)：类风湿性关节炎是一种自身免疫性疾病，主要影响关节的滑膜组织。滑膜炎症导致关节肿胀、疼痛，并逐渐破坏关节软骨和骨骼，最终导致关节畸形和功能障碍。

(3) 感染性关节炎(infectious arthritis)：感染性关节炎是由细菌、病毒或真菌等微生物侵入关节引起的。它可以是急性的，也可以是慢性的，取决于病原体的种类和机体的免疫反应。常见的病原体包括金黄色葡萄球菌、链球菌、淋球菌等。

(4) 创伤性关节炎(traumatic arthritis)：创伤性关节炎是由关节内或关节周围骨折、脱位等创伤引起的。这些创伤可能导致关节面不平整、关节内软骨损伤或关节稳定性下降，进而引发关节炎。

(5) 痛风性关节炎(gouty arthritis)：痛风性关节炎是由于尿酸盐结晶沉积在关节内引起的。尿酸盐结晶可以刺激关节滑膜组织，引发炎症反应，导致关节红肿、疼痛。痛风性关节炎通常与嘌呤代谢异常和尿酸排泄减少有关。

除以上几种关节炎外，还包括如强直性脊柱炎(主要影响脊柱和骶髂关节)、反应性关节炎(与某些感染或免疫性疾病相关)、幼年特发性关节炎(主要影响儿童)等。

每种关节炎都有其特定的诊断方法和治疗方案。因此，对于疑似关节炎的患者，应尽早进行全面的评估，包括详细的病史询问、体格检查、实验室检查和影像学检查等，以明确诊断并制定个性化的治疗方案。

3. 膝关节骨性关节炎的临床表现有哪些？

答 关节疼痛和关节活动受限是最常见的临床症状。

(1)疼痛。① 早期症状：主动伸、屈膝关节时，引起髌骨下摩擦感及疼痛。这种疼痛在上、下楼梯或坐位站起等动作中尤为明显，因为此时股四头肌收缩会引起髌骨下疼痛及摩擦音。疼痛最早出现于膝关节的运动中，并逐渐发展为持续性的疼痛。② 晚期症状：晚期患者可能出现持续疼痛，甚至在休息时也感到疼痛(休息痛)。这种疼痛可能因受冷或生活环境潮湿等因素而加重。

(2) 肿胀。膝关节骨性关节炎患者常常出现关节肿胀的症状。肿胀可能是病变后期关节的滑膜和关节囊受脱落的软骨碎片刺激，导致充血、水肿、增生、肥厚、滑液增多，从而产生滑膜炎。此外，滑膜肥厚、脂肪垫增大、骨质增生、骨赘形成等也可能导致肿胀。

(3) 僵硬。膝关节骨性关节炎患者常常出现晨僵现象，即早晨起床时关节僵硬，活动不灵活。但晨僵现象一般持续时间较短，活动后可缓解。

(4) 活动受限。随着病情的加重，膝关节骨性关节炎患者可能会出现关节活动受限的症状。膝关节屈伸角度明显降低，严重影响患者的日常生活和工作。

(5) 畸形。病情严重的患者还可能出现关节畸形，如O型腿、X型腿等。这是关节软骨损伤殆尽，关节面不稳，导致关节变形。

(6) 其他症状。部分患者还可能出现关节内软骨损伤殆尽、关节面不稳、活动时可闻及骨擦音等症状。晚期患者还可能出现肌肉萎缩、关节内游离体等症状。

4. 膝关节骨性关节炎的治疗方法有哪些？

答 膝关节骨性关节炎的治疗是一个综合性的过程，旨在缓解疼痛、改善关节功能、延缓病情进展，并提高患者的生活质量。

(1) 非药物治疗。① 患者教育：对患者进行教育，使其了解疾病的性质、治疗目的和预后，增强治疗信心，积极配合治疗。② 减轻负重：适当减轻膝关节的负担，避免频繁地爬楼梯、爬山等加重膝关节负担的活动。③ 功能性锻炼：进行合理的功能锻炼，如直腿抬高训练、空中自行车运动、慢跑、骑自行车、游泳等，这些运动有助于提升膝关节周围肌肉和韧带的强度，提高关节的稳定性，延缓关节的退变和磨损。同时，应减轻自身体重，以减轻膝关节的负荷。

(2) 药物治疗。① 口服药物：非甾体类抗炎药(NSAIDs)，如布洛芬缓释片、尼美舒利分散片等，具有抗炎、镇痛的效果，是膝关节骨性关节炎的常用药物。但需注意其胃肠道和心血管等副作用。② 改善病情类药物，如双醋瑞因、氨基葡萄糖类药物等，这些药物可以修复或保护关节软骨，延缓病情进展。③ 外用药物，如膏剂、贴剂等，适用于病情较轻的患者，可局部缓解疼痛。④ 注射药物：关节腔内注射，如透明质酸钠(玻璃酸钠)，可以保护关节软骨，减少摩擦，缓解疼痛。⑤ 皮质类固醇：关节腔内注射皮质类固醇可以消炎止痛，但需注意其潜在的副作用，如感染、软骨损伤等。

(3) 物理因子治疗。物理因子治疗可改善关节血液循环、增进代谢、消炎、消肿、镇痛。根据病情的不同阶段，可以选择不同的物理治疗方法，如急性发作期可采用无热量超短波或脉冲短波电疗、半导体激光照射治疗或冷疗等；慢性期则可选用微热量短波或超短波、微波、脉冲磁疗、低频调制中频电疗、干扰电疗、红外线照射、蜡疗等。

(4) 辅助器具的应用。根据功能障碍的程度选用适当的辅助器具，如增加马桶的高度，淋浴间添置把手，使用拐杖、助行器、支架、轮椅等，以减轻受累关节的重力负荷。对于膝关节内翻或外翻畸形明显的患者，可采用相应的矫形支具或矫形鞋，以改变负重力线，平衡各关节面的负荷。

(5) 手术治疗。当非手术治疗不能有效控制症状，影响患者生活质量时，可酌情考虑手术治疗。手术方法包括关节镜清理术、截骨术、骨融合术、关节成形术和关节置换术等。其中，全膝关节置换术是治疗膝关节骨性关节炎的一种常用且有效的手术方式，适用于关节严重破坏、畸形且功能受限的患者。

拓展阅读

关节镜手术、人工关节置换术、部分关节置换术的适应证

(1) 关节镜手术的适应证：关节镜手术治疗仅有疼痛症状的膝关节OA短期有效，中长期疗效与保守治疗无明显差异。推荐采用关节镜清理术治疗伴有绞锁症状的膝关节OA。

(2) 人工关节置换术的适应证：对其他干预措施疗效均不明显的重度OA患者推荐行人工关节置换术，同时应考虑患者的具体情况、主观意愿及预期。

(3) 部分关节置换术的适应证：对于其他治疗效果不佳的单纯髌股关节OA，推荐选择髌股关节置换术。对于胫股关节单间室OA且符合适应证的患者，推荐选择单髁置换术。

5. 如何对该患者进行围术期护理？

答 (1) 术前护理：

① 心理护理：向患者讲解手术目的及意义、麻醉及手术过程、日常护理注意事项等，使其做好心理准备，从而减轻恐惧感，积极配合治疗护理。

② 术前评估：

a. 过敏史，本人及家族健康史。

b. 内科疾病风险评估：高血压控制在160/100 mmHg以下，血糖控制在8.0 mmol/L以下；心力衰竭稳定3～4周后；心梗在6个月以上无心绞痛发作；查三大常规、血沉、C反应蛋白，排除感染性疾病。

c. 检查有无脊柱、髋或踝关节疾病，有无下肢静脉曲张，膝关节周围有无皮肤破损、红肿，有无疮、疖等。

③ 指导患者训练深呼吸、扩胸运动、有效咳痰、床上大小便、三点式抬臀方法（健肢脚、两手为支撑）等，预防术后坠积性肺炎、尿潴留及便秘的发生。

④ 指导患者熟练掌握肌肉训练及关节活动的方法，包括股四头肌等长等张收缩练习、直腿抬高、膝关节屈伸及踝关节活动练习，以便术后功能锻炼。

(2) 术后护理：

① 病情观察：心电监护，持续吸氧，严密观察患者意识、面色、生命体征、尿量的变化，并详细记录，如有异常及时报告医生。

② 体位护理：术后去枕平卧6 h；小腿或踝部垫软枕，抬高患肢20°～30°，腘窝悬空，膝关节保持过伸位，有利于静脉淋巴回流、减轻肿胀及疼痛。避免患肢外旋压迫腓总神经。

③ 末梢血运观察：密切观察患肢末梢皮肤温度、颜色、足背动脉搏动、肿胀、感觉及运动情况。

④ 引流管护理：观察引流管是否通畅，引流管堵塞时，关节腔内积血、积液增加，导致膝部明显肿胀、疼痛。及时通知医生，进行引流管再通，减轻腔内压力。记录引流液的色、量、性质及伤口渗血情况。术后24～48 h后，引流量每日＜50 mL，即可拔管。

⑤ 疼痛护理：动态评估疼痛，术后膝部冷敷24 h以减轻肿胀及疼痛，并采用多模式及个体化镇痛措施。

⑥ 功能锻炼指导：待麻醉清醒后即可指导患者行踝泵运动及股四头肌等长收缩练习。循序渐进，增加膝关节屈伸练习及直腿抬高运动。指导患者正确使用助行器，进行步态训练。

6. 多模式镇痛在全膝关节置换术（TKA）围术期如何应用？

答 (1) 术前预防镇痛加入TKA多模式镇痛方案：预防镇痛是指在术前给予一种或几种药物干预，降低外周和中枢敏化，从而降低伤害性刺激引起的痛觉过敏和痛觉异常，达到减少术后镇痛药物使用的一种镇痛方法。在TKA术前进行预防镇痛，目的是降低由手术切口或手术操作引起的外周和中枢神经系统的疼痛敏感性，可改善患者术后疼痛反应，降低术后慢性神经性疼痛的风险。

(2) 围术期改善患者睡眠减轻TKA术后疼痛：接受 TKA 的患者术前多伴有睡眠障碍。术后的功能康复与睡眠的质量或时长呈正相关，在优化镇痛方案时应评估患者围术期的睡眠障碍、同时进行必要的催眠及抗焦虑治疗。对拟接受TKA手术的患者要重视并积极改善其睡眠状态。目前常用于改善TKA患者围术期睡眠的药物有艾司唑仑、唑吡坦、佐匹克隆、褪黑素等。同时需关注患者使用后的跌倒风险。

(3) TKA术后应用冷疗镇痛：冷疗是一种简单经济的物理治疗手段，通过在皮肤外围使用冰袋或冷水等手段降低皮肤温度，有效减少创伤局部的炎症反应、水肿和失血。冷疗能够在减少局部炎症递质释放的同时，减慢神经信号的传导，从而减轻患者疼痛。建议将冷疗用于减轻TKA术后疼痛，疗程可适当延长至术后2周，但应注意避免皮肤直接接触冷疗设备和长时间使用。

知识链接

中医在减轻TKA术后疼痛中的应用

(1) 中医耳贴镇痛。耳穴贴是我国传统医学手段,越来越多的循证医学工作证实其有一定辅助镇痛疗效。其主要机制是通过刺激耳部特定穴位,刺激痛觉感受器释放内啡肽、脑啡肽等物质,提高痛阈,减轻疼痛程度。

(2) 针灸镇痛。针灸是我国传统医学技术的瑰宝,目前世界范围内对电针灸及针灸配合电刺激手段的认可度较高,用于治疗急慢性疼痛。其主要机制是电针灸通过刺激外周-中枢神经产生一系列生物活性化学物质,下调疼痛信号传导,调节神经—免疫—内分泌系统进而产生镇痛、抗炎的作用。对进行TKA的患者辅助使用电针灸镇痛治疗以减轻疼痛。实施过程中需关注医源性感染风险。

7. 该患者术后可能发生什么并发症?

答 (1) 关节腔感染。观察体温变化,术后第5天如体温持续高于37.5℃、局部肿胀、切口红肿等,应考虑感染的可能。立即复查血常规、C反应蛋白(CPR)等,必要时关节腔穿刺液培养加药敏,监测患膝局部变化,遵医嘱应用抗生素。

(2) 下肢深静脉血栓。观察患肢有无肿胀、疼痛、麻木、“股青肿”、“股白肿”等表现,如发现异常及时报告医生。

(3) 关节僵直。肿胀、疼痛、炎症,使患肢活动受限、膝关节的功能训练不能如期进行,可导致膝关节粘连而僵直。因此要及时控制疼痛,鼓励、督促患者坚持功能锻炼。

(4) 假体松动。① 1～5年出现的松动:表现为不明原因的膝关节疼痛、行走受限,绝大多数是因为感染导致的,但感染局部表现往往不明显,需要高度警惕,建议查相关炎症指标。② 8～10年出现的松动:在排除感染的前提下,首先考虑下肢力线不良导致的机械磨损,激活无菌性炎症,使局部骨质吸收引起松动。表现为膝关节活动时疼痛、行走受限明显,应及时就医,必要时给予翻修。③ 15年以上出现的松动:已达到理论上使用寿命,建议翻修。

8. 指导患者预防膝关节炎加重的方法?

答 (1) 保持健康体重。体重过重会增加膝关节的负担,加速关节软骨的磨损。因此,保持健康的体重对于预防膝关节炎至关重要。通过合理的饮食和适量的运动来控制体重,避免肥胖对膝关节造成过大的压力。

(2) 注意姿势与活动方式。① 正确姿势:无论是走路、站立还是坐着,都应保持正确的姿势,避免膝关节长时间处于扭曲或过度受力的状态。② 避免长时间下蹲:下蹲时膝关节的负重是自身体重的3～6倍,长时间下蹲会显著增加膝关节的负担。因此,应尽量避免长时间下蹲,如果必须下蹲,最好改为低坐位。③ 变换姿势:长时间坐着或站着时,应经常变换姿势,防止膝关节固定一种姿势而用力过大。

(3) 适量运动与锻炼。① 适量运动:适量的运动可以增强肌肉力量,改善关节的稳定性,从而预防膝关节炎。建议选择对膝关节负担较小的运动方式,如游泳、骑自行车等。② 做好运动准备:在参加体育锻炼前,应做好充分的准备活动,轻缓地舒展膝关节,让膝关节充分活动开以后再进行剧烈运动。③ 功能锻炼:膝关节的功能锻炼也很重要,可以选择一些增强大腿肌肉群的运动,如床上空蹬自行车、直腿抬高等。

(4) 注意防寒保暖。膝关节遇到寒冷时,血管收缩,血液循环变差,容易加重疼痛。因此,在天气寒冷时应注意保暖,必要时戴上护膝以防止膝关节受凉。

(5) 合理饮食。饮食合理对身体能起到调理作用。应多吃含蛋白质、钙质、胶原蛋白的食物,如牛奶、奶制品、大豆、豆制品、鸡蛋、鱼虾等。这些食物既能补充蛋白质和钙质,还能防止骨质疏松,从而有助于预防膝关节炎。

9. 如何对该患者进行出院指导及随访？

答 (1) 医护团队、患者及其家属共同制定出院计划，护士给予详尽的出院宣教，包括出院标准、心理与康复的关系、饮食及注意事项、继续药物治疗的注意事项、功能锻炼、家属或陪护的照护教育、复查时间、随访时间安排和再入院的途径等。

(2) 护士根据随访计划、出院随访评估情况实施随访工作，随访内容包括对患者出院后的治疗效果、病情变化、康复情况、心理状况实施指导及监控，宣传、指导患者执行相关用药、康复锻炼等健康教育，同时征求患者对本次住院的满意情况。必要时指导患者到门诊就诊随访。

拓展阅读

互联网在膝关节健康中的广泛应用

(1) 膝关节疾病的远程医疗与咨询。远程医疗服务：通过互联网，患者可以远程咨询医生，获取膝关节疾病的诊断建议和治疗方案。这种方式不仅方便了患者，还缓解了医疗资源紧张的问题。患者可以通过在线课程、视频讲座等方式学习如何预防膝关节疾病、改善膝关节功能以及康复训练。

(2) 膝关节运动治疗与康复：

① 个性化运动处方：基于互联网的运动治疗平台可以根据患者的具体情况，制定个性化的运动处方，帮助患者通过锻炼来缓解疼痛、改善关节功能。这些平台通常结合了先进的数字健康技术(DHT)，如远程医疗、可穿戴活动追踪器(WAT)和虚拟现实技术(VRT)等，以提高运动治疗的效果和患者的依从性。

② 康复进度跟踪与反馈：患者可以通过智能手机应用程序或在线平台记录自己的运动数据和康复进度，并获得专业的反馈和指导。这有助于患者及时调整运动计划，确保康复效果。

(3) 膝关节手术辅助与导航：

① 计算机辅助导航系统：在膝关节置换等手术中，计算机辅助导航系统可以提供精确的手术指导和定位，帮助医生实现毫米级的精准操作。这不仅可以提高手术的成功率和安全性，还可以缩短手术时间和减少术后并发症。

② 数字化手术规划：医生可以通过互联网获取患者的影像学资料，并利用数字化手术规划软件进行术前模拟和规划。这有助于医生更好地了解患者的病情和手术需求，制定更合理的手术方案。

(4) 膝关节健康与档案管理。患者可以在日常生活中佩戴可穿戴设备(如智能手环、健康监测器等)，实时监测自己的膝关节健康状况和运动数据。这些数据可以通过互联网传输到医生或健康管理平台，以便医生及时了解患者的病情变化并调整治疗方案。互联网还可以帮助患者建立自己的膝关节健康档案，记录每次就医、检查和治疗的详细情况。这有助于医生全面了解患者的病史和治疗过程，为患者提供更加个性化的医疗服务。

第八章 神经系统疾病护理

第一节 脑 梗 死

案 例 一

一、案例导入

一般资料：患者，男，65岁。

现病史：患者10月21日早上约8:00起床后摔倒，后背着地（头部未着地），自觉左侧肢体无力，无法站立，伴口齿不清，无头晕、头痛、视物不清、恶心、呕吐，无意识不清、肢体抽搐、大小便失禁。家人发现后送医院急诊中心，测血压140/80 mmHg，行头颅CT平扫示：多发腔隙性脑梗死、脑萎缩。予奥扎格雷钠、川芎嗪、醒脑静、辛伐他汀片治疗。10月22日14:00患者突然出现左侧肢体无力加重，反应迟钝。遂行头颅MRI+DWI检查，提示：右侧基底核新鲜梗死灶。为进一步诊治于10月22日18:00急诊以"脑梗死"收治入院。体格检查：体温36.2℃，呼吸18次/min，脉搏74次/min，血压140/80 mmHg。神志清楚，反应迟钝，时间、地点、人物定向力可，查体合作，口齿不清，对答切题；双侧瞳孔等大等圆，直径3 mm，对光反应存在，双眼睑无下垂，双侧眼裂对称，眼球各方向运动好，无眼震，角膜反射存在；双侧额纹对称，左侧鼻唇沟浅，伸舌偏左，咽壁反射减退；双侧颜面部、肢体针刺觉对称。左侧肢体肌张力减退，右侧肢体肌张力正常。左侧肢体肌力0级，右侧肢体肌力5级，四肢腱反射（++），双侧Hoffmann征（－），左侧Babinski征（+），右侧Babinski征（－），颈软，凯尔尼格征（－），布鲁津斯基征（－），右侧指鼻试验、跟膝胫试验稳准，左侧不能配合。

相关评分：NIHSS评分10分；洼田饮水试验2级（可疑）；压疮评分15分。

辅助检查：10月20日，血常规：RBC 4.5×10^{12}/L，WBC 7.86×10^{9}/L，N 89.8%，Hb131 g/L，PLT125×10^{9} L；血糖6.9 mmol/L；血脂：载脂蛋白Al（ApoA1）0.83 g/L，载脂蛋白B（ApoB）0.62 g/L；肝肾功能：总胆红素（TBIL）31.5 μmol/L，直接胆红素（DBIL）17.7 μmol/L，总蛋白（TP）59.7 g/L，白蛋白（ALB）33.4 g/L，前白蛋白（PA）0.19 g/L，余未见异常；血清电解质及凝血功能未见异常；头颅CT示：多发腔隙性脑梗死、脑萎缩；ECG：心电图未见异常。

10月22日，影像学检查。MRI/MRA：右侧大脑中动脉M1段明显狭窄、闭塞，周围见少量侧支血管；右侧后交通动脉局部狭窄；右侧椎动脉上段多发狭窄。颈部血管超声：两侧颈动脉分叉处斑块形成；两侧下肢动脉斑块形成；椎动脉、上肢动脉、上肢静脉、下肢静脉未见明显斑块及异常血流信号。TCD：基底动脉、双侧椎动脉供血不足；颅内血管弹性减退。

主要治疗：给予抗血小板聚集（硫酸氢氯吡格雷片75 mg每日1次，口服）、调脂固斑（阿托伐他汀20 mg每日1次,口服)、改善脑循环(长春西汀30 mg、杏丁30 mL每日1次,静脉滴注)、改善脑代谢(醒脑静20 mL 每日1次,静脉滴注)、保护胃黏膜预防应激性溃疡(泮托拉唑80 mg每日1次,静脉滴注)治疗。

其他史:患者4年前体检时发现高血压,最高达155/90 mmHg,平素口服左氨氯地平片1粒(每日1次),血压控制在120/80 mmHg左右。否认TIA、糖尿病、心脏病史。无手术、外伤史,无药物过敏史,否认输血及血制品史。

二、临床问题解析

1. 根据现病史的描述,应该如何总结该患者的主诉?

答 根据现病史的描述,该患者最主要的表现是突发左侧肢体无力,同时伴有口齿不清。经对症处理后病情稳定,但次日左侧肢体无力突然加重,并出现了反应迟钝等表现。因此,可以将其主诉概括为:"左侧肢体无力伴口齿不清1天,加重4 h"。

2. 根据现病史的描述,如何分析判断病情的前后变化?

答 患者晨起后摔倒,根据后面的描述,分析为左侧肢体无力所致。患者摔倒时是后背着地,头部未着地,提示头部未受到冲击。患者急性起病,突然出现左侧肢体无力,伴言语不清,为脑血管意外的典型特点。所测血压在正常范围,结合患者为老年男性,应考虑脑梗死的可能性较大。在就诊过程中,医生直接采用了鉴别脑血管意外最常用的检查方法——头颅CT,但脑梗死患者发病24 h内一般无明显影像学改变;该患者CT平扫结果提示:多发腔隙性脑梗死、脑萎缩,仅说明其存在陈旧性的小梗死灶,故医生予奥扎格雷钠、川芎嗪、醒脑静等药物抗血栓、改善脑部微循环。经以上处理病情平稳,但之后患者又出现左侧肢体无力加重,伴反应迟钝,说明病情有了新的变化。医生第二次接诊时推测其有新梗死灶形成的可能,遂行头颅MRI+DWI(弥散加权成像)检查,其结果显示,该患者右侧基底核出现了新鲜梗死灶。此项检查诊断早期脑梗死的敏感性为88%~100%,特异性达95%~100%,其优点在于能早期(发病2 h内)显示缺血组织的部位、范围,甚至可显示皮质下、脑干和小脑的小梗死灶,具有较好的诊断学意义。

知识链接

脑梗死的基本类型及病理生理过程

脑梗死又称缺血性脑卒中(cerebral ischemic stroke),是指因脑部血液供应障碍,缺血、缺氧所导致的局限性脑组织的缺血性坏死或软化。

临床常见类型有脑血栓形成、腔隙性脑梗死和脑栓塞等。脑血栓形成是在脑动脉粥样硬化等动脉壁病变基础上,由于动脉狭窄,管腔内逐渐形成血栓而最终阻塞动脉所致,其病理生理过程包括以脑动脉粥样硬化斑块形成过程为主的脑动脉病变期和脑动脉内血栓形成伴有脑组织缺血坏死的脑组织损伤期。当大脑半球或脑干深部的小穿支动脉血管壁发生病变时,易导致管腔闭塞,形成小的梗死灶,直径多在0.2~15 mm,并呈多发性,坏死组织被吸收后可残留小囊腔,故称为腔隙性脑梗死(lacunar infarction)。脑栓塞则是因各种栓子(如心腔内脱落的血栓,异常的液体、气体)随血流进入颅内动脉后使血管腔急性闭塞或严重狭窄,导致相应供血区脑组织发生缺血坏死及功能障碍的一组临床综合征。

脑梗死闭塞的血管内可见粥样硬化或血管炎性改变、血栓形成或栓子。脑血栓形成后,动脉供血减少或完全中断。若侧支循环不能有效代偿,病变动脉区的脑组织则缺血、水肿、坏死、软化,3~4周后液化坏死的脑组织被清除,脑组织萎缩,小病灶形成胶质瘢痕,大病灶则形成中风囊。

3. 在下一步的健康史采集中,还应关注哪些关键信息?

答 在下一步健康史采集过程中,应着重询问以下关键信息:① 日常生活状况:重点询问其饮食及运动习惯,注意是否喜欢高盐高脂饮食,有无规律的运动习惯,是否以静坐为主,有无烟酒嗜好等。② 既往史:首先应询问患者既往是否有短暂性脑缺血发作(transient ischemic attack，TIA)发作史，本次发作是否为首次发作，与之前的TIA 发作时的表现有何不同。其次，既往是否有颈动脉狭窄、动脉粥样硬化、高血压、高脂血症、糖尿病等病史以及所采取的措施及控制情况等。③ 家族史：患者的双亲、兄弟姊妹是否有高血压、高血脂、动脉粥样硬化、糖尿病等病史以及相同疾病病史。④ 心理-社会状况：患者突然起病，出现左侧肢体瘫痪、言语不清，易产生焦虑、紧张以及自卑等情绪，因此，应注意观察患者的情绪状态，了解患者平时的应激状况与应对能力，了解和观察家庭支持状况，以及有无经济负担等。待患者情况稳定后再进一步了解患者对疾病相关知识的掌握情况以及行为意向等。

拓展阅读

短暂性脑缺血发作

短暂性脑缺血发作(TIA)，俗称“小卒中”，是指由于脑、脊髓或视网膜局灶性缺血所致的短暂性神经功能缺损发作，疾病程度未达到急性脑梗死的程度，但是与缺血性卒中有着密切关系，且近期发生卒中的风险很高。

TIA患者可突然出现身体一侧麻木、无力、视力下降、言语障碍等症状。症状持续时间短，一般在1 h内恢复，不遗留永久的损害或梗死灶。

4. 该患者体格检查及辅助检查的重点是什么？

答 (1) 体格检查。神经系统的专科检查，包括神志、语言、瞳孔大小、对光反射检查，是否有定向障碍，双侧眼球有无震颤，口角有无歪斜，伸舌是否居中，咽反射是否正常，还应注意四肢肌力、肌张力、生理反射、病理反射以及脑膜刺激征的检查。也可以采用美国国立卫生研究院卒中量表(NIH stroke scale，NIHSS)对患者神经系统功能受损的情况进行综合的评估。对患者的吞咽功能常可采取洼田饮水试验等进行更准确的判断。脑卒中患者因肢体活动受限，存在较高的跌倒风险，因此应对其日常生活能力和跌倒风险进行评估。如因肢体乏力、卧床时间增加，还应常规应用Braden压疮危险因素评分量表评估其压疮风险。

(2) 辅助检查。患者已行头颅CT及磁共振成像检查，还需完善其他相关实验室检查，重点进行血常规、血糖、血脂、肾功能、凝血功能、血液流变学等的检测，以利发现脑梗死的危险性因素，并对病因进行鉴别。

知识链接

美国国立卫生研究院卒中量表(NIHSS)

1989年，Thomas 等为了开展急性脑卒中的治疗研究，设计了一个包含15个项目的神经功能检查量表，它是从3个量表(toronto stroke scale，oxbury severity scale，cincinnati stroke scale)中选取有意义的项目组成的1个量表，包含每个主要脑动脉病变可能出现的神经系统检查项目，同时从Edinburg 2昏迷量表中选取两个项目来补充精神状态检查。后经过美国国家神经疾病和卒中研究所(NINDS)的研究人员讨论，又增加了感觉功能、瞳孔反应和足底反射项目。该量表使用简单，评分时间为2 min，被护士和医生广为接受，可在同一天内多次测量患者。神经科医生、研究人员、护士之间的重测信度差异无统计学意义，内容一致性好。经过与CT结果和3个月结局相结合所开展的相关性研究，此量表有很好的效度。

5. 患者入院后的医疗诊断是什么？其诊断依据有哪些？

答 患者的医疗诊断：脑梗死(右侧基底核区)，高血压1级(极高危)。其诊断依据：① 患者为老年男性。② 急性起病。③ 以左侧肢体无力伴言语不利为主要症状。④ 查体见口齿不清，左侧鼻唇沟浅，伸舌偏左，左侧肢体肌张力减退，左侧肢体肌力0级。⑤ 发病时无明确诱因，不伴头痛、呕吐等严重颅内压增高症状。

⑥ 头颅MRI+DWI提示右侧基底核新鲜梗死灶。基底核是位于大脑深部、脑干之上的一群神经核,此区域梗死灶如累及传导束,可出现病灶对侧肢体瘫痪。因此,可定性诊断为脑梗死,定位诊断为右侧基底核区。⑦ 患者既往有高血压病史4年余,最高达155/90 mmHg,结合脑血管病等靶器官损害,故高血压1级(极高危)诊断明确。

6. 患者目前存在的主要护理问题有哪些?

答 (1) 躯体活动障碍(impaired physical mobility)。与运动中枢损害致肢体瘫痪有关。患者起病时的主要症状是起床后摔倒,左侧肢体无力,无法站立,入院前4 h又出现左侧肢体无力加重,行头颅MRI+DWI 检查,提示:右侧基底核新鲜梗死灶。因此,患者左侧肢体活动障碍与之有关。

(2) 语言沟通障碍(impaired verbal communication)。与大脑语言中枢受损有关。患者起病时的症状之一是口齿不清,但回答切题,属于构音障碍。基底核梗死灶引起脑性瘫痪,使患者与人沟通困难。

(3) 进食自理缺陷(feeding self-care deficit)。与延髓性麻痹致吞咽障碍有关。在体格检查中发现患者左侧鼻唇沟浅,伸舌偏左,咽壁反射减退;洼田饮水试验2级(可疑),因此患者目前存在进食自理缺陷。

拓展阅读

常见吞咽训练方法

(1) 点头样吞咽训练。进食后先初步吞咽,然后是颈部后屈,继而使颈部尽量前屈,形似点头,同时做空吞咽动作。此法在颈部后屈的时候,会使厌软骨变得狭小,残留食物可被挤出,在颈部前屈时空吞咽后有利于去除口腔中残留食物。

(2) 侧方吞咽训练。吞咽时,嘱患者向左、向右转动头部,然后偏向一侧做吞咽动作。此法有利于去除残留在梨状隐窝内的食物。

(3) 颈部旋转吞咽训练。进食吞咽时,头颈部尽量向患侧旋转,使梨状隐窝变浅,使食团移向健侧,做有效吞咽。此法有利于关闭患侧气道,避免误吸。

(4) 空吞咽与交互吞咽训练。每次进食吞咽后,反复多做几次空吞咽动作,使食物全部咽下后再进食。或者每次进食吞咽后饮少量的温开水(2 mL左右),此法称为交互吞咽,既有利于刺激诱发吞咽反射,又能达到去除咽部残留食物的目的。

(4) 如厕/沐浴自理缺陷(toileting/bathing self-care deficit)。与运动中枢损害肢体瘫痪有关。由于运动中枢损害,患者左侧肢体肌张力减退,右侧肢体肌张力正常。左侧肢体肌力0级,右侧肢体肌力5级,四肢腱反射(++)。因此,患者在如厕/卫生方面存在自理缺陷。

(5) 有跌倒的危险(risk for falls)。用坠床/跌倒危险因子评估表评估患者的坠床/跌倒情况,总分11分,属于中度风险,有较大的坠床/跌倒致受伤的危险,应给予相应的预防措施。

(6) 知识缺乏(deficient knowledge)。缺乏疾病治疗、护理、康复和预防复发的相关知识。

(7) 有压疮的危险(risk for pressure ulcer)。与躯体活动受限及卧床有关。患者左侧肢体活动受限,且处于脑梗死急性期,需卧床休息。

(8) 潜在并发症。如肺部感染等。患者需要卧床休息,有发生坠积性肺炎的可能。

(9) 有失用综合征的危险(risk for disuse syndrome)。与肢体瘫痪、长期卧床/体位不当有关。脑血栓形成后,动脉供血减少或完全中断,患者起病2周以后症状仍逐渐发展,左侧肢体活动受限。若患者长期卧床不活动,或活动量不足及各种刺激减少,全身或局部的生理功能衰退,将出现肌肉萎缩、关节挛缩、深静脉血栓形成等症状。

7. 患者入院后的主要评估内容

答 (1) 主要症状与体征的变化。患者目前主要的症状和体征有吐词不清、饮水呛咳、左侧肢体肌张力及肌力减退，因此应重点评估患者的语言功能、吞咽-摄食功能、肌力及肌张力变化等。此外，还应注意有无病理反射及脑膜刺激征等，生命体征（特别是血压）及意识状态的变化。

知识链接

吞咽功能障碍评估方法——洼田饮水试验

洼田饮水试验（water swallow test）是一种通过观察患者饮水过程中的吞咽动作和表现，来评估其吞咽功能的方法（表8-1）。该实验要求患者按照一定量和一定速度饮用一定量的水，医生或评估者则观察患者的吞咽动作、有无呛咳、重复吞咽等表现，以判断其吞咽功能是否正常。

（1）适应证：脑卒中及疑有吞咽困难的患者。

（2）禁忌证：① 现存或可疑的误吸性肺炎。② 正在气管切开状态。③ 需要不断从气道抽出分泌物。④ 对自己的分泌物不能控制，严重流涎。⑤ 意识水平不稳定。

表8-1 洼田饮水实验检查方法及结果评定

患者端坐，喝下30 mL温开水，观察所需时间和呛咳情况	
分级	要点与说明
1级（优）	能顺利地1次将水咽下
2级（良）	分2次以上，能不呛咳地咽下
3级（中）	能1次咽下，但有呛咳
4级（可）	分2次以上咽下，但有呛咳
5级（差）	频繁呛咳，不能全部咽下
结果判定标准	正常：在5 s内喝完，分级为1级 可疑：饮水喝完时间超过5 s，分级为1～2级 异常：用茶匙饮用，每次喝1茶匙，连续两次均有呛咳属异常，分级为3～5级

（2）其他症状与体征的观察。饮食及睡眠情况；排便情况，注意有无便秘、排便困难等；患者的进食、如厕、个人卫生等需要是否得到及时满足；有无皮肤发红、破损等压疮的表现；下肢的皮肤颜色、温度，注意有无皮肤肿胀、皮肤温度下降等深静脉血栓形成的征象；肺部听诊，注意有无呼吸音粗糙、干湿啰音等；注意观察患肢的位置摆放，主动及被动功能锻炼的情况。

（3）药物疗效及不良反应的观察。因使用了溶血栓药和抗凝血药，应注意观察有无牙龈出血，皮肤瘀点、瘀斑等现象。必要的时候应监测出凝血时间、凝血酶原时间。应用调脂药易致肝肾功能损害，在用药过程中需严密观察有无少尿、黄疸现象，必要时监测肝肾功能。

（4）及时了解血常规、血糖、血脂、凝血功能、肝肾功能、血液流变学等辅助检查的结果。

（5）心理-社会状况。患者突然起病，出现言语不利、右侧肢体偏瘫，易产生焦虑、烦躁、自卑等情绪，应注意患者的心理情绪反应以及对疾病康复的信心，交流沟通的形式及有效性等。此外，随着病情的稳定和恢复，将逐渐开展早期的功能锻炼，应注意评估患者对相关康复知识的了解与配合情况；家属对康复训练相关知识的掌握情况等。

课程思政

重症康复：又一个生命奇迹

2024年4月4日，90岁的谢老伯突感右侧肢体无力，不能站立，同时伴有失语、恶心、呕吐、大小便失禁。第2天，症状仍无改善，即来医院就诊，门诊以“脑梗死”收治入院。临床诊断：脑梗死；右侧肢体活动障碍、言语障碍、平衡功能障碍、运动功能障碍、日常生活活动能力障碍、吞咽功能障碍。入院后，内科、中医科、康复科进行会诊，综合评估后，制定了个体化康复方案，运用中西医结合康复技术、运动疗法、作业疗法、针灸、推拿等进行治疗。康复目标如下：

(1) 近期目标：

① 控制血压，改善言语障碍、吞咽功能障碍。

② 增强肌力，促进肢体运动功能恢复。

③ 促进血液循环，改善平衡功能障碍。

④ 增强患侧上下肢肌力、肌肉耐力，加强心肺功能。

(2) 远期目标：改善认知、言语功能障碍，实现独立行走，日常生活行动能力逐步恢复，减少家庭依赖，ADL能力改善。

经过一个疗程的中西医康复治疗，谢老伯康复效果明显，由入院时的因脑梗死右侧完全性偏瘫、右侧上下肢无活动能力、不能言语，到现在吞咽功能正常，饮水无呛咳，右侧肢体关节较之前灵活，可以轻松完成手势、握手等肢体动作；声音也变得洪亮，说话思路清晰、吐词也清楚，笑容也变多了，中西医康复治疗大大提升了谢老伯的生活质量。

案例二

一、案例导入

一般资料：患者，男，39岁。

现病史：患者于1月12日因晨起时突发头晕、左侧肢体无力、站立不稳遂来我院就诊。查体：神志清楚，精神欠佳，无发热、晕厥、意识障碍，无胸闷、气短及大小便失禁。入院时生命体征：体温36.5℃，脉搏80次/min，呼吸18次/min，血压129/80 mmHg。瞳孔：左 3.5 mm(+)，右 3.5mm(+)。肌力：左侧上下肢3级，右侧上下肢5级。

辅助检查：1月12日脑+颈动脉CTA示：左侧大脑中动脉M2段稍狭窄；1月13日头颅CT示：右侧基底节区脑梗死；1月15日头颅MRI示：右侧基底节区—侧脑室旁急性脑梗死。1月12日凝血酶原时间：21.6 s。1月13日中性粒细胞百分比：77.8%，血小板平均体积：12.6 fL，大血小板百分比：46.0%。

主要治疗：患者入院后在溶栓时间窗内，急查血凝结果后，1月12日9:30予以阿替普酶静脉溶栓，10:15溶栓结束，无口腔及皮肤黏膜出血，溶栓过程中患者神志清楚、呼吸平稳，双瞳孔正常，左侧肢体肌力3级，右侧肢体肌力正常。继续予抗凝、改善脑循环等药物治疗，密切观察病情，予心理护理、早期语言及肢体功能康复训练等护理，病情较前明显好转。目前患者食欲、睡眠及精神状态可，小便正常，大便每2天1次，为成形软便，无排便困难，应答自如，无头昏、头晕等不适，无恶心、呕吐。后查血压130/80 mmHg，左侧肢体肌力2级，经患者及其家属要求，同意其回家休养。出院带药：硫酸氢氯吡格雷片75 mg每日1次口服、阿托伐他汀20 mg每日1次口服。

其他史：高血压1级，未规律服药；胃泌素分泌过少未服药。

二、临床问题解析

1. 根据以上信息，该患者的初步医疗诊断结果是什么？

答 根据以上病史的描述，该患者初步的医疗诊断结果为：脑梗死，高血压1级。其诊断依据：患者为年轻男性；急性起病，主要症状为头晕、肢体无力；脑+颈动脉CTA示：左侧大脑中动脉M2段稍狭窄，头颅CT示：右侧基底节区脑梗死。

知识链接

脑血栓形成及脑栓塞的病因

(1) 脑血栓形成病因:脑动脉粥样硬化、脑动脉炎,其他:真性红细胞增多症、血小板增多症、弥散性血管内凝血、极少数不明原因。

危险因素:高血压、糖尿病、高脂血症、TIA病史、吸烟、饮酒、生活作息不规律。

(2) 脑栓塞的病因:根据栓子来源分为3大类:

① 心源性:房颤、心脏瓣膜病、感染性心内膜炎、心肌梗死、二尖瓣脱垂。

② 非心源性:动脉粥样硬化斑块脱落性栓塞、脂肪栓塞、空气栓塞、癌栓塞、感染性栓塞。

③ 来源不明。

2. 患者入院后就进行了静脉溶栓治疗,每个患者都可以使用这种治疗方法吗?

答 不是每个患者都可以进行静脉溶栓,要严格掌握静脉溶栓的适应证和禁忌证。

拓展阅读

静脉溶栓的适应证和禁忌证

(1) 溶栓适应证。① 尽早开始溶栓治疗。发病4.5 h以内(rt-PA)或6 h内(尿激酶)。② 年龄18~80岁。③ 脑功能损害的体征持续存在超过1 h,且比较严重,或症状持续性加重。④ 脑CT扫描排除脑出血,且无早期大面积脑梗死影像学改变。⑤ 基底动脉系统的脑梗死,因病死率极高,溶栓治疗的时间窗和适应证可以适当放宽,患者或家属应签署知情同意书。

(2) 溶栓禁忌证。① 既往有脑出血或出血性脑梗死;3个月内有头颅外伤史;3周内有活动性出血(如胃肠或泌尿系统出血);2周内进行过大的外科手术;1周内有不可压迫部位的动脉穿刺。② 临床神经功能缺损症状很快减轻或恢复。③ 活动性内出血或出血性体质和出血性疾病、凝血障碍性疾病;月经期、妊娠期或产后10 d以内;严重的肝、肾功能障碍或严重糖尿病患者;急性、亚急性细菌性心内膜炎患者。④ 口服抗凝药物及凝血酶原时间>15 s者,且国际标准化比值>1.5;48 h内接受过肝素治疗(部分活化凝血酶原时间超出正常范围)。⑤ 存在颅内动脉瘤、动静脉畸形、颅内肿瘤、蛛网膜下腔出血、脑出血。⑥ 近3个月有脑梗死或心肌梗死病史,但陈旧性腔隙性脑梗死未遗留神经功能体征者除外。⑦ 治疗前血压明显增高,收缩压>180 mmHg,或舒张压>110 mmHg。⑧血小板计数<100×10^9/L,血糖<2.7 mmol/L。⑨溶栓药物过敏或不能合作者。

3. 常用溶栓药物有哪些?

答 (1) 尿激酶(UK)。急性期(6 h内)溶栓常用量为50万~150万U,溶于0.9%氯化钠注射液100~200 mL,持续静脉滴注30 min。用药前、用药期间应做凝血功能的监测。有报道如下静脉给药:50万~150万U加0.9%氯化钠注射液100~200 mL,静脉滴注2 h内滴完。最初30 min可快速给药,待症状明显改善时,放慢静脉滴注速度。动脉溶栓治疗应遵循个体化原则,一般尿激酶为50万~75万U。禁用于严重高血压(血压>180/100 mmHg)、消化性溃疡、活动性肺结核、出血性疾病、手术及有外伤史患者。

(2) 重组人组织型纤溶酶原激活物(rt-PA)。rt-PA 0.9 mg/kg(极量为90 mg)静脉滴注,其中10%在最初1 min内静脉推注,其余持续静脉滴注1 h。用药期间及用药24 h内应严密监测患者。

知识链接

中国脑血管病临床管理指南中的"静脉溶栓"

(1) 血压升高而其他方面都适合静脉rt-PA治疗的患者,应当在溶栓前谨慎降压,使收缩压<

180 mmHg，舒张压＜105 mmHg（Ⅰ类推荐B级证据）。

（2）发病3～4.5 h，80岁以上缺血性卒中患者，rt-PA溶栓治疗获益尚不明确（Ⅱb类推荐B级证据）。

（3）静脉rt-PA不适用于24 h内曾使用过低分子肝素的患者，不论预防剂量或治疗剂量（Ⅲ类推荐B级证据）。

（4）静脉rt-PA溶栓治疗后24 h内血压应小于180/105 mmHg（Ⅰ类推荐B级证据）。

（5）未接受静脉溶栓而计划进行动脉内治疗的患者，手术前保持血压＜180/100 mmHg是合理的（Ⅱb类推荐B级证据）。

4. 溶栓的监护及处理内容有哪些？

答 ① 尽可能将患者收入重症监护病房或卒中单元进行监护。② 定期进行神经功能评估，第1 h内每30 min 1次，以后每1 h一次，直至24 h一次。③ 如出现严重头痛、高血压、恶心或呕吐，应立即停用溶栓药物，并行脑CT检查。④ 定期监测血压，最初2 h内每15 min一次，随后6 h内每30 min一次，以后每1 h一次，直至24 h一次。⑤ 如收缩压＞180 mmHg或舒张压＞100 mmHg，应增加血压监测次数，并给予降压药物。⑥ 应延迟安置鼻饲管、导尿管及动脉内测压管。⑦ 给予抗凝血药、抗血小板药物前应复查脑CT。

拓展阅读

选择溶栓治疗应注意的事项

（1）根据适应证严格筛选患者。对缺血性脑卒中发病3～4.5 h的患者静脉给予rt-PA。

（2）若不能使用rt-PA，发病6 h内的缺血性脑卒中患者可选择静脉给予尿激酶。

（3）由大脑中动脉闭塞导致的严重脑卒中而不适合静脉溶栓的患者，在发病6 h内可选择动脉溶栓。

（4）发病24 h内由后循环动脉闭塞导致的严重脑卒中又不适合静脉溶栓的患者，可考虑动脉溶栓。

（5）患者在溶栓24 h后方可考虑抗血小板或抗凝治疗。

5. 脑梗死最常用的检查手段是什么？一般呈现何种征象？

答 脑血管意外患者一般情况下均需行急诊CT平扫，以区分脑出血及脑梗死，并指导下一步治疗，因此CT平扫仍是最常用的颅脑影像学检查方法（图8-1、图8-2）。CT平扫出现以下几种征象可提示脑梗死：脑动脉高密度征、豆状核模糊征、岛带征、脑实质低密度及局部脑肿胀征。

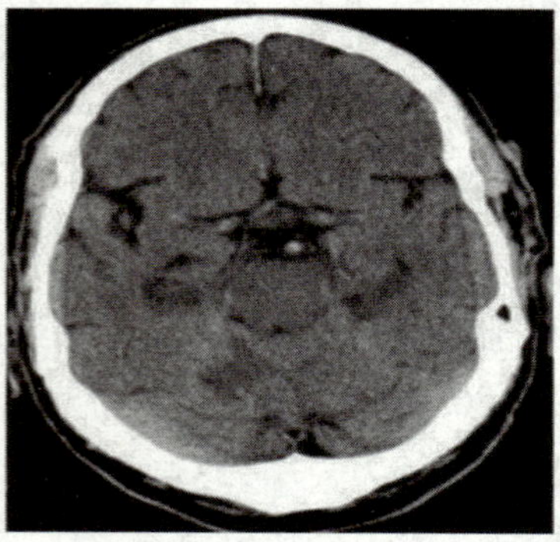

图8-1　基底动脉及双侧大脑中动脉硬化

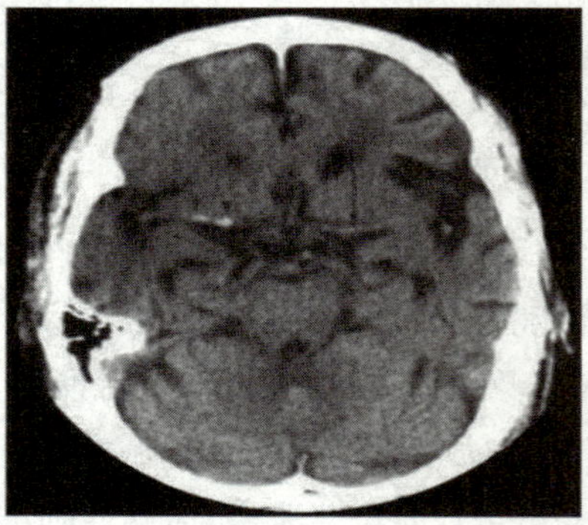

图8-2　右侧大脑中动脉高密度征

课程思政

与时间赛跑，为生命护航

2024年1月25日15时07分，在呼啸的寒风中，武警重庆市总队医院急诊科接到120急救电话“有个老年人突然倒下了",15时15分急诊科急韦鸿斌医生到达现场,发现一位老年男性患者,左侧肢体无力,摔倒在地,立即判断可能是急性脑卒中事件,遂立即通知神经内科,脑血管病及神经介入组陶培洪副主任医生立即和溶栓护士胥玲玲赶到急诊科。救护车刚到医院,陶医生立即去查看患者,陪同患者一起前往CT室,头颅CT平扫未见出血,NIHSS评分13分,提示大血管闭塞可能性大,立即完善头颈部CTA一站式检查。患者在溶栓时间窗内,在CT室为患者同步进行静脉溶栓、抽药,建立静脉通道,静脉泵入阿替普酶。溶栓约1 h后,患者左侧肢体力量未见改善,再次进行NIHSS评分,神经功能缺损无改善,头颈部CTA检查也提示右侧颈内动脉完全闭塞。

陶医生立即和患者家属充分沟通,患者右侧颈内动脉闭塞,如果血管不能迅速开通,患者大面积脑梗,预后极差,随时可能脑水肿加重颅内高压导致死亡;建议桥接手术,急诊行右侧颈内动脉介入取栓。经家属同意后,立即抽血、导尿,完善术前准备,患者进入介入手术室。争分夺秒,抢救生命,与死神赛跑,在大家的积极配合努力下,17时血管穿刺成功,全脑血管造影可见右侧颈内动脉闭塞,17时30分,抽吸出大约7 cm长的血栓,复查造影血管再通,手术成功,患者肌力迅速恢复,神经系统体征完全消失。

"时间就是生命,时间就是大脑",急性脑梗死的治疗时间越早,恢复的可能性就越大,且可以避免永久性的脑损害,减少残疾及死亡的发生。在神经内科、急诊科、影像中心组成的卒中中心团队的团结协作、共同努力下,这例急性脑梗死患者成功得到了救治,患者未遗留任何残疾。

6. 为了做好患者的出院指导,护士应注意评估患者的哪些情况?

答 脑梗死患者出院后需要继续服药治疗及进行康复锻炼,并注意合理饮食,保持大便通畅、生活规律,保证睡眠良好,同时还要做好病情监测(重点监测血压、血糖、血脂)及定期门诊复查。因此,首先要评估患者对相关知识的掌握情况,以确保其出院后在家可以遵照执行。该患者出院带药有硫酸氢氯吡格雷片及阿托伐他汀钙片,其中硫酸氢氯吡格雷片属血小板聚集抑制药,服用后会延长出血时间,应注意监测其出血时间。如有出血,患者及其家属应及时向医生报告异常出血情况(部位和出血时间)。阿托伐他汀钙片为降血脂药,在服用期间,患者若出现原因不明的肌肉疼痛、肌肉压痛或肌肉无力(尤其是伴有不适或发热时)应及时报告医生,同时定期监测肝功能等生化指标。

知识链接

《中国急性缺血性脑卒中诊治指南2024》

近年来,随着生活方式的改变和人口老龄化,脑梗死的发病率呈现上升趋势。为了更好地预防和治疗脑梗死,中国卒中学会于2024年发布了最新的《中国急性缺血性脑卒中诊治指南2024》,为我们守护大脑健康提供了科学的指导。

(1) 知己知彼,防患未然:脑梗死,你了解多少?

脑梗死是由于脑血管堵塞,导致脑组织缺血、缺氧而坏死,从而引起神经功能障碍的一种疾病。其症状表现多样,常见的有:

① 突然出现的肢体无力或麻木,尤其是一侧面部、胳膊或腿。

② 说话不清或理解困难。

③ 视力模糊或视野缺损,尤其是一只眼睛。

④ 头晕、站立不稳或行走困难。

⑤ 突发剧烈头痛,并伴有呕吐等症状。

(2) 警惕"隐形杀手",远离危险因素:

① 高血压:长期高血压会损伤血管内皮,加速动脉粥样硬化,增加脑梗死的风险。

② 糖尿病:高血糖会损伤血管,导致血管狭窄,增加脑梗死的风险。

③ 血脂异常:高血脂会导致血管壁上形成斑块,增加脑梗死的风险。

④ 房颤:房颤会导致心脏跳动不规律,容易形成血栓,增加脑梗死的风险。

⑤ 吸烟:吸烟会损伤血管内皮,加速动脉粥样硬化,增加脑梗死的风险。

⑥ 肥胖:肥胖会增加患高血压、糖尿病等疾病的风险,从而增加脑梗死的风险。

⑦ 缺乏运动:缺乏运动会导致血液循环变慢,增加脑梗死的风险。

(3) 及时识别,把握黄金救治时间:

脑梗死是一种急性病,发病突然,病情进展迅速,因此,及时地识别和治疗至关重要。如果发现自己或身边的人出现疑似脑梗死的症状,应立即拨打120急救电话,并尽快送往医院进行治疗。

(4) 科学诊治,守护大脑健康。2024年指南强调了以下诊治原则:

① 规范化诊断:2024年指南推荐使用多模态影像学评估脑梗死,包括CT、MRI等,以便更准确地判断病情。

② 个体化治疗:2024年指南强调根据患者的具体情况,如年龄、病情严重程度、合并症等,选择合适的治疗方案。

③ 早期康复:2024年指南强调早期康复的重要性,并推荐进行多学科团队的康复治疗,如物理治疗、作业治疗、言语治疗等,以帮助患者最大限度地恢复功能。

(5) 预防为主,从点滴做起。预防脑梗死,我们应该从以下几个方面做起:

① 控制血压、血糖、血脂:积极治疗高血压、糖尿病、高血脂等疾病,并将血压、血糖、血脂控制在正常范围内。

② 戒烟限酒:吸烟和过量饮酒都会增加脑梗死的风险,因此,应尽早戒烟限酒。

③ 合理膳食:多吃蔬菜、水果、粗粮等富含膳食纤维的食物,少吃高脂肪、高胆固醇的食物。

④ 适量运动:坚持适量的运动,如散步、慢跑、游泳等,可以促进血液循环,降低脑梗死的风险。

⑤ 保持心情舒畅:长期处于精神紧张、焦虑的状态会增加脑梗死的风险,因此,应保持心情舒畅,学会释放压力。

⑥ 定期体检:定期进行体检,可以及时发现脑梗死的危险因素,并采取相应的预防措施。

脑梗死是一种严重危害健康的疾病,但只要我们积极预防,控制危险因素,并及时进行科学的诊治,就能有效降低脑梗死的发生率和死亡率,守护我们的大脑健康。让我们携手并肩,共同对抗脑梗"危机",守护美好生活!

护理人员在日常工作中应注重将现有证据与护理工作相结合,逐步探索各科适合的临床护理路径,并结合患者和护理现状不断进行优化,不断提升护理标准和质量。

第二节 脑出血

案例一

一、案例导入

一般资料:患者,女,68岁。

现病史:患者以"头痛、头晕、恶心、呕吐伴意识障碍4 h余"为代主诉于2023年11月22日6:30入院。

11月22日1:00患者因为丈夫去世悲伤过度,出现剧烈头痛伴恶心、呕吐,呕吐物为胃内容物,测血压240/110 mmHg,其子女送往离家较近的医院给予输液、降压等治疗。2:30患者出现意识不清,遂来我院急诊科就诊，在急诊科期间患者昏迷程度较深，生命体征不稳，请神经外科会诊后，建议入ICU进行相关治疗。

体格检查：深昏迷状态，皮肤湿冷，体温测不出，无自主呼吸及自主心律，颈动脉搏动消失。血氧饱和度为0。双侧额纹对称，双侧瞳孔等大等圆，固定于中立位，直径5 mm，直接与间接对光反应均消失。颈软无抵抗，四肢肌张力(＋)，腱反射(＋)，双侧病理反射未引出。

辅助检查：头颅CT示：右侧颞叶大面积出血，广泛蛛网膜下腔出血。

主要治疗：2023年11月22日7:30经胸外心脏按压、注射肾上腺素、急诊行气管插管、呼吸机辅助呼吸、颈内静脉穿刺开放静脉通路、扩容补液等抢救治疗，患者恢复自主心律，心率150次/min，血压110/60 mmHg。仍无自主呼吸，血压低，继续予以呼吸机辅助呼吸，多巴胺持续及肾上腺素持续泵入。后因抢救无效于11月23日10:15描记心电图呈一条直线，宣告临床死亡。

其他史：患者患高血压6年，血压最高达180/110 mmHg，口服抗高血压药，血压波动在130～160 mmHg/90～110 mmHg，有糖尿病病史3年，无药物过敏史，否认输血及血制品史。

二、临床问题解析

1. 根据以上信息，该患者的初步医疗诊断是什么？

答 根据以上病史的描述，该患者初步的医疗诊断为：右侧颞叶脑出血、蛛网膜下腔出血；高血压3级(极高危)；糖尿病。其诊断依据：患者为老年女性；急性起病，在活动中发病(患者悲伤过度)，数十分至数小时症状达到高峰；初期主要症状为头痛、头晕、恶心、呕吐伴意识障碍，考虑为颅内压增高的表现；肌张力增强、腱反射亢进提示锥体束损害；既往有高血压病史。考虑脑出血的可能性大。患者病情迅速加重，昏迷加深，无自主呼吸及自主心律，瞳孔散大，对光反应消失，为濒死的表现。头颅CT示：右侧颞叶大面积出血，广泛蛛网膜下腔出血。患者有高血压病史，血压最高180/110 mmHg，发病后在家测血压240/110 mmHg，符合高血压3级诊断标准，目前已出现脑血管损害并发症，因此，诊断为高血压3级(极高危)。已发现糖尿病3年。

知识链接

脑梗死与脑出血的鉴别要点

脑梗死与脑出血的鉴别要点如表8-2所示。

表8-2　脑梗死与脑出血的鉴别要点

鉴别要点	脑梗死(脑血栓形成)	脑出血
发病年龄	60岁以上老年人多见	50岁以上中年人多见
常见病因	动脉粥样硬化	高血压及动脉硬化
短暂性脑缺血发作史	较多见	少见
起病时状态	多在安静时	多在激动或活动时
起病缓急	较缓，以时、日计	急，以分、时计
意识障碍	无或轻度	多见，持续
头痛、呕吐	少见	多见
血压	正常或增高	明显增高
CT检查	低密度灶	高密度灶

2. 此时应给予患者的紧急处理措施是什么？

答 (1) 患者处于深昏迷状态，皮肤湿冷，体温测不出，无自主呼吸及自主心律，颈动脉搏动消失。血氧饱和度为0。应紧急采取胸外心脏按压、气管插管、呼吸机辅助呼吸，以尽快恢复患者的呼吸与循环。同时应开放静脉通路，有利扩容及应用血管活性药物，维持血压，可考虑行颈内静脉穿刺，可方便抢救，也便于监测中心静脉压。

(2) 患者突发剧烈头痛伴恶心、呕吐，意识障碍逐渐加深，提示颅内压增高，应考虑给予甘露醇脱水、降颅压等对症治疗。

(3) 护理重点按危重患者一级护理常规进行，保持呼吸道通畅，严密观察生命体征(体温、脉搏、呼吸、血压)、瞳孔、意识状况、尿量等病情变化，保持各管道与静脉通路的畅通，根据呼吸状况调节呼吸机辅助呼吸模式及各参数。

拓展阅读

颅内压增高

颅内压(ICP)是指颅腔内的压力，ICP的正常范围受年龄、体位和体型等因素的影响。通常健康成年人侧卧位腰椎穿刺时测量的压力正常范围为5～15 mmHg (80～180 mmH_2O)，但老年人(8～15 mmHg)和肥胖者(15～20 mmHg) ICP正常参考范围有所不同(图8-3)。ICP增高是指各种疾病导致ICP持续高于正常范围，见于脑血管病、中枢神经系统感染、颅脑损伤和颅内肿瘤等疾病。

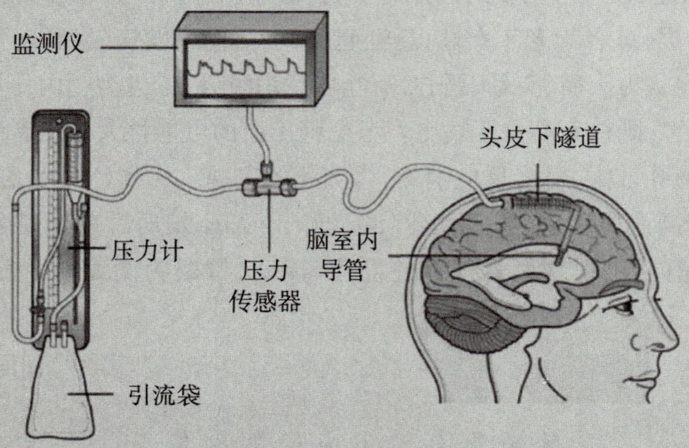

图8-3　颅内压监测

颅内压增高表现为头痛、呕吐、视神经乳水肿等三主征。多数患者表现为头痛、恶心伴呕吐，部分患者可出现心动过缓、呼吸抑制和血压增高三联征(库欣综合征)。当ICP急剧升高或相邻区域有明显的压力差时，脑组织可从高压区向低压区移动，使相关脑组织和血管受压或脑脊液循环障碍，从而产生相应的综合征，即脑疝形成。

ICP监测方法分为有创和无创两种方法，目前仍以有创ICP监测为金标准。

3. 对于该患者需重点评估哪些内容?

答 (1) 循环功能的评估：给予心电监护，密切观察心率、心律及血压的变化；进行中心静脉压的监测；同时要严密观察尿量的变化，以判断肾功能损害程度。

(2) 呼吸功能的评估：密切观察呼吸机的工作状态以及血氧饱和度的变化；注意有无自主呼吸，呼吸的频率、节律及幅度等；必要时，进行动脉血气分析检查。

(3) 意识状态的评估：患者处于深昏迷状态，应注意观察其瞳孔大小及对光反射，以及对外界其他刺激的反应、肌肉紧张度、有无自主运动等。也可采用Glasgow昏迷评定量表进行评定，以便于动态观察和比较。

(4) 皮肤的评估：观察患者皮肤的颜色、温度及完整性，注意有无皮肤发绀、湿冷的表现，有无局部受压、发红等压疮的表现。

(5) 潜在并发症的评估：注意有无肺部感染、应激性溃疡所致的上消化道出血、循环衰竭等并发症。

知识链接

几种特殊类型的意识障碍

(1) 去皮质综合征又称去大脑皮质综合征，是指由于大脑皮质广泛性病变所引起的皮质功能丧失，而皮质下功能保存的一种特殊意识障碍状态。患者表现为无意识地睁眼、闭眼，对光反射、角膜反射存在，对外界刺激无意识反应，无自发言语及目的动作，呈上肢屈曲、下肢伸直的去皮质强直姿势，常有病理征，出现无意识的咀嚼和吞咽动作。常见于缺氧性脑病、脑血管疾病及严重颅脑外伤等。

(2) 植物状态是指患者处于不可逆的深昏迷状态，丧失意识活动，但皮质下中枢可维持自主呼吸运动和心脏搏动。由于大脑半球严重受损而致，但脑干功能相对保留。患者对自身和外界的认知功能全部丧失，呼之不应，不能与外界交流，有自发或反射性睁眼，偶可发现视物追踪，可有无意义哭笑、吸吮、咀嚼、吞咽等原始反射，大小便失禁，睡眠觉醒周期存在。常见于颅脑外伤、感染、卒中、中毒、缺血缺氧、电击、肿瘤和脑退行性疾病等。

(3) 无动性缄默症是植物状态的一种特殊类型，又称醒状昏迷、睁眼昏迷，由于脑干上部或丘脑的网状激活系统及前额叶—边缘系统受损所致，大脑半球及其传出通路无病变。患者表现为能注视周围环境及人物，貌似清醒，但不能活动或言语，大小便失禁。肌张力降低，无锥体束征。强烈刺激不能改变其意识状态，睡眠觉醒周期仍存在。常见于脑干梗死。

4. 给该患者中心静脉穿刺置管的目的是什么？

答 中心静脉穿刺置管术是经体表穿刺至相应的静脉，插入各种导管至大血管腔内或心腔。利用其测定各种生理学参数，同时也可为各种治疗提供直接便利的通路，是ICU病房、大手术和救治危重病员不可缺少的手段。该患者入院时呈深昏迷状态，皮肤湿冷，体温测不出，无自主呼吸及自主心律，颈动脉搏动消失，血压测不出，血氧饱和度为0。其呼吸、循环处于严重衰竭状态，因此可采取中心静脉穿刺置管，开放静脉通路，以扩容补液、维持血压，并可适时监测中心静脉压。

课程思政

和时间赛跑，与死神较量

2023年10月一名12岁患儿因“外伤后昏迷2 h”为代主诉急诊入住鄢陵县人民医院重症医学科，颅脑CT示：左侧硬膜下血肿，颅脑中线结构稍右偏，侧脑室受压，脑室偏小。立即急诊全麻下行“右侧脑室穿刺颅内压探头置入术＋开颅颅内血肿清除术＋去骨瓣减压术”。术后监测颅内压，患儿颅内压增高，最高波动在18～21 mmHg，及时复查颅脑CT：右侧硬膜外出现迟发性血肿，量多，邻近脑组织受压，颅脑中线结构左偏，再次急诊全麻下行“开颅右侧硬膜外血肿清除术”。术后持续监测颅内压，波动在5～12 mmHg，术后患者顺利脱离呼吸机，神志清，有简单遵嘱动作，左侧肢体肌力约4级（术前疼痛刺激左侧肢体无反应）。

该患儿在治疗过程中运用了多种监测手段，除监测基础生命体征之外，还应用了监测颅内压、中心静脉压等手段，为临床治疗提供了客观依据，避免陷入经验化、主观化的误区，同时及时地实施多项实验室检查，为掌握创伤后机体内环境变化并及时调整治疗方案提供了指引。虽然治疗过程中患者病情一波三折，但通过医护不懈努力，跑赢了时间，战胜了“死神”，最终使患者转危为安，这全得益于医务人员对急危重患者早已形成的成熟先进治疗理念。

5. 颈内静脉穿刺中心静脉置管需警惕哪些并发症？

答 颈内中心静脉穿刺置管术常见的并发症主要包括感染、血管损伤、心律失常、空气栓塞等。在置管及留置操作过程中，如果皮肤未经严格消毒或未严格无菌操作，易致感染。导管的硬度、导管顶端在血管腔内的位置及穿刺部位是影响血管损伤的重要因素，左颈内静脉和颈外静脉内的导管极容易引起血管破裂。导管插入过深，其顶端会进入右房或右心室，对心肌造成机械性刺激则诱发心律失常。导管连接不紧密或导管撤除是造成空气栓塞的主要原因，让患者左侧卧位，用导管将气泡从右心室抽出可减少栓塞的发生。

6. 根据上述资料，对该患者的病情可做出哪些分析判断？

答 患者入院后出现呼吸、心搏骤停，分析原因可能与脑出血导致脑疝而压迫脑干的呼吸及循环中枢有关。经过积极抢救，患者恢复自主心律，但无自主呼吸，给予气管插管呼吸机辅助呼吸，持续多巴胺泵入维持血压，虽经积极处理，患者病情无明显改善。脑疝后脑功能平面在脑桥以下，其脑干功能接近衰竭，呼吸循环功能等生命体征极其不稳定，患者病情恢复的可能性较小，终因抢救无效死亡。

知识链接

脑　疝

脑疝是由颅内压引起的部分脑组织由于颅内压而造成移位，当移位超过一定的解剖界限时则称为脑疝。脑疝是一种十分凶险的临床危重症，发生速度快，极短时间内就可能造成生命体征严重紊乱，病死率、致残率均极高。颅内压增高是引起脑疝的先决条件，任何颅内体积较大的占位性病变、颅腔内压力分布不均达到一定程度时都可导致脑疝的发生。

(1) 病因：脑疝是极危险的并发症，引起脑疝的常见病变有：

① 颅脑损伤：如急性硬膜外血肿、硬膜下血肿、脑内血肿、脑挫裂伤等。

② 急性脑血管病：如高血压脑出血、脑动静脉畸形、大面积脑梗死引起的脑组织水肿等。

③ 颅内肿瘤：尤其是一侧大脑半球的肿瘤和后颅窝肿瘤。

④ 颅内脓肿、颅内寄生虫病及其他各种慢性肉芽肿。

除颅内压增高外，脑疝的发生还与颅内压的增高速度、颅内病变的部位、颅内的解剖结构、颅内病变的性质、颅内代偿能力等因素相关。

(2) 疾病类型：根据发病部位进行疾病分类，临床上最常见的为小脑幕裂孔疝和枕骨大孔疝(图8-4)。

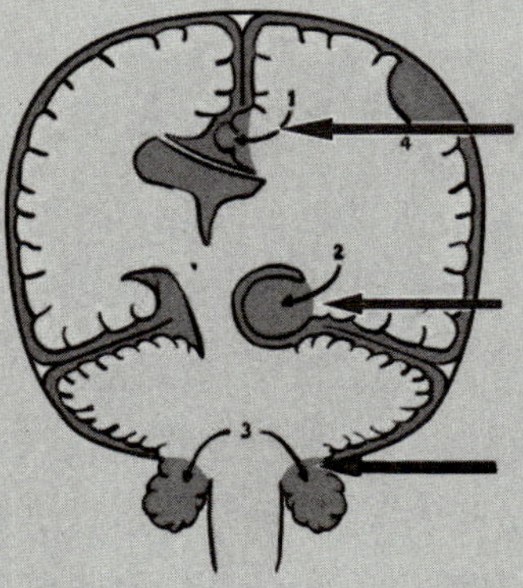

图8-4　脑疝类型

① 小脑幕裂孔疝。小脑幕把小脑跟大脑半球做了一个隔离，当颅内压比较大的时候，大脑半球的脑组织通过小脑幕的孔洞或裂隙被挤到压力比较低的部位，这叫小脑幕裂孔疝，也叫颞叶沟回疝。

② 枕骨大孔疝。颅内压把小脑扁桃体或者小脑组织，通过枕骨大孔挤入颈椎管上端，称为枕骨大孔疝。主要见于后颅窝占位性病变，也可见于严重脑水肿的颅内弥漫性病变。

③ 大脑镰下疝。主要指一侧大脑半球的扣带回经镰下孔被挤入对侧。

7. 请分析导致患者死亡的原因是什么？

答 导致患者死亡的直接原因为呼吸、循环衰竭。患者有多年的高血压、糖尿病等病史，因情绪骤然波动发病。发病时出现剧烈头痛伴恶心、呕吐，血压急剧升高，意识不清。头颅CT 检查示右侧颞叶大面积出血、广泛蛛网膜下腔出血。给予紧急胸外心脏按压、气管插管、呼吸机辅助呼吸并多巴胺、肾上腺素等多种血管活性物质应用等抢救治疗。患者虽曾恢复了自主心律及血压,但无自主呼吸。患者入科后一直处于昏迷状态,呼之不应,瞳孔散大固定,对光反射消失,浅反射、病理反射均未引出,尿量少。入院第2天,患者出现病情变化,血氧饱和度下降,心率下降,血压测不出,提示循环功能衰竭,最终因呼吸、循环严重衰竭而致临床死亡。

案　例　二

一、案例导入

一般资料:患者,男,67岁。

现病史:患者10月10日16时打牌时出现精神紧张、手抓不住牌、倒地不起。急诊头颅CT示:右侧顶颞叶出血、左侧顶枕部低密度灶,急诊收治神经内科。

辅助检查:10月11日CT检查结论:① 右侧顶颞叶血肿,较昨日前片出血稍增多。② 左侧顶枕部低密度灶,蛛网膜囊肿可能;③ 双侧基属底节、放射冠区多发腔隙性脑梗死。

主要治疗:严密监测生命体征,完善包括血气分析、血常规、肝肾功能、电解质、凝血功能等相关检查;辅以甘露醇脱水降颅压、止血二连止血、舒芬太尼镇痛、丙戊酸钠防癫痫、肠外及肠内营养支持、雾化排痰、抗栓、艾司奥美拉唑护胃、美罗培南抗炎、醒脑静促醒等对症处理。

既往史:高血压病史3年,口服硝苯地平控释片30 mg/d,自行停药1年。否认糖尿病、心脏病病史。

二、临床问题解析

1. 该患者为什么会发生脑出血?

答　该患者有高血压病史3年,但自行停药1年,血压长期未得到有效控制,打牌时情绪激动,导致血压升高,脑部血管破裂,进而引发脑出血。

知识链接

脑出血定义及病因

脑出血是指原发性非外伤性脑实质内出血,也称自发性脑出血,占急性脑血管病的20%~30%。80%为大脑半球出血,脑干和小脑出血约占20%,绝大多数是高血压病伴发的脑小动脉病变在血压骤升时破裂所致,称为高血压性脑出血(图8-5)。

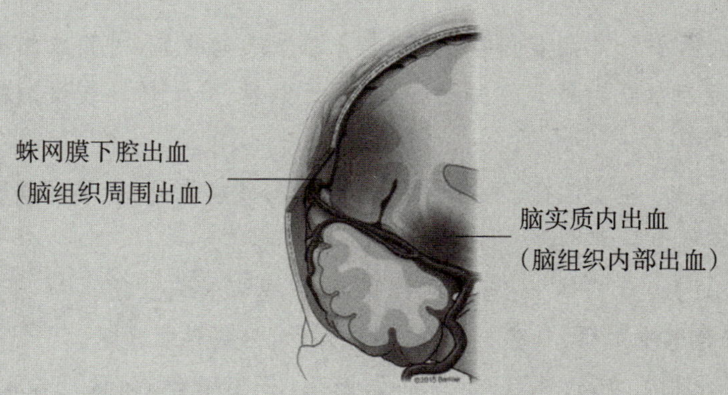

图8-5　脑出血

脑出血发病原因主要是:高血压合并小动脉硬化(最常见);淀粉样脑血管病;脑血管病变:颅内动脉

瘤、脑动静脉畸形、脑动脉炎、颅底异常血管网等;血液病、凝血机制障碍;其他:静脉窦血栓形成、原发性或转移性肿瘤、脑梗死出血转化等。

2. 该患者可能有什么临床表现?

答 患者有高血压病史;多在活动状态下急性发病,迅速进展;有明显的全脑症状,头痛、呕吐、意识障碍;血压明显增高;有神经系统的定位体征;可有脑膜刺激征。

拓展阅读

脑出血的发病机制

脑出血的发病机制如图8-6所示。

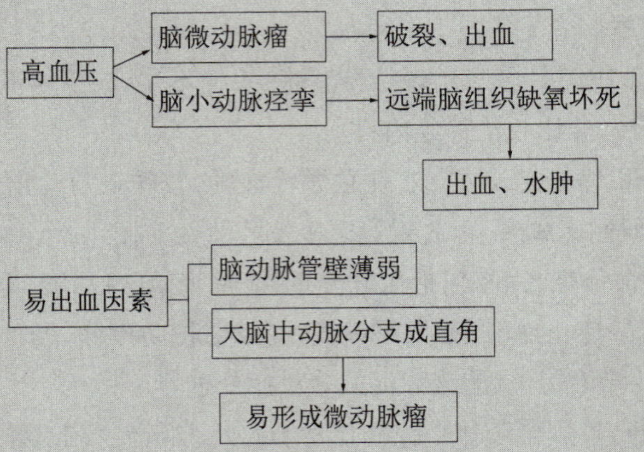

图8-6 脑出血的发病机制

3. 脑出血患者的诊断要点是什么?

答 多有高血压病史;动态起病,有突然用力或情绪激动史;发病突然,迅速出现偏瘫、失语等局灶性定位体征;可伴有头痛、呕吐等颅内压增高表现;常有不同程度的意识障碍,CT或MRI检查显示出血灶。

4. 诊断脑出血的辅助检查有哪些?

答 ① 头颅CT或MRI(首选检查项目):病后立即出现高密度影像。② 尿常规:蛋白尿及尿糖阳性。③ 血生化:血尿素氮、血糖、血脂增高等。④ 血常规:WBC增高。⑤ 脑脊液(非常规检查):外观呈血性(血液破入脑室),压力增高,应严格掌握适应证(可诱发脑疝)。⑥ 脑血管造影:动脉瘤、血管畸形征象。

知识链接

不同部位出血的影像表现及症状体征

(1) 基底节区出血(图8-7)。症状体征:对侧偏身深浅感觉缺失,对侧肢体不同程度偏瘫及中枢性面舌瘫,健侧肢体可出现无目的乱动或规则舞动,对侧视野偏盲,非流畅性失语,核上性凝视瘫痪,双眼凝视病灶。

(2) 脑叶出血(图8-8)。症状体征:可出现运动性失语,瘫痪常见,上肢瘫痪较重,可有偏身感觉障碍、凝视、麻痹、摸索、强握等行为异常现象。

(3) 脑干出血(图8-9)。症状体征:出现闭锁综合征(患者丧失任何运动、表达能力,只能以眨眼或眼球运动来表达信息),偏身感觉障碍,针尖样瞳孔,眼球浮动,分离性斜视等。

(4) 小脑出血(图8-10)。症状体征:共济失调表现(平衡障碍、协调功能障碍、发音异常、意向性震颤),水平、旋转或垂直性眼球震颤,周围性面瘫,可伴有梗阻性脑积水。

(5) 脑室出血(图8-11)。症状体征:颅内高压症状(明显头痛、恶心、呕吐),脑膜刺激征,大量出血迅速出现意识障碍，昏迷，病理征阳性等。

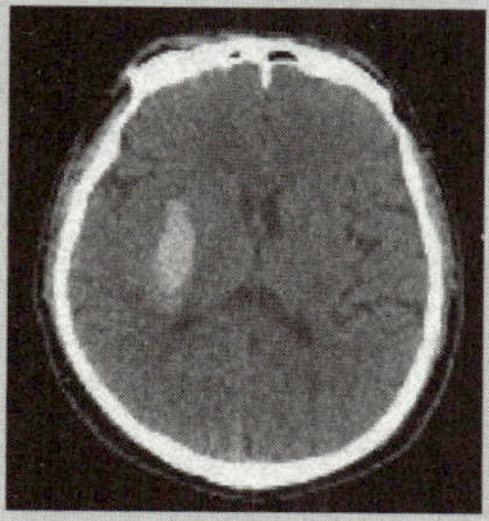

图8-7 基底节区出血

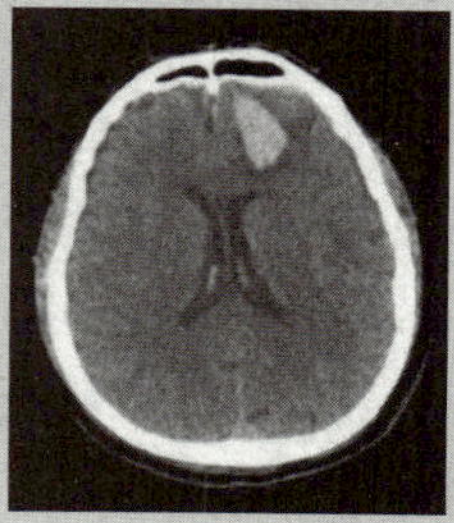

图8-8 脑叶出血

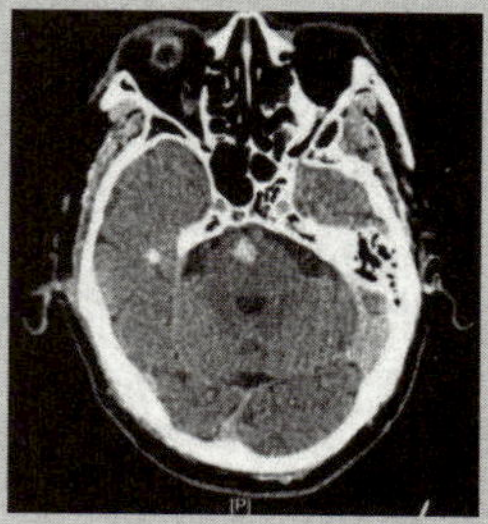

图8-9 脑干出血

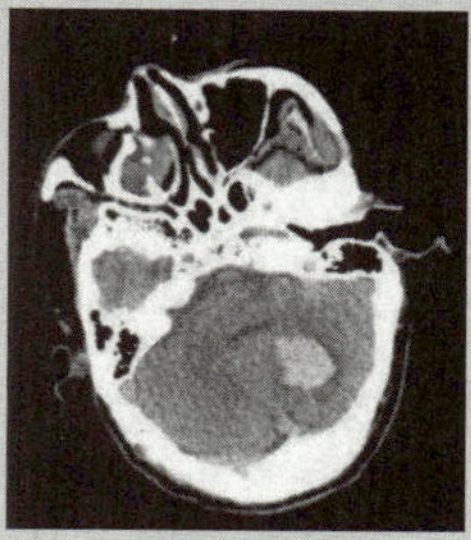

图8-10 小脑出血

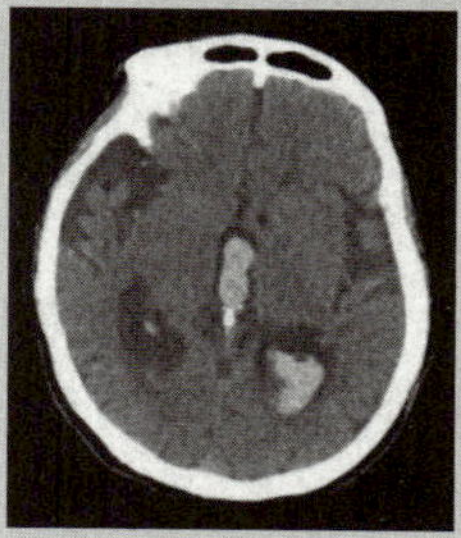

图8-11 脑室出血

5. 该患者格拉斯哥昏迷评分是多少？

答 患者术后气管插管、呼吸机辅助呼吸，双侧瞳孔等大等圆，约2 mm，光反应(－)，刺激无反应。该患者格拉斯哥昏迷评分为E1VTM1。

拓展阅读

格拉斯哥昏迷评分

格拉斯哥昏迷评分(GCS)是一种常用的临床工具，用于评估患者的意识状态和神经功能。它通过观察眼睛反应、言语反应和运动反应，给予相应的评分，并结合其他临床信息，帮助医生进行诊断和治疗决策(表8-3)。

(1) 格拉斯哥昏迷评分法最高分为15分，表示意识清楚。

(2) 13～15分为轻度意识障碍。

(3) 9～12分为中度意识障碍。

(4) 8分以下为昏迷。

(5) 3～8分为重型。

分数越低则意识障碍越重。

表8-3 格拉斯哥昏迷评分

睁眼反应分数(E)	评分依据
4分	自然睁眼：靠近患者时，评估者不说话，不接触患者，患者可自然睁眼
3分	呼之睁眼：正常音量或高音呼叫患者，但不接触患者，患者睁眼
2分	疼痛刺激睁眼：如压眶反射检查，以笔尖刺激患者第2或第3指外侧，并在10 s内增加刺激至最大强度，强刺激睁眼评2分；若仅皱眉、闭眼、表情痛苦，不能评2分
1分	对任何刺激无反应
C分	因眼肿、骨折等不能睁眼

续表

语言反应分数(V)	评 分 依 据
5分	说话有条理:定向能力正确,能清晰表达自己的名字、居住城市或当年年份和月份等(问上述问题中的一个即可)
4分	言语错乱:定向能力障碍,有答错情况
3分	只能说出(不适当)单词:完全不能进行对话,只能说简短字词或单个字
2分	只能发音:对疼痛刺激仅能发出无意义叫声
1分	不能发音,无任何反应
T分	因气管插管或切开而无法正常发声
肢体运动分数(M)	**评 分 依 据**
6分	按指令完成2次不同动作
5分	施加刺激时,可定位出疼痛位置;给疼痛刺激时,患者能移动肢体尝试去除刺激,疼痛刺激以"压眶上神经"为金标准
4分	对疼痛刺激有反应,肢体会回缩
3分	对疼痛刺激有反应,肢体会弯曲,呈"去皮质强直"姿势
2分	对疼痛刺激有反应,肢体会伸直,呈"去脑强直"姿势
1分	无任何反应

6. 脑出血的基本治疗原则是什么?

答 脱水降颅压,减轻脑水肿;调整血压;防止继续出血:保护血肿周围脑组织;促进神经功能恢复;防治并发症。外科手术主要目的是清除血肿,降低颅内压,挽救生命,其次是尽可能早期减少血肿对周围脑组织的损伤,降低致残率。

知识链接

脑出血的手术指征

(1) 基底节区出血。出血量≥30 mL,可根据病情、出血部位和医疗条件,在合适时机选择微创穿刺血肿清除术或小骨窗开颅血肿清除术,及时清除血肿;大量出血或脑疝形成者,多需外科行去骨片减压血肿清除术,以挽救生命。

(2) 小脑出血。易形成脑疝,出血量≥10 mL,或直径≥3 cm,或合并明显脑积水,在有条件的医院应尽快手术治疗。

(3) 脑叶出血。高龄患者常为淀粉样血管病出血,除血肿较大危及生命或由血管畸形引起需外科治疗外,宜行内科保守治疗。

(4) 脑室出血。轻型的部分脑室出血可行内科保守治疗;重症全脑室出血(脑室铸形),需脑室穿刺引流加腰穿放液治疗。

7. 如何对脑出血行开颅术的患者进行术后护理?

答 (1) 术后体位。全麻未醒的6~8 h内,去枕平卧,8 h后床头抬高15°~30°,以利于颅内静脉回流,降低颅内压,头偏向健侧,每隔0.5~1 h,健侧与患侧头位交替1次,患侧着力时,需对骨窗位置进行保护,避免接触较硬物件,头下加垫柔软的铺好无菌巾的枕头。

(2) 减压窗的护理。特殊标记,避免受压,U形枕开口朝外,使用U形枕可使骨窗部位悬空,不受压迫,骨窗张力的高低可反映颅内压高低,当颅内压增高及降低时骨窗部位随之膨隆和凹陷,术后应每隔0.5 h观察1次骨窗标记处骨窗张力情况，触唇感正常，触鼻感及触额感则张力较高，结合患者意识、瞳孔和生命体征情况，通知医生给予对症处理。手术部位敷料有渗血、渗液、脱落及时更换，以预防感染。

(3) 监测患者意识瞳孔、生命体征。

(4) 营养支持。对于昏迷及无法吞咽且消化道未见出血的者在术后24 h鼻饲给予流质营养液以维持身体需要，初期原则是少量多餐，待患者胃肠逐步后增加食用量。

(5) 做好“三管”管理。

(6) 做好术后并发症的护理，如感染、发热、癫痫。

(7) 给予患者心理护理及健康指导。

拓展阅读

脑室引流管

脑室引流是指经颅骨钻孔穿刺侧脑室，放置引流管将脑脊液、血性脑脊液或者感染脑脊液等引流至体外，目的是减少血液对脑膜刺激、降低颅内压、排除脑室内积血、减少伤口脑脊液漏、经脑室注药冲洗、促进感染控制等。

护理常规：

(1) 术前常规备皮，除紧急情况外，术前需禁食6 h，术前0.5 h肌注苯巴比妥0.1 g。

(2) 脑室引流袋的固定：术后早期，引流袋先置于颅骨钻孔水平，后期再放置于床头的下面，引流管的最高点仍应高于脑室15～20 cm。保持颅内压在200～250 mmH_2O。防止过度引流，致颅内压骤降引起硬膜下血肿。

(3) 密切观察患者的意识、四肢活动、瞳孔对光反射变化及生命体征，有无剧烈头痛、频繁呕吐，以判断颅内压情况。

(4) 观察引流装置：

① 患者头部活动应适应受限，保持引流管通畅，无扭曲、打折、脱出。

② 控制脑脊液引流量，以每日不超过500 mL为宜。如有颅内感染，引流量可相应增加，但应该注意水电解质平衡。

③ 观察脑脊液的性质、颜色。如脑脊液中有大量鲜血，或血性脑脊液由浅变深，提示有脑室内出血。如引流液由清亮变浑浊，伴体温升高，可能发生颅内感染，及时报告医生。

④ 每日定时更换引流袋，并记录24 h引流量。

(5) 并发症的观察及护理：脑室内感染、出血和移位。

(6) 拔管：

① 拔管指征：脑室引流时间为3～7 d。拔管前应先抬高引流袋或夹闭引流管2 h，观察无颅内压增高的表现时，可予拔管。如出现颅内压增高症状，应立即放低引流袋或开放引流管继续引流，并告知医生。

② 拔管方法：先夹闭引流管，防止管内液体逆流入脑室而引起感染。注意切口处有无脑脊液漏出，要挤出皮下积液，待引流管完全拔除后，立即缝合伤口，最后用消毒敷料覆盖。

(7) 拔管后观察患者的神志、瞳孔及体温的变化。伤口处按时换药，并保持头部敷料干燥及床单、枕套的清洁。

8. 脑室引流管护理要点有哪些？

答 (1) 引流管的开口需要高出侧脑室平面10～15 cm以维持正常的颅内压。

(2) 引流速度不宜过快过多(伴有脑积水的患者快速引流出大量的脑脊液可使脑室塌陷，导致硬脑膜或颅骨内板之间出现负压，形成硬脑膜外血肿；有脑室肿瘤者，一侧脑室压力突然降低，引起脑室系统压力不平衡，可致肿瘤内出血；颅后窝占位病变者，突然降低压力可致小脑幕裂孔疝）。

(3) 引流量宜每天不超过500 mL。

(4) 观察脑脊液的性状，正常的为无色透明、无沉淀，术后1～2 d可略有血性。

(5) 保持引流管通畅。

(6) 严格执行无菌操作。

课程思政

生死时刻，绝处逢生

5月30日下午，34岁的陈女士（化名）在医院接受剖宫产术后，当进行麻醉复苏时发现双侧瞳孔大小不等，当地医生判断其可能出现脑出血。于是，当地医生立即为陈女士进行头颅CT等检查，结果提示其右侧额枕叶及左侧顶叶脑出血-蛛网膜下腔出血，并出现了脑肿胀和脑疝症状，陈女士情况危急。脑出血患者一旦出现脑疝，若抢救不及时，随时可能因呼吸、心搏骤停而死亡，即便手术成功，很多患者仍有可能处于重残或植物生存状态，给患者家庭带来巨大的打击和伤害。于是，医院为陈女士紧急进行了2次开颅手术以清除脑内血肿。术后，陈女士转入该院ICU接受治疗。6月1日，陈女士仍持续处于深度昏迷状态，且自主呼吸消失，复查颅脑CT提示其出现严重脑水肿，病情十分危重，预后很差。ICU接收患者后，对陈女士的病情进行了分析，同时组织多学科会诊以协助救治，并根据陈女士的病情制定个体化治疗方案，进行了呼吸机辅助通气、抗感染、脱水降低颅内压、防治脑血管痉挛、抗癫痫治疗、床边康复、多模态脑功能监测等一系列对症支持治疗。

此外，根据陈女士病情，重症医学科医护团队为其开展了14天的规范亚低温脑保护治疗，将她的核心体温持续控制在35℃左右，并进行了多模态脑功能监测，以维持患者治疗所需的平均动脉压和核心体温。经过医护人员20多天的精心治疗及悉心护理，陈女士的脑水肿症状明显减轻，肺部炎症也得到了控制，神志逐渐恢复清醒，并能自主活动。6月25日，陈女士顺利脱离呼吸机并拔除气管导管，生命体征平稳，并于近日转出ICU接受康复治疗。

该患者治疗过程充分体现了多种治疗措施的临床效果，包括：标准大骨瓣减压手术、有创颅内压监测脑室外引流、镇痛镇静治疗、渗透性脱水、目标脑灌注压、抗癫痫治疗、亚低温治疗等手段，与目前国内、国际倡导的综合型阶梯治疗理念保持一致，体现了先进治疗理念对临床的助益。

第九章 产科疾病护理

第一节 正常分娩

一、案例导入

一般资料:孕妇,女,29岁,身高165 cm,体重69 kg,孕前体重53 kg。

现病史:停经39周+5天,见红1天伴下腹痛11 h入院。LMP:2023年10月3日,EDC:2024年7月10日。孕期正规检查,1天前开始见红,昨夜22:00下腹不规则腹痛,30 s/10~20 min,无阴道流液,自觉胎动正常,阴查:宫口开2 cm,拟"临产"收住。近日饮食睡眠可,大小便正常。

孕产史:0—0—0—0。

生命体征:体温36.3 ℃,心率83次/min,呼吸18次/min,血压123/85 mmHg。

专科情况:产检宫高34 cm,腹围101 cm,胎方位:LOA,胎心:144次/min,宫缩:30 s/10~20 min,先露头-3,胎膜未破,宫颈软,宫口2 cm,容受100%。

辅助检查:晚孕期产前超声检查所见,子宫明显增大,内见单胎,头位,BPD 92 mm,HC 331 mm,AC 350 mm,FL73 mm。胎头椭圆形。胎心率约160次/min。胎盘位于子宫前壁,最厚处约39 mm。胎盘绒毛膜面波浪状。胎盘实质回声不均匀。胎儿颈背部横切脐带半环状绕颈一周,CDFI见为胎儿颈套彩环状。羊水最大径线62 mm,羊水指数约130 mm,清晰。脐动脉:S/D 1.78(31周后<3为正常),RI 0.44。

初步诊断:① G1P0,孕39周+5天,先兆临产,LOA。② 脐带缠绕。

主要过程:入院完善相关检查,排除禁忌,产妇入院后产程进展顺利,于2024年7月9日1:48在会阴保护下以LOA自娩一重3 690 g女婴,Apgar评分9~10分,会阴一度裂伤予以内缝修补。产后予以促宫缩对症处理。2024年7月11日体温平稳,双乳不胀,宫底脐下三指,会阴愈合良好,恶露量少,色淡红,无异味,无不适主诉出院。

二、临床问题解析

1. 该产妇进入临产了吗?

答 该产妇停经39周+5 d,见红1 d伴下腹痛11 h,宫缩:30 s/10~20 min;阴道检查内容:先露头-3,胎膜未破,宫颈软,宫口2 cm,容受100%,为进入临产。

知识链接

先兆临产与临产

(1) 先兆临产:孕周28~37周。① 出现规则宫缩(20 min≥4次,或60 min≥8次),伴有宫颈管的进行性改变。② 宫颈扩张1 cm以上。③ 宫颈容受≥80%。

(2) 临产：孕周满37周。① 出现有规律且逐渐增强的宫缩，30 s/5～6 min。② 伴随进行性的宫颈管消退，宫口扩张和头先露部下降感。③ 用镇静剂不能抑制宫缩。

(3) 假临产：子宫收缩一般不规则、无痛感，且不伴有宫颈管缩短和宫口扩张等改变。

2. 该产妇入院时处于哪一个产程？

答 该产妇入院时处于第一产程的潜伏期。

拓展阅读

三个产程的划分

(1) 第一产程：又称子宫颈扩张期，指临产开始直至宫口完全扩张，即宫口开全(10 cm)。第一产程分为潜伏期和活跃期。潜伏期是指从规律宫缩至宫口扩张<5 cm。活跃期是指从宫口扩张5 cm至宫口开全。

(2) 第二产程：又称胎儿娩出期，指从宫口开全至胎儿娩出的全过程。对于初产妇，如未行椎管内镇痛，第二产程超过3 h可诊断第二产程延长；如行椎管内镇痛，超过4 h可诊断。对于经产妇，如未行椎管内镇痛，超过2 h可诊断第二产程延长；如行椎管内镇痛，超过3 h可诊断。

(3) 第三产程：又称胎盘娩出期，从胎儿娩出后开始至胎盘胎膜娩出，即胎盘剥离和娩出的全过程，需5～15 min，不应超过30 min。

3. 在产程中可以采用哪些非药物性镇痛的方法来缓解疼痛？

答 鼓励采用非药物镇痛方法减轻分娩疼痛，包括：① 对孕妇身体的干预，如分娩球(图9-1)、自由体位、按摩(图9-2)、热敷、冷敷、水疗、经皮电神经刺激、针刺镇痛等。② 对孕妇进行心理支持，如呼吸减痛、导乐陪伴、家庭化分娩、催眠分娩等。③ 营造温馨环境，如柔和的灯光、播放音乐、芳香疗法等。非药物镇痛方法能缓解分娩不适，减轻分娩疼痛，增强孕妇对分娩过程的积极体验。

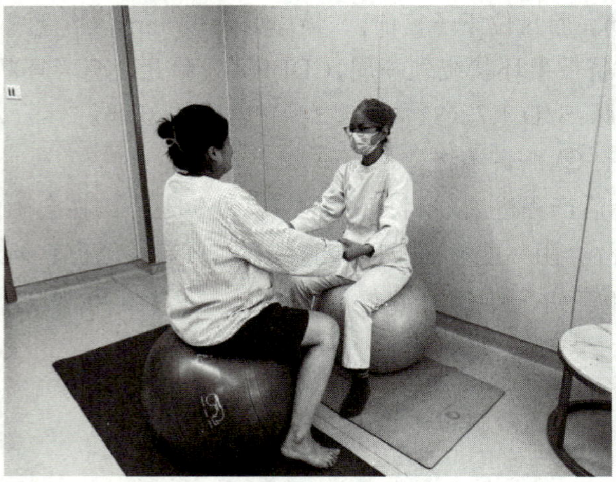

图9-1 坐分娩球

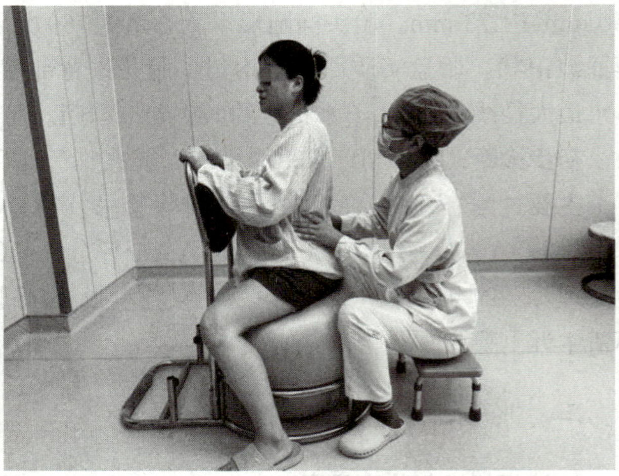

图9-2 按摩

4. 什么是分娩镇痛？需要助产士怎么进行配合？

答 为降低产妇的分娩疼痛，提高分娩质量，在确保母婴安全、提高医疗服务质量的前提下，实施分娩镇痛(图9-3)。助产士需要做好以下配合：

(1) 开放静脉输液通道。

(2) 调整产妇体位为侧卧或半坐位、吸氧，监测产妇生命体征、宫缩、胎心等。

(3) 观察产程，调整宫缩。

(4) 如产妇出现异常情况报告麻醉医生或产科医生。

(5) 条件容许时可增加导乐陪伴分娩。

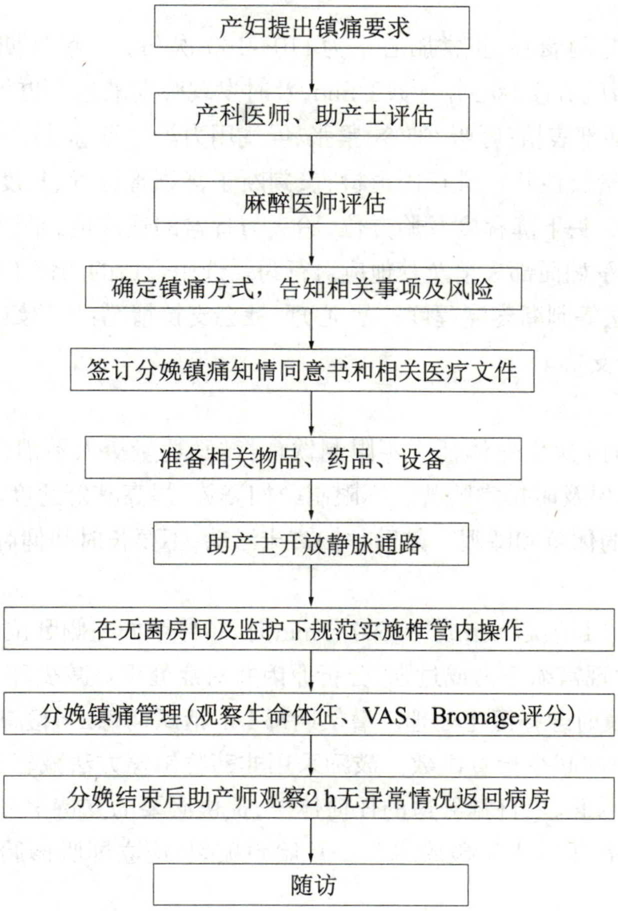

图9–3　分娩镇痛实施流程

知识链接

分娩镇痛

(1) 分娩镇痛遵循自愿、安全的原则，以达到最大限度地降低产妇产痛、最小限度地影响母婴结局的目的。

(2) 分娩镇痛适应证：① 产妇自愿。② 经产科医生评估，可进行阴道分娩试产者(包括瘢痕子宫、妊娠期高血压及子痫前期等)。

(3) 分娩镇痛首选椎管内分娩镇痛(包括连续硬膜外镇痛和腰-硬联合镇痛)。

(4) 分娩镇痛开始时机：不再以产妇宫口大小作为分娩镇痛开始的时机，产妇进入产房后只要有镇痛需求即可实施。

(5) 分娩镇痛期间，产妇发生危急情况，由产科医生立即启动“即刻剖宫产”流程。

5. 在产程中如何对产妇进行评估和照护？

答 (1) 第一产程的评估及照护：

① 评估：

a. 快速评估：生命体征、胎心、宫缩、胎位、阴道流血等情况。

b. 基本情况评估：Ⅰ 评估孕妇一般情况，包括年龄、身高、体重、步态、营养状况及皮肤弹性等。Ⅱ 对此次分娩进行评估：包括宫缩开始的时间、频率和强度；胎膜是否破裂，若已破膜，则询问并记录破膜的时间、羊水量、性状、颜色和气味；有无阴道流血。Ⅲ 检查病历记录。Ⅳ 评估既往妊娠分娩史。Ⅴ 评估妊娠期有关检查的结果。

c. 专科情况评估。Ⅰ 监测胎心：正常胎心率为110～160 次/min。潜伏期每60 min听诊1次，活跃期每 30 min听诊1次。在宫缩后听诊胎心并计数1 min，及时发现晚期减速。也可进行电子胎心监护。Ⅱ 监测宫缩：观察宫缩时孕妇的面部表情、呼吸、呻吟、紧张、屏气用力等。Ⅲ 监测产程进展：观察会阴膨隆、阴道血性分泌物、流血或流液的量及性状。进行阴道检查，判断子宫颈管位置、长度、软硬度、容受度，宫口扩张程度以及子宫颈是否水肿，胎头下降程度及胎方位，胎头与骨盆的适应度，是否存在脐带先露或脱垂，胎膜完整性。Ⅳ 监测疼痛：观察孕妇面部表情及其他应对行为。选用合适的测评工具，如数字评分法、文字描述评定法、面部表情疼痛评定法等判断疼痛程度。Ⅴ 心理-社会支持情况：与孕妇交流，观察有无焦虑不安、恐惧等情绪，并给予心理-社会支持。

② 照护：

a. 一般照护：每4 h监测1次生命体征。不限制饮食，鼓励适量摄入易消化食物。保持孕妇会阴部清洁。每2 h提醒排尿1次，确保及时排空膀胱。不限制孕妇姿势，提高其舒适度。保持环境安静、暗光、温暖及私密，确保孕妇得到充分的休息和睡眠。鼓励孕妇离床活动，不要长时间仰卧在床上。鼓励家属陪伴，不能让孕妇独处一室。

b. 专科照护：当胎心率＜110次/min或＞160次/min时，指导孕妇左侧卧位或变换体位、吸氧，动态监测胎心变化，同时通知医生；发现宫缩乏力或过强，分析原因并对症处理。减少环境干扰；让孕妇变换体位、休息。若出现病理缩复环，应及时通知医生处理。潜伏期每4 h、活跃期每2 h检查阴道1次；若母胎状态良好，可适当延长检查的间隔时间和减少检查次数。鼓励采用非药物镇痛方法减轻分娩疼痛，必要时，根据情况采用药物分娩镇痛。鼓励孕妇采取自觉舒适的任何体位，提供必要的支持工具，如床栏、分娩椅或凳、分娩球、软垫等。不主张产程中常规行人工破膜术。一旦胎膜破裂，应立即听诊胎心，并观察羊水性状和流出量，同时记录。

(2) 第二产程的评估及照护：

① 评估：

a. 快速评估：生命体征、胎心、宫缩、阴道流血、急危征象。

b. 专科情况评估：Ⅰ 监测胎心。Ⅱ 监测宫缩持续时间、间隔时间和强度及孕妇自主用力情况。Ⅲ 监测产程进展：观察会阴膨隆程度及胎头拨露情况；阴道流血的量及性状，适时进行阴道检查，确定胎头下降程度及胎方位，胎头与骨盆的适应度。Ⅳ 观察会阴情况：观察会阴体长度、弹性、有无瘢痕或疣，是否有水肿、炎症。Ⅴ 心理评估：通过交谈，了解孕妇有无强烈的无助和恐惧感。

② 照护：

a. 一般照护：必要时监测生命体征；不限制孕妇饮食，鼓励适量摄入流质和半流质食物或液体；指导孕妇及时排空膀胱，必要时可进行导尿；不限制其体位，可提供支持工具，提高舒适度；在孕妇需要休息时，保持环境安静、温暖及私密；不主张第二产程一直躺在产床上；鼓励持续陪伴，不能让孕妇独处一室。

b. 专科照护：每5～10 min听诊胎心1次，在宫缩后听诊，胎心率＜110次/min或＞160次/min，指导孕妇左侧卧位或变换体位、吸氧，动态监测胎心变化，必要时寻求帮助；密切观察宫缩情况，发现宫缩乏力或过强，及时处理；若宫口开全后2 h仍未分娩，寻找原因，对症处理；给予鼓励性的语言，避免使用负性词汇；握住孕妇的手，让其感受到强有力的支持和关爱。Ⅰ 指导孕妇用力：宫缩时允许孕妇自主向下用力。如果自发用力30 min，会阴仍未开始变薄，应行阴道检查，评估宫口是否开全；若未开全则等待，指导孕妇呼吸，勿向下用力。当孕妇用力不当、胎头下降缓慢时，要积极寻找可能的原因，鼓励孕妇改变体位，切不可操之过急，滥用腹部加压。Ⅱ 接产：按正常产接产技术操作。ⅰ 接产前准备：1) 环境：调节并保持产房温度在

25～28 ℃。2）物品：产包、带有秒针的时钟。3）复苏区域：新生儿辐射台提前预热，调节温度至32～34 ℃；检查复苏气囊、面罩、吸引及吸氧装置均处于功能状态。气囊和面罩应放置在距离分娩床2 m之内。复苏区域和复苏气囊等设备与产床1∶1配备，多胎分娩按多胎数目准备复苏区域和复苏人员。4）人员。助产人员：保证所有分娩均由熟练的助产人员完成。孕妇：鼓励孕妇选择自己感觉舒适的体位分娩，如侧卧、俯卧、半坐卧位、站位、蹲位、坐位等，鼓励家属陪伴分娩。5）上产床时间：不主张过早上产床，建议胎头拨露时比较安全。6）清洁会阴部：用消毒棉球蘸温水清洗会阴部，顺序是小阴唇、大阴唇、阴阜、大腿内上1/3、会阴及肛门周围。7）消毒会阴部：用消毒棉球蘸聚维酮碘溶液消毒会阴部，顺序同上。WHO 建议正常分娩只需要清洁，不必常规进行消毒。8）铺无菌巾：WHO 建议正常分娩只需要清洁，不必常规铺无菌巾，会破坏正常菌群，且铺无菌巾会影响母婴裸露肌肤接触。ⅱ 接产：1）打开产包，穿手术衣，戴手套，按照方便使用的顺序摆放断脐的器械。2）协助胎头娩出，胎头双顶径娩出后，额、鼻、口、颏顺次娩出。不要急于娩肩，协助胎头复位和外旋转，等待下次宫缩时，协助娩出前肩或后肩，顺势娩出胎儿，注射缩宫素（由助手完成）。3）立即将新生儿置于母亲腹部，用提前预热的干毛巾，彻底、全面、有力擦干新生儿全身（5 s内启动，30 s内完成），移去湿毛巾，新生儿俯卧位，头偏向一侧，盖上干毛巾，戴上小帽，行母婴皮肤接触。4）在新生儿出生至少60 s后或待脐带血管搏动停止后（出生后1～3 min），更换手套，在距脐带根部2～5 cm的位置一次断脐并结扎脐带（避免二次断脐），注意无菌操作。5）协助胎盘娩出。6）检查胎盘、胎膜及软产道。ⅲ 接产后处理：1）用物按医院感染控制要求进行分类处理。2）洗手，记录。3）指导产妇完成第1次母乳喂养，做好健康教育。

c. 防止会阴严重撕裂伤。Ⅰ 适时适度保护会阴：在充分评估孕妇会阴情况、胎儿大小及胎头下降速度后，决定开始保护会阴的时间和力度。Ⅱ 控制胎头娩出速度：在宫缩间歇期轻轻用力，缓慢娩出胎头。Ⅲ 不要急于娩肩，等待下次宫缩时自然娩出。Ⅳ 避免外力腹部加压。

d. 预防产后出血：于胎儿前肩娩出后给孕妇肌内注射10 U缩宫素。

（3）第三产程评估及照护：

① 评估：

a. 快速评估：生命体征、阴道流血、宫缩、心理和情感状态、急危征象。

b. 专科情况评估。Ⅰ 监测宫缩：触诊子宫收缩强度。Ⅱ 监测出血：正确评估出血量、速度及有无阴道凝血块。Ⅲ 计时：第三产程从新生儿娩出开始计算。Ⅳ 观察胎盘剥离征象：宫体变硬呈球形，下段被扩张，宫体呈狭长形并被推向上，宫底升高达脐上；剥离的胎盘降至子宫下段，阴道口外露的一段脐带自行延长，接产者用手掌尺侧在产妇耻骨联合上方轻压子宫下段时，宫体上升而外露的脐带不再回缩；阴道少量流血。

② 照护：

a. 协助胎盘娩出：正确处理胎盘娩出，控制下牵拉脐带，若发现胎膜部分断裂，用血管钳夹住断裂上端的胎膜，再继续向原方向旋转，直至胎膜完全排出，检查胎盘胎膜完整性。胎儿娩出30 min后胎盘未娩出，或未超过30 min胎盘未完全剥离而出血多时，应人工剥离胎盘。

b. 促进子宫收缩：胎盘胎膜排出后，按摩子宫以促进子宫收缩，减少产后出血。当出血量＞250 mL时，参照《产后出血预防与处理指南（2014）》处理。

c. 观察子宫收缩及阴道流血：胎盘娩出前后，了解子宫收缩的强度、频率。胎盘娩出后，子宫迅速收缩，宫底下降至平脐，经短暂间歇后，子宫再次收缩成球形，宫底上升。准确评估阴道流血量，注意流血的时间、颜色和有无血凝块。常用的评估出血量方法有称重法、容积法、面积法和休克指数法。

d. 检查软产道：检查有无会阴阴道裂伤及裂伤程度，必要时检查有无子宫颈裂伤，按组织解剖关系进行缝合修复。

6. 什么是晚断脐？

答 晚断脐是指延迟脐带结扎，在新生儿出生后延迟1～3 min、等脐带停止搏动后再断脐。

拓展阅读

晚　断　脐

(1) 延迟结扎脐带作为标准的分娩操作，建议延迟1～3 min再结扎脐带，除非母亲或新生儿需要立即进行其他临床抢救。

(2) 延迟断脐对新生儿和母亲都有益处。将新生儿放在母亲的腹部等待脐带停止搏动后再结扎脐带，比出生后立即断脐的新生儿血容量高32%(图9-4)。延迟断脐与立即断脐组相比，产后出血的发生率、人工剥离胎盘发生率、输血率和第三产程时长等指标均未见显著差异。

(3) 延迟断脐的操作方法：助产士用戴好无菌手套的手触摸新生儿一端的脐带根部，等待脐带搏动停止后，在距脐带根部2 cm的位置夹闭第一把止血钳，在距离脐带根部5 cm的位置夹闭第二把止血钳，用剪刀在第一把止血钳的位置剪断脐带，并进行结扎。保持脐带断端开放、清洁和干燥，有利于缩短脐带脱落的时间。

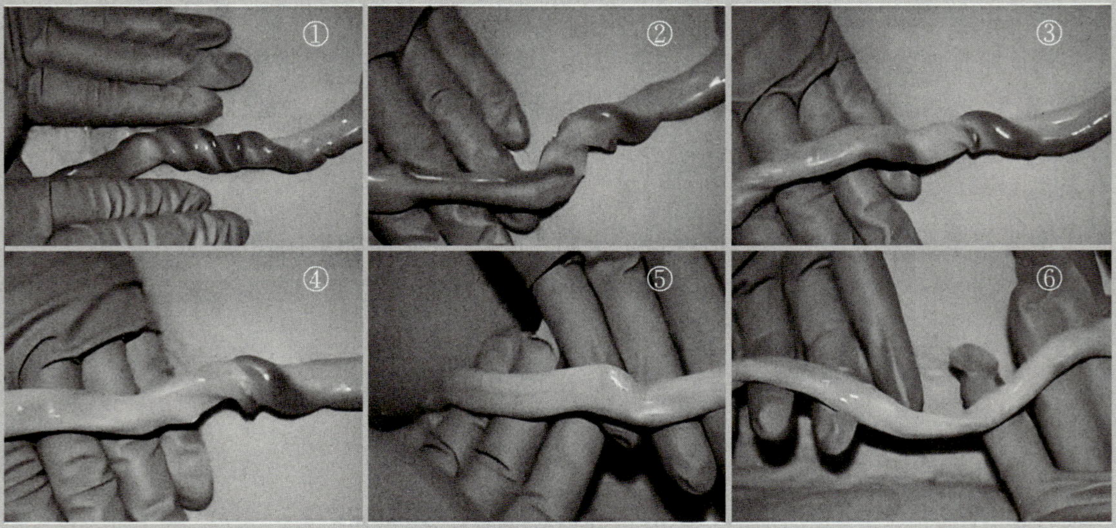

图9-4　晚断脐脐带血流变化

7. 什么是新生儿早期基本保健？

答 新生儿早期基本保健(EENC)指新生儿从出生时刻开始的基本临床保健技术，如生后即刻母婴皮肤接触、延迟脐带结扎、新生儿复苏、袋鼠式护理等干预措施，可以显著改善新生儿的健康水平。图9-5为新生儿生后24 h内保健流程。

8. 会阴裂伤如何分度？

答 会阴裂伤分为四度(表9-1)。

表9-1　会阴裂伤的分度

分类		描述
Ⅰ度		损伤会阴皮肤和(或)阴道黏膜
Ⅱ度		损伤会阴肌肉但未累及肛门括约肌
Ⅲ度		损伤肛门括约肌
	Ⅲa	<50%厚度外层肛门括约肌撕裂
Ⅲ度	Ⅲb	>50%厚度外层肛门括约肌撕裂
	Ⅲc	外层肛门括约肌和内层肛门括约肌撕裂
Ⅳ度		损伤内、外层肛门括约肌和直肠肛门黏膜

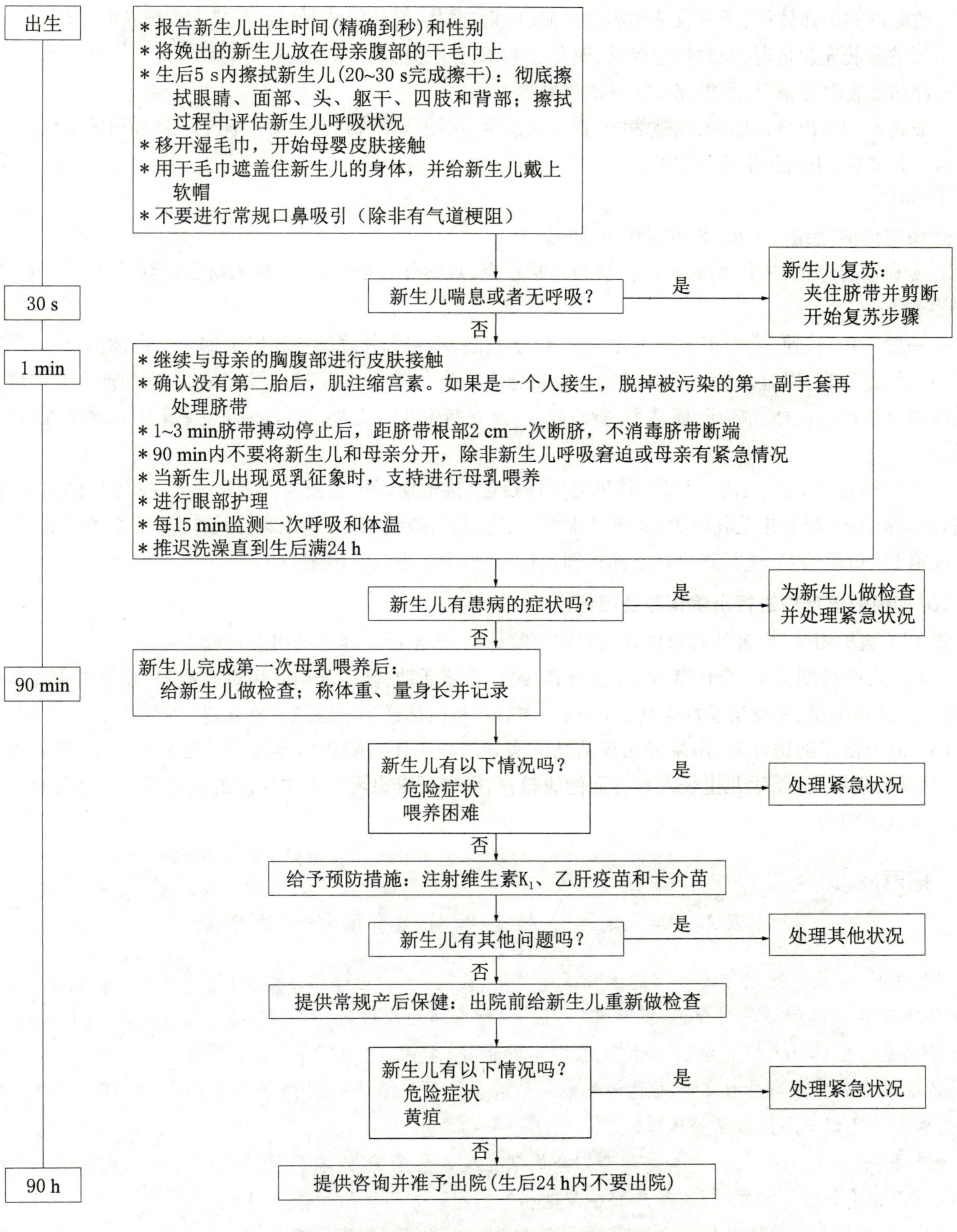

图 9-5 新生儿出生后24 h内保健流程

9. 产后2 h的观察内容有哪些？

答 产后2 h是产后出血的高危时期,以往也被称为第四产程。分娩后2 h内产妇的照护分为对产妇和对新生儿的照护。

(1) 分娩后2 h内对产妇的照护：

① 评估。评估产妇生命体征及子宫收缩、阴道流血、膀胱充盈、母乳喂养情况,评估心理状况。

② 照护：

a.监测产妇生命体征，子宫收缩和阴道流血色、量、性状、气味等情况。发现异常情况及时处理。

b.评估膀胱充盈情况，及时排空膀胱，避免影响子宫收缩引起产后出血。

c.评估母乳喂养情况，积极完成第一次母乳喂养。

d.鼓励产妇说出身体感受，通过表扬、肯定的态度，帮助产妇淡化对分娩过程中不良经历的记忆。

(2) 分娩后2 h内新生儿的照护：

① 评估：

a. 快速评估：胎龄、羊水、哭声或呼吸、肌张力。

b. 专科情况评估：进行Apgar评分；进行体格检查，观察外观是否足月，有无畸形；测量身长、体重。

② 照护：

a. 一般照护：快速、全面擦干新生儿全身，给予刺激，不主张处理胎脂和出生24 h之内沐浴；在母婴接触过程中应注意保暖，以温暖的大毛巾覆盖新生儿身体并戴上帽子；信息确认及记录，包括与产妇共同确认新生儿性别及是否存在外观畸形，佩戴手、脚双腕带，建立新生儿病历及登记其他信息；每15 min评估1次生命体征。

b. 专科照护：出生2 h内，尽量保持母婴皮肤接触，接触期间推迟任何常规性操作，如测量体重和身长、常规查体等；关注新生儿觅乳行为，如流口水、张大嘴、舔舌或嘴唇、寻找或爬行动作、咬手指动作等，协助产妇完成第1次母乳喂养；进行新生儿眼部护理；肌内注射维生素K_1；免疫接种。

10. 如何对该产妇进行出院指导及随访？

答 (1) 医护团队、患者及其家属共同制定出院计划，护士给予详尽的出院宣教。

(2) 注意产褥期卫生，合理膳食，加强营养，鼓励适度活动；新生儿出院后母乳喂养，注意新生儿黄疸情况，若不适儿科随诊；禁盆浴及性生活2个月；一周后产科门诊或当地医院复查B超，必要时清宫。

(3) 护士根据随访计划、出院随访评估情况实施随访工作。随访内容包括子宫复旧情况、母乳喂养情况、生活及心理状况、新生儿生长发育方面健康教育，同时征求患者对本次住院的满意情况。必要时指导患者到门诊就诊随访。

拓展阅读

“互联网+”在孕产妇全周期服务模式中的应用

“互联网+”医疗是把传统医疗的生命信息采集、监测、诊断治疗和咨询，通过可穿戴智能医疗设备、大数据分析工具与移动互联网相连，实现部门、区域、行业间的健康数据开放融合、共建共享，并依托于强大的医疗大数据分析技术提高诊断准确性、监测治疗过程、采集康复信息，进而为患者提供个性化服务，最终实现精准医疗。将互联网技术运用到加速康复外科全程服务模式管理中，可从以下几方面着手搭建“互联网+”加速孕产妇全周期信息处理系统：

(1) 利用“互联网+”，构建加速孕产妇全周期在线评估系统，改善传统的孕产妇健康管理方式存在信息不对称、沟通不畅等问题，解决孕产妇在孕期和产后照顾方面面临的诸多困扰。

(2) 致力于为孕产妇提供更全面、便捷、个性化的健康管理服务。通过整合资源，构建互联网平台，打破地域限制，让孕产妇可以随时随地获取到专业的健康管理服务，实现信息共享和互动交流，帮助孕产妇更好地保持健康。

(3) 孕产妇可以通过平台随时随地获取相关的健康信息、孕期指导、产后护理等内容，极大地方便了她们的生活和产检过程。

(4) “互联网+”孕产妇全周期网络平台的建设，将为孕产妇提供更便捷的健康管理方式，提高孕产妇的健康水平和生活质量，有着广阔的发展前景和深远的社会意义。

第二节　产后出血

一、案例导入

一般资料：患者，女，23岁。主诉：孕40周+4天，先兆临产。

现病史：LMP：2023年09月11日，EDC：2024年06月18日，停经30余天自测尿HCG（+），后B超证实宫内妊娠。孕早期早孕反应不明显，孕早期无阴道流血，无发烧、无接触放射线或其他有害物质。孕4+月自感胎动至今无异常。孕期正规检查，唐氏筛查及胎儿中孕形态学检查未见明显异常，OGTT：正常。孕期血压正常，孕中晚期无眼花，无明显头晕等不适，无全身皮肤瘙痒，双下肢水肿（－）。

孕产史：0－0－1－0，2023年因葡萄胎行清宫手术，术后定期复查未见异常。

入院查体：体温36.5℃，心率78次/min，呼吸18次/min，血压103/61 mmHg。发育正常，营养良好，神志清楚，面容正常，表情自如，体位：自动体位，步态平稳，配合检查。

专科检查：产检：宫高36 cm，腹围97 cm；胎方位：LOA；胎心：150次/min；宫缩：不规律，先露头-2，胎膜未破。

辅助检查：晚孕期产前超声检查所见：子宫明显增大，内见单胎，头位，BPD 94 mm，HC 333 mm，AC 351 mm，FL 74 mm。胎头椭圆形。胸部外形正常。检查时胎心率154次/min。胎盘位于子宫后壁，厚46 mm。胎盘下缘距离宫颈内口＞30 mm。胎盘绒毛膜面波浪状。胎盘实质回声不均匀。胎儿脐带未见绕颈。脐动脉：S/D 1.98，RI 0.49。羊水最大径线65 mm，羊水指数约139 mm，清晰。

主要治疗：产妇入院后，产程进展比较缓慢，进入产程23 h后，以LOA位娩出一重3 810 g男婴，立即清理呼吸道，Apgar评9～10分，羊水清，脐带未见绕颈，胎盘胎膜自娩完整。胎盘娩出后阴道流血多，称重法达到600 mL。立即按摩子宫法，检查软产道无撕裂伤。予以卡贝缩宫素一支肌注促宫缩处理，另安列克250 μg宫颈注射促进宫缩处理，并置入一次性宫腔球囊压迫后好转，球囊在第2天取出。产后继续予以促宫缩处理。体温平稳，恶露量少，色暗红，无异味。泌乳正常，新生儿喂养正常，第四天母婴平安出院。

产后诊断：① 产后出血。② G2P1，孕41+2周，正常分娩，LOA位。

二、临床问题解析

1. 该患者为什么会发生产后出血？

答　该患者因为子宫收缩乏力导致产后出血。

知识链接

产后出血的原因

（1）子宫收缩乏力最常见。正常子宫收缩有助于分娩后的胎盘剥离面的血窦关闭、血栓形成，从而控制出血，故任何影响子宫肌收缩力的因素均可致子宫出血。

（2）全身因素。产妇对分娩过于恐惧、紧张，精神压力过大，年龄过大，身体营养状况较差，肥胖，合并有慢性全身性疾病等。

（3）产科因素。产程过长所致产妇体力消耗过大，或产程过快如急产；合并有妊娠期高血压疾病、妊娠期糖尿病、严重贫血等并发症；前置胎盘、胎盘植入、宫腔感染等。

（4）子宫因素。既往剖宫产手术、子宫肌瘤剔除术、多次人工流产等导致的子宫壁损伤；多胎妊娠、巨大儿、羊水过多等导致的子宫过度膨胀；子宫肌瘤、子宫肌纤维变性等导致的子宫病变；双子宫、双角子宫、单角子宫等子宫发育异常等。

(5) 药物因素。使用过量可能导致子宫收缩能力下降药物，如麻醉剂、子宫收缩抑制剂、镇静剂、镇痛剂等。

(6) 胎盘因素。导致产后出血的常见胎盘因素如下：·胎盘滞留：胎盘一般在胎儿分娩后15 min内排出，若30 min后仍不排出，将导致出血。① 胎盘粘连或植入：胎盘部分或全部粘连于子宫壁不能自行剥离，当胎盘部分剥离时，可使血窦开放易造成产后出血。② 胎盘部分残留：部分胎盘或胎膜残留在子宫内，影响子宫收缩而导致出血。

(7) 软产道损伤。指分娩过程中，急产、巨大儿、外阴水肿或组织弹性差、阴道手术助产操作不规范等原因，导致会阴、阴道、宫颈、子宫下段等部位损伤，可能会引发产后出血。

(8) 凝血功能障碍。任何原发或继发的凝血功能异常均能造成产后出血：① 原发性凝血功能异常：多见于重症肝炎等肝脏疾病，以及再生障碍性贫血、原发性血小板减少、血友病等血液系统疾病等。② 继发性凝血功能异常：因死胎、胎盘早剥、羊水栓塞、严重感染、急性脂肪肝等产科并发症导致的凝血功能异常。

2. 产后出血的定义什么？

答 产后出血是指胎儿娩出后24 h内，阴道分娩者出血量达到或超过500 mL，剖宫产者达到或超过1 000 mL，是分娩期严重并发症，是我国孕产妇死亡的主要原因。

拓展阅读

严重产后出血及难治性产后出血

(1) 严重产后出血：是指胎儿娩出后24 h内出血量达到或超过1 000 mL。

(2) 难治性产后出血：是指经过宫缩剂、持续性子宫按摩或按压等保守措施后无法止血，需要进行外科手术、介入治疗甚至切除子宫的严重产后出血。

3. 产后出血患者有哪些临床表现？

答 产后出血的主要临床表现为胎儿娩出后阴道流血及出现失血性休克、严重贫血等相应症状。

(1) 阴道流血。胎儿娩出后即刻发生阴道流血，色鲜红，应考虑软产道裂伤；胎儿娩出后数分钟出现阴道流血，色暗红，应考虑胎盘因素；胎盘娩出后阴道流血较多，应考虑子宫收缩乏力或胎盘膜残留；胎儿娩出后阴道持续流血，且血液不凝，应考虑凝血功能障碍；失血表现明显，伴阴道疼痛而阴道流血不多，应考虑隐匿性软产道损伤，如阴道血肿。剖宫产时主要表现为胎儿胎盘娩出后胎盘剥离面的广泛出血，宫腔不断被血充满或切口裂伤处持续出血。

(2) 低血压症状。产后产妇出现头晕、面色苍白。若产妇出现烦躁、皮肤湿冷、脉搏细速、脉压缩小时，已处于休克早期。

4. 产后出血量的测量方法有几种？

答 (1) 称重法：用胎儿娩出前后的接血敷料重量差值，除以1.05即可以得到大约的失血量。

(2) 容积法：产后用接血容器收集血液，然后放入量杯测量失血量。

(3) 面积法：通过纱布接血面积估计失血量。

(4) 休克指数法：休克指数(SI)等于脉率除以收缩压。当SI=0.5时，提示血容量正常；当SI=0.6～0.9时，提升失血量为500～750 mL；当SI=1.0时，提示失血量为1 000～1 500 mL；当SI=1.5时，提示失血量为1 500～2 500 mL；当SI≥2.0时，提示失血量为2 500～3 500 mL。

(5) 血红蛋白水平测定：血红蛋白每下降10 g/L，出血量为400～500 mL。出血速度＞150 mL/min，也是病情危重的一项重要指标。

5. 产后出血如何预防?

答 主要从三个方面预防产后出血:

(1) 产前预防。加强围产保健,做好妊娠风险分级评估。根据高危因素和风险等级在分娩前转诊到有输血和抢救条件的医院分娩。

(2) 产时预防。密切观察产程,积极正确处理产程,防止产程延长。① 宫缩剂:是预防产后出血最重要的常规推荐措施,首选缩宫素。如果缺乏缩宫素,也可选择使用麦角新碱或米索前列醇。② 控制性牵拉脐带以协助胎盘娩出,此操作非必要和非熟练者谨慎使用。③ 预防性子宫按摩:预防性使用宫缩剂后,不推荐常规进行预防性子宫按摩来预防产后出血。

(3) 产后预防。产后2 h(有高危因素者产后4 h)是发生产后出血的高危时段,应密切观察子宫收缩情况和出血量变化,产妇应及时排空膀胱。

知识链接

宫缩药物使用方法

(1) 缩宫素。10 U加入500 mL液体中以100～150 mL/h静脉滴注或缩宫素10 U肌内注射,在头位胎儿前肩娩出后、胎位异常胎儿全身娩出后、多胎妊娠最后1个胎儿娩出后执行。

(2) 卡贝缩宫素。100 μg单剂静脉推注。其半衰期长(40～50 min),起效快(2 min),给药简便,可减少治疗性缩宫素剂量的应用,其安全性与缩宫素相似。

(3) 麦角新碱。0.2～0.4 mg肌内注射,有恶心呕吐和胸痛、高血压或心血管疾病患者禁用。

(4) 卡前列素氨丁三醇。为前列腺素F2α衍生物(15-甲基PGF2α),能引起全子宫协调有力地收缩。用法为250 μg深部肌内注射或子宫肌层注射,3 min起作用,30 min达作用高峰,可维持2 h;必要时重复使用,总量不超过2 000 μg。

(5) 米索前列醇。为前列腺素E的衍生物,可引起全子宫有力收缩。应用方法为米索前列醇200～600 μg顿服或舌下给药。

6. 产后出血的处理原则有哪些?

答 找到出血原因,迅速止血;补充血容量,纠正失血性休克;预防感染。

7. 该患者被诊断为子宫收缩乏力性出血,常见的处理措施有哪些?

答 ① 按摩子宫。② 应用缩宫素。③ 止血药物。④ 宫腔填塞。⑤ 子宫压迫缝合法。⑥ 结扎盆腔血管。⑦ 髂内动脉或子宫动脉栓塞。⑧ 切除子宫。

8. 该患者为什么选择一次性宫腔球囊填塞术?

答 该患者全身情况尚可,经徒手按摩和子宫收缩药物应用后出血虽然有所减少,但是子宫仍然处于乏力状态。此时辅助一次性宫腔球囊压迫止血操作简单、迅速、有效,能够为抢救患者减少产后出血赢得时间。

拓展阅读

一次性宫腔压迫球囊及放置方法

一次性宫腔压迫球囊(图9-6)是产后出血二线治疗的首选,使用物理的方法填塞宫腔,达到压迫止血的目的,尽可能避免子宫手术和减少药物的应用。

(1) 球囊构成和作用机理:

① 构成:主套囊、副套囊、导向及引流管、充水管和控制阀等。

② 作用机理:a. 物理压迫:充盈后的球囊完全和子宫内壁贴合,产生由宫腔内向宫腔外的静水压,该

压力大于子宫动脉压，通过简单的物理压迫，迅速止血。b. 内源性前列腺素：通过物理压迫，产生内源性前列腺素，从而导致子宫收缩。

(2) 球囊的优点：

① 宫腔填塞是产后出血二线治疗的首选，尽可能避免手术和减少药物使用。

② 水囊具有可塑性，可以充分填塞宫腔，压迫胎盘剥离面。

③ 水囊的弹性不影响子宫的正常收缩。

④ 水囊远端的引流孔可用于实时观察和评估止血效果。

⑤ 即使止血不成功也不会延误后续的治疗措施。

⑥ 球囊压迫操作简单、快速、无创、便于掌握。

(3) 球囊的适应证：

① 宫缩乏力导致的产后出血。

② 小面积胎盘植入导致的产后出血。

③ 产后出血高危产妇的预防性使用。

(4) 球囊的禁忌证：

① 需手术止血的：a. 有子宫切除指征。b. 不明原因出血需要进行探查的。c. 产道裂伤需要缝合的。

② 胎盘残留：首要的是清除残留的胎盘组织。

③ 全身性疾病：宫颈癌、DIC 等。

④ 感染：宫颈或宫腔存在化脓性感染的患者。

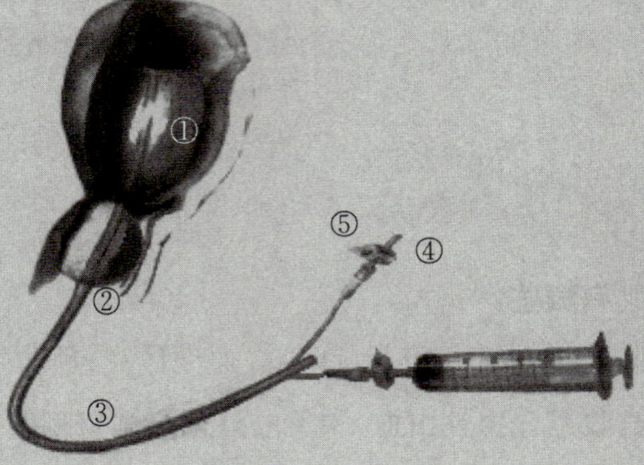

① 主套囊。② 副套囊。③ 导向及引流管。④ 冲水管。⑤ 控制阀

图 9-6　一次性宫腔压迫球囊

一次性宫腔压迫球囊的放置方法：

(1) 阴道分娩放置方法：

① 产妇取截石位，碘伏消毒外阴，置尿管，排空膀胱。

② 经宫颈口放置宫腔囊（主套囊）于宫腔内，宫腔囊（主套囊）内首次一次性快速注入 300 mL 无菌温生理盐水，后缓慢注入，直至有阻力注水困难停止。若阴道囊（副套囊）也塞入宫腔，则注射无菌生理盐水 100～200 mL，后根据阻力缓慢推注，注水困难时停止。若阴道囊（副套囊）不需要进宫腔，则将阴道囊（副套囊）拉出至宫颈外口以下位置。

③ 腹部超声检查确定水囊位置（测量水囊顶端距离宫底的长度）。

④ 从阴道后穹窿开始填塞纱条，并将副套囊注入 100 mL 无菌生理盐水加强固定。

⑤ 宫底部画线，宫腔引流管连接引流袋。

⑥ 留置导尿。

(2) 剖宫产放置方法：

① 经子宫切口、宫颈内口放置水囊，先放入导管，然后放入球囊，助手经阴道牵拉导管末端。

② 去掉导管外面放置的工具，水囊内注水，放置后，接注水三通阀，快速一次性为主套囊注无菌生理盐水100 mL以初步固定，并开始缝合子宫下段横切口，边缝合边注水。

③ 关闭子宫切口。

④ 慢慢推注，直至阴道出血停止或注水受阻，注意缝合过程中不要扎破球囊。

⑤ 行阴道纱条填塞，造成纱条与水囊对压，并为副套囊注无菌生理盐水100 mL左右。

⑥ 水囊放置完成后，宫底部画线，宫腔引流管连接负压引流袋，检查无异常情况后关腹。

⑦ 主套囊最大容量不超过500 mL，副套囊最大容量不超过300 mL。

9. 如何对该患者进行围术期护理？

答 (1) 术前护理准备：

① 体检及检查：评估宫腔体积、排除胎盘残留、排除产道裂伤。

② 物品准备：无菌生理盐水、5～6把卵圆钳或环头钳、5 cm宽纱条。

③ 根据分娩方式选择一次性宫腔压迫球囊，顺产型或剖宫产型。

④ 检查球囊完好性：一次性宫腔压迫球囊包装是否完好，并检测主副球囊是否漏水。

(2) 术后护理：

① 术后2 h内每15 min观察一次宫腔球囊引流管引流出血液的量、颜色、性状，尿量，血压，心率，宫底高度及质地，若引流出血液较少或无，说明球囊填塞有效。若引流液为大量鲜红色血液，30 min内引流出血性液体超过50 mL，及时报告医生处理。术后2 h引流管内的血液应不超过200 mL。

② 术后2～4 h内每30 min观察一次宫腔球囊引流管引流出血液的量、颜色、性状，尿量，血压，心率，宫底高度及质地。使用合适的护理垫垫于患者臀部收集出血，采用称重法记录阴道出血量。

③ 术后4～24 h每4 h观察一次宫腔球囊引流管引流出血液的量、颜色、性状，尿量，血压，心率，宫底高度及质地。

④ 放置球囊后，原则上严禁按压宫底，以防止球囊移位甚至脱出。

⑤ 用记号笔在腹部标记宫底高度，以便严密监测，定期对比宫高变化情况

⑥ 轻轻触摸腹部，感受子宫的质地，如触摸到硬如球状的子宫，说明子宫收缩良好。

⑦ 根据管道护理标准，宫腔球囊引流管属于中风险管道，贴上蓝色标识，无须二次固定。

⑧ 对产妇和家属做好防导管滑脱的宣教。

⑨ 严格床边交接班，每班评估，观察引流液的颜色、性状和量。

⑩ 如果宫腔球囊引流管内有凝固的血块，引流速度变慢或停止，结合患者的子宫收缩情况，警惕堵管的发生。如发生堵管，立即汇报医生，配合医生用无菌生理盐水对引流管进行冲洗，确保引流管通畅。

⑪ 在置管期间，用碘伏棉球擦洗会阴(bid)，保持会阴清洁，避免感染。

⑫ 取水囊：水囊放置后12～24 h取出。取水囊时需开放静脉，遵医嘱使用促进宫缩的药物，消毒外阴，缓慢放出水囊内液体(每20～30 min放100 mL)。抽取阴道纱条，记录宫腔引流量及阴道出血量，必要时留取导管尖端送细菌培养。拔出导尿管。如果取水囊过程中再次出血，停止放液，必要时再次注水加压。分析出血原因后可考虑其他方式止血。做好抢救准备。

(3) 注意事项：

① 排除胎盘残留。

② 在向子宫内插入球囊时，应轻柔操作，禁止快速粗鲁操作。

③ 充填液体为无菌生理盐水，注水量应根据主、副球囊的规格确定，不宜过量。禁止使用气体充填球囊。为使球囊压迫严密，可以对导向及引流管施加适量的压力。

④ 结合临床需要联合B-lynch缝合。

⑤ 在使用球囊的期间，应注意监测患者的尿量，观察患者是否有出血增多和子宫痉挛。

⑥ 一次性宫腔压迫球囊留置于患者体内的时间，禁止超过24 h。

⑦ 取出球囊时，用注射器先将主、副套囊内的生理盐水全部抽吸干净再取出，球囊取出后还应持续观察患者出血情况。

(4) 主要护理评估：

① 疼痛评估：可采用0～10分数字评分法(NRS)、视觉模拟法(VAS)、Wong-Baker面部表情量表法等评估工具，进行疼痛评估，必要时根据医嘱予以预防性镇痛，以缓解术后疼痛的发生。

② 血栓风险评估：通过Caprini评估表进行术前血栓风险评估，根据评估结果指导患者基础预防、物理治疗或使用抗凝药物。

(5) 管道维护：

① 做好引流管维护。

② 导尿管：留置导尿管期间，护士应及时评估，确保通畅。一旦无须使用，应尽快拔除。拔管前无须夹管，直接拔除即可；注意观察拔管后首次排尿量、有无尿路刺激症状等异常症状，预防尿潴留。

(6) 饮食管理和营养支持。自然分娩的产妇，可以随时进食。应进食富营养、易消化的食物。进食高蛋白的食物，包括鱼、肉、蛋、奶等。增加蔬菜水果的摄入。哺乳期需要适当增加进餐次数和汤水类摄入。剖宫产的产妇，根据麻醉方式和病情，选择进食时间。常规硬膜外麻醉、没有特殊病情情况下，术后2 h开始少量饮水，根据患者自我耐受情况调整进食量，逐步到米汤、稀饭直至普食。避免早期进食牛奶、辛辣刺激性食物。

(7) 活动管理。自然分娩的产妇，根据自身体力和耐力决定活动量。一般产后休息6 h后，可以尝试起床活动。剖宫产的产妇，术后立即予以床上活动，包括抗栓泵治疗和踝泵运动、每2 h翻身等，12 h后可以在医护人员协助尝试下床短暂活动。

(8) 深静脉血栓栓塞症的预防：

① 根据Caprini评分，选择相应预防性抗凝措施，包括基础预防、机械预防和药物预防。基础预防即早期活动；机械预防常用措施是使用间歇充气加压装置(IPC)；药物预防有普通肝素、低分子肝素、阿司匹林等。

② IPC使用前护士应评估患者是否存在急性炎性皮肤病、心律不齐、丹毒、肺水肿、不稳定型高血压、安装人工心脏起搏器、对IPC过敏、充血性心力衰竭等禁忌证；使用过程中观察气压泵的运行状态、间歇加压时间、观察肢端血运情况。

③ Caprini 评分≥3分，应及时报告医生，同时可在患者床头放置血栓高风险警示标志；遵医嘱使用低分子肝素，首次注射时间为术前2～12 h，并在术后持续使用；若有大出血风险，建议给予IPC，出血风险降低后，再遵医嘱给予药物预防。

④ 抗凝药物使用期间，密切观察患者有无出血倾向，若出现伤口渗血、注射部位瘀点瘀斑、消化道出血等异常情况，应及时告知医生进行处理。

知识链接

产后出血的预防

(1) 产前预防。育龄妇女应尽量避免人工流产或者子宫手术导致的子宫内膜损伤，减少胎盘粘连、植入或前置胎盘的发生。做好孕前和产前检查，积极治疗基础疾病，如贫血、妊娠期高血压疾病、妊娠期糖尿病、肝功能障碍、凝血功能障碍等。孕期注意营养均衡，进食营养丰富易消化，富含蛋白质、铁、维生素等食物，不宜过量食用高脂肪、高糖食物，防止妊娠期糖尿病、巨大儿、妊娠期高血压疾病等一系列妊娠并发症的发生。对于具有产后出血高危因素的产妇，如妊娠期高血压疾病、肝炎、前置胎盘、多胎妊娠、羊水过多等，加强产前检查，提前入院待产。

(2) 产时预防。分娩时合理用药，孕妇避免情绪过分紧张、注意饮食，防止疲劳、产程延长。胎儿娩出后尽早使用促宫缩药物、在宫缩时适度牵拉脐带、胎盘娩出后立即按摩子宫。

(3) 产后预防。产后2 h是出血发生高峰，需密切关注孕妇生命体征，包括阴道出血是否异常，以及是否出现头晕乏力、面色苍白、精神烦躁、脉压缩小、皮肤湿冷等低血压症状，一旦发现须立即积极处理。产后产妇与新生儿早接触、新生儿早吸吮，可促进子宫收缩，减少出血量和出血风险。

(4) 出血。术后早期出血多由于肝创面上的止血不够彻底。活跃的出血多来自肝动脉的小支，出血可能难以自行停止；来自肝静脉、门静脉、肝窦的出血，多会逐渐减少而自行停止。除术中细致止血外，术后要对引流液的颜色、量及成分密切观察。

10. 如何对该患者进行出院指导及随访？

答 (1) 注意环境通风，但避免着凉感冒，注意产褥期个人卫生，及时清洗会阴，避免细菌感染，勤换卫生棉或卫生巾等个人生活用品，注意定时观察恶露情况，预防晚期产后出血。对于再发出血应及时就医。家属应密切关注产妇的病情变化和心理变化，及时与产妇沟通，安抚其情绪。

(2) 注意营养均衡，进食营养丰富易消化及富含蛋白质、铁、维生素等食物，如瘦肉、鸡蛋、奶类、绿叶蔬菜、新鲜水果等改善贫血，并注意补充水分。

(3) 劳逸结合，逐渐增加活动量，促进身体恢复同时预防血栓形成。

(4) 定时前往医院接受检查，咨询医生相关的康复情况。

第三节 妊娠期糖尿病

一、案例导入

一般资料：患者，女，35岁。

现病史：患者因“孕36+6周，无产兆”收治入院。平素月经规则，LMP：2023年10月11日，2024年1月2日外院超声提示：CRL 63 mm，推算LMP：2023年10月5日、EDC：2024年7月12日，停经30余天自测尿HCG(+)，后B超证实宫内妊娠。孕早期早孕反应明显。无发烧、无接触放射线或其他有害物质。孕4+月自感胎动至今无异常。孕期正规检查，无创DNA及胎儿中孕形态学检查未见明显异常。OGTT(5.49—9.48—7.03 mmol/L)。孕中晚期无眼花，无明显头晕等不适，无全身皮肤瘙痒，双下肢水肿(—)。现无腹痛，无阴道流液及流血，自觉胎动正常，入我科待产。近日饮食睡眠可，大小便正常。

孕产史：2—0—2—2(2012年、2022年剖宫产2孩，人流2次)。

入院查体：体温36.3℃，心率98次/min，呼吸19次/min，血压108/54 mmHg，身高158 cm，体重66.9 kg，孕前体重55 kg。

专科检查：宫高34 cm，腹围115 cm，胎方位：LOA，胎心：150次/min，宫缩：无。

辅助检查：2024年6月5日晚孕期产前超声检查：单胎，头位，BPD 88 mm，HC 310 mm，AC 309 mm，FL 67 mm。胎心率145次/min。胎盘位于子宫前壁，厚50 mm，羊水最大径线42 mm，羊水指数约122 mm。胎儿脐带未见绕颈。脐动脉：S/D 2.05(31周后<3为正常)，RI 0.51。大脑中动脉：PSV 31 cm/s，RI 0.86。宫体下段前壁肌层疤痕厚度约2.1 mm。

主要治疗：入院后孕妇在椎管内麻醉下行盆腔粘连松解+剖宫产术，子宫下段横切口+子宫下段修补术。剔除原有疤痕，逐层进腹困难，腹膜瘢痕化严重，进腹后部分网膜与腹膜粘连，予以分解，探查子宫下段菲薄，先露头-3，取子宫下段横切口，以LOA位娩出一重3 300 g男婴，Apgar评分9～10分，羊水色清，量中，胎盘胎膜自娩完整，子宫收缩欠佳，予以按摩子宫，安列克、卡贝缩宫素肌、注缩宫素静滴促宫缩处理后好转，子宫下段提拉缝合，且下段菲薄切口持续渗血，局部缝扎，产时出血约300 mL，探查双侧附件外观未见异常，手术顺利，患者安返病房。予预防感染、促宫缩、指导母乳喂养、指导饮食及运动等对症处理后，母婴平安出院。

二、临床问题解析

1. 该患者为什么被考虑为妊娠期糖尿病？孕妇应如何准备OGTT试验？

答 (1) 该患者孕期OGTT 5.49—9.48—7.03 mmol/L。

(2) ① 试验前3 d正常饮食，每天至少摄入150 g碳水化合物，保持正常活动。② 试验前至少禁食8 h，即前1 d晚上从22:00开始禁食。③ 试验当天9:00前在空腹状态下抽取静脉血。④ 口服葡萄糖方法为将75 g无水葡萄糖溶于300 mL水中，抽取空腹静脉血后5 min内喝完，从口服葡萄糖水的第1口开始计时，分别于1 h、2 h再次抽取静脉血。⑤ 试验前不进行剧烈的体育锻炼，试验当天早晨不摄入任何药物，试验前及试验期间禁烟，试验期间静坐、禁食。⑥ 对于有试验禁忌证的孕妇，如胃旁路手术史、葡萄糖负荷不耐受，建议咨询医护人员。

知识链接

妊娠期高血糖的概念及分类

我国最新发布的《妊娠期高血糖真诊治指南(2022)》，将2014年版指南中“妊娠合并糖尿病”的概念更新为“妊娠期高血糖”(HIP)，其包括3种类型：孕前糖尿病合并妊娠(PGDM)、糖尿病前期、妊娠期糖尿病(GDM)。其中糖尿病前期包括空腹血糖受损(IFG)和糖耐量受损(IGT)。GDM包括A1和A2型，其中经过营养管理和运动指导可将血糖控制理想范围者定义为A1型GDM；需要加用降糖药物才能将血糖控制理想者定义为A2型GDM。

在我国，妊娠期高血糖已经成为妊娠期最常见的并发症，对孕妇及胎儿造成多种近远期不良影响，与巨大儿、剖宫产术分娩、早产、子痫前期等不良妊娠结局明确相关，也会致远期母儿代谢综合征的发生风险增大。

2. 该患者发生GDM的危险因素是什么？

答 可能与孕妇年龄≥35岁有关。

拓展阅读

GDM的高危因素

① 孕妇年龄≥35岁、妊娠前超重或肥胖、糖耐量异常史、多囊卵巢综合征。② 具有糖尿病家族史。③ 有不明原因的死胎、死产、流产史、巨大胎儿分娩史、胎儿畸形和羊水过多史、GDM史。④ 本次妊娠因素：妊娠期发现胎儿大于孕周、羊水过多，反复外阴阴道假丝酵母菌病者。

3. 妊娠期高血糖的临床表现有哪些？

答 可出现三多症状(多饮、多食、多尿)，重者症状明显。但大多数GDM孕妇无明显临床表现。

4. GDM的诊断要点有哪些？

答 (1) 妊娠24～28周及28周后首次就诊时行75 g OGTT，空腹及服糖后1 h、2 h的血糖值应分别低于5.1 mmol/L、10.0 mmol/L、8.5 mmol/L。任何一点血糖值达到或超过上述标准者诊断为GDM。

(2) 孕妇具有GDM高危因素或医疗资源缺乏地区，建议24～28周首次检查空腹血糖。空腹血糖≥5.1 mmol/L，可直接诊断为GDM。

知识链接

妊娠期血糖的监测方法

妊娠期血糖的监测方法主要包括毛细血管血糖监测、糖化血红蛋白(HbA1c)监测，以及持续葡萄糖监测(CGM)。3种方法各有特点，适应人群也不同。毛细血管血糖监测建议HIP孕妇使用微量血糖仪进行自我血糖监测空腹及餐后水平。PGDM、使用胰岛素泵或基础胰岛素注射的孕妇，还应监测餐前水平。HbA1c监测推荐用于PGDM人群，在GDM人群中推荐用于首次评估。CGM推荐于血糖欠佳的PGDM人群，尤其是T1DM患者。

5. 妊娠期糖尿病患者应进行哪些生活方式干预?

答 生活方式干预是GDM患者的主要治疗策略，具体指饮食干预、运动干预、自我血糖监测、健康教育、行为改变技术等2种及以上干预方式的结合，其中饮食、运动和自我血糖监测最为常见。对于孕早期空腹血糖较高、具有GDM高危因素的孕妇，采取生活方式干预可降低GDM发生风险，减少妊娠期体重增加(表9-2)。对于确诊为GDM的患者，饮食联合运动干预能够改善餐后血糖和糖化血红蛋白水平，降低出现大于胎龄儿及患产后抑郁症的风险，并有助于孕妇产后体重恢复。

表9-2　妊娠期妇女体重增长范围和妊娠中晚期每周体重增长推荐值

孕前BMI类型(kg/m²)	总增长值(kg)	孕早期增长值(kg)	孕中晚期增长值(kg/周)
低体重(BMI＜18.5)	11.0～16.0	0～2.0	0.46(0.37～0.56)
正常体重(18.5≤BMI＜24.0)	8.0～14.0	0～2.0	0.37(0.26～0.48)
超重(24.0≤BMI＜28.0)	7.0～11.0	0～2.0	0.30(0.22～0.37)
肥胖(BMI≥28.0)	5.0～9.0	0～2.0	0.22(0.15～0.30)

注:该推荐值不适用于身高＜140 cm或孕前体重＞125 kg的孕妇，此类GDM患者请咨询医护人员。

6. 妊娠期糖尿病患者如何选择食物?

答 推荐GDM患者优先选择低血糖生成指数(glycemic index，GI)食物，适量选择中GI食物，减少高GI食物的摄入。用燕麦、藜麦、大麦、荞麦、杂粮饭、杂粮馒头、荞麦面条等替代精制米面，每日膳食纤维摄入量为25～30 g。饮食以新鲜蔬菜、水果、豆类、鱼类和橄榄油为主，适量摄入乳制品和坚果，少量摄入红肉(猪肉、牛肉、羊肉)，避免大量摄入加工肉类(培根、香肠、热狗、腊肠等)、精制谷物、快餐、奶油、椰奶及油炸食物。

7. 妊娠期糖尿病患者孕期可进行哪些运动?

答 推荐GDM患者运动前评估是否有运动禁忌证，包括但不限于:① 严重的心血管、呼吸系统疾病或全身性疾病。② 子宫颈机能不全。③ 胎膜早破。④ 阴道流血。⑤ 多胎妊娠(三胎及以上)。⑥ 前置胎盘。⑦ 既往流产史。⑧ 早产史。⑨ 先兆早产。⑩ 妊娠期高血压疾病，胎儿宫内生长发育受限，甲状腺疾病控制不理想，贫血，营养不良等。无运动禁忌证的GDM患者进行规律、适量、个体化的运动。据个人喜好及孕前运动基础选择:① 有氧运动，优先推荐步行，也可选择慢跑、游泳、跳舞、孕妇瑜伽等(图9-7)。② 抗阻运动，可选择弹力带、哑铃等。③ 有氧联合抗阻运动。每周至少5 d进行30 min或每周至少进行150 min的运动。

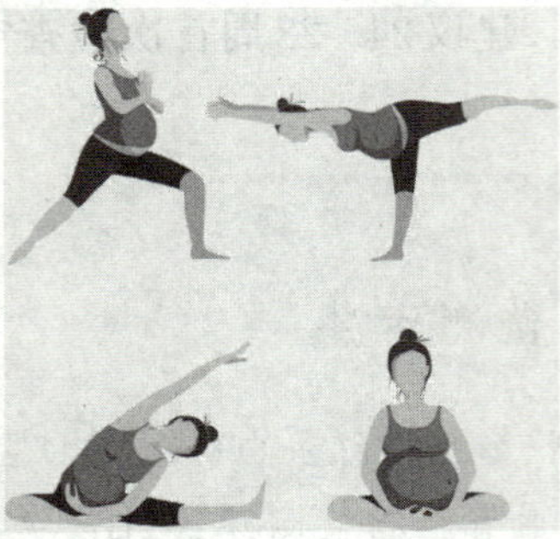

孕妇瑜伽

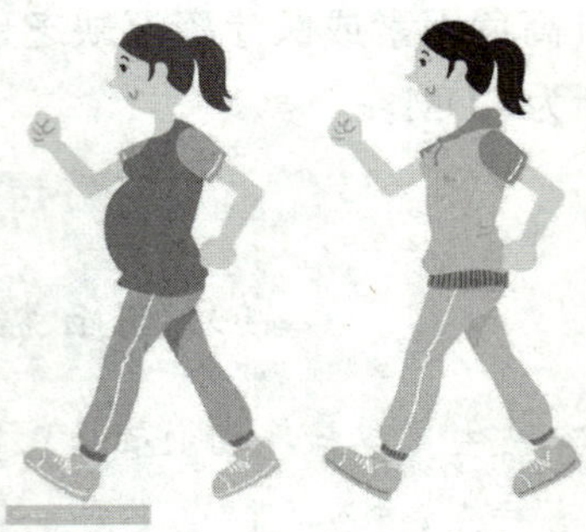

孕妇慢跑

图9-7 孕妇运动示意图

拓展阅读

妊娠期妇女血糖控制目标

血糖监测是GDM患者血糖管理的关键部分，其中，餐后血糖水平最能预测不良妊娠结局的发生，餐后1 h血糖水平是巨大儿的重要独立预测因子。目前，关于GDM患者血糖控制理想目标的证据有限，不同指南的推荐也存在一定差异，其益处或风险仍不清楚。

越来越多指南制定组织推荐更低的血糖控制目标，已接近于正常血糖水平，如空腹和餐前血糖≤5.3 mmol/L，餐后1 h血糖≤7.8 mmol/L，餐后2 h血糖≤6.7 mmol/L。此外，为避免夜间发生低血糖，夜间血糖须≥3.3 mmol/L。

8. 该患者为何选择剖宫产？GDM患者如何选择分娩方式？

答 (1) 该患者既往有过2次剖宫产手术史，且现疤痕子宫厚度2.1 mm，若等待宫缩发动或者进一步妊娠可能会出现子宫破裂的风险。

(2) 糖尿病不是行剖宫产分娩术的指征，具体分娩方式的选择需根据母儿情况决定。对于血糖控制良好、预估胎儿体重＜3 800 g、无死产史、无心血管疾病的GDM患者，可等待自然分娩；孕期血糖控制不佳且超声检查预估胎儿体重≥4 000 g，既往有死胎、死产史，有心血管疾病者，可适当放宽剖宫产术指征。因此，医护人员应和GDM患者沟通，充分告知阴道分娩、引产和剖宫产术的益处及危害。

9. 该患者产后母乳喂养要注意什么？

答 母乳喂养不仅可以促进婴幼儿生长发育、维持婴儿出生后早期血糖的稳定性，还可以帮助GDM患者产后减重、改善产后糖代谢、降低未来发生T2DM等代谢疾病的发生率。建议GDM患者进行至少持续6个月的母乳喂养，临床上应加强针对GDM患者的母乳喂养健康教育，建立以护理人员为主导的多学科团队，告知GDM患者母乳喂养的益处、母乳喂养知识以及提供母乳喂养的哺乳支持，促进GDM患者糖代谢恢复，提高GDM患者母乳喂养率。GDM患者在母乳喂养的过程中容易出现低血糖的情况，特别是在孕期使用胰岛素治疗的GDM患者，因此护理人员应告知GDM患者产后发生低血糖的风险增加并建议每次母乳喂养前或者母乳喂养的过程中进食。此外，因为GDM患者在产后对胰岛素需求量降低且胰岛素敏感性将恢复到孕前水平，所以产后使用药物治疗的GDM患者应注意监测血糖，并根据血糖值调整药物的用量，尽量减少药物的使用。

10. 该患者药物使用有哪些注意事项？

答 ① 术前禁食时间过长需要及时补液补充能量。② 妊娠期应用胰岛素的剖宫产术后GDM患者在禁食或未恢复正常饮食期间予静脉输液，胰岛素与葡萄糖的比例为1:6～1:4，同时监测血糖水平及尿酮体，根据检测结果决定是否应用或调整胰岛素的用量。③ 妊娠期应用胰岛素的GDM患者，一旦恢复正常饮食，应及时监测血糖。④ 血糖明显异常者，可使用胰岛素皮下注射，根据血糖水平调整胰岛素剂量。

知识链接

低血糖高危儿的管理

(1) 母亲患有GDM是新生儿低血糖的高危因素。新生儿低血糖指无论胎龄和日龄、有无临床症状，新生儿的全血葡萄糖<2.2 mmol/L，其临床表现缺乏特异性，主要症状包括面色苍白、呼吸困难、窒息、惊厥、肌张力减退、低体温、大汗、喂养困难等，新生儿一旦出现异常情况需及时监测血糖并请儿科医生会诊。

(2) 生后尽早且不少于1 h母婴皮肤接触、早吸吮、早开奶(高质量证据，强推荐)。鼓励母乳喂养，母乳不足时可补充配方奶，不推荐糖水喂养(中等质量证据，强推荐)。生后第1天喂养间隔时间≤3 h。

11. 针对该患者，如何进行产后随访及筛查?

答 (1) 向患者提供的产后护理应包括心理-社会评估和自我护理。GDM是2型糖尿病的高危因素，应对患者进行随访。建议GDM患者产后24 h监测空腹血糖和餐后2 h血糖，若空腹血糖达7 mmol/L，或连续2次餐后2 h血糖≥11 mmol/L，可转诊至糖尿病专科门诊。若血糖在正常范围内，产后24 h后可停止血糖监测。出院前应测量血糖以排除高血糖。告知GDM患者其子代进行生长发育随访的重要性，并提供健康生活方式的指导。采用多种方式(如打电话、发短信、发电子邮件等)提醒GDM患者进行产后75 g OGTT检查，以提高产后血糖筛查率。

(2) GDM患者的初次随访于产后4～12周进行，行75 g OGTT检查。结果正常者，如果考虑再次妊娠，建议每年进行OGTT试验或检查糖化血红蛋白。如果没有计划进一步妊娠，建议此后每1～3年进行血糖检测，诊断标准参照美国糖尿病协会非妊娠期诊断标准。

(3) 在产后OGTT测试完成前建议避孕，并持续到计划下一次妊娠。护理人员应向GDM患者提供产后避孕的健康教育。应鼓励GDM患者再次妊娠时要有妊娠间隔，以便在妊娠期间保持和实现最佳的身体健康状况。对于未选择输卵管结扎永久避孕的GDM患者，推荐使用宫内节育器或植入黄体酮长效可逆避孕方式。

(4) 护理人员应告知GDM患者在下次妊娠前应向卫生保健人员咨询孕前保健相关事宜，以确保最佳的妊娠期状态。在下次妊娠前向GDM患者提供有关体重管理的建议。GDM患者再次妊娠前进行血糖筛查，对异常血糖进行管理并补充叶酸。

(5) 若OGTT结果正常，建议GDM患者定期进行糖尿病检查，并在下次妊娠前进行诊断检查。GDM患者若产后随访过程中出现糖尿病前期表现，推荐强化生活方式干预和(或)预防性服用二甲双胍，以预防糖尿病的发生。

课程思政

糖尿病患者自我管理的重要性

邓颖超(1904年2月4日—1992年7月11日)，河南省光山人，生于广西南宁，1924年加入中国社会主义青年团，1925年3月加入中国共产党。伟大的无产阶级革命家、政治家，著名社会活动家，坚定的马克思主义者，党和国家的卓越领导人，中国妇女运动的先驱。在49岁时被查出患有糖尿病，并且她选择了一种自我管理和非药物治疗的方式来控制病情。她坚持控制饮食，从不吃糖，并且饭前饭后都坚持散步，从未间断过，连续坚持了6个月，最终她的体重显著减轻，血糖也变得很稳定。

邓颖超认为，体育锻炼是治疗糖尿病的关键，所以她每日饭前会散步，饭后也会散步，并且坚持了几十年。现代研究也证实步行能提高机体代谢率，步行时，人体有60%～70%的肌群参与活动，需要消耗大量的能量，这有助于改善糖的代谢。

除了运动和饮食控制，邓颖超还强调了心情舒畅和认真对待疾病的重要性。她认为无论是糖尿病的发生还是治疗，都与心情有很大关系。因此，在控糖的过程中，她注重调节不良情绪，保持心情的舒畅。

此外，邓颖超还强调了医患结合的重要性，即患者治病离不开医护人员的指导，医生的治疗也离不开患者的配合。她认为只有两者紧密地结合，才能控制病情，防止并发症。

邓颖超晚年的糖尿病治疗过程主要依赖于自我管理和非药物治疗，包括控制饮食、加强体育锻炼、调节心情以及与医护人员的紧密合作。这些做法不仅帮助她控制了病情，也为其他糖尿病患者提供了宝贵的经验和启示。

同样妊娠期糖尿病对孕妇和胎儿的影响深远，我们要鼓励孕产妇自我管理，通过饮食控制、运动锻炼和药物治疗来控制血糖。加深患者对妊娠期糖尿病的认识，并了解作为医务人员如何与患者进行沟通和交流，以缓解患者的焦虑和恐惧。

同时思考作为医务人员应该如何对待患者，医务人员应该具备高度的责任心和职业道德，关心患者的身心健康，为患者提供科学、合理、有效的治疗方案。

第四节　早　　产

案　例　一

一、案例导入

一般资料：产妇，女，36岁。

现病史：产妇LMP：2023年7月8日，EDC：2024年4月15日。2023年10月12日超声示：CRL 55 mm，NT 1.6 mm，根据NT纠正LMP：2023年7月19日，EDC：2024年4月26日。

2023年11月20日唐氏筛查示：21-三体高风险，行无创DNA监测未见明显异常。孕期正规检查，未见其他明显异常。2024年2月25日因停经30周＋2天，不规则下腹隐痛4 h，急诊拟“先兆早产”收治入院。产科检查，胎心：142次/min，胎方位：LOA，宫缩：20～30 s/10 min，胎膜：未破，宫口：未开，宫颈容受：30%。

月经史：规律，4/27天，末次月经：2023年7月8日，已婚。

孕产史：0—1—1—1，2020年因胎膜早破于孕33周早产一女婴，健存。

入院后完善相关检查，予以保胎、促胎肺成熟、营养胎儿脑神经等对症处理，产妇于入院第10天宫缩无法抑制在会阴保护下娩出一重1 740 g女婴，经新生儿复苏后由转运车转入NICU，Apgar评分：6(呼吸、肌张力、皮肤颜色、喉反射各扣1分)－8(皮肤颜色、呼吸各扣1分)－8分(皮肤颜色、呼吸各扣1分)。

辅助检查：B超示：头位，BPD 78 mm，FL 57 mm。胎盘位于子宫前壁，厚39 mm，脐带未绕颈，羊水最大径线52 mm，羊水指数约110 mm，清晰，脐动脉S/D 2.7。

主要治疗：严密监测胎心、宫缩、生命体征，完善血常规、肝肾功能、电解质、凝血功能、血型、传染病筛查等相关检查；辅以静脉泵入硫酸镁“营养”胎儿脑神经、阿托西班抑制宫缩、地塞米松促进胎肺成熟等对症处理。

二、临床问题解析

1. 如何区分早产临产和先兆早产？

答　妊娠满28周且＜37周，出现规律宫缩(每20 min内4次或每60 min内8次)，同时子宫颈进行性缩短(子宫颈缩短≥80%)，伴有宫口扩张，则诊断为早产临产。而妊娠满28周且＜37周，孕妇虽有上述规律宫缩，但子宫颈尚未扩张，而经阴道超声测量CL≤20 mm则诊断为先兆早产。

知识链接

早产的定义

早产定义的上限全球统一，即妊娠不满37周分娩；而下限设置各国不同，受社会经济状况、文化、教育、遗传、医疗保健水平及早产儿救治能力等多种因素影响。一些发达国家与地区采用妊娠满20周，也有一些采用妊娠满24周。近年，我国围产医学发展较快，早产儿救治能力提升，部分地区的调查显示，≥26周胎龄的超早产儿存活率已超过80%，明显高于≤25周胎龄的超早产儿，已接近国际发达国家水平；但是我国不同地区的早产儿救治水平参差不齐，无残疾生存率有待改善。根据中华医学会妇产科学分会产科学组的两次Delphi调查结果，我国早产下限仍然采用妊娠满28周或新生儿出生体重≥1 000 g的标准；但是，提倡积极救治≥26周胎龄的超早产儿，有条件的地区在产妇及家属充分知情同意的前提下，不放弃对满24周但小于26周有生机儿的救治。

2. 该产妇属于哪种类型早产？

答 该产妇属于自发性极早产。

拓展阅读

早产的分类

根据发生的原因不同，可将早产分为：

(1) 自发性早产：包括早产和胎膜早破后早产。

(2) 治疗性早产：因妊娠合并症或并发症，为母儿安全需要提前终止妊娠。

根据早产孕周可将早产分为：

(1) 晚期早产(late preterm)，即妊娠满34周且<37周的分娩。

(2) 中期早产(moderate preterm)，即妊娠满32周且<34周的分娩。

(3) 极早产(very preterm)，即妊娠满28周且<32周的分娩。

(4) 超早产(extremely preterm)，即妊娠<28周的分娩。

不同孕周早产的构成比约为：晚期早产占70%，中期早产占13%，极早产占12%，超早产占5%。

3. 该产妇发生早产的危险因素有哪些？

答 该产妇有早产史且年龄超过35岁。

知识链接

早产的高危人群

(1) 有晚期流产和(或)早产史者(表9-3)：

表9-3 早产人群及风险

病史	风险	备注
有晚期流产和(或)早产史再次妊娠	早产的再发风险是无早产史孕妇的2.5~6倍	
前次早产孕周小	再次妊娠早产的风险高	
早产后有过足月分娩		再次单胎妊娠者不属于早产高危人群
前次双胎妊娠孕30周前早产者	即使此次单胎妊娠也有较高的早产风险	

(2) 妊娠中期经阴道超声检查子宫颈长度缩短者：妊娠中期经阴道超声检查显示子宫颈长度(cervical length，CL)≤25 mm的孕妇是早产的高危人群。

(3) 其他(图9-8)：

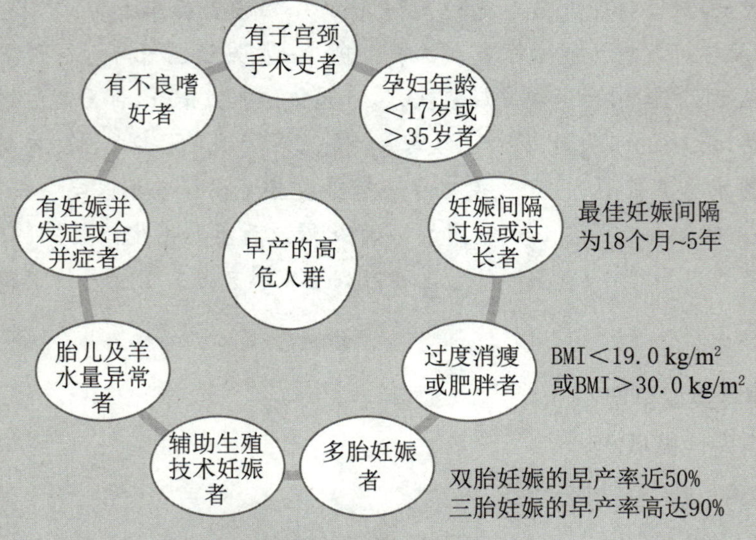

图9-8　其他早产高危人群

4. 该产妇应用硫酸镁的目的及注意事项有哪些？

答 该产妇应用硫酸镁的目的是保护胎儿脑神经，降低早产儿脑瘫风险，抑制宫缩。注意事项有：① 膝腱反射必须存在。② 呼吸不少于16次/min。③ 尿量每24 h不少于400 mL，或每小时不少于17 mL。④ 备好葡萄糖酸钙作为解毒剂。

知识链接

宫缩抑制剂

对于先兆早产或早产临产，需行促胎肺成熟治疗，需宫内转运至有早产儿救治条件的医疗机构分娩者，或需用硫酸镁保护胎儿中枢神经系统者，推荐应用宫缩抑制剂，但疗程不超过48 h。常用的宫缩抑制剂主要包括以下几种：

(1) 钙通道阻断剂：用于抑制宫缩的钙通道阻断剂主要是硝苯地平，其作用机制是抑制钙离子通过平滑肌细胞膜上的钙通道重吸收，从而抑制子宫平滑肌兴奋性收缩。服药中注意观察血压，防止血压过低。

(2) 缩宫素受体拮抗剂：用于抑制宫缩的缩宫素受体拮抗剂主要是阿托西班，其能选择性拮抗缩宫素受体，竞争性结合子宫平滑肌及蜕膜的缩宫素受体，削弱缩宫素兴奋子宫平滑肌的作用。

(3) 前列腺素抑制剂：用于抑制宫缩的前列腺素抑制剂主要是吲哚美辛，其为非选择性环氧合酶抑制剂，通过抑制环氧合酶，减少花生四烯酸转化为前列腺素，从而抑制子宫收缩。妊娠32周后用药，需要监测羊水量及胎儿动脉导管宽度，用药时间不超过48 h，如发现胎儿动脉导管狭窄时立即停药。

(4) β_2肾上腺素受体兴奋剂：用于抑制宫缩的β_2肾上腺素受体兴奋剂主要是利托君，其能与子宫平滑肌细胞胞膜上的β_2肾上腺素受体结合，使细胞内环磷酸腺苷(cAMP)水平升高，抑制肌球蛋白轻链激酶活化，从而抑制子宫平滑肌收缩。使用过程中注意观察产妇心率和主诉，如心率超过120次/min，或诉心前区疼痛则停止使用。

5. 该产妇产时应做好哪些护理措施？

答 ① 对有转诊条件的早产孕妇，应转诊到有早产儿救治能力的医疗机构分娩。② 严密监测产程进展，产程中加强胎心监护及时识别胎儿窘迫，尽早处理。③ 做好产妇的疼痛管理，分娩镇痛以硬脊膜外阻滞麻醉镇痛相对安全。④ 提供一般照顾和支持：提供良好的环境，鼓励孕妇主动参与分娩，补充液体和热量，指导活动与休息、排尿与排便，保持清洁。⑤ 不提倡常规会阴侧切，也不支持没有指征的产钳助产。⑥ 做好新生儿复苏准备。

6. 该产妇的早产儿产时如何实施胎盘输血？

答 生后建立自主呼吸且无须立即正压通气的早产儿，推荐不少于60 s的延迟脐带结扎(delayed umbilical cord clamping，DCC)；生后未建立自主呼吸的早产儿，可在DCC同时进行初步复苏；若初步复苏无效，则切断脐带复苏抢救。不推荐完整脐带挤压作为超早产儿胎盘输血的方式。

知识链接

胎盘输血及其益处

胎盘输血是指胎儿娩出后的数分钟内将胎盘内的残余血液输入新生儿体内的一种技术。胎盘输血方式有：

(1) 延迟脐带结扎(delayed cord clamping，DCC)：结扎脐带的时间多在生后30～60 s。

(2) 脐带挤压(umbilical cord milking，UCM)：将脐带内的血液挤向新生儿，所需时间为10～20 s，分为完整脐带挤压(intact-umbilical cord milking，I-UCM)和切断脐带挤压(cut-umbilical cord milking，C-UCM)。I-UCM：脐带保持完整，将约20 cm脐带的内容物轻柔地向着新生儿挤压，速度10 cm/s，等待2 s使脐带充盈后可再次挤压。C-UCM：新生儿侧脐带保留30～40 cm切断后将脐带提起，让脐血流向新生儿，再以10 cm/s的速度将脐带内剩余血液轻柔地挤向新生儿。

(3) 宫外胎盘输血(extrauterine placental transfusion，EPT)。

胎盘输血的益处：

(1) 胎盘输血可以改善新生儿体循环血流动力学的稳定性，减少与血流动力学改变相关的并发症，有利于胎儿向新生儿期过渡。

(2) 可以补充血容量提升血红蛋白水平，减少新生儿期输血治疗，减少婴儿期铁缺乏。

(3) 胎盘输血与多种并发症减少有关，如IVH、晚发败血症(late onsetsepsis，LOS)、坏死性小肠结肠炎(necrotizingenterocolitis.NEC)等，在各研究中住院期间死亡率均有不同程度的降低。

(4) 胎盘输血对婴儿和儿童期神经系统发育有多项益处，在认知、语言、精细运动、社交等方面均有正面意义。

7. 如何对该产妇进行产后护理？

答 (1) 产妇饮食、睡眠与心理指导：

① 休息与饮食：充分休息，保证足够的睡眠。为产妇提供空气清新、通风良好、舒适安静的休养环境；保持床单位清洁、整齐；护理活动应以不打扰产妇休息为原则。保证合理的营养摄入。产后1 h鼓励产妇进流质饮食或清淡半流质饮食，后可进普通饮食。食物应富含营养、足够热量和水分。多进蛋白质和汤汁食物；同时适当补充维生素和铁剂，推荐补充铁剂3个月。

② 排尿与排便：

a. 排尿：分娩过程中膀胱受压致肌张力低下及产后会阴伤口疼痛，后因疲劳、不习惯床上小便等原因影响排尿，应注意评估膀胱充盈程度，鼓励并协助产妇产后4 h内排尿。排尿困难者，解除产妇排尿引起疼痛的顾虑，鼓励坐起排尿，必要时协助其排尿，方法如下：Ⅰ 热水熏洗外阴或温开水冲洗尿道外口周围诱导排尿；热敷下腹部、按摩膀胱刺激膀胱肌收缩；Ⅱ 针刺关元、气海、三阴交、阴陵泉等穴位促其排尿；Ⅲ 肌内注射甲硫酸新斯的明1 mg，以兴奋膀胱逼尿肌促排尿；Ⅳ 导尿：上述方法无效时给予导尿，留置尿管1～2 d。

观察产妇尿管是否通畅,尿量及性状是否正常。

b. 排便:因卧床休息、食物缺乏纤维素、肠蠕动减弱、盆底肌张力降低等容易发生便秘,应该鼓励产妇多喝水,多吃蔬菜,及早下床活动预防便秘。一旦发生便秘可在医生指导下口服缓泻剂。

③ 保健运动:鼓励产后尽早活动,回病房后产妇即可在床上适当活动,产后6~12 h下床轻微活动,产后第2 d在室内随意活动。盆底肌锻炼(凯格尔运动)可以促进局部血液循环、加快伤口愈合、重建盆底肌肉张力,降低产后压力性尿失禁,改善性功能。产妇在床上、椅子上即可进行收缩会阴肌肉、提升盆底、保持收缩状态的运动。

拓展阅读

凯格尔运动

凯格尔运动(Kegel exercise,盆底肌锻炼),是指患者有意识自主性收缩盆底肌肉,以促进控尿能力增强,是防治产后压力性尿失禁的一种最常用且有效的非手术治疗方法。

凯格尔运动步骤:

(1) 确定盆底肌的位置:想象同时憋尿或憋着不排便(努力收缩阴道及直肠周围的肌肉),此时收紧的肌肉就是盆底肌。也可以在排尿的时候突然中断,这时感觉到运动的肌肉就是盆底肌。还可以将手指伸进阴道,如果感觉到手指被紧紧包裹,那就是我们要找的盆底肌(在将手指插入阴道之前,确保你的手指是干净的)。

(2) 排空膀胱,全身放松。

(3) 用力收缩盆底肌持续3~5 s(图9-9)。

(4) 盆底肌放松3~5 s。

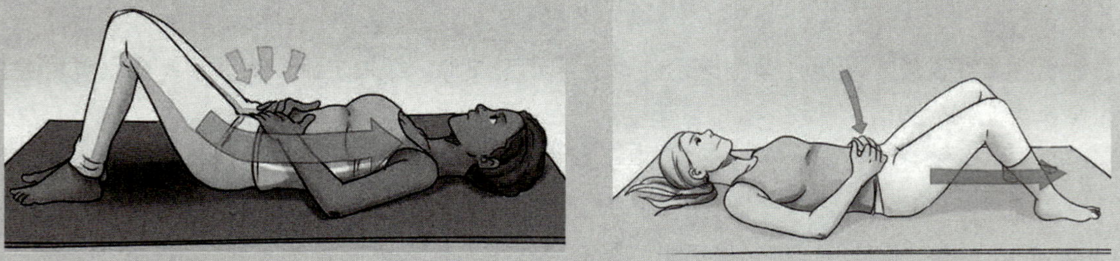

图9-9 凯格尔运动

(5) 每次5~10 min,逐渐增加训练时间至每次15~25 min。

④ 心理调适:心理调适是产妇从妊娠和分娩的不适、疼痛、焦虑中恢复,接纳家庭新成员及新家庭的过程。由于该产妇新生儿转NICU,产妇心理处于脆弱和不稳定状态,面临着潜意识的内在冲突及初为人母的情绪调整,家庭关系改变,经济和家庭-社会支持系统支持的需求等,因此,此期心理调适指导和支持十分重要。

(2) 子宫复旧的观察与护理。产后每日同一时间手测子宫底高度,观察恶露的量、颜色和气味,以了解子宫复旧情况。评估排尿及膀胱充盈情况,避免膀胱充盈影响子宫收缩。注意评估出血量,若出血量多,应及时查找原因。发现红色恶露增多且持续时间延长考虑子宫复旧不全,及时给予子宫收缩剂;若恶露有臭味且子宫压痛考虑感染,遵医嘱给予广谱抗生素控制感染。

产后宫缩痛一般不需要处理,如果疼痛难以忍受,可指导产妇进行呼吸和放松,必要时遵医嘱给予止痛药。

(3) 会阴伤口护理。产后应保持会阴清洁、干燥,用对外阴无刺激的消毒液擦洗外阴,2~3次/d。会阴部有缝线者,每日观察伤口周围有无渗血、血肿、红肿、硬结及分泌物,并嘱产妇健侧卧位。产妇会阴伤口疼痛剧烈或有肛门坠胀感，应及时报告医生，排除阴道壁及会阴部血肿。会阴水肿严重者，可用50%硫酸镁湿热敷，每日2次，每次20 min；或产后24 h红外线照射外阴。会阴部小血肿者，24 h后可采取湿热敷或远红外线灯照射，大的血肿应配合医生切开处理。

(4) 母婴分离母乳喂养指导：

① 挤奶：

a. 操作方法：Ⅰ 彻底洗净双手。Ⅱ 刺激射乳反射：喝一些热的饮料如牛奶、汤类，不要喝咖啡和浓茶。热敷乳房。按摩后背。Ⅲ 选择舒适的坐位或站位，将容器放在乳房附近。母亲选择一个舒适的体位，保持上身直立，身体前倾，把拇指和示指分别放在距离乳头根部2.5～4 cm处，两指相对，其他手指托住乳房，另一只手拿着盛放乳汁的容器，拇指和示指要先往胸壁的方向轻轻地下压，反复地一挤一放，不应该有疼痛感，压力应作用在拇指及示指间乳晕下方的乳房组织上(图9-10)。以同样的方式依各个方向按压乳晕，将乳房内每个乳腺管的乳汁都挤出来。或使用吸奶器吸奶。

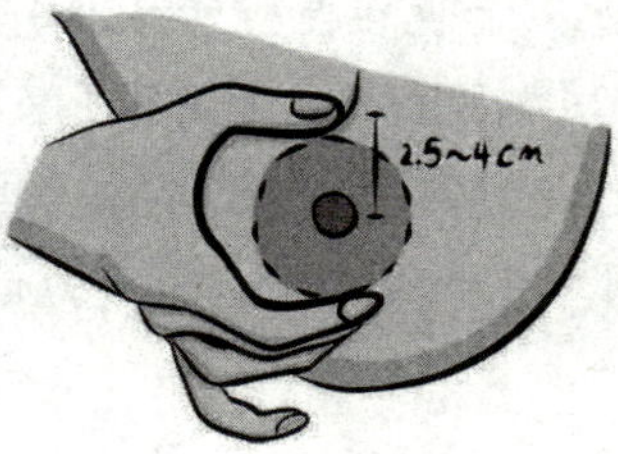

图9-10　挤奶手法

b. 操作频率：每2～3 h/次，每天至少挤奶8次，每侧3～5 min，两侧交替进行，挤奶持续20～30 min，强调夜间挤奶。

② 母乳的储存：

a. 新鲜母乳：室温16～29℃可保存4 h，此为最佳，在非常干净的条件下6～8 h可接受。

b. 冷藏母乳：冰箱冷藏室4℃的条件下母乳可保存4 d，此为最佳，在非常干净的条件下5～8 d可接受。

c. 冷冻母乳：母乳放在≤－18℃的冷冻室内时，6个月最佳，12个月内可接受。

d. 解冻的母乳：冰箱冷藏室4℃的条件下母乳可保存24 h。

知识链接

母乳喂养的优点

(1) 对婴儿。① 提供营养、促进发育：母乳中所含的各种营养物质最有利于婴儿的消化吸收。② 提高免疫力、预防疾病：母乳中含有多种免疫活性细胞和丰富的免疫球蛋白。免疫活性细胞有巨噬细胞、淋巴细胞等；免疫球蛋白包括：分泌型免疫球蛋白、乳铁蛋白、溶菌酶、纤维结合蛋白等，可预防婴儿腹泻、呼吸道和皮肤感染。③ 保护牙齿：吸吮时肌肉运动可促进面部肌肉正常发育。④ 有利于心理健康：母乳喂养增加了婴儿与母亲皮肤接触的机会，有助于母婴间的情感连接。

(2) 对母亲。① 预防产后出血：吸吮刺激机体缩宫素分泌，使子宫收缩，减少产后出血。② 避孕：哺乳推迟、月经复潮及排卵，有利于避孕。③ 减少患癌的危险性：母乳喂养可减少哺乳母亲患乳腺癌卵巢肿瘤的可能性。

(5) 性生活和产后健康检查的指导。产妇产后42 d内禁止性生活，应根据产后检查情况恢复正常性生活，指导产妇选择适当的避孕措施。哺乳者推荐工具避孕，不宜选择药物避孕；不哺乳者避孕方法无须限制。告知产妇产后42 d到医院进行全面检查，了解产妇全身情况，特别是生殖器官的恢复情况。产后健康检查包括全身检查和妇科检查。全身检查主要是测血压、脉搏，查血、尿常规等；妇科检查主要了解盆腔内生殖器是否已恢复至未孕状态。

拓展阅读

人 乳 库

母乳具有独特的营养和免疫活性，是婴儿健康最理想的食物来源，对早产儿来说，母乳更是一种具有治疗作用的首选食物。世界卫生组织和联合国儿童基金会建议，当无法获得亲母母乳时，可将捐献母乳作为早产儿或低出生体重婴儿的最佳替代品。早产儿使用捐献母乳代替配方奶的主要好处在于胃排空更快，达到全肠道喂养时间缩短，坏死性小肠结肠炎(necrotizing enterocolitis，NEC)和晚发败血症的发生风险降低，改善神经发育结局，减少早产儿视网膜病变，改善视觉发育等。人乳库是招募母乳捐赠者，收集捐赠母乳，并负责母乳的筛查、加工、储存和分配工作的非营利性专业机构。据帕斯适宜卫生科技组织(Program for Appropriate Technology in Health ，PATH)统计，全球已经在60多个国家建立了600多个人乳库，大多数分布在欧洲、美洲、亚洲等国家，而仅在巴西就有250多个人乳库。

2013年5月广州市妇女儿童医疗中心成立了中国大陆第1家真正意义上的人乳库，同年8月南京市妇幼保健院建立了全国第2家人乳库。经过近10年的发展，至今全国已开设25家人乳库，为早产儿和危重患儿的救治提供了极大的帮助，对促进我国新生儿重症监护病房的母乳喂养有一定推动作用。

案 例 二

一、案例导入

一般资料：患者，女，27岁。

现病史：因停经33周+1天，下腹部发紧2 h余入院。LMP：2023年10月30日，EDC：2024年8月6日，停经30余天自测尿HCG(+)，后B超证实宫内妊娠。孕早期早孕反应不明显；孕早期服用地屈孕酮片至孕12周后停药；孕早期开始口服阿司匹林(100 mg)和使用肝素治疗至今；孕12+周检查发现血压偏高予口服拉贝洛尔片，早晚各2粒；孕早期发现甲减，予口服优甲乐治疗，1/4片/d，无发烧、无接触放射线或其他有害物质。孕期正规检查，NT及无创DNA未见明显异常，入院完善相关检查，病程中神清、精神可，无腹痛，无阴道流血，饮食睡眠可。

既往史：平素健康状况：良好。

手术外伤史：既往行胆囊切除术，行疝气手术，行子宫圆韧带囊肿切除。

孕产史：0—1—0—0，自诉2021年孕28+周因超声提示羊水指数过少后胎死宫内引产1次。

月经史：月经史：14，7～8/30 d，末次月经：2023年10月30日。

入院检查：体温36.5℃，心率109次/min，呼吸19次/min，血压137/75 mmHg，身高167 cm，体重84.5 kg，孕前体重70 kg，BMI：30.3 kg/m^2。

专科情况：产检：宫高24 cm，腹围101 cm，胎心44次/min；宫缩：不规则；胎膜未破。

辅助检查：2024年5月2日床边超声检查所见：子宫明显增大，内见单胎，臀位，BPD 68 mm，FL 52 mm。胎头椭圆形。胸部外形正常。四腔心可见，胎心率约156次/min。脐带未见绕颈。羊水最大径线56 mm，清晰。脐动脉：S/D 1.11(31周后<3为正常)。左子宫动脉：PSV 152 cm/s，PI 0.84，RI 0.51，S/D 2.1，舒张早期切迹消失；右子宫动脉：PSV 142 cm/s，PI 1.01，RI 0.59，S/D 2.4，舒张早期切迹消失。

主要治疗：入院后完善相关检查，予硫酸镁保护胎儿脑神经、利托君抑制宫缩、地塞米松促胎肺成熟等对症治疗，自测胎动，监测胎心、宫缩及胎儿宫内情况。

病情变化：6月24日突发阴道流血，鲜红色，约30 mL，血压96/62 mmHg，无下腹痛，未及明显宫缩。

消毒后阴道检查，宫颈管正常，阴道内少量血液，未见活动性出血。床边超声未见明显异常。白细胞 $8.8\times10^9/L$，中性粒细胞百分比78.0%，红细胞 $3.96\times10^{12}/L$，血红蛋白121 g/L，红细胞压积0.357，超敏C反应蛋白3.89 mg/L，D-二聚体1.25 μg/mL，纤维蛋白原降解物3.81 μg/mL，纤维蛋白原6.42 g/L。6月25日06:00出现少量阴道流液，11:00流液增多，色清，出现规律宫缩，宫缩频繁，胎心正常，复查床边超声检查：羊水指数30 mm，胎心监护期间出现两次明显晚期减速。因"羊水过少，胎儿宫内窘迫，早产临产"在腰麻下行剖宫产术＋右侧子宫动脉结扎术。于13:51以LOA位娩出一重2 460 g女婴，Apgar评分8～9分，羊水色清，量中，脐带绕颈1周，胎盘胎膜自娩完整，新生儿转NICU治疗，子宫收缩尚可，常规予以按摩子宫，缩宫素20 U＋卡贝缩宫素1支肌注促宫缩处理，因右侧切口渗血明显，缝合止血仍无改善，予以结扎右侧子宫动脉好转，产时出血约300 mL，探查双侧附件外观未见异常，手术顺利，安返病房后，予预防感染、促宫缩处理，予饮食及运动指导等对症处理，并指导定时挤奶，保持泌乳通常，产妇平安出院。

术后诊断：① 不良孕产史。② 脐带绕颈。③ G2P1，孕34周＋1天，早产经剖宫产分娩，LOA位。④ 羊水过少。⑤ 妊娠期高血压。⑥ 妊娠合并甲状腺功能减退。

二、临床问题解析

1. 该患者为什么会发生早产？

答 该孕妇出现胎膜早破、羊水过少、胎儿宫内窘迫、早产临产情况，有妊娠期高血压、产前出血、妊娠合并甲状腺功能减退合并症，且精神高度紧张，焦虑不安，再加之既往有不良孕史等，行手术终止妊娠。

2. 该患者属于什么类型的早产？

答 该产妇属于胎膜早破性晚期早产。

3. 早产的预测与管理？

答 (1) 早产的预测：

① 超声检测宫颈长度：妊娠24周前宫颈长度＜25 mm，或宫颈内口漏斗形成伴有宫颈缩短，提示早产风险增大。尤其对宫颈长度＜15 mm和＞30 mm的阳性和阴性预测价值更大。

② 宫颈分泌物生化检测：超声检测宫颈长度在20～30 mm，可进一步行宫颈分泌物的生化检测，包括检测胎儿纤维联结蛋白(fFN)，一般fFN＞50 ng/mL为阳性，若检测结果为阳性，提示早产风险增加；fFN＜50 ng/mL结果为阴性，则1周内不分娩的可能性达97%，2周内不分娩的可能性达95%。

(2) 早产的管理：

① 定期产检，高危孕产妇，定期风险评估，在妊娠20～24周常规超声检查时注意测量宫颈长度，检测阴道或宫颈分泌物中fFN。

② 加强对高危妊娠的管理，积极治疗妊娠合并症，预防并发症，如妊娠期高血压疾病、系统性红斑狼疮、肾病、全身性感染(如肾盂肾炎、肺炎、阑尾炎等)、梅毒、下生殖道感染等。

③ 已明确宫颈机能不全者，应于14～18周行宫颈环扎术。

④ 怀疑宫颈机能不全者可选用药物、宫颈环扎术保胎。

⑤ 重视孕妇的健康教育与宫缩监测。

早产诊治流程如图9-11所示。

4. 准妈妈能做些什么？

答 (1) 加强自我监护：注意产兆(见红、宫缩、破水等)；定期观察胎动情况。

(2) 休息：宫缩频繁但宫颈无改变、不需住院治疗的孕妇应适当减少活动的强度和避免长时间站立；宫颈已有变化的高危孕妇需以卧床休息为主，以左侧卧位为宜，可减轻下腔静脉的受压力，增加回心血量，减少自发性宫缩，并可缓解子宫右旋状态，增加子宫血液循环量，改善胎儿供氧及营养代谢，有利于胎儿生长发育；起床时应侧身起床，侧身后弯曲肘部用手部力量撑起自身，避免平躺使用腹部用力起身，这容易诱发宫缩。

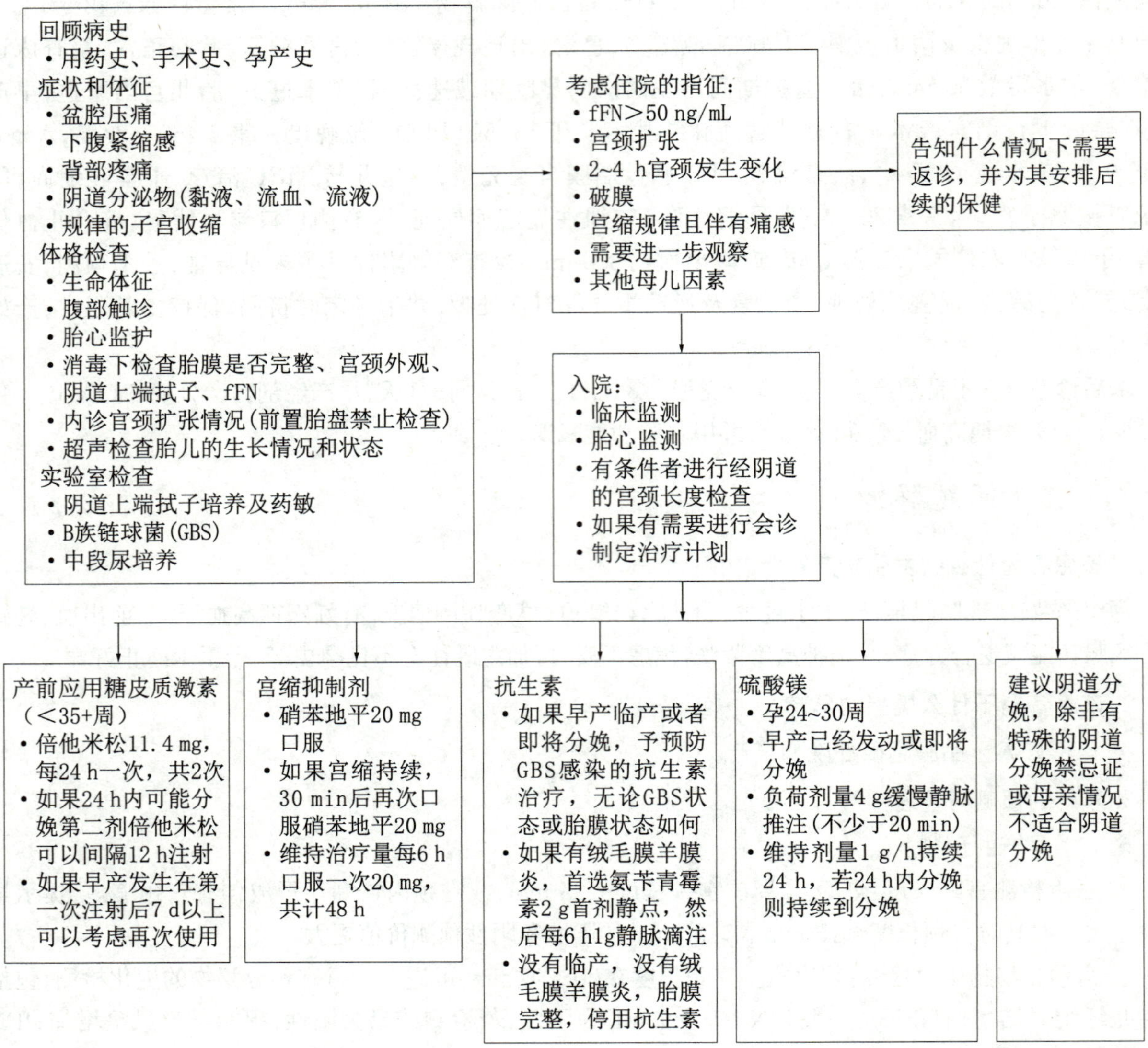

图9-11　早产诊治流程图

(3) 活动：卧床时适当进行床上上下肢活动。如使用装满水的矿泉水瓶模拟哑铃举重锻炼上肢，卧床时依次进行踝关节、膝关节、髋关节的屈伸运动锻炼下肢，每天2～3次，每侧肢体每部位20～30次。

(4) 会阴护理：保持会阴部清洁干燥，预防感染。

(5) 外部环境：保持环境安静，室内空气新鲜。

(6) 避免诱发宫缩的活动如避免盘腿坐位、抬举重物、频繁咳嗽、憋尿、便秘、性生活等。

(7) 保持足够的休息和愉快的情绪：因精神紧张一方面可引起全身小血管收缩，导致血压升高；另一方面紧张所致的睡眠障碍也可加重病情的进展。

(8) 饮食指导：饮食应以高热量、高蛋白、清淡、易消化的食物为主，多吃新鲜的蔬菜和水果，减少脂肪和过多盐的摄入，增加富含蛋白、维生素等食品，少食多餐，保持大便通畅，预防便秘，防止过度用力造成早产。

5. 如何对该产妇进行围术期护理？

答 (1) 术前标准化流程：

① 重视麻醉前访视和评估。

② 术前围术期宣教，缩短禁食水方案。

a. 无合并症孕妇：择期剖宫产术前乳制品及淀粉类固体食物禁食6 h，油炸、脂肪及肉类等不易消化食物需禁食8 h。

b. 麻醉2 h前可口服清饮料[非糖尿病孕妇可进普通型特饮200 mL(含45g碳水化合物)，必要时可稀释到400 mL](5~6 mL/kg体重)，术前2 h内必要时适量饮水15~20 mL。

c. 孕妇手术当天不得穿戴私人物品，取下除了病服、手腕带之外的所有物品，如内衣内裤及耳环手镯等饰品。

(2) 术后标准化流程：

① 术后多模式镇痛方案：

a. 若使用硬膜外镇痛泵，术后24~48 h。

b. 术后24 h联合口服对乙酰氨基酚和双氯芬酸钠，之后按需给药。

② 术后早期活动：

a. 术后心电监护、术后去枕平卧位6 h，至少每2 h协助翻身1次，防止压疮，使用双下肢抗栓压力泵，预防血栓，麻醉恢复后鼓励自由体位。

b. 术后0~8 h内逐步从坐在床边过渡到坐在椅子上；术后8~24 h内下地行走，首次下地需有陪护，并遵循起床三部曲，预防跌倒。

③ 术后预防恶心呕吐：

a. 若孕妇发生呕吐，谨记头偏一侧，避免误吸呕吐物。

b. 可适当关闭镇痛泵，严重者可积极用药。

④ 术后早期进食水：

a. 术后2 h评估后可少量(15~20 mL)饮水。

b. 术后4 h给予清饮料[功能饮料或普通型特饮200 mL(含45 g碳水化合物)，必要时可稀释到400 mL]，术后6 h进半流食，如粥、面条、馄饨、瘦肉汤等，排气后进普食，忌食酸辣油炸等刺激性食物。

⑤ 管道管理：

a.术后保持输液管道和尿管的通畅，注意勿折勿压。

b.无特殊情况下，术后尽早拔尿管，剖宫产术后6~8 h拔尿管，注意观察拔管后首次排尿量、有无尿路刺激症状等异常症状，预防尿潴留。

⑥ 术后观察腹胀、宫缩、阴道出血等情况。

⑦ 术后早期出院及加强出院指导：

制定剖宫产术后48 h出院标准，个体评估。

⑧ 出院后的随访：

出院后一周内电话随访，随访内容包括对产妇出院后的康复情况、心理状况、母乳喂养情况、新生儿健康状况、疾病筛查等情况，实施相关健康教育，同时征求产妇对本次住院的满意情况。指导产妇42 d后到门诊就诊随访。

6. 应对该产妇进行哪些母乳喂养知识的指导？

答 (1) 母乳是新生儿的最佳食物，除提供必要的营养元素以满足婴儿生长和发育需求外，还有其他诸多生物活性，可提高婴儿免疫防御能力，促进胃肠道成熟和改善神经发育。对于早产儿来说，首选母乳喂养更是如此。图9-12为母乳喂养姿势。

(2) 母婴分离的产妇，分娩6 h内开始挤奶，每3 h挤一次奶，每次挤奶持续20~30 min，每天不少于8次，夜间挤奶间隔时间不能超过5 h。

(3) 母婴分离时保持泌乳的最佳途径为：双侧电动吸入器同时吸乳，每次吸乳时间15 min，每天吸乳次数应该8～10次，日间间隔时间不超过3 h，夜间间隔时间不超过5 h。

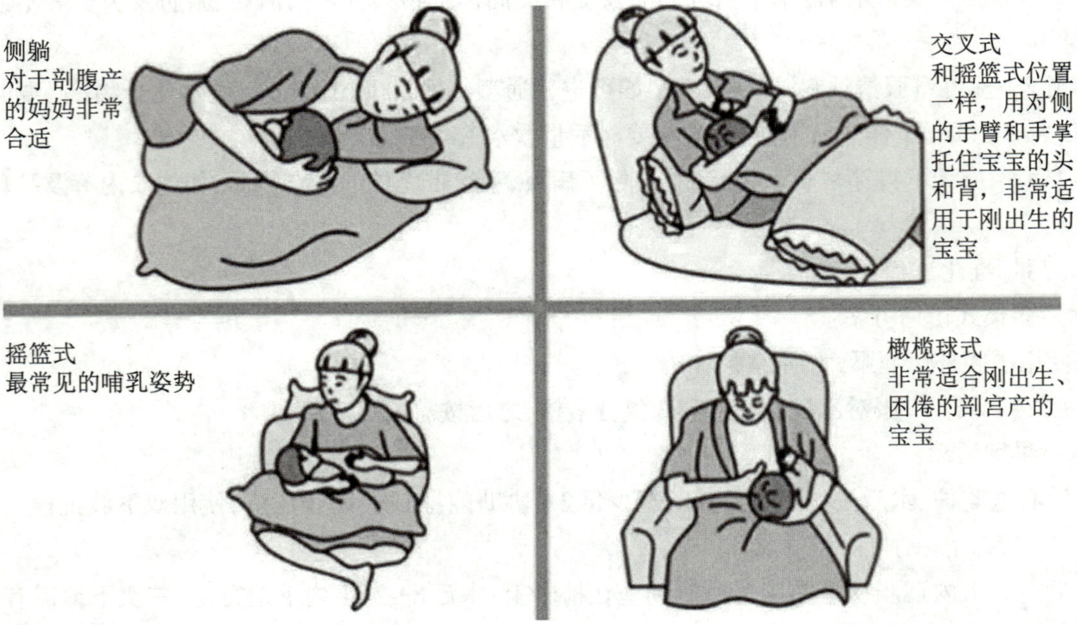

图9-12　母乳喂养姿势指导图

知识链接

母乳储存及使用注意事项

1. 母乳的储存

(1) 25℃室温4 h。

(2) 4℃以下冷藏室不超过96 h。

(3) －18℃冷冻3个月，－20℃冷冻6个月。

(4) 专用冰箱保存，不得与食物尤其是生食混放。

(5) 母乳的储存及解冻只可以降级保存，不能升级保存，即冷冻—冷藏—室温。

2. 母乳的使用

(1) 转运母乳时采用隔热密封的冷却容器。

(2) 喂养母乳时新鲜母乳优于冷藏母乳、冷藏母乳优于冷冻母乳。

(3) 冷冻母乳使用前最好先放在冷藏室解冻。

(4) 母乳使用前加热至37～40℃。

(5) 禁止使用微波炉解冻母乳。

(6) 加热后未用完的母乳不能再重复使用(按量分次分装可以避免浪费母乳)。

(7) 注意手卫生、乳房清洁、吸乳器配件消毒、储奶容器的消毒、冰箱的消毒以及单独冰箱储存。

(8) 每次采集的乳汁应注明采集时间。

(9) 千万不要丢弃初乳。

拓展阅读

早产儿袋鼠式护理

每年的11月17日是世界早产儿日。而科学巨匠牛顿也是一个早产儿，出生体重仅1.36 kg，谁也没想到他竟活到了85岁并且取得如此卓绝的成就;发明大王爱迪生也是一个早产儿,终其一生取得专利数累计超过1 500项;还有丘吉尔、维克多·雨果、马克·吐温等名人都是早产儿。有种说法认为,早产儿在出生后使得大脑较早接受外界刺激,因此会显得更为聪明;然而,我们更要看到的现实是,早产儿的各方面身体机能和器官的发育是不成熟和不完善的,所面对的风险也是极大的。

"袋鼠妈妈有个袋袋,袋袋就是为了保护袋鼠宝宝的!"早产宝宝如同"早到"的天使,需要用温度、拥抱、爱来守护,而与父母的每一次亲密接触,都会让他们感受温暖和安全,这种爱的抱抱也是一种心灵治愈方式!

袋鼠式护理(kangaroo mother care,KMC)是20世纪80年代初于哥伦比亚发展起来的一种主要针对早产儿的护理方式,又名皮肤接触护理,已被证实是一种降低早产儿和低出生体重儿(low birth weight infant,LBWI)死亡率及并发症发生率的有效干预措施,是一种为早产儿和LBWI提供的持续与母亲胸部皮肤对皮肤接触(skin-lo-skin care,SSC),并尽可能进行母乳喂养的护理方法。

首先,新生儿的正常生长发育离不开充足的睡眠,尤其对于早产儿来说,袋鼠式护理能够增加深度睡眠的时间,减少自身的能量消耗,促进体重的增长。新生儿期的宝宝最关键的是能够拥有足够的睡眠时间,而且是深度睡眠。此外,昼夜节律的形成也十分关键,许多宝宝分不清白天和黑夜,经常在半夜中醒来,而在白天呼呼大睡。久而久之,昼夜节律的紊乱容易导致新生儿的情绪、气质及生长发育出现障碍。因此,袋鼠式护理让宝宝感到温暖、舒适、安全,增加有效的睡眠时间,减少觉醒时间。另外,宝宝趴在妈妈的胸前,能够听到妈妈的心跳声,有助于新生儿进入深度睡眠。

其次,袋鼠式护理还能让新生儿喝到更多的母乳。许多宝妈都表示宝宝不怎么爱喝母乳,很难喂养。其实对于宝宝尤其是早产的宝宝来说,母乳喂养是最佳的喂养途径。而袋鼠式护理能够有效地提高母乳喂养的成功率。在宝宝和妈妈肌肤接触的过程中,能够促进妈妈催产素的分泌,从而促进乳汁的分泌。提升母乳喂养的成功率。

最后,袋鼠式护理还能够促进神经体格的发育,减轻宝宝对疼痛的感知并提升免疫力。这些都发挥着让宝宝健康茁壮成长的正向作用。

第十章 儿童疾病护理

儿童肺炎

一、案例导入

一般资料：患儿，女，6岁。

现病史：患儿5天前出现咳嗽，今日晨起出现发热，腋温38.9℃，门诊拟"肺炎"收治入院。查体：神志清楚，精神欠佳，热性面容，体温39.8℃，心率114次/min，呼吸26次/min，血压101/69 mmHg，双侧扁桃体Ⅰ°肿大、咽充血，颈部淋巴结无肿大，双肺呼吸音粗，左肺呼吸音低，可闻及湿性啰音，左肺上叶叩诊呈浊音。

辅助检查：血常规：白细胞12.6×10^9/L，中性粒细胞百分比75.5%，淋巴细胞百分比20.7%，超敏C反应蛋白8.05mg/L；肺炎支原体IgG抗体：48.8 AU/mL、IgM抗体：6.00 COI；CT示：左肺上叶炎症。

主要治疗：予阿莫西林克拉维酸钾、乳糖酸红霉素抗感染，盐酸氨溴索注射液化痰，甲泼尼龙平喘，沙丁胺醇、布地奈德溶液氧驱雾化，气道清除系统振动排痰等对症处理。经2天治疗后，患儿无明显好转，仍有咳嗽，有痰不易咳出，在静脉复合麻醉下施行"纤维支气管镜下肺泡灌洗术"。

其他史：既往体健，预防接种按时进行。

二、临床问题解析

1. 为什么儿童易患呼吸系统疾病？

答 儿童易患呼吸系统感染性疾病，其中上呼吸道感染、支气管炎、支气管肺炎最为常见。各年龄阶段的发病情况不尽相同，年龄越小，病情越重，并发症越多、死亡率也越高。门诊患儿中急性上呼吸道感染最为常见，约占门诊患儿的60%以上。住院患儿中，呼吸道感染疾病占60%以上，其中绝大部分为肺炎。小儿上呼吸道婴幼儿鼻根扁而宽，鼻腔相对较短，后鼻道狭窄，黏膜柔嫩，血管丰富，无鼻毛，因此易受感染；由于鼻窦黏膜与鼻腔黏膜相延续，故急性鼻炎可累及鼻窦，其中以上颌窦和筛窦最易感染。婴幼儿咽部富有淋巴组织，鼻咽和咽部相对窄小且垂直，当咽后壁淋巴组织感染时，可发生咽后壁脓肿。婴幼儿咽鼓管宽、直、短，呈水平位，鼻咽炎时易致中耳炎。儿童喉部呈漏斗形，相对较窄，软骨柔软，黏膜柔嫩，富有血管及淋巴组织，气管和支气管的管腔相对狭窄；软骨柔软，缺乏弹力组织，支撑作用小；黏膜血管丰富，黏液腺分泌不足，气道较干燥，纤毛运动差，清除能力弱，因此易发生感染。肺内肺泡数量较少，弹力纤维发育差，血管丰富，间质发育旺盛，含血量丰富而含气量相对较少，故易发生肺部感染，引起间质性炎症、肺不张或肺气肿等。儿童呼吸道的非特异性免疫功能和特异性免疫功能均较差。婴幼儿肺泡巨噬细胞功能不足，SIgA、IgA、IgG和IgG亚类含量较低，乳铁蛋白、溶菌酶、干扰素、补体等的数量和活性不足，故易患呼吸道感染。

知识链接

儿童呼吸系统疾病常见的表现

（1）呼吸频率改变：呼吸频率加快是婴儿呼吸困难的第一征象，年龄越小越明显。WHO儿童急性呼吸道感染防治规划特别强调呼吸增快是儿童肺炎的主要表现。呼吸急促指<2个月婴幼儿呼吸≥60次/min；2～12月龄呼吸≥50次/min；1～5岁以下小儿呼吸≥40次/min。需注意的是，出现呼吸频率减慢或呼吸节律不规则是危险征象。

（2）呼吸音：小婴儿由于胸壁薄，容易听到呼吸音。出现严重气道梗阻时，几乎听不到呼吸音，称闭锁肺（silent lung），是病情危重的征象。

（3）发绀：血氧下降的重要表现，是毛细血管床还原血红蛋白增加所致。

（4）吸气时胸廓凹陷：婴幼儿上呼吸道梗阻或肺实变时，由于胸廓软弱，用力吸气时胸腔内负压增加，可引起胸骨上窝、锁骨上窝及肋间凹陷，即“三凹征”。

（5）吸气喘鸣：常伴吸气延长，是上呼吸道梗阻的表现。

（6）呼气呻吟：是小婴儿呼吸道梗阻和肺扩张不良的表现，常见于新生儿呼吸窘迫综合征。

2. 儿童呼吸系统疾病常开展的检查有哪些？

答 血液检查、胸部影像学检查、儿童支气管镜检查、肺功能检查等。

拓展阅读

儿童支气管镜检查

利用纤维支气管镜和电子支气管镜可以直视气管和支气管内的各种病变，还可以进行活体组织检查，支气管镜下的介入治疗也已逐渐应用于儿科临床。支气管镜检查有利于提高儿童呼吸系统疾病的诊断水平和治疗效果。

3. 咳嗽的中医治疗手段有哪些？

答 咳嗽的中医治疗方法有草药、食疗以及调整饮食起居等。

知识链接

如何利用中医疗法缓解咳嗽

（1）草药：如桔梗、鱼腥草、蒲公英、杏仁、川贝、枇杷叶、款冬花、紫苏、半夏、百部、桑白皮、前胡、瓜蒌、竹茹、海蛤壳、葶苈子、甘草、海藻、贝母、罗汉果、麻黄等都被认为具有止咳化痰、润肺平喘、清热生津、温化寒痰等功效，需在医生的指导下使用。

（2）中成药：如川贝枇杷露、蛇胆川贝液、桑菊感冒片等。

（3）食疗方法：如蜂蜜鸡蛋水、大蒜泥配冰糖、冰糖炖梨、川贝炖梨等。

（4）饮食起居：多喝水，保持环境湿润，避免暴露在有烟雾的环境中，保持规律的作息，避免剧烈活动，避免辛辣、冷食、油炸、油腻、过甜、过咸、刺激性及易过敏食物，多食用清淡、易消化的食物，如新鲜蔬菜、水果等。

4. 何谓肺炎？

答 肺炎（pneumonia）是指不同病原体及其他因素（如吸入羊水、过敏等）所引起的肺部炎症。临床上以发热、咳嗽、气促、呼吸困难和肺部固定湿啰音为主要表现。严重者可出现循环系统、神经系统、消化系统的相应症状，是婴幼儿时期的常见病。一年四季均可发生，以冬春寒冷季节及气候骤变时多见，多由急性上呼吸道感染或支气管炎向下蔓延所致。就全球而言,肺炎导致的5岁以下小儿死亡人数占5岁以下小儿死亡总数的1/4~1/3,是发展中国家5岁以下儿童死亡的主要原因。

拓展阅读

肺炎的分类

目前对于肺炎的临床诊断分类,主要依据病理形态、病原体和病程。

(1) 按病理分类:大叶肺炎、支气管肺炎、间质性肺炎、毛细支气管炎以及其他不常见的肺炎,如吸入性肺炎等。其中以支气管肺炎最为多见。

(2) 按病原体分类:细菌如肺炎链球菌、流感嗜血杆菌、葡萄球菌、肺炎杆菌、大肠杆菌及百日咳杆菌等;病毒如腺病毒、呼吸道合胞病毒、流感病毒、副流感病毒、麻疹病毒等;其他如肺炎支原体、衣原体等。

(3) 按病程分类:大部分肺炎为急性过程,病程1个月以内者称为急性肺炎。有营养不良、佝偻病等并发症以及免疫缺陷的患者,病程迁延,病程1~3月者,称为迁延性肺炎;超过3个月者称为慢性肺炎。

(4) 按病情分类:根据是否有呼吸系统以外系统受累,分为轻症肺炎和重症肺炎。

5. 肺炎的治疗原则是什么?

答 肺炎一般采用综合的治疗措施,原则是控制炎症,改善通气功能,对症治疗,治疗和预防并发症。根据病原菌选用渗入下呼吸道浓度高的敏感药物,早期、联合用药,重症可静脉给药。如肺炎链球菌首选青霉素或阿莫西林,若青霉素过敏选用大环内酯类抗生素,如红霉素等。肺炎支原体肺炎首选大环内酯类抗生素,如阿奇霉素、红霉素及罗红霉素。一般用药至热退且平稳、全身症状及呼吸道症状改善后3~5 d。肺炎链球菌肺炎疗程7~10 d,支原体肺炎疗程10~14 d。

6. 常见的气道廓清技术有哪些?

答 气道廓清技术可帮助患儿清除呼吸道中的分泌物和阻塞物,保持呼吸道通畅。常见的技术有咳嗽、胸廓振动、持续气道正压通气、高频胸壁振荡、负压吸引正压呼吸器、呼吸训练等,还可通过鼓励患儿进行适当的体力活动,如行走、爬楼梯等,促进血液循环和呼吸功能,有助于排出分泌物。

知识链接

气道清除系统

气道清除系统是一种针对儿童设计的医疗设备,使用特制背心产生高频振动帮助儿童有效排除呼吸道中的痰液,特别适用于肺炎等呼吸系统疾病的治疗。该系统由空气脉冲主机、背心或胸带及气流管路连接而成,是根据气流动力学和流体动力学原理设计的一种胸壁高频振荡装置。该系统模仿咳嗽过程,产生震颤和叩击的效果,使肺内各级气管甚至肺泡中的痰液松解,易于排出;呼吸道内纤毛因胸壁振荡受到刺激,运动频率增加,使黏液朝大气道方向移动,再通过水平力的挤压、转移,利于痰液排出。在气道清除系统的使用过程中,背心或胸带包裹整个胸壁,受力面积更大、受力更均匀,通过振动和挤压等脉冲刺激,可促进局部血液循环,改善肺部血流/通气比值,从而改善肺功能,促进肺康复,减少肺部并发症的发生概率,缩短肺炎患儿治疗时间。

7. 什么是纤维支气管镜肺泡灌洗术?

答 纤维支气管镜检查是一种常用的检查手段。纤支镜由导光玻璃纤维制成,具有管径细、导光强、柔软可弯曲、视野广、操作方便等优点,在局麻或全麻下经鼻或口进入气管、支气管,通过天然的管道行进到病变部位,直接观察其气道黏膜和管腔的变化,并根据病变进行相应的检查和治疗。肺泡灌洗(BAL)是指通过纤维支气管镜以生理盐水对支气管以下的肺组织进行反复灌洗和回收,洗出肺内的炎性物质和堵塞物质,畅通气道，有利于疾病的康复。

拓展阅读

BAL适应证与禁忌证

1. 适应证

(1) 肺部感染性疾病的病原诊断。

(2) 下呼吸道内生性异物的清除。

(3) 非感染性肺部疾病的诊断及治疗。

(4) 免疫缺陷儿童肺部弥漫性或局限性浸润的病原诊断。

2. 禁忌证

(1) 父母或监护人拒绝签署知情同意书。

(2) 严重心肺功能减退者。

(3) 严重心律失常，如心房颤动、心室颤动、心房扑动、心室扑动、Ⅲ度房室传导阻滞。

(4) 高热，持续高热又亟须行支气管镜检查可将体温降至38.5℃以下再行手术。

(5) 活动性大咯血者、严重的出血性疾病、凝血功能障碍、严重的肺动脉高压及可能诱发大咯血者等。

(6) 严重营养不良、不能耐受手术者。

8. 如何做好纤维支气管镜肺泡灌洗术的围术期护理？

答 (1) 术前护理：

① 心理护理。医护人员应与患儿及其家属进行充分的沟通，沟通时使用简单易懂的语言，避免使用复杂的医学术语，用简单、清晰的语言解释手术和护理步骤。采用多种方式，包括口头交流、书面材料（如宣教手册、展板）、视频资料（适用于手机、笔记本电脑、平板电脑）、网络微信平台及儿童容易接受的宣教方式等，详细解释纤维支气管镜肺泡灌洗术的目的、操作流程、可能的体验以及预期的治疗效果，确保患者对整个手术过程有全面的认识，可以减轻患者及其家属的疑虑和恐惧，增强他们治疗的信心，从而积极地配合治疗。此外，通过展示成功的案例，可以让患儿及其家属了解实施灌洗术后的成效；通过积极的互动和解释，帮助患儿及家长建立良好的沟通关系，确立对医生和护理团队的信任，树立战胜疾病的信心。护士还应鼓励患儿及家长表达他们的担忧和疑问，耐心倾听并提供专业的解答和支持；帮助患儿调整心态，提供心理辅导，必要时邀请心理专家进行干预。

② 饮食护理。儿童的配合度较低，肺泡灌洗术一般选择全身静脉麻醉。全麻可以确保患儿在整个手术过程中保持静止不动，避免因挣扎或移动增加手术风险。此外，全麻可以减少患儿的痛苦和焦虑，有助于医生更安全、更准确地完成手术操作。同时，全麻也有利于维持患儿的生命体征稳定，确保手术过程中的安全。术前需严格禁食禁饮以确保手术安全和减少术中及术后的不适。一般母乳喂养患儿术前禁食4 h，牛奶、配方奶、流质易消化饮食患儿需禁食6 h，食用脂肪类固体食物需禁食8 h，以防术中呕吐或误吸。遵循这些饮食指导有助于确保患者在静脉麻醉下肺泡灌洗术中的安全，并有助于术后恢复。

③ 知情同意。为了确保儿童BAL安全、减少并发症，医生应严格把握适应证和禁忌证，精确评估病情，详细告知术中配合的技巧及注意事项，和麻醉师共同评估病情、选择最优的麻醉及镇静技术，签署手术和麻醉知情同意书。

④ 物品准备。儿童BAL中，直径≤2.8 mm的支气管镜适用于新生儿及婴儿；直径4.0～4.9 mm的支气管镜适用于1岁以上小儿。肺泡灌洗术一般在手术室进行，团队成员准备所需的纤维支气管镜及配套设备、光源、吸引器、灌洗液及容器、喉罩；还需准备好静脉麻醉、镇静及肌松等药物；清洁整理床单位，根据麻醉方式准备麻醉床；确保床边及术中备用抢救药品、吸氧、吸痰等抢救和监护用品处于良好状态。

⑤ 术前检查。术前协助医生进行必要的术前检查，如心电图、血常规、血凝常规、肝肾功能、输血前常规

等，以确保患儿适合接受手术。术前根据病情，必须完成胸部X线片或者胸部CT检查，以便更精确地确定病变部位。

⑥ 雾化吸入。儿童BAL术前雾化吸入的药物，目前可查及的文献和临床实际应用有三种：ICS、SABA、利多卡因。ICS是目前最强的气道局部抗炎药物，主要用于气道炎症性疾病的治疗；SABA可舒张气道平滑肌，稳定肥大细胞膜，常用药物有沙丁胺醇和特布他林，ICS与SABA联合应用时有协同作用，防止术中气道痉挛的发生。在BAL过程中，表面麻醉是优化患儿舒适度的一个重要部分。利多卡因起效快，持续时间短，不良反应小，是临床最常用的表面麻醉药物。目前国内在“边麻边进”中应用利多卡因进行气道表面麻醉，以减少术中呛咳、气道痉挛、血氧饱和度下降等并发症的发生。

⑦ 术前交接。核对患者姓名、住院号、麻醉方式及手术名称等信息；携带好物品及药品；准确填写手术患者交接单。

(2)术中配合：

① 麻醉方式。选择合适的麻醉方式对于BAL的顺利实施至关重要，麻醉的目的应使患儿在检查过程中舒适，保持血流动力学稳定及足够的气体交换。目前临床常用的麻醉方式有表面麻醉、“边麻边进”(局部表面麻醉)复合清醒镇静和全麻，全麻是确保儿童气道安全的最佳方法。一方面可确保患儿在检查过程中的舒适度和耐受度，另一方面患儿在麻醉医生的密切监测下，可及时发现相关并发症。根据气道管理工具的不同可将全麻分为：喉罩通气全麻、面罩通气全麻及气管插管全麻。儿童BAL优先考虑的麻醉方式为喉罩通气全麻。

② 手术配合。术中操作者动作应轻柔，避免损伤气道及血管；助手协助操作者进行手术操作，如准备纤维支气管镜、传递药品、协助麻醉、调整支气管镜的位置等，确保灌洗过程顺利进行，弥漫性肺病变者，灌洗首选部位是右肺中叶或左上叶舌段，因为这两个部位的灌洗操作便利且回吸收量较大。局限性病变者，应在病变最严重的部位进行BAL[经胸部影像学和(或)呼吸内镜检查确定]，以提高诊断率和临床疗效。协助医生进行吸痰、吸氧等操作，保持患儿的呼吸道通畅，还需密切观察患儿的生命体征，如心率、血压、呼吸及血氧饱和度等，若出现异常情况及时向操作医生报告，以确保患儿的安全，如若出现低氧血症时应积极查找并解除病因，必要时拔出支气管镜，提高氧流量，加压吸氧，待SpO_2恢复正常后再继续进行支气管镜操作。

③ 灌洗液管理。准备适量的灌洗液，一般为生理盐水，灌洗中注意灌洗液的温度和量，避免对患儿造成不必要的刺激。灌洗量可根据体重进行调整，对于体重<20 kg的小儿，灌洗液的总量为3 mL/kg，分成3等份进行灌洗；体重≥20 kg的患儿，每次灌洗量为20 mL，最大灌洗量为3 mL/kg。除了常规使用0.9%氯化钠溶液进行灌洗治疗外，目前可查及的文献和临床实际应用的灌洗液还有糖皮质激素(布地奈德)和祛痰药(氨溴索)。布地奈德经BAL并局部给药，可使得布地奈德直接到达病灶部位，发挥更强的抗炎作用。氨溴索不仅可降低黏液的黏稠度，还能刺激肺泡表面活性物质的合成与释放，增强气道纤毛的摆动能力，进一步促进痰液排出，布地奈德和氨溴索联合应用可发挥协同作用。

④ 标本收集。灌洗过程中，可以使用手持注射器或壁式负压吸引器进行吸引，如果采用壁式负压吸引，应保持负压100～200 mmHg，并适时调整，以吸引时支气管腔无明显塌陷为宜。在避免气道塌陷的同时轻轻地吸引灌洗液，回抽时应避免压力过高，以免导致采样不足和肺泡损伤。标本留取时，第1次灌洗液用于微生物培养及研究，第2次和第3次灌洗液混合以后用于细胞学和溶质分析，包括蛋白质和炎症因子等。标本检查项目包括BALF微生物学检查、BALF细胞检测、BALF非细胞成分检测、BALF半乳甘露聚糖检测。

(3) 术后护理：

① 术后交接。术后返回病房，了解术中灌洗过程是否顺利；有无出血等情况；了解苏醒过程有无缺氧或氧饱和度下降等情况，测量心率、呼吸、血压等，并填写手术患者交接单。

② 术后体位。麻醉未清醒予去枕平卧位，麻醉清醒后正常卧位即可。昏迷及危重症患者，保持侧卧位或平卧位，定期翻身。术后若可出现痰中带血或血痰，可改成患侧卧位，维持气道通畅。

③ 术后监护。根据经皮氧饱和度检测情况选择鼻导管或面罩氧气吸入，氧流量为0.5～2 L/min；心电

监护4～24 h；观察患儿的病情变化，如呼吸、咳嗽、咳痰等情况。重症、昏迷及使用呼吸机患者给予吸入纯氧(短时间)，根据动脉血气分析调节氧浓度和呼吸机参数，维持血氧饱和度大于95%，及时清除呼吸道分泌物。

④ 术后饮食。全麻患儿术后4 h禁食禁水或根据医生的建议，4 h后可饮少量温凉水，如无呛咳或呕吐可进食温凉、易消化的流质或半流质饮食，逐渐恢复患儿的饮食，注意营养摄入。

⑤ 术后宣教。告知家长，术后出现咽喉部不适感、声音嘶哑等情况属于正常反应，1～2 d后可自行缓解；意识清楚的患儿术后少说话或避免哭闹，缓解或避免术后咽痛等不适症状；指导患者有效咳嗽的方法、正确的呼吸方法；术后进食后多饮水，促进排痰；术后1 d暂停振动排痰；根据患儿的恢复情况，指导其进行适当的活动，以促进肺部功能的恢复。

⑥ 心理护理。术后需严密监测生命体征，往往需要实施吸氧、吸痰及心电监护等护理措施，多种仪器设备置于床旁可能对患儿造成恐惧心理，可以借助玩具、卡通视频转移患儿注意力。术后少量出血者，属于正常现象，无需特殊处理；对于出血性液体较多者，做好心理护理，勿过度紧张焦虑并严格按照医嘱要求，运用凝血酶或去甲肾上腺素。

(4) 并发症防治。BAL是一种耐受性良好和相对安全的手术，并发症的发生可能与以下因素有关，如术者的技术及经验、机体的潜在疾病、支气管镜型号的选择、供氧方式、麻醉/镇静因素、灌洗量、灌洗肺段、回吸收液体量、感染防控、围术期监护等。常见的并发症有体温异常、呕吐、误吸、低氧血症、气道痉挛、心律失常等情况，因此，手术结束后，应协助医生进行术后评估，包括患儿的恢复情况和可能出现的并发症。

① 体温异常。发热也是比较常见的，特别是在进行BAL后。操作时应严格履行消毒流程、加强围术期的管理；术前清理上气道分泌物；对已有肺部感染的患儿，围术期进行有效抗感染治疗。由于患儿支气管、气管内痰液黏稠，肺泡冲洗时痰液和支气管内膜的接触面积增大；也可能由于继发肺部感染术后可出现低热，一般予以调节室温及物理降温后，体温可降至正常；个别患儿术后出现低体温，可能与全麻术中环境温度低或术中出汗多等因素相关，可及时拭干皮肤、更换衣物并予保暖使体温恢复正常。

② 呕吐或误吸。由于全麻及支气管镜对咽喉部的刺激，容易出现呕吐或误吸。术前术后均需饮食管理，术后备齐吸痰用物、头偏向一侧、及时清除口腔内污物，清醒后可抬高床头，杜绝发生误吸。

③ 低氧血症。术前应纠正严重贫血，维持稳定的血流动力学，选择匹配的支气管镜，预先使用支气管扩张剂，麻醉，以上操作应快速。术中灌洗液注入气道，并不能吸出全部灌洗液，肺部听诊时，可出现反应性湿啰音增多；加上患儿咳嗽无力、肺部基础疾病等，进一步增加喉头水肿、呼吸急促、应激性呼吸困难的发生率，经氧疗及雾化吸入后一般可明显好转。因此，术前应备齐抢救用品，护理人员也可遵医嘱予以术中雾化或术后早期雾化吸入疗法，帮助患儿抑制气道炎性反应，减轻黏膜水肿和黏液分泌，以预防该不良反应的发生；同时，术后予氧疗，能改善低氧血症和呼吸功能，对降低患儿发生低氧血症及刺激性咳嗽具有显著效果。

④ 气胸。术前行胸部影像学检查，明确病变部位；术中动作轻柔，避免灌洗压力过大，和麻醉师协作，保证麻醉效果，避免麻醉过浅；术后密切观察有无出现呼吸困难、胸闷气促和发绀等情况的发生。若发生少量气胸，可采用半卧位；严重气胸时可进行胸腔闭式引流术。

⑤ 出血。鼻黏膜易出血者，可经口进镜；下呼吸道容易出血者，术前应做好出血预案，若出现痰中带血或血痰，改成患侧卧位并维持气道通畅。术中以鼻出血最常见，一般经压迫和(或)局部应用肾上腺素可有效控制。气道少量或中量出血的患儿大多不用处理，凝血功能正常者可以自行止血；出血不止时，局部应用4℃的0.9%氯化钠溶液、1∶10 000肾上腺素或凝血酶等可止血。大量出血时按照以下流程急救：a. 迅速提高吸氧浓度，尽可能保证重要脏器的氧供；b. 保持气道的开放，迅速建立人工气道；c. 调整患儿体位至患侧卧位；d. 紧急进行止血治疗，在局部和静脉使用止血药物、垂体后叶素的同时，对出血部位进行机械压迫止血，即采用支气管镜插入部末端填塞止血，必要时采用腔内球囊压迫止血，出血部位在下呼吸道时，将支气管镜放置在出血部位持续吸引，清除患侧血液；e. 数字减影血管造影栓塞止血；f. 紧急开胸肺叶切除术。

⑥ 气道痉挛。术前雾化吸入ICS和支气管舒张剂；术中避免浅麻醉下操作，若出现气道痉挛患儿，停止

支气管镜操作，100%氧气吸入，加深麻醉，气管内应用1∶10 000肾上腺素，静脉或雾化吸入ICS和支气管舒张剂，及时清除呼吸道分泌物，必要时气管插管呼吸机辅助通气。

⑦ 心律失常。术前应行心电图检查；术中予以心电监测，轻者停止支气管镜操作可以自行缓解，严重者按照心律失常处理，心搏骤停者立即行人工心肺复苏；术中及术后吸氧避免缺氧。

知识链接

《儿童肺炎支原体肺炎诊疗指南(2023年版)》

近年来，肺炎支原体肺炎发病率明显上升。国家卫生健康委员会为提高儿童肺炎支原体肺炎诊疗规范化水平，委托国家儿童医学中心(首都医科大学附属北京儿童医院)牵头，组织国家呼吸病临床研究中心、全国儿科呼吸、重症、血液、影像、检验、药学等多学科专家共同制定该指南，以保障医疗质量安全。该指南重点关注如何早期发现重症和危重症病例，并开展合理救治，以避免死亡和后遗症的发生。

9. 肺炎常见的护理问题及护理措施有哪些?

答 (1) 护理问题：

① 体温过高：与肺部感染有关。

② 清理呼吸道无效：与分泌物过多、黏稠有关。

③ 气体交换受损：与肺部炎症有关。

④ 营养失调：与摄入不足、消耗大有关。

⑤ 舒适度改变：与手术及术后监护有关。

⑥ 焦虑：与家长担心患儿疾病及手术有关。

⑦ 知识缺乏：缺乏肺炎及纤支镜肺泡灌洗术相关知识。

(2) 护理措施：

① 改善呼吸功能。予休息，保持室内空气清新，室温控制在18～20℃、湿度60%，减少活动。被褥要轻暖，穿衣不要过多，以免引起不安和出汗；内衣应宽松，以免影响呼吸；勤换尿布，保持皮肤清洁，使患儿感觉舒适，以利于休息。治疗护理应集中进行，尽量使患儿安静，以减少机体的耗氧量。烦躁、口唇发绀等缺氧表现的患儿应及早给氧，以改善低氧血症。一般采用鼻前庭导管给氧，氧流量为0.5～1 L/min，氧浓度不超过40%；缺氧明显者用面罩或头罩给氧，氧流量为2～4 L/min，氧浓度不超过50%。出现呼吸衰竭时，应使用人工呼吸器。吸氧过程中应经常检查导管是否通畅，患儿缺氧症状是否改善，发现异常及时处理。遵医嘱给予抗生素治疗，促进气体交换。

② 保持呼吸道通畅。及时清除患儿口鼻分泌物；经常变换体位，以减少肺部淤血，促进炎症吸收。根据病情采用相应的体位，以利于肺的扩张及呼吸道分泌物的排出。指导患儿进行有效咳嗽，排痰前协助转换体位，帮助清除呼吸道分泌物。必要时，可进行雾化吸入使痰液变稀薄利于咳出。用上述方法不能有效咳出痰液者，可用吸痰器吸出痰液。但吸痰不能过频，否则可刺激黏液产生过多。密切监测生命体征和呼吸窘迫程度以帮助了解疾病的发展情况。

③ 降低体温。监测体温变化，根据体温采取相应的物理降温及药物降温措施。

④ 补充营养及水分。给予足量的维生素和蛋白质，少量多餐。哺喂婴儿时应耐心，每次喂食须将其头部抬高或抱起，以免发生呛咳或窒息。进食确有困难者，可按医嘱静脉补充营养。鼓励患儿多饮水使呼吸道黏膜湿润，以利于痰液的咳出，并助于黏膜病变的修复，同时防止发热导致的脱水。对重症患儿应准确记录24 h出入量。要严格控制静脉点滴速度，必要时使用输液泵，保持液体均匀输入，以免发生心力衰竭。

⑤ 密切观察病情。注意观察患儿神志、面色、呼吸、心音、心率等变化。患儿出现烦躁不安、面色苍白、呼吸＞60次/min、心率＞180次/min、心音低钝、奔马律、肝在短时间内急剧增大是心力衰竭的表现，患儿咳粉红色泡沫样痰为急性肺水肿的表现，均应及时报告医生，并减慢输液速度，为患儿摇高床头，给予氧气吸

入，准备强心剂、利尿剂，做好抢救的准备。观察患儿意识、瞳孔、囟门及肌张力等变化，若有烦躁或嗜睡、惊厥、昏迷、呼吸不规则、肌张力增高等颅内高压表现时，应立即报告医生，并共同抢救。观察患儿有无腹胀、肠鸣音是否减弱或消失、是否有便血及呕吐的性质等，以便及时发现中毒性肠麻痹及胃肠道出血。如患儿病情突然加重，出现剧烈咳嗽、呼吸困难、烦躁不安、面色青紫、胸痛及一侧呼吸运动受限等，提示出现了脓胸、脓气胸，应及时报告医生并配合胸穿或胸腔闭式引流。

拓展阅读

氧驱雾化吸入

氧驱雾化吸入是指借助高速氧气气流，使药物形成雾状，随吸气进入呼吸道的方法。治疗的目的为湿化气道、控制感染、改善通气。雾化前选择合适的药物；取坐位或半卧位；雾化时保持垂直坐位、头垂直位、雾化罐垂直；注意观察患儿反应，如果出现面色苍白、呼吸失常等不良反应，应立即停止雾化治疗；雾化后清除患儿面部和口腔中残留的药物。

10. 肺炎支原体患儿的出院标准是什么？如何开展出院指导及预防？

答（1）出院标准：

① 临床症状显著改善。患儿的主要症状，如发热、咳嗽、咳痰等，基本消失或显著改善。

② 生理指标恢复正常。血液检查，如血常规、白细胞计数、淋巴细胞计数和炎症介质等，恢复到正常范围。此外，支原体检查结果应为阴性或支原体基本不存在。

③ 肺部情况改善。复查胸部X线检查或CT检查，肺部炎症应得到控制，并且没有新的并发症出现。

④ 无须持续治疗。出院后，患儿无须继续进行静脉输液或其他特殊治疗，可能需要继续口服一些药物进行巩固治疗。

除了以上医学标准外，患儿在饮食和睡眠方面也应表现良好，无异常问题。

（2）出院指导：

① 遵医嘱服用药物。遵医嘱继续服用药物，包括抗生素和其他辅助药物；确保患儿按时服药，并注意观察药物的不良反应。如有任何不适或疑似过敏反应，应立即停药并咨询医生。

② 保持良好的生活习惯。保持充足的睡眠，避免过度劳累；合理安排患儿的作息时间，保证饮食均衡，多吃富含营养的食物，如瘦肉、蛋、奶等。同时，要鼓励患儿多喝水，保持口腔卫生，预防呼吸道感染。

③ 随访。出院后按照医生的建议1～2周后进行复查，以便及时了解病情的恢复情况。告知家长复查前携带原病历和相关检查结果，以便更好地评估病情。

④ 注意保暖。出院后应注意保暖，避免受凉；应根据天气变化及时给患儿增减衣物，避免感冒。

⑤ 增强免疫力。让患儿进行适当的户外活动和运动，如散步、慢跑等，来增强免疫力，预防复发。同时，要避免患儿接触其他患病儿童，减少感染的机会。

（3）疾病预防：

① 营养均衡。婴幼儿及时增添辅食；确保每日饮食中包含足够的蛋白质、脂肪、碳水化合物、维生素和矿物质，多吃蔬菜水果；多饮水；建立规律的饮食习惯，避免暴饮暴食；减少食用加工食品和快餐；培养良好的饮食及卫生习惯；多晒太阳。

② 增强体质。防止佝偻病及营养不良是预防重症肺炎的关键，室内要开窗通风，经常在户外活动或在户外睡眠，增强机体耐寒能力及对环境温度变化的适应能力，不易发生呼吸道感染及肺炎。

③ 日常照护。婴幼儿应尽可能避免接触呼吸道感染的患者，弱小婴儿受染后易发展成肺炎。注意防治容易并发严重肺炎的呼吸道传染病，如百日咳、流感、腺病毒及麻疹等，尤其对免疫缺陷性疾病或应用免疫抑制剂的患儿更要注意。

④ 接种疫苗。流感病毒活疫苗适于一般人群，常规用鼻腔喷雾或滴鼻方式，目前规定16～65岁健康人

使用，7～15岁儿童接种后多有发热反应，但不影响学习。流感灭活疫苗适于婴幼儿、慢性病患儿、使用免疫抑制剂者以及与高危人群有密切接触者等，皮下注射。

11. 出院后如何制定家庭肺康复计划？

答 (1) 康复目标。恢复肺功能，减少呼吸困难和咳嗽症状；提高身体素质和免疫力，预防再次感染；缓解心理压力，增强康复信心。

(2) 康复计划：

① 个性化饮食计划。根据患儿的营养需求和口味偏好，制定个性化的饮食计划，鼓励患儿多喝水，以保持身体水分平衡，同时有助于稀释痰液，促进排痰。避免刺激性食物，如辛辣、油腻、生冷食物，以免刺激呼吸道，加重咳嗽症状。

② 深呼吸训练。指导患儿进行深呼吸训练，每次5～10 min，每日2～3次。深呼吸有助于扩张肺部，增加肺活量。

③ 吹气球练习。每次吹气球5～10次，每日2～3次。以锻炼肺部肌肉，提高呼吸功能。

④ 亲子互动。鼓励家长与患儿进行亲子互动，如讲故事、玩游戏、散步等。

⑤ 遵医嘱服用药物。阿奇霉素0.125 g/次，1次/d，连吃3天停4天×2轮。

(3) 家庭护理。定期开窗通风，保持室内空气新鲜，避免烟雾、尘螨等刺激性物质；保持室内室温在20℃左右，相对湿度在50%左右，以减轻呼吸道不适；每天保证晚间睡眠时间8 h以上，午休时间1 h，规律作息，避免过度劳累。

(4) 按时随访。2周后复查CT，门诊随访，重症者增加随访次数，了解肺部功能和身体状况。根据复查结果和康复情况，及时调整康复计划，确保治疗效果。

知识链接

儿童肺康复

儿童肺康复，也被称为儿童呼吸康复，主要是针对有症状、日常生活能力下降的呼吸系统疾病患儿采取的一种多学科综合干预措施。主要康复措施有体位摆放与气道廓清技术、呼吸肌训练、运动训练、食疗、药物治疗、健康教育和家庭心理支持等。肺康复在成人中应用日趋成熟，而儿童肺康复还处于初始探索阶段。近年来，我国关于儿童肺康复引入了新型的呼吸训练设备、运动疗法、音乐疗法、智能机器人训练等，为患儿提供更多元化的康复选择，越来越多的医疗机构和康复中心开始提供儿童肺康复服务。对患儿的基础疾病、肺功能、运动能力、生活质量等方面进行评估，制定个性化的康复方案，使得肺康复更加精准，改善了儿童的呼吸功能、减轻了症状、提高了生活质量，从而确保康复效果的最大化。

第十一章 老年慢性病护理

第一节 老年高血压合并糖尿病

一、案例导入

一般资料:患者,女,69岁。

现病史:患者2月前无明显诱因下出现乏力,易疲劳,无头晕头痛,无恶心呕吐,无胸闷胸痛,无发热畏寒,无腹痛腹泻,未予重视。现患者为求进一步治疗,遂至我院就诊,拟“高血压病、糖尿病”收治入院。病程中患者神清,精神可,睡眠一般,有口渴、多饮、多尿,无尿频、尿急、尿糖,大便正常,体重无明显改变。

日常生活形态:

饮食:平时3餐/d,每餐主食100～150 g,早餐一般为5个生煎包,午餐和晚餐为米饭、蔬菜,兼有炒面,炒饭,口味较重,每日饮水量1 500～2 000 mL,以白开水为主,食欲好,体型胖,体重超重。

睡眠:睡眠规律,一般晚11～12时入睡,早6～7时起床,无午睡习惯,睡眠质量可,发病以来,睡眠较前无明显改变。

排泄:平时日间小便4～5次,夜间排尿1～2次,小便色较深偶伴浑浊样,无泡沫,尿量约2 000 mL/d。大便1～2次/d,为成形软便,发病以来夜间排尿次数增多,2～3次,无尿急、尿痛,大便无异常,1～2次/d。

自理及活动能力:日常生活完全自理,三餐后均不喜运动,承担部分家务劳动,发病以来,日常生活可自理,偶尔运动,主诉运动后自觉疲劳明显,休息可缓解。

既往史:既往有高血压病病史5年余,血压最高160/108 mmHg,平素口服施慧达1片(qd),自诉血压控制欠佳;之前体检发现血糖偏高,未予以特殊治疗。否认冠心病、脑梗死病史,否认药物过敏史。

个人史:否认食物、药物等过敏史。无吸烟、酗酒等不良嗜好。母亲患有高血压病史。

心理状况:

情绪状态:较积极乐观,但也担心疾病会有遗传倾向,影响女儿健康。

对所患疾病的认识:认为自己身体素质好,已服用降压药多年,既往体检发现血糖高但未引起重视,已遵医嘱口服降糖药并配合使用胰岛素,对高血压及糖尿病疾病有简单的认识,但相关知识并不了解。

社会状况:家庭和睦,发病以来,家人对病情较为关注,对患者给予关心和照顾,患者为退休企业职工,家庭经济状况可观,支付医疗费用方面无压力。

体格检查:体温36.0℃,脉搏113次/min,呼吸18次/min,血压154/109 mmHg,发育正常,营养一般,步入病室,平卧体位,神志清楚,查体合作。全身皮肤及黏膜正常,无皮疹。眼睑未见出血点,巩膜无黄染,双侧瞳孔等大等圆,对光反射正常。胸廓对称、无畸形。双肺呼吸音清,未闻及干湿啰音。心前区无隆起,心前区无异常搏动,心尖冲动位于左侧第5肋间锁骨中线内0.5 cm。心脏相对浊音界正常。心率律齐,未闻及异常心音，A2>P2。各瓣膜听诊区未闻及病理性杂音。未闻及心包摩擦音。周围血管征阴性。双下肢无水肿。

辅助检查：糖化血红蛋白：9.3%；尿常规：白细胞计数69.9 μL；尿糖：++；餐后2 h血糖：13.62 mmol/L；肝肾功能+心肌酶谱+电解质示：谷丙转氨酶62 U/L，谷草转氨酶49 U/L，葡萄糖11.44 mmol/L，总胆固醇7.0 mmol/L。

主要治疗：住院期间继续进行血压及血糖的检测，完善相关检查如B超、CT等，排除高血压及高血糖引起的并发症，口服降压药、降糖药及请内分泌科会诊后，口服阿卡波糖、沙格列汀及二甲双胍并予精蛋白重组人胰岛素混合注射液早晚皮下注射，指导胰岛素的使用方法及其注意事项，予饮食指导。

二、临床问题解析

1. 什么是高血压？

答 原发性高血压(primary hypertension)是指病因未明确的、以体循环动脉血压升高为主要表现的临床综合征。常伴有重要脏器，如心、脑、肾等器官的病理学改变及功能改变的全身性疾病。目前，我国采用国际上统一诊断标准，即在非药物状态下，收缩压(高压)等于或超过140 mmHg或舒张压(低压)等于或超过90 mmHg。

2. 该患者高血压属于哪一级？

答 该患者属于2级高血压。

知识链接

血压的分类和水平

血压的分类和水平如表11-1所示。

表11-1 血压的分类和水平

分　类	收缩压		舒张压
正常血压	<120	和	<80
正常高值血压	120～139	和(或)	80～89
高血压	≥140	和(或)	≥90
1级高血压(轻度)	140～159	和(或)	90～99
2级高血压(中度)	160～179	和(或)	100～109
3级高血压(重度)	≥180	和(或)	≥110
单纯收缩期高血压	≥140	和	<90

3. 高血压的病因和发病机制是什么？

答 目前尚不完全清楚，认为是多种因素参与的结果。

(1) 遗传因素。原发性的高血压有明显的遗传倾向；体重超重和肥胖，或腹型肥胖；饮酒；膳食高钠盐；年龄和性别；职业；其他，如吸烟、长期精神紧张、焦虑等均与高血压的发生有一定的关系。

(2) 发病机制。中枢神经和交感神经系统的影响；肾素—血管紧张素—醛固酮系统(PAAS)的影响；影响高血压最主要的原因是全身小动脉痉挛、硬化，引起血管阻力增高所致。

4. 高血压的临床表现是什么？

答 临床表现：早期可能无症状或症状不明显，常见的是头晕、头痛、颈项板紧、疲劳、心悸等。仅仅会在劳累、精神紧张、情绪波动后发生血压升高，并在休息后恢复正常。随着病程延长，血压明显地持续升高，逐渐会出现各种症状。高血压的症状与血压水平有一定关联，多数症状在紧张或劳累后可加重，清晨活动后血压可迅速升高，出现清晨高血压，导致心脑血管事件多发生在清晨。

当血压突然升高到一定程度时甚至会出现剧烈头痛、呕吐、心悸、眩晕等症状，严重时会发生神志不清、抽搐，这就属于急进型高血压和高血压危重症，多会在短期内发生严重的心、脑、肾等器官的损害和病变，如中风、心梗、肾衰等。

拓展阅读

高血压急症与高血压亚急症的区别

高血压急症(hypertensive emergencies)是指原发性或继发性高血压患者，在某些诱因作用下，血压突然和显著升高，一般>180/120 mmHg，伴有重要靶器官如心、脑、肾功能不全的表现，包括高血压脑病、颅内出血、脑梗死、急性心力衰竭、主动脉夹层等。

高血压亚急症(hypertensive urgencies)是指血压明显升高但不伴严重临床症状及进行性靶器官损害，患者可有头痛、胸闷、烦躁不安等症状。

两者的区别是有无新近发生的急性进行性靶器官损害，血压升高的程度不是区别两者的标准。

5. 什么是糖尿病？糖尿病的病因及发病机制是什么？

答 糖尿病是一种由于胰岛素分泌缺陷或胰岛素作用障碍所致的以高血糖为特征的代谢性疾病。持续高血糖与长期代谢紊乱等可导致全身组织器官，特别是眼、肾、心血管及神经系统的损害及其功能障碍和衰竭。严重者可引起失水，电解质紊乱和酸碱平衡失调等急性并发症酮症酸中毒和高渗昏迷。

病因及发病机制复杂，至今尚未完全阐明，不同类型的糖尿病的病因和发病机制各异，即使在同一类型中也不尽相同，与遗传、自身免疫和环境等因素有关。

(1) 1型糖尿病的病因。遗传因素；环境因素，主要与病毒感染、化学物质及饮食因素有关；自身免疫因素：其与1型糖尿病密切相关，是1型糖尿病的重要病因。

1型糖尿病发病机制如图11-1所示：

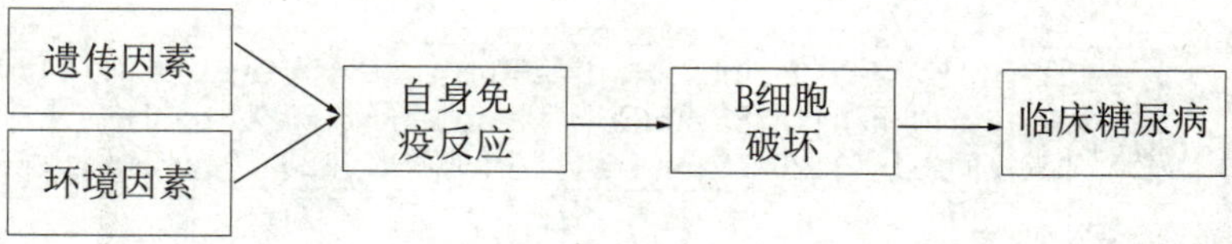

图11-1　1型糖尿病发病机制

(2) 2型糖尿病的病因。遗传因素：2型糖尿病的基本特征胰岛素抵抗和胰岛B细胞功能缺陷均与遗传因素有密切关系；环境因素：肥胖、高热量饮食、体力活动不足及增龄是最主要的环境因素；胎儿和婴儿期低体重：由于生命早期营养不良或其他不利环境的影响，胰岛细胞体积变小，在长期负荷下，易发生B细胞功能衰竭。

2型糖尿病发病机制如图11-2所示：

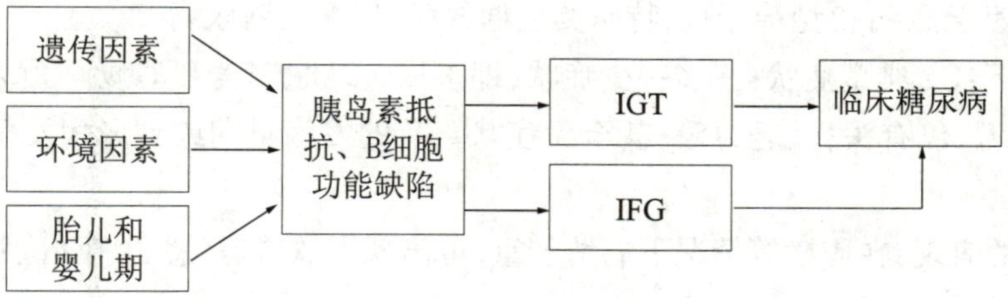

图11-2　2型糖尿病发病机制

6. 患者被诊断为高血压、糖尿病的依据有哪些？

答 (1) 既往有高血压病病史5年余，血压最高160/110 mmHg，平素口服施慧达1片(qd)，自诉血压控制欠佳;入院后予监测血压变化(qid),血压仍高于正常范围。

(2) 之前体检发现血糖偏高,未予以特殊治疗。监测血糖后发现血糖值高于正常,并出现乏力不适。查血生化示空腹血糖值11.44 mmol/L,总胆固醇7.00 mmol/L,尿糖++。

知识链接

高血压诊断标准及诊断流程

诊室血压测量不再是诊断与评估高血压的唯一手段,诊室血压、家庭血压和动态血压水平均可作为高血压诊断的依据(表11-2)。高血压诊断流程如图11-3所示。

表11-2 基于诊室血压、家庭血压和动态血压的高血压诊断标准

血压类型	测量方式	收缩压/舒张压(mmHg)
诊室血压	非同日3次规范化测量诊室血压,3次测量的全部血压值	≥140和(或)≥90
家庭血压	连续5~7 d规范化测量家庭血压,所有测量血压读数的平均值	≥135和(或)≥85
动态血压	24 h平均值	≥130和(或)≥80
	白天(或清醒状态)的平均值	≥135和(或)≥85
	夜晚(或睡眠状态)的平均值	≥120和(或)≥70

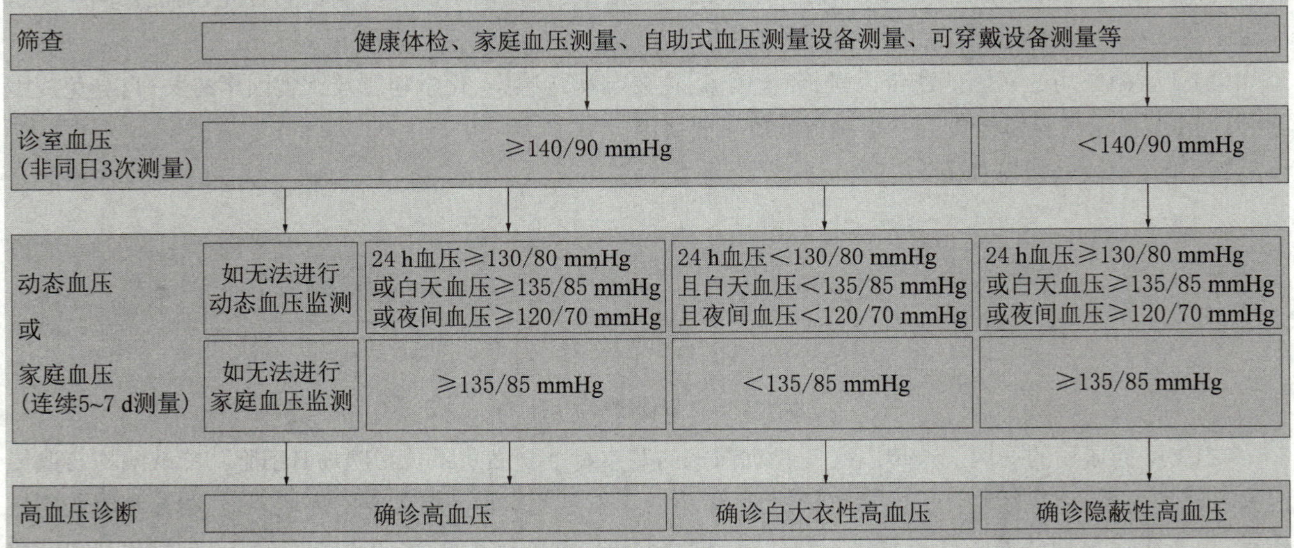

图11-3 血压测量及高血压诊断流程

7. 糖尿病的分类及临床表现是什么?

答 糖尿病分为1型糖尿病、2型糖尿病、特殊类型糖尿病、妊娠期糖尿病。

(1) 临床表现如下:① 典型症状:三多一少症状,即多尿、多饮、多食和消瘦。② 不典型症状:一些2型糖尿病患者症状不典型,仅有头昏、乏力等,甚至无症状。有的发病早期或糖尿病发病前阶段,可出现午餐或晚餐前低血糖症状。

(2) 急性并发症的表现:在应激等情况下病情加重,可出现食欲减退、恶心、呕吐、腹痛、多尿加重、头晕、嗜睡、视物模糊、呼吸困难、昏迷等。

(3) 慢性并发症的主要表现:① 糖尿病视网膜病变。② 糖尿病性肾病。③ 糖尿病神经病变:四肢皮肤感觉异常,麻木、针刺、蚁走感。④ 反复的感染:如反复的皮肤感染,如疖、痈,经久不愈的小腿和足部溃疡等。⑤糖尿病足。

8. 临床上治疗高血压、糖尿病的措施有哪些?

答 (1) 高血压治疗的主要目标是血压达标,降压治疗的最终目的是最大限度地减少高血压患者心、脑血管病的发生率和死亡率,治疗措施:

① 血压控制标准个体化:由于病因不同,高血压发病机制不尽相同,临床用药分别对待,选择最合适药物和剂量,以获得最佳疗效。② 多重心血管危险因素协同控制:降压治疗后尽管血压控制在正常范围,血压升高以外的多种危险因素依然对预后产生重要影响。③ 降压药物治疗:对检出的高血压患者,应使用推荐的起始与维持治疗的降压药物,特别是每日给药1次能控制24 h并达标的药物,具体应遵循4项原则,即小剂量开始、优先选择长效制剂、联合用药及个体化。同时,改善生活行为:① 减轻并控制体重。② 减少钠盐摄入。③ 补充钙和钾盐。④ 减少脂肪摄入。⑤ 增加运动。⑥ 戒烟、限酒。⑦ 减轻精神压力,保持心理平衡等。

(2) 糖尿病的治疗强调早期、长期、综合治疗及措施个体化的基本治疗原则,包括:① 饮食治疗。② 运动治疗。③ 药物治疗。④ 自我血糖监测。⑤ 糖尿病健康教育。⑥ 其他心血管疾病危险因子的检测和控制等。

拓展阅读

高血压患者健康教育的内容

在临床工作中,可针对高血压患者开展多种形式的健康教育,内容包括:熬夜对血压的影响、高血压患者生活中的注意事项、高血压自我管理的方式、血压平稳后可以停药吗、不良情绪对血压的影响、高血压患者应缓慢起床的原因、高血压患者戒烟的好处等。

此外,要注意运用抗高血压药物要注重保护靶器官,在工作中要有法律意识,并以患者为中心,根据患者的病情合理、合法、合规地使用药物,而不能为了一己私利滥用药。抗高血压药物常需要终身治疗,应及时有效地向患者宣讲降压药物相关知识,告知注意事项,使患者获得最佳治疗效果。

9. 如何预防高血压、糖尿病的并发症?

答 高血压是一种可防可控的疾病,对血压处于130~139/85~89 mmHg正常高值阶段、超重/肥胖、长期高盐饮食、过量饮酒者应进行重点干预,定期健康体检,积极控制危险因素。

针对高血压患者,应定期随访和测量血压,尤其注意清晨血压的管理,积极治疗高血压(药物治疗与生活方式干预并举),减缓靶器官损害,预防心脑肾并发症的发生,降低致残率及死亡率。

2型糖尿病的一级预防的目标是预防2型糖尿病的发生;二级预防的目标是在已诊断的2型糖尿病患者中预防糖尿病并发症的发生;三级预防的目标是减少已发生的糖尿病并发症的进展、降低致残率和死亡率,并改善患者的生存质量。

10. 该患者血压控制的目标是多少?

答 该患者血压控制目标值<130/80 mmHg。

知识链接

血压控制的目标

(1) 高血压治疗的根本目标是降低心、脑、肾与血管并发症和死亡的总危险。

(2) 心血管风险高危/很高危的高血压患者以及有合并症的高血压患者,在可耐受的条件下,相关指南推荐诊室血压目标为<130/80 mmHg(Ⅰ,A)。

(3) 一般高血压患者推荐诊室血压降至<140/90 mmHg(Ⅰ,A);如能耐受,应进一步降至<130/80 mmHg(Ⅰ,B)。

(4) 65~79岁老年人推荐诊室血压目标<140/90 mmHg(Ⅰ,A),如能耐受,可降至<130/80 mmHg(Ⅱa,A);80岁及以上高龄老年人降压目标<150/90 mmHg,如能耐受,可降至<140/90 mmHg(Ⅱa,B)。

(5) 对高危和很高危患者采取强化干预措施(Ⅰ,A);对无严重合并症但已有亚临床靶器官损害的患者采取积极干预措施逆转靶器官损害有一定合理性(Ⅱa,A);低中危的正常高值血压人群给予降压药物治疗无临床获益的证据。

11. 如何对该患者进行出院健康指导

答 该患者有高血压家族史,平时生活饮食未注意,体检发现血糖升高却没及时就医治疗,后期出现乏力不适继之血压高而不降,对该患者进行出院的健康指导,具体措施如下:

(1) 饮食护理:高血压合并糖尿病患者的临床表现为血压高、血糖浓度高,因此,合理安排患者的饮食,减少热量的摄入可以有效地缓解病情。护理人员应鼓励患者多吃绿色蔬菜,少吃肉,少吃含糖量高的水果,多喝水,适当摄入优质动物蛋白。

(2) 运动护理:适当进行体育运动(如骑自行车、慢跑、游泳、打太极等有氧运动)可以减轻患者体质量并改善患者病情,但要注意控制运动量,时间大概半小时,不可运动过度,否则会导致严重后果。

(3) 用药护理:根据医嘱,指导患者按时合理服用降糖药并联合胰岛素注射的使用,及时为患者开展针对相关指标的监测,并做好详细、客观、准确的记录,以便医生及时了解患者病情,合理进行后续治疗。

(4) 心理护理:高血压合并糖尿病的治疗过程十分漫长,患者长时间忍受病痛的折磨,心理必然会抑郁、烦躁甚至恐惧,因此,护理人员应加强对患者的心理疏导,帮助患者减轻心理压力,舒缓心情,从而促进患者积极配合治疗。

随着我国人口老龄化的日益明显,高血压合并糖尿病的发病率也日益升高,随之而来的并发症也越来越严重,导致病死率大大提升。只有进行系统、长期的随访和管理,才能有望使血压、血糖得到长期控制,也才能真正减少并发症的发生,提高生活质量。养成良好的生活习惯、适量运动、控制体质量是预防及控制高血压和糖尿病发生的有效途径。

知识链接

静息状态下血压测量步骤

(1) 坐位安静休息至少5 min后,测量上臂血压,上臂应置于心脏水平。

(2) 推荐使用经过准确性验证的上臂式电子血压计(1,C),不建议使用水银血压计(M,C)。

(3) 使用标准规格的袖带,臂围大者(>32 cm)应使用大袖带,臂围小者(<24 cm)应使用小袖带(1,C)。

(4) 首诊时测量两侧上臂血压,以血压读数较高的一侧作为测量血压的上臂(1,B)。

(5) 测量血压时,应相隔30~60 s重复测量,取2次读数的平均值记录。如果收缩压或舒张压的2次读数相差10 mmHg以上,应再次测量,取3次读数的平均值记录(1,C)。

(6) 老年人、糖尿病或出现体位性低血压患者,应该加测站立位血压。站立位血压在卧位或坐位改为站立位后1 min和3 min时测量。

(7) 在测量血压的同时,应测定脉率(1,B)。

第二节　老年急性心肌梗死

一、案例导入

一般资料:患者,男,84岁。

现病史：患者3 h前无明显诱因突发胸痛，，疼痛部位以心前区为主，疼痛范围约手掌大小，呈压榨样疼痛，伴大汗，伴气短。上述症状经休息不缓解，遂来医院急诊，行心电图示：Ⅱ、Ⅲ、AVF导联ST段弓背向上抬高，拟“急性ST段抬高型心肌梗死”收治入院。

查体：脉搏70次/min，血压161/101 mmHg，神志清楚，精神差，痛苦貌，双肺呼吸音粗，未闻及干湿啰音，心律齐、心音低钝，各瓣膜听诊区未闻及杂音，未闻及心包摩擦音。腹软，腹部无压痛以及反跳痛，双下肢不肿。

辅助检查：急诊心电图V_7～V_9导联ST段抬高0.1～0.3 mV，实验室检查：CK-MB 48.15 ng/mL，cTnI 8.22ng/mL。

主要治疗：急诊立即口服阿司匹林300 mg、替格瑞洛180 mg，后护送患者至DSA室行急诊CAG+PCI术，造影结果如下：右冠近端完全闭塞，前降支以及回旋支40%～50%狭窄，予以右冠置入支架1枚，术后入CCU病房，严密监测生命体征，做好心梗术后护理，继续予抗凝调脂扩冠等对症治疗。

其他史：既往有高血压病史4年，最高血压165/100 mmHg，平素口服硝苯地平控制血压，未规律服药。否认糖尿病病史、脑血管疾病史。否认肝炎结核等传染病病史。

二、临床问题解析

1. 心肌梗死的定义是什么？

答 心肌梗死指是心肌的缺血性坏死，是在冠状动脉病变的基础上发生冠状动脉血供急剧减少或中断，使相应的心肌严重而持久地急性缺血，导致心肌坏死

2. 该患者属于哪种类型的心肌梗死？

答 急性下壁心肌梗死。

知识链接

心电图可以明确心肌梗死的部位

根据心电图导联出现ST段抬高的部分可分为前间壁心肌梗死（V_1～V_3导联）、前壁心肌梗死（V_3～V_5导联）、前侧壁心肌梗死（V_5～V_7导联）、广泛前壁心肌梗死（V_1～V_5、aVL、Ⅰ导联）、高侧壁心肌梗死（aVL、Ⅰ导联）、下壁心肌梗死（Ⅱ、Ⅲ、aVF导联）、后壁心肌梗死（V_7～V_9导联）、右室心肌梗死（V_{3R}～V_{5R}）。

3. 心绞痛与心肌梗死的区别是什么？

答 心绞痛与心肌梗死的区别如表11-3及图11-4所示。

表11-3 心绞痛与心肌梗死的区别

	心绞痛	心肌梗死
定义	心肌急剧性、暂时性缺血缺氧	心肌急剧性、持久性缺血缺氧
先兆	无	有
诱因	劳累、饱餐、寒冷、吸烟、情绪激动、心动过速、休克	不明显
疼痛	胸骨体中、上段之后，发作性胸痛，放射至左肩，有压迫、发闷、紧缩、烧灼感	性质、部位相似，但疼痛更剧烈
持续时间	3～5 min	数小时或数天
缓解方式	休息或含服硝酸甘油可缓解	休息或含服硝酸甘油不缓解
临床检查	冠脉造影确诊	特征性心电图改变；肌钙蛋白升高
症状	发作性胸痛	疼痛，全身症状，胃肠道症状，心律失常，低血压和休克，心力衰竭

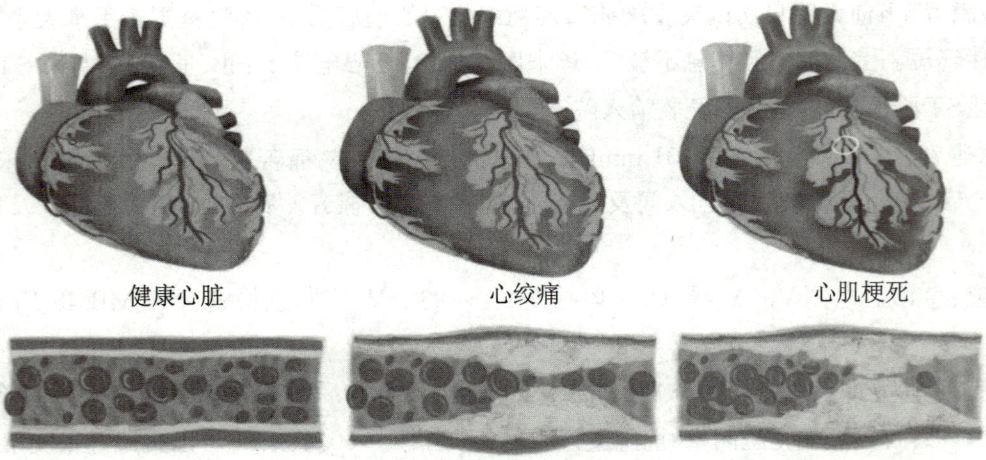

图11-4　心绞痛与心肌梗死的区别

4. 年轻患者与老年患者发生急性心肌梗死有什么区别?

答 年轻患者与老年患者发生急性心肌梗死的区别如表11-4所示。

表11-4　年轻患者与老年患者发生急性心肌梗死的区别

	年轻患者	老年患者
临床表现	剧烈胸痛、胸闷	症状不典型,胸痛减少,气促、意识障碍增多
并发症	易出现致死性的心律失常、心衰、心源性休克	室壁瘤、心脏破裂、水电解质紊乱较年轻患者多
预后	根据血管病变情况	病程长、易发生再梗死、心肌梗死扩展

5. 该患者心肌梗死发生的高危因素是什么?

答 高血压。心肌梗死的危险因素包括高血脂、高血压、肥胖、吸烟、大量饮酒、心理因素、糖尿病、过度疲劳、暴饮暴食等。

6. 该患者心功能属于几级? 心功能如何分级?

答 心功能Ⅰ级。急性心肌梗死引起的心力衰竭按Killip分级可分为4级,如表11-5所示。

表11-5　急性心肌梗死引起的心力衰竭分级

分级	特点
Ⅰ级	无明显心力衰竭
Ⅱ级	有左心衰竭,肺部啰音＜50%肺野
Ⅲ级	肺部啰音＞50%肺野,可出现急性肺水肿
Ⅳ级	心源性休克,有不同阶段和程度的血流动力学障碍

7. 该患者最主要的护理问题有哪些?

答 (1) 疼痛:主要表现为胸痛,与心肌缺血坏死有关。

(2) 活动耐力下降:与心肌的氧供失调有关。

(3) 有便秘的危险:与进食少、活动少、不习惯床上排便有关。

(4) 恐惧:与起病急、病情危重、环境陌生等因素有关。

(5) 潜在并发症:心律失常、休克、急性左心衰竭、猝死。

8. 患者行CAG+PCI术后应采取哪些护理措施?

答 (1) 严密观察病情:术后患者应被安置在监护病房,进行24 h心电、血压、呼吸等生命体征的监测。

医护人员应密切观察患者的病情变化，如心率、心律、血压、呼吸、体温等指标，及时发现并处理异常情况。同时，要注意观察患者有无胸闷、胸痛、呼吸困难、心悸等症状，以便及时采取措施。

(2) 卧床休息与活动指导：术后患者应卧床休息，避免剧烈活动，以减轻心脏负担。医护人员应根据患者的具体情况，制定个性化的活动指导方案。一般来说，术后第1天患者应卧床休息，可进行床上活动，如翻身、坐起等；术后第2天可在床边站立、行走等；术后第3天可根据患者情况逐渐增加活动量。在活动期间，医护人员应密切关注患者的生命体征变化，确保患者安全。

(3) 饮食护理：术后患者应遵循低脂、低盐、高蛋白、高维生素的饮食原则。饮食应以清淡、易消化为主，避免进食辛辣、油腻、刺激性食物。同时，要保证患者摄入足够的水分和营养，以满足身体的需求。医护人员应根据患者的具体情况，制定合理的饮食计划，并鼓励患者按时进食。

(4) 疼痛护理：术后患者右桡动脉按时减压，观察指端末梢血液循环。对于轻度疼痛，可通过调整患者体位、分散注意力等方法进行缓解；对于中度以上疼痛，可遵医嘱给予镇痛药物治疗。在疼痛护理过程中，医护人员应关注患者的情绪变化，及时给予心理疏导和支持。

(5) 并发症的预防与护理：术后患者可能会出现多种并发症，如心律失常、心力衰竭等。医护人员应密切关注患者的病情变化，及时发现并处理并发症。对于心律失常患者，可遵医嘱给予抗心律失常药物治疗；对于心力衰竭患者，应严格控制液体摄入量，并给予强心、利尿等药物治疗。

(6) 心理护理：心肌梗死患者往往伴随着焦虑、恐惧等负面情绪。医护人员应关注患者的心理变化，及时给予心理疏导和支持。可以通过与患者交流、倾听患者的诉说、讲解疾病相关知识等方式，帮助患者树立战胜疾病的信心，积极配合治疗。

(7) 康复锻炼：术后康复锻炼是患者恢复健康的重要环节。医护人员应根据患者的具体情况，制定个性化的康复锻炼计划。康复锻炼应循序渐进，从床上活动开始，逐渐增加活动量。在锻炼过程中，医护人员应密切关注患者的生命体征变化，确保患者安全。通过康复锻炼，可以帮助患者恢复体力、改善心脏功能、提高生活质量。

9. 针对该患者的高危因素应如何实施健康指导？

答 该患者主要高危因素是服用降压药依从性差，应针对降压药实施用药指导。

(1) 强调长期药物治疗重要性，降压治疗的目的是使血压达到目标水平，从而降低脑卒中、急性心肌梗死和肾脏疾病等并发症发生和死亡的危险。

(2) 遵医嘱按时按量服药，告知有关降压药的名称、剂量、用法、作用及不良反应，并提供书面说明材料。

(3) 不能擅自突然停药，否则会导致血压突然升高，特别是冠心病患者突然停用β受体拮抗药可诱发心绞痛、心肌梗死等。

10. 冠心病患者接受有氧运动的干预效果如何？

答 (1) 冠心病患者在完成运动耐量测试后，进行以有氧运动为主的干预。

(2) 相较于中等强度持续训练，高强度间歇训练可更高效地提高冠心病患者的心肺耐力，改善生活质量。

(3) 对症状稳定且能耐受30 min中等强度持续训练的冠心病患者实施高强度间歇训练，可从短时间间隔开始逐渐过渡至中等时间间隔，再进阶至长时间间隔的高强度间歇训练。

拓展阅读

急性冠状动脉综合征

急性冠状动脉综合征(ACS)是指由于冠状动脉斑块破裂(或侵蚀)致血栓形成和急性狭窄或闭塞而产生的临床综合征，是老年人的常见病，也是冠心病致死致残的主要原因。高龄是冠心病发病的独立危险因素，也是ACS患者最强的死亡预测指标之一，如何规范诊治并提高老年ACS患者的救治成功率、改善生活质量和长期生存率，是我国老龄化社会加速到来所面临的严峻挑战。由于几乎所有的临床随机对照研究均将高龄老年(≥75岁)ACS患者列为排除标准，相关临床研究也很少，现有的临床循证证据难以指导临床实践；高龄老年ACS患者常有多种合并症，根据国内外指南推荐接受相应的药物和介入治疗均可能面临着安全风险；国际上缺乏统一和完善的共识，临床实践中更需要总结现有个体化和精细化的临床经验。

11. 冠心病患者接受抗阻训练的干预效果如何？

答 (1) 抗阻训练可有效改善冠心病患者的身体机能。

(2) 抗阻训练联合有氧运动能显著改善冠心病患者的心肺适能和生活质量。

(3) 低、中危级别患者的抗阻训练方案是，上肢采用40%单次极限力量(1RM)的负荷、下肢以50% 1RM的负荷开始训练，并逐渐增加运动强度，高危患者的抗阻训练强度<40%1RM，每组重复8~10次。

(4) 建议对运动测试期间无心肌缺血、无严重室性心律失常、无症状和体征加重表现的冠心病患者，在有氧运动的基础上介入抗阻训练。

(5) 推荐对接受CABG手术且存在吸气肌无力的冠心病患者进行吸气肌训练，以改善吸气肌功能，缩短住院时间，减少术后肺部并发症。

知识链接

老年心肌梗死患者后期心脏康复依从性的影响因素

一项研究结果显示，老年心肌梗死患者Ⅱ期心脏康复依从性整体处于较低水平，建议从提高患者自身疾病效能感、心脏康复相关知识知晓度及社会支持力度、缓解患者焦虑情绪几个方面入手，提高其心脏康复依从性。

12. 冠心病患者是否能从传统运动训练中获益？

答 (1) 太极拳、八段锦、五禽戏等传统运动训练可显著改善冠心病患者的生理指标、心肺功能、心理状态和生活质量。

(2) 对于无法参与现代心脏康复项目的老年患者或病情较重的心脏病患者，推荐采用个性化的传统运动训练作为有氧运动方式。

拓展阅读

心梗救治日

11月20日是我国心梗救治日。1120代表着2个“120”：一是出现急性胸痛要及时拨打“120”，二是明确诊断心梗患者需争取在黄金“120”分钟内得到有效救治。为进一步增强公众急救意识、提高我国院外心脏骤停救治成功率，每年的6月1日至6月7日被设立为“心肺复苏周”。心肺复苏周的设立，旨在通过科普心肺复苏+心脏除颤(CPR-D)，增强群众心脏急救意识，提高院外心脏骤停救治成功率，改善我国心脏急救现状。2024年心肺复苏周的主题为：关爱生命，救在身边。心肺复苏术是健康中国下每个公民应掌握的技能。

第三节　老年溃疡性结肠炎

一、案例导入

一般资料：患者，女，69岁。

现病史：患者因间断腹泻脓血便5年伴贫血乏力，再发加重3月余，未予重视。现患者为求进一步治疗，遂至我院就诊，拟“溃疡性结肠炎”收治入院。病程中患者神清，精神欠佳，睡眠紊乱，平时大便每日6～7次，不成型，水样伴脓血便，小便白天2～3次，夜间1～3次，色清，无尿频伴排尿不尽感，无尿急、尿痛等异常。

日常生活形态：

饮食：平时3餐/d，每餐主食100 g左右，以米饭为主，饮食油腻、偏咸、重口味。每日饮水量1 000～2 000 mL。

睡眠：平时睡眠欠规律，一般晚12时左右入睡，早5时左右起床，入睡困难，多梦易醒，睡眠质量极差。

排泄：平时每日大便6～7次，不成型，水样伴脓血便，小便白天2～3次，夜间1～3次，色清，无尿频伴排尿不尽感，无尿急、尿痛等异常。

自理及活动能力：平时日常生活可以自理，每天很少锻炼，发病以来，日常生活可以自理但易疲乏。

既往史：否认高血压，否认糖尿病，否认冠心病，否认肝炎、结核等传染病史，否认手术、输血、外伤史，否认药物过敏史。预防接种史不详。近5年来血常规示血红蛋白偏低，维持在90 g/L左右。

个人史：否认食物、药物等过敏史。无吸烟、酗酒等不良嗜好。家族史：母亲有肠癌病史。

心理状况：

情绪状态：较积极乐观，但其母亲是因肠癌去世的，其害怕自己失去生命，影响家庭，也担心疾病会有遗传倾向，影响子女健康。

对所患疾病的认识：近5年一直频繁腹泻偶伴脓血便。此次腹泻腹痛伴脓血便未缓解才引起重视，但对“溃疡性结肠炎”相关知识了解甚少，希望医护人员多予以关心和指导，积极采取有效的治疗，争取能康复出院。

社会状况：① 社会支持系统：现夫妻二人与子女分开生活，子女均在外地，鲜少回家团聚。发病以来，为了不让家人担心，未向子女诉说不适，住院期间只有老伴作陪。② 居住与工作环境：夫妇现居住于两室一厅，小区购物方便，生活便捷。③ 经济状况与付费方式：患者有自己的工作室，收入可观；老伴有稳定退休金；子女已参加工作有稳定收入，家庭经济状况殷实。支付医疗费用无压力。

体格检查：体温36℃，脉搏79次/min，呼吸20次/min，血压125/73 mmHg；发育正常，营养一般，由门诊预约床位后自主入病室，平卧体位，神志清楚，查体合作。全身皮肤及黏膜正常，无皮疹，未见皮下出血。颈静脉正常，肝-颈静脉反流征阴性。胸廓对称、无畸形。双肺叩诊呈清音。双肺呼吸音清，未闻及干湿啰音，未闻及胸膜摩擦音。

辅助检查：肠镜结果示，回盲瓣形态正常，回盲瓣呈唇状。升结肠、横结肠及降结肠黏膜布满息肉。乙状结肠及直肠全黏膜充血水肿、糜烂，伴溃疡形成。检查结论/诊断：溃疡性结肠炎(活动期)。血生化：血钾2.9 mmol/L；血常规：血红蛋白90 g/L；电解质：血钾2.9 mmol/L；肝功能：总蛋白64.5 g/L；血沉：红细胞沉降率21 mm/h，超敏C反应蛋白9 mg/L；粪便：隐血(＋)，钙卫蛋白856.3 μg/g；真菌涂片检查未见真菌孢子及菌丝；结核感染T细胞实验：(－)。

主要治疗：严密监测生命体征，观察有无腹痛腹泻等症状，观察粪便颜色、形状、量，完善粪便菌群比例、粪便钙卫蛋白测定、结核感染T细胞检测、血沉、血常规＋CPR、肝肾功能、电解质、凝血功能等相关检查；入院后辅以美沙拉嗪、补钾、激素抗炎、激素灌肠等对症处理。治疗效果不佳。后根据综合考虑给予生物制剂维得利珠治疗。

二、临床问题解析

1. 什么是溃疡性结肠炎？

答 溃疡性结肠炎是一种慢性非特异性肠道炎症性疾病，其主要特征是持续或反复发作的腹泻、黏液脓血便、腹痛等症状。病变多自直肠开始，逆行向近端发展，可累及全结肠甚至末端回肠。

2. 判断该患者是溃疡性结肠炎的依据是什么？

答 该患者肠镜检查示：回盲瓣形态呈唇样，乙状结肠至升结肠可见多发糜烂溃疡，横结肠可见较多增生性息肉样病变；乙状结肠病理结果示：黏膜急慢性炎，见少量炎性渗出及坏死及肉芽组织，溃疡存在，未见非坏死性肉芽肿及阴窝脓肿。因此，可确诊该患者为溃疡性结肠炎。

3. 该患者病情的分期情况如何？

答 该患者为溃疡性结肠炎活动期。

知识链接

溃疡性结肠炎病情分期

分为活动期和缓解期，很多患者在缓解期可因饮食失调、劳累、精神刺激、感染等加重症状，使疾病转为活动期。活动期按临床严重程度分为：

(1) 轻度，腹泻<4次/d，便血轻或无，无发热，贫血无或轻，血沉正常。

(2) 重度，腹泻>6次/d，有明显黏液脓血便，体温>37.5℃，脉搏>90次/min，血红蛋白<75%正常值、血沉>30 mm/h。

(3) 中度，介于轻度与重度之间。

4. 溃疡性结肠炎的病因是什么？

答 目前病因尚不明确，可能与遗传、环境、免疫、感染等多种因素相互作用有关。环境因素如饮食、吸烟、卫生条件可能会影响发病；免疫因素中，自身免疫反应异常被认为在发病机制中起重要作用；遗传因素也有可能增加患病风险。

5. 溃疡性结肠炎临床表现是什么？

答 (1) 症状：

① 消化系统表现：主要表现为反复发作的腹泻、黏液脓血便与腹痛。

a. 腹泻和黏液脓血便：见于绝大多数患者。腹泻主要与炎症导致大肠黏膜对水钠吸收障碍以及结肠运动功能失常有关。粪便中的黏液脓血为炎症渗出和黏膜糜烂及溃疡所致。黏液脓血便是本病活动期的重要表现。排便次数和便血程度可反映病情程度，轻者每天排便2～4次，粪便呈糊状，可混有黏液、脓血，便血轻或无；重者腹泻每天可达10次以上，大量脓血，甚至呈血水样粪便。病变限于直肠和乙状结肠的患者，偶有腹泻与便秘交替的现象，此与病变直肠排空功能障碍有关。

b. 腹痛：轻者或缓解期患者多无腹痛或仅有腹部不适，活动期有轻或中度腹痛，为左下腹或下腹的阵痛，亦可涉及全腹。有疼痛—便意—便后缓解的规律，多伴有里急后重，为直肠炎症刺激所致。若并发中毒性巨结肠或腹膜炎，则腹痛持续且剧烈。

c. 其他症状：可有腹胀、食欲缺乏、恶心、呕吐等。

② 全身表现：中、重型患者活动期有低热或中等程度发热，高热多提示有并发症。急性暴发型重症患者可出现衰弱、消瘦、贫血、低白蛋白血症、水和电解质平衡紊乱等表现。

③ 肠外表现：本病可伴有一系列肠外表现，包括口腔黏膜溃疡、结节性红斑、外周关节炎、坏疽性脓皮病、虹膜睫状体炎等。

(2) 体征：患者呈慢性病容，精神状态差，重者呈消瘦贫血貌。轻者仅有左下腹轻压痛，有时可触及痉挛的降结肠和乙状结肠。重症者常有明显腹部压痛和鼓肠。若有反跳痛、腹肌紧张、肠鸣音减弱等应注意中毒性巨结肠和肠穿孔等并发症。

6. 溃疡性治疗要点有哪些？

答 治疗目的在于控制急性发作，缓解病情，减少复发，防治并发症。

(1) 控制炎症反应：

① 氨基水杨酸制剂：5-氨基水杨酸(5-ASA)和柳氮横啶(SASP)用于轻、中度UC的诱导缓解及维持治

疗。用药方法:导期治疗5-ASA 3～4 g/d分次口服或顿服,症状缓解后相同剂量或减量维持治疗。可联合5-ASA栓剂局部用药或灌肠剂灌肠,SASP疗效与5-ASA相似,但不良反应较多。

② 糖皮质激素:用于对5-ASA疗效不佳的中度及重度患者的首选治疗,一般给予泼尼松口服40～60 mg/d,重症患者常先予氢化可的松200～300 mg/d或地塞米松10 mg/d,静滴7～14 d后,改为泼尼松60 mg/d,口服,病情好转后逐渐减量至停药。

③ 免疫抑制剂:硫唑嘌呤或巯嘌呤可用于对糖皮质激素治疗效果不佳或对糖皮质激素依赖的慢性持续型病例。

(2) 对症治疗,及时纠正水、电解质平衡紊乱:严重贫血者可输血;低蛋白血症者应补充白蛋白;病情严重应禁食,并予完全胃肠外营养治疗;对腹痛、腹泻的对症治疗,要权衡利弊,使用抗胆碱能药物或止泻药如地芬诺酯(苯乙哌啶)或丁胺宜慎重;重症患者因有诱发中毒性巨结肠的危险,故应禁用;抗生素治疗对一般病例并无指征。但对重症有继发感染者,应积极抗菌治疗,给予广谱抗生素静脉给药,合用甲硝唑对厌氧菌感染有效。

7. 溃疡性结肠炎需要做哪些检查?

答 (1) 结肠镜检查:直观观察肠道黏膜的病变情况,确定病变的范围、程度和形态,有助于诊断和评估病情。溃疡性结肠炎病变呈连续性、弥漫性分布,从直肠开始逆行向近端扩展,内镜下所见黏膜改变有:① 黏膜血管纹理模糊、紊乱、消失,黏膜充血水肿、出血及有脓性分泌物。② 病变处明显弥漫性糜烂和多发性溃疡。③ 慢性病变常见黏膜粗糙,呈细颗粒状,在溃疡反复愈合及瘢痕形成过程中,结肠变形缩短,结肠袋变浅变钝或者消失。

(2) 病理活检:明确炎症的性质和类型,排除其他肠道疾病。正常:无炎症细胞浸润,组织结构正常。

(3) 粪便检查:① 粪便常规:了解粪便的性状、颜色,有无潜血、白细胞等。正常情况下,粪便潜血试验阴性,无白细胞。② 粪便培养:排除肠道感染性疾病。正常情况下,无致病菌生长。

(4) 血液检查:① 血常规:了解有无贫血、白细胞升高。活动期可有白细胞计数增高。② 血沉增快和C反应蛋白增高是活动期标志(血沉:正常男性范围为0～15 mm/h,女性为0～20 mm/h;C反应蛋白:反映炎症活动程度。正常范围通常<8 mg/L)。

(5) 钙卫蛋白检测:评估肠道炎症活动度,通常<50 μg/g。

(6) 结核T细胞检测(如T-SPOT.TB检测):排查潜在的结核感染。阴性结果一般为抗原A和抗原B检测孔的斑点形成细胞(SFC)数值均<6。

8. 该患者在传统治疗效果不佳的情况下使用了什么治疗方案?

答 使用了生物制剂维得利珠单抗进行治疗。

知识链接

溃疡性结肠炎患者使用生物制剂维得利珠进行治疗的情形及原则

1. 治疗情形

(1) 传统治疗(包括5-氨基水杨酸、糖皮质激素、免疫抑制剂等)效果不佳或不耐受的中重度溃疡性结肠炎患者。

(2) 对于有肠道外表现(如关节炎、皮肤病变等),且传统治疗无法有效控制的溃疡性结肠炎患者。

(3) 病情反复发作,严重影响生活质量,且其他治疗方法未能达到满意效果的患者。

需要注意的是,使用维得利珠之前,医生应综合评估患者的病情、身体状况、合并疾病等因素,并排除相关禁忌证(如活动性感染、恶性肿瘤等),以确定其是否适合使用该药物。具体的用药决策应在医生的指导下进行。

2. 生物制剂在临床上应用的原则

(1) 科学精神与严谨治学:生物制剂的研发和应用是医学科学不断进步的成果,这要求我们以科学的态度去探索、验证和应用。在面对复杂的临床问题时,要保持严谨的思维,遵循科学方法,不断追求真理。

(2) 职业操守与伦理道德:作为医疗工作者,在使用生物制剂为患者治疗时,必须坚守职业道德,尊重患者的知情权、隐私权,公平公正地对待每一位患者,避免利益冲突,确保治疗决策基于患者的最佳利益。

(3) 人文关怀与仁爱之心:要充分理解患者在疾病中的痛苦和需求,生物制剂虽然能带来治疗希望,但也可能带来经济和心理负担。我们应以关爱和温暖的态度对待患者,给予他们心理支持和精神鼓励。

(4) 社会责任与公共意识:认识到生物制剂的广泛应用对公共卫生体系的影响,关注药物的可及性和合理分配,努力为改善医疗资源的公平性贡献自己的力量。

(5) 团队协作与沟通能力:生物制剂的临床应用往往需要多学科团队的紧密合作,包括医生、药师、护士、科研人员等。我们要学会与不同专业背景的人员有效沟通、协同工作,共同为患者提供最佳的治疗方案。

9. 溃疡性结肠炎患者应该做好哪些方面的自我管理?

答 (1) 饮食管理:遵循少食多餐原则,避免暴饮暴食。限制高纤维食物,如芹菜、韭菜等,以免增加肠道负担。减少摄入辛辣、油腻、油炸食物,以及酒精、咖啡等刺激性饮品。注意饮食卫生,不吃变质食物。

(2) 规律作息:保证充足的睡眠,每天至少7~8 h。养成良好的睡眠习惯,定时上床休息,避免熬夜。

(3) 情绪调节:学习放松技巧,如深呼吸、冥想、瑜伽等,以减轻压力和焦虑。积极参与社交活动,与家人和朋友保持良好的沟通,获得情感支持。

(4) 运动管理:选择适合自己的运动方式,如散步、慢跑、游泳等,增强体质。运动强度应适中,避免过度劳累。

(5) 症状监测:记录大便的次数、性状、颜色等,以及腹痛、腹胀等症状的发生情况。注意有无发热、乏力、消瘦等全身症状。

(6) 按时用药:严格按照医嘱用药,不要随意增减药量或停药。了解所服用药物的作用、副作用及注意事项。

(7) 定期复查:按照医生建议的时间进行血液检查、结肠镜检查等,以便及时调整治疗方案。

(8) 预防感染:注意个人卫生,勤洗手。避免去人员密集、空气不流通的场所,预防呼吸道感染。

(9) 知识学习:通过正规渠道了解溃疡性结肠炎的相关知识,提高自我管理能力。

拓展阅读

如何更好地护理溃疡性结肠炎

(1) 关爱与同理心:培养对溃疡性结肠炎患者的关爱之心和同理心,理解他们所经历的身体和心理痛苦,以真诚和温暖的态度对待患者,让他们感受到被尊重和关心。

(2) 责任与担当:强调护理人员在照顾溃疡性结肠炎患者时的责任意识,认真履行护理职责,确保患者得到高质量的护理服务,为患者的康复负责。

(3) 职业道德与操守:秉持诚实守信、公正公平的职业道德,不歧视患者,保护患者隐私,遵循护理伦理规范。

(4) 团队协作精神:在护理过程中,与医疗团队的其他成员密切合作,共同为患者制定和实施最佳的护理方案,体现团队的力量和凝聚力。

第四节　老年原发性高血压

一、案例导入

一般资料：患者，男，62岁。

现病史：患者因头痛、头晕、胸闷、心悸、失眠、耳鸣，持续数月而入院，血压160/100 mmHg，心率80次/min，门诊拟“高血压2级”收治入院。

既往史：患者5年前发现血压高，未进行规范治疗，未定期测量血压。

家族史：父亲患有高血压和冠心病。

个人史：平时工作压力较大，饮食习惯不规律，经常加班到深夜，饮食偏咸，平时缺乏运动，有抽烟和饮酒习惯。

体格检查：体重85 kg，身高175 cm，BMI 27.8 kg/m^2，腹部肥胖，心、肺、腹部查体未见明显异常。

实验室检查：肝肾功能、血糖、血常规正常，血脂胆固醇6.5 mmol/L，甘油三酯2.5 mmol/L，尿常规：尿蛋白(＋)。心脏、肝脏肾脏彩超、心电图均未见明显异常，头颅CT示腔隙性脑梗死。

护理评估：ADL100分；Morse跌倒评估35分；Caprini评分2分；洼田饮水评级1级；衰弱评分0分；简易认知评估分9分；NRS 2002评分0分。

治疗方案：完善24 h动态血压监测，根据高血压的特点给予个性化的降压治疗，加强饮食、作息等生活习惯宣教，实现平稳有效地控制血压。

二、临床问题解析

1. 该患者为什么会发生高血压？

答　该患者有高血压病家族史，爱抽烟、喝酒，饮食偏咸，作息不规律，经常熬夜。

知识链接

高血压的病因

高血压的主要影响因素包括遗传、年龄、超重/肥胖、高盐摄入、吸烟、过量饮酒、运动量不足、长期精神紧张、空气污染等。个体具有的危险因素越多，程度越严重，血压水平越高，高血压患病风险越大。

(1) 膳食与血压。不健康的饮食习惯是高血压的重要危险因素，高盐、高脂饮食可导致血压升高。无论在成年人还是儿童和青少年中，钠的摄入量与血压水平和高血压患病率均呈正相关，多个荟萃分析结果显示减少食盐摄入量可降低血压，预防高血压发生。目前世界卫生组织推荐量为每人每日食盐摄入量＜5.0 g。膳食纤维可以降低钠盐吸收，增加钠离子排出，抑制血压升高。增加不饱和脂肪酸(如大豆油、橄榄油、茶油等植物油以及鱼油)和减少饱和脂肪酸(如猪油、黄油等)的摄入有利于降低血压。

过量饮酒可增加血压升高的风险。根据《中国居民膳食指南(2016)》，中国人危险饮酒指男性平均每日纯酒精摄入量41～60 g、女性21～40 g，有害饮酒指男性平均每日纯酒精摄入量＞60 g、女性＞40 g。我国18岁及以上居民饮酒者中有害饮酒率为9.3%。限制饮酒与血压下降显著相关，酒精摄入量平均减少67%，收缩压下降约3.3 mmHg(1 mmHg＝0.133 kPa)、舒张压下降约2 mmHg。

(2) 吸烟与血压。吸烟可导致血压升高、心率加快，吸烟者的收缩压和舒张压均明显高于不吸烟者，有高血压家族史、肥胖、血脂异常的吸烟者患高血压的风险更高。吸二手烟也可导致血压升高、高血压患病率增加，且对女性影响尤甚。

我国人群调查结果显示，丈夫吸烟的女性患高血压的风险是丈夫不吸烟者的1.28倍。戒烟可显著降低高血压患者心脑血管疾病进展的风险，降低冠心病患者的远期病死率可达36%，戒烟并控制血压可使人群缺血性心脏病的发病风险降低2/3。

(3) 超重/肥胖与血压。正常体重是指体重指数(body mass index，BMI)为18.5～23.9 kg/m^2，且男性腰围<90 cm、女性腰围<85 cm。超重和肥胖可增加高血压和心脑血管疾病的患病风险，尤其是中心性肥胖。肥胖者发生高血压的风险是BMI正常者的3倍。BMI平均每增加10 kg/m^2，男性收缩压升高17 mmHg、女性升高14 mmHg。

(4) 运动与血压。积极规律的运动可降低高血压的患病风险，改善体质和健康水平。大量证据显示，高血压患者可从适量运动中获益，适量运动可降低高血压患者心脑血管疾病进展的风险。进行规律的(每周≥3 d)、每次持续一段时间的(30～45 min或以上)中等强度运动可使收缩压下降5～17 mmHg，舒张压下降2～10 mmHg。

(5) 精神心理因素与血压。高血压发病与长期精神紧张、焦虑、高负荷压力等因素显著相关。在应激状态下，心率、血压、体温、肌肉紧张度、代谢水平等均可能发生显著变化。长期或慢性、反复出现、不可预期的应激因素往往是导致高血压的重要因素，对持续存在应激的人群，应加强评估与筛查应激水平及心身健康状况。

焦虑、抑郁状态可增加高血压的患病风险。一项包括45.5万人为期5年的研究发现，焦虑使高血压患病风险增加约2倍，抑郁使女性高血压患病风险增加约3.5倍。另一方面，高血压患者更容易出现焦虑、抑郁症状。北京市一项调查研究发现，在2 274例高血压患者中，发生焦虑、抑郁的比例分别为32.5%、5.7%。

焦虑和抑郁症状可影响高血压的治疗效果，直接降低高血压非药物治疗(如生活方式干预)效果约34%，增加高血压药物治疗的不依从性约7%，重度焦虑的高血压患者不依从性风险增加1.56倍。

2. 该患者的高血压应诊断为什么级别?

答 该患者血压160/100 mmHg，可以诊断为高血压2级。

3. 原发性高血压患者的临床表现有哪些?

答 (1) 症状：约5%的患者无自觉症状，多数在体检中发现。所以规范测量血压对高血压的诊断和治疗具有很大意义。缓进型高血压患者可出现头痛、头晕、注意力不集中、记忆力减退、肢体麻木、夜尿增多、心悸、乏力等，通常早期无症状或症状不明显，仅在劳累、精神紧张后出现，急进型高血压的症状主要为剧烈头痛、呕吐、眩晕、神志不清、抽搐，此时要前往医院及时就诊。

(2) 高血压并发症的相关症状：如并发心脏病，可出现心慌气促胸闷、心前区疼痛等表现；如并发肾脏疾病，可见夜间尿频、多尿等表现；如并发脑出血，可出现神志不清、呼吸深沉不规则、大小便失禁；如并发脑梗死，可见一侧肢体活动不便、麻木甚至麻痹等。

4. 该患者尿白蛋白(+)的可能原因是什么? 其心脑血管疾病危险属于哪一层级?

答 患者5年前确诊高血压后，未规律治疗，加之高盐熬夜的不良生活习惯，血压控制不佳，造成肾功能损害出现蛋白尿。长期的高血压还会造成心脑肾等靶器官的损害，出现左室肥厚、心力衰竭、脑卒中等并发症。一般依据血压分级、危险因素以及是否合并靶器官损害确定患者心脑血管疾病危险(CVD)分层：很高危组(表11-6)。

对老年高血压患者进行心血管整体危险度的评估，有助于确定降压治疗时机、优化治疗方案以及心血管风险综合管理。

表11-6　老年高血压患者的CVD危险分层

其他危险因素和病史	血压水平(mmHg)			
	收缩压130～139和(或)舒张压85～89	收缩压140～159和(或)舒张压90～99	收缩压160～179和(或)舒张压100～109	收缩压≥180和(或)舒张压≥110
1～2个危险因素	中危	中危	高危	很高危
3个危险因素或靶器官损害或CKD 3期或糖尿病	高危	高危	很高危	很高危
并存临床情况,CKD 4～5期	很高危	很高危	很高危	很高危

注:CKD为慢性肾脏病;CVD为心血管疾病。

5. 该患者控制血压的方法有哪些?

答 高血压的治疗主要包括药物治疗、食物治疗和运动治疗以及改变生活方式。

6. 该患者服用了哪类降压药?老年人应用降压药物的基本原则是什么?

答 该患者入院后服用了厄贝沙坦片、呋塞米等降压药物。在用药过程中应注意监测血压与电解质,及时询问患者有无头痛眩晕、心悸、咳嗽等不适。老年人降压药物应用的基本原则:① 小剂量:高龄老年、衰弱或存在认知功能障碍的高血压患者初始治疗时通常采用较小的有效治疗剂量,并根据需要逐步增加剂量。② 长效:尽可能使用1次/d、有24 h持续降压作用的长效药物,以有效控制夜间血压、血压晨峰和心脑血管并发症。③ 联合:若单药治疗效果不满意,可采用两种或多种低剂量降压药物联合治疗以增加降压效果,优先推荐单片复方制剂。④ 个体化:根据患者具体情况(尤其是衰弱老年人和年龄≥80岁高龄老年人)、耐受性、个人意愿和长期承受能力,选择适合患者的降压药物。

知识链接

常用降压药的分类

中国高血压防治指南指出:常用降压药物包括利尿剂、钙通道阻滞剂、血管紧张素转换酶抑制剂(ACEI)、血管紧张素受体阻滞剂(ARB)、β受体阻滞剂等五类(表11-7)。

表11-7　常用降压药的分类

降压药类别	代表药物	不良反应
利尿剂	噻嗪类利尿剂:氢氯噻嗪 吲达帕胺 袢利尿剂:呋塞米 保钾利尿剂:阿米洛利、氨苯蝶啶 醛固酮拮抗剂:螺内酯、伊普利同	血钾钠降低,尿酸升高 血钾降低 血钾升高 血钾升高
钙通道阻滞剂	二氢吡啶类:氨氯地平 非二氢吡啶类:维拉帕米	踝部水肿、头痛、潮红 房室传导阻滞、心功能抑制
血管紧张素转换酶抑制剂	卡托普利、贝那普利、雷米普利	咳嗽、血钾升高、血管性水肿
血管紧张素受体拮抗剂	缬沙坦、厄贝沙坦、替米沙坦、奥美沙坦	血钾升高、血管性水肿
β受体阻滞剂	美托洛尔	气管痉挛、心功能抑制

7. 如何给患者制定护理措施?

答 针对老年高血压患者要进行老年综合评估。经过评估,该患者目前主要存在跌倒的风险,缺乏合理用药知识，存在焦虑心理，因此制定的护理措施要个体化。

拓展阅读

老年综合评估

老年综合评估(comprehensive geriatric assessment，CGA)是一个跨学科的诊断过程，旨在全面评估老年人在医学、精神心理、社会行为、环境及其功能活动状态等方面所具有的能力和存在的问题。这个过程涉及多个领域，包括老年躯体功能评估、老年精神心理评估、老年营养评估、老年衰弱评估、步行功能评定、合理用药、跌倒评估、压疮评估、睡眠评估等。通过综合评估，可以为制定协调的、综合的治疗、康复、照护计划提供依据(表11-8)。

表11-8 老年综合评估的主要内容

评估项目	内容
医疗评估	主要病况及健康问题列表 合并的疾病和严重程度 用药情况 营养状况
功能评估	日常基本生活能力 工具性日常生活能力 活动/运动能力 步态和平衡
心理评估	精神状态(认知)测试 情绪/抑郁测试
社会与环境评估	社会支持需求与获得 有效的照顾资源 财务能力评估 居家安全 交通和通信工具使用能力

8. 老年高血压的护理措施有哪些?

答 (1) 生活方式干预。生活方式干预是降压治疗的基本措施，主要包括：健康膳食、戒烟限酒、保持理想体质量、合理运动、改善睡眠、注意保暖与心理平衡。

(2) 严格遵医嘱按时按量服药，不得随意增减剂量或更换药物，以免影响治疗效果或引发不良反应。告知患者所服药物的名称、剂量、用法及可能发生的副作用，并在出现不适时及时报告医生，定期监测血压。

(3) 加强防跌倒知识宣教，指导患者改变体位要慢，起床遵循三部曲，预防跌倒。

知识链接

老年生活方式干预

(1) 健康膳食。减少钠盐摄入，增加富钾食物摄入有助于降低血压。WHO建议老年高血压患者应适度限盐，减少烹调用盐及酱油等钠含量高的调味品，推荐肾功能良好者选择低钠富钾替代盐。鼓励老年人摄入多种新鲜蔬菜、水果、鱼类、豆制品、粗粮、脱脂奶及其他富含钾、钙、膳食纤维、多不饱和脂肪酸的食物。

(2) 戒烟限酒。戒烟可降低CVD、肺部疾患和死亡风险。建议老年吸烟者戒烟，必要时应用戒烟药物减少戒断症状，增加戒烟成功率，避免使用电子烟替代。饮酒将增加高血压风险，中重度饮酒者限制饮酒可显著降低血压。建议老年人限制酒精摄入，饮用酒精量<25 g(男性)、<15 g(女性)。白酒、葡萄酒(或米酒)和啤酒摄入量应分别<50 mL/d、100 mL/d和300 mL/d。

(3) 保持理想体质量。超重或肥胖的老年高血压患者可适当控制能量摄入和增加体力活动，通过减轻体重降低血压。维持理想体质量(体质量指数20.0～23.9 kg/m²)、纠正腹型肥胖[腹围≥90(男性)、≥85 cm(女性)]有利于控制血压，减少CVD发病风险，但老年人应注意避免过快、过度减重。

(4) 合理运动。老年高血压及高血压前期患者进行合理的有氧运动可有效降低血压。抗阻运动还可以增加肌肉力量，预防和改善老年衰弱。建议老年人进行适当的规律运动(≥5 d/周，≥30 min/d)，如步行、慢跑、游泳等。以中等强度有氧运动为主，结合抗阻运动、平衡训练、呼吸训练与柔韧性和拉伸训练等。不推荐老年人进行剧烈运动。

(5) 改善睡眠。睡眠时长、质量与血压升高及CVD发生风险有关。保证6～8 h夜间睡眠并改善睡眠质量对提高生活质量、控制血压和减少心脑血管病并发症意义重大。老年人白天睡眠时间不宜过长，利尿剂尽量避免睡前服用，以免夜尿过多而影响睡眠。

(6) 注意保暖。血压随着季节的变化而变化，通常冬季的诊室收缩压/舒张压平均比夏季高约5/3 mmHg。老年人对寒冷的适应能力和对血压的调控能力差，常出现明显季节性血压波动。应保持室内温暖，经常通风换气；骤冷和大风低温时减少外出；适量增添衣物，注意保暖，避免血压大幅波动。

(7) 心理平衡，保持健康心理状态。保持处事不惊、遇事不慌的心态，避免情绪大起大落。

9. 如何对该患者进行随访管理？在预防高血压方面，个人可以做的有哪些？

答 依据患者的血压分级，靶器官损害、心血管风险评价、伴随疾病等情况评判患者风险为很高危，属于高血压随访管理的重点人群，每2～4周随访一次，直至血压达标，然后根据情况予以调整。

个人是践行健康的第一责任人。积极引导个人定期监测健康状况，做好血压检测。有条件的地区，建议在社区卫生服务中心，医疗机构候诊区，人群聚集的机场、高铁站，企业事业单位，大专院校等放置无人值守血压测量仪器，增加居民的机会性血压测量。

提倡高血压患者进行自我管理，交流经验。在专业人员的指导下，认识高血压的危害，学会自测血压，学习如何调整饮食、戒烟、限酒、适当运动、保持心情愉快等保健知识，增强防治高血压的主动性及降压药物治疗的依从性，提高与医生沟通和紧急情况下寻求医疗帮助的能力，改善高血压的管理效果。家庭自测血压是血压自我管理的核心内容，教会患者在家自测血压。

拓展阅读

“互联网+”在高血压高质量管理中的应用

随着互联网、通信传输、可穿戴设备、人工智能等技术的发展，创新数字化解决方案，可有效赋能高血压全病程管理的各个环节，助力实现高质量血压管理，具体包括：通过建立和使用信息化平台，可实现家庭血压和动态血压监测数据自动传输、分析与报告的标准化，进一步促进诊室外血压的临床应用。建议在有条件的基层社区针对新发现的1～2级诊室高血压及难治性高血压积极开展标准化、信息化的家庭血压和动态血压监测，利用网络化电子平台进行全科和专科联合管理，提升基层高血压诊断和精准化治疗管理水平。通过信息化平台的建立，将诊室和诊室外血压测量结合，可以帮助明确高血压的诊断和不同表型，包括诊断白大衣性高血压，识别隐匿性高血压，发现清晨高血压、夜间高血压，评估昼夜血压节律和短时BPV，分析和计算TTR和长时BPV等。

另外，根据经过验证的风险预测模型，建立基于手机应用程序或者网站的风险评估工具和系统。根据血压水平、危险因素和伴随疾病发生情况，自动量化预测患者心血管疾病风险以及ASCVD风险，较传统评估方式快捷简便，大大提高诊疗效能。在互联网信息平台的建设中可以整合心血管疾病危险因素识别、靶器官损害和血管结构与功能检测和评估、高血压病因筛查等相关检测设备的信息数据，建立高血压诊疗辅助决策系统，清晰展示高血压分级、分期、分型，根据患者合并的危险因素、靶器官损害及合并疾病情况，基于指南或大数据机器学习结果，推荐选择个性化的降压治疗方案，并通过数据反馈结果评估药物24 h降压的效果以及长期血压管理的有效性，动态调整优化降压策略，实现高质量血压管理。

第十二章 老年期精神疾病护理

第一节　阿尔茨海默病

案　例　一

一、案例导入

一般资料：患者，女，72岁，退休教师，已婚。

现病史：家人发现患者近半年来记忆力明显减退，经常忘记刚刚发生的事情，如炒菜时忘记是否已经放盐，出门后忘记是否锁门等。同时，患者在处理复杂问题时也显得力不从心，如难以完成家庭预算或管理日常开支。患者的情绪也变得较为不稳定，时常感到焦虑、沮丧，对日常活动的兴趣也逐渐降低。

辅助检查：① 神经心理检查：MMSE（简易精神状态检查）评分23分（满分30分），蒙特利尔认知评分（MoCA）19分（满分30分）。② 血液学检查：血常规、血糖、电解质、肝肾功能均正常，维生素B_{12}和叶酸水平在正常范围内，排除其他代谢性疾病所致认知障碍。③ 脑脊液检查：细胞计数、蛋白质、葡萄糖和蛋白电泳分析结果提示无感染、炎症或脱髓鞘疾病证据。④ 脑电图检查：显示轻度慢波增多。⑤ 影像学检查：头颅MRI检查显示双侧海马轻度萎缩，脑沟、裂增宽，内侧颞叶皮质变薄。

主要治疗：① 胆碱酯酶抑制剂：给予多奈哌齐口服，提高脑内乙酰胆碱水平，改善记忆力和认知功能。② 心理-社会治疗：鼓励参与家庭和社会活动，如散步、做简单的家务等，以延缓衰退速度。提供职业训练、音乐治疗和群体治疗等，帮助保持一定的社交能力和兴趣爱好。③ 一般支持治疗：给予扩张血管、改善脑血液供应的辅助用药。强调健康饮食，多食用蔬菜、水果、谷物、豆类和鱼类。

其他史：高血压病史10年，规律服用降压药，控制良好。父亲曾患有阿尔茨海默病，于80岁时去世。

二、临床问题解析

1. 阿尔茨海默病属于哪一类精神疾病？

答　属于神经认知障碍疾病。

知识链接

神经认知功能综合征

常见的神经认知障碍临床综合征包括谵妄、遗忘和痴呆。

（1）谵妄（delirium），也被称为急性脑综合征（acute brain syndrome），是以注意力障碍和意识障碍为特征，在短时间内产生并在一天内症状呈现波动变化的一组综合征，通常伴随着其他认知损伤，如记忆障碍、定向力障碍或言语紊乱、视觉空间障碍、知觉感知障碍以及睡眠觉醒周期的改变等。谵妄是一组急性、一过性、广泛性的认知障碍。

(2) 遗忘综合征(amnestic syndrome)又称科萨科夫综合征(Korsakoff syndrome)，是脑部器质性病变导致的选择性或局灶性认知功能障碍，以近事记忆障碍为主要特征。患者意识清醒，常出现错构或虚构症状以弥补记忆障碍，其他认知功能保持完好。

(3) 痴呆(dementia)是指较严重的、持续的认知障碍。阿尔茨海默病(AD)是痴呆的最常见类型，占痴呆总病例的60%～80%。临床上以缓慢出现的智能减退为主要特征，伴有不同程度的人格改变，但没有意识障碍。虽然短期记忆的轻微减退是衰老的预期表现，但痴呆不是衰老的正常表现，痴呆会导致严重的损害，并能极大地影响生活质量。痴呆起病缓慢，病程较长，又称为慢性脑综合征(chronic brain syndrome)。流行病学调查发现65岁的老人痴呆的发病率为3%～5%，随年龄增大发病率升高，到80岁发病率增高至约20%。

2. 该患者为什么会发生阿尔茨海默病?

答 该患者72岁，高龄是阿尔茨海默病的一个重要风险因素；患者父亲曾患有阿尔茨海默病，有一定的家族遗传性；患者有高血压病史，高血压也是促发阿尔茨海默病的风险因素。

拓展阅读

形成阿尔茨海默病高危因素

目前已发现的形成AD相关危险因素主要包括不可干预和可干预两大类，前者包括年龄、性别、遗传因素和家族史，后者包括心脑血管疾病、高血压、高脂血症、2型糖尿病、中年期腹型肥胖、吸烟与饮酒、饮食、教育水平、体力和脑力活动、脑外伤及抑郁情绪等。

3. 阿尔茨海默病的定义是什么，有哪些临床特征?

答 阿尔茨海默病(Alzheimer's disease，AD)是一种不可逆的神经系统变性疾病，其病理特征为老年斑、神经原纤维缠结、海马锥体细胞颗粒空泡变性及神经元缺失。临床特征为隐袭起病，进行性智能衰退，多伴有人格改变，病程通常为8～10年。AD有两种类型：30～60岁发病的早发型阿尔茨海默病和60岁以上发病的晚发型阿尔茨海默病。我国65岁及以上人群中痴呆的发病率为5.14%，其中AD发病率为3.21%，阿尔茨海默病是目前导致老年人痴呆的首要病因。按目前流行病学及人口统计数据推算，我国AD患者数在2030年将达到2 075万，2050年将达3 003万，AD将成为我国老龄化社会必然面临的公共卫生问题。

知识链接

阿尔茨海默病的病因及发病机制

阿尔茨海默病的病因与发病机制尚未明确，目前已发现如下的因素参与了阿尔茨海默病的发生发展：

(1) 遗传因素。约5%的患者有家族史，阿尔茨海默病的一级亲属发病率是普通人群的4.3倍。

(2) β-淀粉样蛋白(β-amyloid，Aβ)代谢异常。Aβ生成和清除失衡是神经元变性和痴呆发生的始动因素，可诱导tau蛋白过度磷酸化、炎症反应、神经元死亡等一系列病理过程。

(3) 神经递质障碍。阿尔茨海默病患者存在广泛的神经递质异常，包括乙酰胆碱、单胺、氨基酸类及神经肽等。其中比较明显的是乙酰胆碱，随着疾病进展，患者乙酰胆碱水平迅速下降，这也是目前阿尔茨海默病获得有限疗效的药物治疗基础。

4. 该患者属于阿尔茨海默病的哪个分期?

答 该患者属于轻度认知障碍期(mild cognitive impairment,MCI)。阿尔茨海默病多在老年前期和老年期起病,起病隐袭,早期不易被发现,病情逐渐进展。核心症状为三部分,即认知能力下降,精神症状和行为障碍,日常生活能力逐渐下降。

(1) 认知能力下降。典型的首发症状为记忆障碍,早期以近记忆力受损为主,远记忆力受损相对较轻。早期常被忽略,被认为是老年人爱忘事,但逐渐会影响患者日常生活。同时语言功能逐渐受损,出现找词、找名字困难的现象,可出现计算困难、时间地点定向障碍、执行功能下降等。

(2) 精神症状和行为障碍(behavioral and psychological symptoms of dementia,BPSD)。包括抑郁、焦虑不安、幻觉、妄想和失眠等心理症状;踱步、攻击行为、无目的徘徊、坐立不安、行为举止不得体、尖叫等行为症状。发生率为70%~90%,影响患者与照料者生活质量,是阿尔茨海默病患者住院的主因。

(3) 日常生活能力逐渐下降。表现为完成日常生活和工作越来越困难,吃饭、穿衣、上厕所也需要帮助,简单的财务问题也不能处理,日常生活需要他人照顾,最后完全不能自理。

根据《2018中国痴呆与认知障碍诊治指南(五)》,AD是以进展性认知障碍为核心临床表现的神经系统变性病。目前根据认知障碍的严重程度,一般分为临床前阶段、轻度认知障碍(mild cognitive impairment,MCI)和痴呆。诊断依据包括临床症状、认知障碍的客观评定结果、脑影像学等检查提示的特征性脑损伤和神经病理依据、相关基因检测结果等;分期的主要依据在于是否存在可察觉的临床症状(临床前阶段—临床阶段)、认知障碍是否影响日常生活能力(MCI—痴呆)以及痴呆的严重程度(轻、中、重度痴呆)。

(1) 临床前阶段。AD临床前阶段主要指患者脑内已存在逐渐进展的AD病理变化,但仍无明确临床症状,或存在明确的AD相关病理改变证据但尚未达到MCI或痴呆诊断标准。该标准依据病理、神经损伤和认知障碍证据又将临床前期AD划分为三个阶段:第一阶段仅有脑淀粉样变(PET或脑脊液检查Aβ阳性);第二阶段存在脑淀粉样变和神经损伤(除Aβ阳性外,还有神经损伤标志物阳性,如脑脊液tau蛋白、头颅MRI提示特征性脑萎缩等);第三阶段除上述两项外还存在轻微认知障碍或行为改变表现(但未达到MCI诊断标准)。

(2) 轻度认知障碍(mild cognitive impairment,MCI)。MCI是指记忆或其他认知功能较相同年龄和教育背景人群明显受损,但尚未显著影响日常生活能力,未达到痴呆标准。多种神经系统疾病、系统性疾病及药物、毒物作用等均可能导致MCI。

(3) 痴呆严重程度。① 轻度痴呆期:每项活动需要帮助,记忆中断,出现极端的情感反应,逻辑与推理受限,出现社会退缩。② 中度痴呆期:幻觉,妄想,攻击行为,易激惹、抑郁,出现重复行为,合作困难,进食、洗浴完全需要帮助,并出现不能计算、失读、失写、失认、失听、失立体感。③ 重度痴呆期:严重记忆力丧失,仅存片段的记忆;日常生活不能自理,大小便失禁,出现缄默、肢体僵直,可见锥体束征阳性,有强握、摸索和吸吮等原始反射,最终昏迷。其多死于感染等并发症。

5. 如何评估该患者的认知功能分级?

答 目前主要指南推荐的认知障碍筛查量表包括蒙特利尔认知评估量表(MoCA)和简易精神状态检查量表(MMSE)。

(1) MoCA(表12-1)对筛查MCI的敏感性好于简易精神状态检查。满分为30分,如果患者的总分低于26分,则会被认为是有认知功能障碍(如果患者受过教育时间小于12年,则会在最后的分数上加上1分,以此来调节由于受过教育而产生的误差)。

(2) MMSE是简单易用的痴呆筛查工具(表12-2),结合病史和临床症状,可发现早期痴呆患者。MMSE由美国Folstein等人于1975年编制,最初作为评价老年人认知功能的床边工具,后来应用于痴呆的筛查。该量表共20个条目,总分30分,包含“时间与空间定向力”“记忆力”“注意力和计算力”“语言”“观念运动性运用”“回忆”“图形复制”七个方面。在有文化的人群中,25~30分为正常人,21~24分为轻度痴呆,

14～20分为中度痴呆，13分以下为重度痴呆。检查时要求被评定者的意识是清晰的。

表12-1 MoCA

姓名:____________ 性别:______ 年龄:______ 教育年限:____________ 评估日期:____________

视空间与执行功能			得分
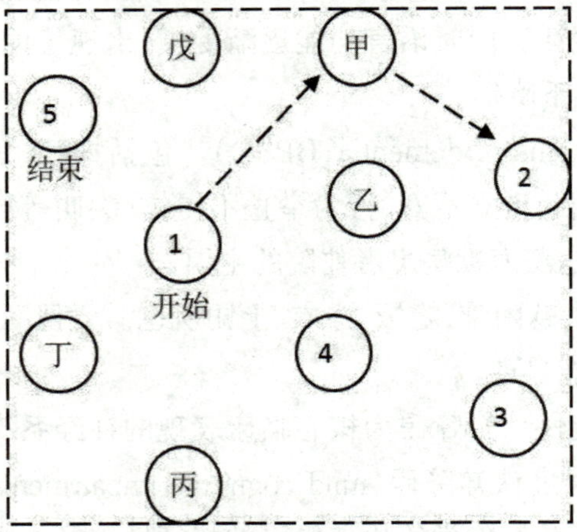 [ ]	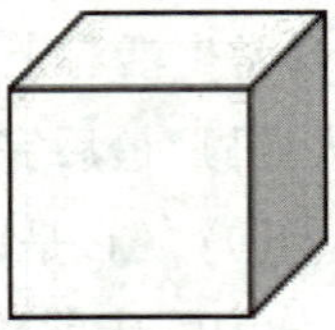 复制立方体 [ ]	画钟表(11点过10分)(3分) 轮廓[ ] 指针[ ] 数字[ ]	_/5

命名			
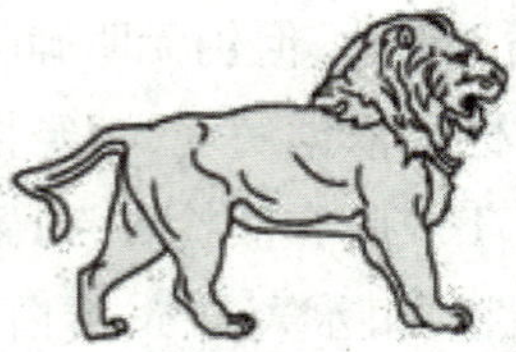 [ ]	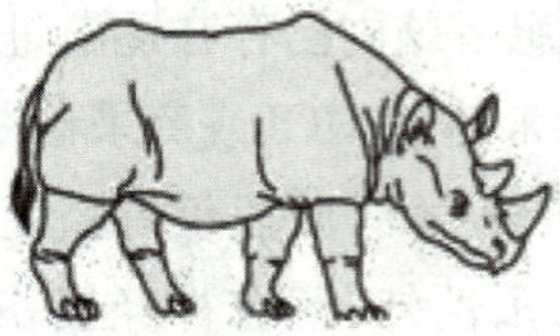 [ ]	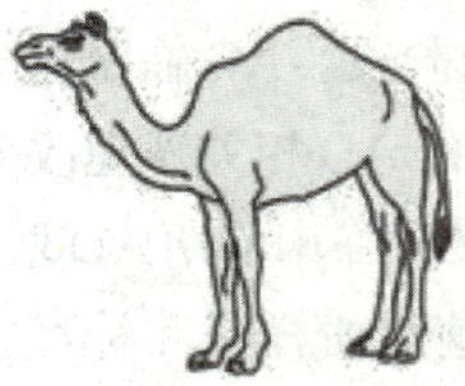 [ ]	_/3

记忆	读出下列词语，然后由患者重复上述过程重复2次，5分钟后回忆		面孔	天鹅绒	教堂	菊花	红色	不计分
		第一次						
		第二次						

注意	读出下列数字，请患者重复(每秒1个)	顺背[ ]	21854	_/2
		倒背[ ]	742	
读出下列数字，每当数字出现1时，患者敲1下桌面，错误数≥2不给分	[ ]52139411806215194511141905112			_/1

100连续减7	[ ]93	[ ]86	[ ]79	[ ]72	[ ]65	_/3
4～5个正确得3分，2～3个正确得2分，1个正确得1分，0个正确得0分						

语言	重复	“我只知道今天张亮是帮过忙的人”[ ] “当狗在房间里的时候，猫总是藏在沙发下”[ ]	_/2
	流畅性	在1分钟内尽可能多地说出动物的名字。[ ]________________(*N*≥11个名称)	_/1
抽象	词语相似性:香蕉—橘子→水果 火车—自行车→[ ] 手表—尺子→[ ]		_/2

延迟回忆	没有提示	面孔 [ ]	天鹅绒 [ ]	教堂 [ ]	菊花 [ ]	红色 [ ]	只在没有提示的情况下给分	_/5
选项	类别提示							
	多选提示							

定向	[ ]星期	[ ]月份	[ ]年	[ ]日	[ ]地点	[ ]城市	_/6

	正常≥26/30分	总分 _/30 教育年限≤12年加1分

表12-2　MMSE

序号	项　　目	分数	最高分
1	请告诉我今天的日子。1(年份);2(季节);3(月份);4(几号);5(星期几)		5
2	请告诉我们所处的地方。1(省/市);2(区/县);3(街乡);4(楼层);5(地址或建筑名称)		5
3	我会讲3样东西的名字(皮球、树木、国旗),讲完后,请你重复讲一次,并请记住,5 min后我会重复问一次		3
4	请你用100减7,然后再减7,如此一直算下去,直到我叫你停为止(减5次后便停)		5
5	请说出刚刚让你记住的3样东西		3
6	这是什么东西?(铅笔)(手表)		1
7	请你跟我讲句话(44只石狮子)		1
8	桌子上有一张纸,用你的右手拿起纸;用两只手一起将纸对折;然后将纸放在桌子上面 请读出这张纸上面的字,然后照着做(举起一只手)		1
9	请你讲任何一个完整的句子给我听,例如(我是一个人)(今天的天气很好)		1
10	这里有幅图,请你照着画一遍(两个等边五边形,交叉区域为菱形) 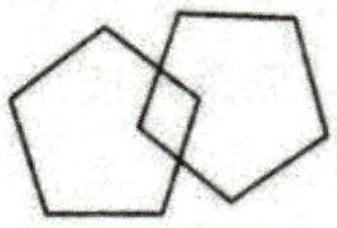		1

6. 为什么该患者血液检查要特别观察维生素B_{12}和叶酸水平?

答 在过去的数十年间,研究发现同型半胱氨酸(homocysteine,Hcy)与AD明显相关,是AD的一个独立可改变的危险因素。叶酸、维生素B_{12}是Hcy代谢的重要辅助因子,缺乏可能影响Hcy的正常甲基化,导致体内Hcy的异常蓄积。也有文献报道,叶酸、维生素B_{12}浓度降低导致认知障碍,独立于Hcy,是AD的风险因素。

7. 阿尔茨海默病脑电图有哪些异常?

答 脑电图检查(electroencephalography,EEG)是一种临床上常用、无创、便宜的检查方法,通过测量皮层锥体神经元兴奋性和抑制性突触后电位来研究脑功能障碍疾病,可提供不同脑区突触功能的定量数据,具有毫秒级的高时间分辨率。研究发现神经突触损伤和丧失是阿尔茨海默病神经退行性变的病理改变之一,也为EEG检测AD相关认知障碍提供了病生理基础及依据。

8. 如何早期识别阿尔茨海默病?

答 AD患者的早期症状主要表现为记忆力障碍,忘记要做什么、做过什么,忘记东西放在哪里,忘记熟人的名字等,并伴有思维能力下降、情绪异常、人格行为改变等症状。由于老年人多会出现记忆力减退,因此公众包括部分医务人员对老年人记忆力减退不够重视,认为是衰老的正常表现,因而贻误病情。

提高对AD的早期识别,一是教育公众重视老年人的记忆力减退,二是提高临床医务工作者对该病的认识。比如,早期AD患者反复因高血压就诊而控制不好病情,可能与忘记服药有关。早期AD患者可能因一次肺炎或心肌梗死而出现明显的痴呆表现等。因此,神经科、精神科、老年科、急诊科以及内外科医生均应关注痴呆的早期表现,减少漏诊、误诊,避免因不及时、不正确的检查和药物治疗,延误病情甚至增加患者的病死率。遇到疑似AD患者,如记忆障碍、认知能力异常、性格行为改变、情绪异常、语言功能有不同程度丧失等,医护人员可附加提三个问题:谁带你来的?你去过哪里?你怎么到医院或科室的?如果怀疑为AD患者，则应将患者转诊到记忆门诊或专科诊治。2019年，美国国立老化研究所与阿尔茨海默病协会（NIA-AA）使用正电子发射断层扫描（positron emission computed tomography，PET）或者脑脊液（cerebral spinal fluid，CSF）检测和便捷易获取、低成本且无侵袭性的外周血生物标志物检测相结合，为实现AD精准的早期诊断打下了坚实的基础。

9. 针对该患者除了药物治疗外，还可以做哪些护理上的工作，从而延缓疾病的进一步发展？

答 (1) 心理护理对痴呆患者的康复治疗是十分重要的。有些AD患者对住院环境的适应性较差，可开展怀旧治疗。美国护理措施分类系统（nursing intervention classification，NIC）将怀旧疗法定义为：通过对过去事件、情感及想法的回顾，帮助人们增加幸福感，提高生活质量及对现有环境的适应能力。它是通过再提往事、重温旧情、回想宿念等来帮助个体适应当前环境以顺利度过劫波甚至余生的一种治疗方法。采用的心理干预方法是带着患者翻看家庭照片回忆中、青年时期的快乐时光、学习、工作的成绩、子女甚至孙辈的成长历程。怀旧疗法主要是在安全、舒适的环境中，运用老照片、音乐、食物及过去家用的或其他熟悉的物件作为记忆触发，唤起参与者的往事记忆并鼓励其分享、讨论个人生活经历。

(2) AD患者的生活护理。应当保持环境整洁、舒适，定时通风，室内阳光应充足，同时还应注意病室安静。对患者应注意口腔及皮肤清洁，注意饮食、大小便护理。对于吞咽困难者应缓慢进食，不可催促，以防噎食及呛咳。对不知饥饱、抢食、暴饮、暴食者要适当限制食量。对不能经口进食的患者，应予以鼻饲或静脉补液，保持水电解质平衡。

(3) AD患者的躯体疾病护理。由于痴呆患者的体质和免疫力下降，加之痴呆患者生活能力差或不能自理，易发生各种感染和躯体疾病，如肺炎、感冒、泌尿系感染、皮肤受压致循环障碍形成压疮等。因此要加强皮肤护理，防止压疮发生及皮肤损伤。长期卧床的痴呆患者，要定期翻身叩背、床上浴，保持床单位清洁、平整、干燥。对于不能自行外出活动的患者，要经常带他们到户外活动，增强机体免疫力，以减少躯体疾病的发生。

(4) AD患者的记忆障碍护理。开展有针对性的强化记忆训练，巩固兴趣记忆。鼓励患者回忆过去的生活经历，帮助其认识目前生活中的人和事以恢复记忆并减少错误判断，鼓励参加一些力所能及的社交活动，通过动作、语言、声音、图像等刺激，提高记忆力。认知训练能维持老年性痴呆患者认知功能，使其病情相对稳定。

(5) AD患者的意识障碍护理。痴呆患者常因合并感染、躯体疾病、营养不良、水电解质紊乱或服用一些精神药物，出现轻重不同的意识障碍，特别是谵妄状态、定向力障碍、意识模糊、嗜睡状态。出现谵妄状态时，加强护理安全管理，安置于单人房间，加床档保护患者防坠床跌伤意外。兴奋躁动明显时，用保护带防自伤伤人。出现定向力障碍时，为防止患者走失，给患者佩戴身份识别卡（姓名、地址、联系人、电话等）。一旦走失方便寻找。因此，护理工作应针对患者的不同症状变化，进行护理调整，保证患者的日常生活规律。做好饮食安全指导，防止呛噎、误吸。加强用药安全管理，防止患者误服或漏服药物。密切观察患者的意识变化和生命体征变化，保证足够的睡眠、营养饮食和水、电解质的摄入，注意冷暖及皮肤护理，防止呼吸道感染和皮肤的感染。

(6) AD患者的抑郁焦虑情绪护理。AD患者存在不同程度的行为及情感障碍，激越、焦虑是较常出现的问题。提供亲切安全的环境，减少外源性刺激，建立和谐的护患关系至关重要。护理方面重点是防范患者自伤或自杀行为的发生，对有严重自杀言行病史者，应安排专人监护管理，房间内不放危险物品。心理上多予以疏导和支持，如带领其参与一些文娱活动，以分散注意力，达到改善情绪的目的。在服药方面，要在护士的监督下进行，防止患者藏药吞服自杀，同时要密切观察治疗效果和药物的副反应，及时向医生反映情况，以调整治疗方案。

(7) AD患者的运动疗法。① 早操、工间操等。② 球类运动、棋类活动。③ 游戏疗法。游戏疗法是以脑的可塑性理论和脑功能重组理论为基础理念，以娱乐疗法为主干线的一套游戏活动。如益智类游戏、记忆类游戏、协调类游戏、精细类游戏、综合类游戏。此疗法可明显提高AD患者的认知能力及主观幸福感。

(8) AD患者的家庭护理。在老年痴呆症的护理中，家庭成员的护理贯穿着整个过程，也尤为重要。住院治疗是短暂的，出院后的治疗和护理尤其重要，所以家庭成员的精心护理对于巩固疗效、延缓疾病发展具有重要意义。应对家庭照料者进行疾病常识护理知识的宣教，提高其护理患者的能力和沟通技巧，减轻照料者的压力。

案　例　二

一、案例导入

一般资料：患者，男，78岁。

现病史：患者退休前为工人，喜欢饮酒，近年来饮酒量减少。近5年来记忆力逐渐减退，表现为经常忘记日常事务，如忘记关火、关门等。两年前，家人发现其开始出现明显的认知障碍，如无法识别家人、无法完成简单的穿衣吃饭等，经医院诊断为阿尔茨海默病(重度痴呆期)。近2周来，家人发现他咳嗽频繁、痰液黏稠，伴有发热，体温最高达39℃，夜间睡眠较差，白天精神状态欠佳，无法自行进食，并伴有体重下降，需家人全天候照顾。

辅助检查：MMSE评分7分；胸部X线示：肺部有斑片状阴影，提示肺部感染；血常规检查：白细胞计数升高，中性粒细胞比例增加，提示存在感染；痰培养：培养出肺炎链球菌，对青霉素敏感；心电图检查：未见异常。

主要治疗：① 药物治疗：继续服用胆碱酯酶抑制剂(多奈哌齐)和NMDA受体拮抗剂(美金刚)。② 抗感染治疗：根据痰培养结果，给予青霉素类抗生素静脉滴注，疗程为10天。同时，根据病情变化调整抗生素种类和剂量。

营养支持：由于患者无法自行进食，通过鼻饲管给予高蛋白、高维生素的流质饮食，确保营养摄入。

呼吸道管理：定时翻身、拍背，促进痰液排出。必要时，给予吸痰操作。

认知功能训练：虽然患者处于阿尔茨海默病重度痴呆期阶段，但仍需进行简单的认知功能训练，如图片识别、简单指令执行等，以延缓病情进展。

心理支持：家人和护理人员给予患者足够的关爱和支持，减轻其焦虑和恐惧情绪。

其他史：既往有糖尿病病史，但控制良好。无高血压、冠心病等慢性疾病。

二、临床问题解析

1. 该患者为什么被诊断为阿尔茨海默病(重度痴呆期)？

答　该患者被诊断处于重度痴呆期，主要基于以下几个方面的综合评估：

(1) 认知功能严重受损：

① 记忆力：患者近十年来逐渐出现记忆力减退，且逐渐加重，到就诊时可能已经丧失了大部分近期和远期记忆。

② 语言功能：言语不清，无法准确表达自己的需求和感受，甚至无法理解和回应他人的言语。

③ 定向力：对时间、地点和人物的认知严重混乱，无法认识自己的家人或熟悉的环境。

(2) 日常生活能力丧失：

① 自理能力：患者已经无法自行完成穿衣、吃饭、上厕所等基本生活活动，完全依赖于他人的照顾。

② 社交能力：社交能力严重减退，已经无法与他人进行有效的交流和互动。

(3) 医学检查支持。认知功能评估：通过MMSE等标准化认知功能评估工具评估，患者的得分为7分，符合重度痴呆的诊断标准。

(4) 病程发展。病史:患者阿尔茨海默病的病史已经长达5年,且病情逐渐加重,符合阿尔茨海默病从轻度到中度再到重度的发展规律。

综上所述,该患者因认知功能严重受损、日常生活能力丧失、医学检查支持、病程发展程度被考虑处于重度痴呆期。

2. 阿尔茨海默病痴呆期的功能评定方法有哪些?

答 日常生活能力减退是AD痴呆期患者的核心症状之一,常用量表包括阿尔茨海默病协作研究日常能力量表(Alzheimer disease cooperative study-ADL,ADCS-ADL)、社会功能问卷、痴呆残疾评估、功能独立性评定(functional independence measure,FIM)等。由于长期照料AD患者将消耗照料者的大量精力,并且可能造成照料者的焦虑、抑郁情绪,因此可考虑对照料者进行照料者负担评定。

3. 阿尔茨海默病主要药物治疗包括哪些?

答 AD痴呆期的药物治疗主要包括胆碱酯酶抑制剂和兴奋性天冬氨酸受体拮抗剂两类,可能改善患者的认知功能评定结果和精神行为症状;此外,如患者精神行为症状严重,经上述非药物治疗和药物治疗后仍对自身及照料者生活造成显著影响,可应用精神类药物对症治疗,但应以短期、小剂量为主,主要包括胆碱酯酶抑制剂(acetylcholinesterase inhibitors,AChEI)及N-甲基-D-天门冬氨酸(N-methyl-D-aspartate,NMDA)受体拮抗剂两大类。① 胆碱酯酶抑制剂:多奈哌齐、卡巴拉汀、加兰他敏、石杉碱甲等。② NMDA受体拮抗剂:美金刚。

4. 该患者发生了哪种并发症?为什么会发生?

答 肺炎。自理能力丧失:患者无法自行完成日常清洁、饮食等,增加了感染的风险;免疫力下降:痴呆患者往往伴随有营养不良、身体机能下降等问题,导致免疫力下降,难以抵抗病原体;误吸:患者可能因吞咽困难或咳嗽反射减弱,导致食物或分泌物误吸入肺部,引起吸入性肺炎。

知识链接

阿尔茨海默病常见并发症

(1) 营养不良:患者吞咽功能和消化功能受影响,导致营养物质摄入不足。

(2) 尿路感染:患者可能丧失基本生活能力,出现大小便失禁,导致泌尿系统感染。

(3) 肺部感染:长期卧床的患者,肺部抗感染功能和代谢功能异常,易形成坠积性肺炎。

(4) 压疮:长期卧床后局部皮肤长时间受压。

(5) 抑郁和焦虑:患者常感到困惑、沮丧,容易产生抑郁和焦虑情绪。

(6) 骨折:患者容易摔倒,导致骨折等损伤。

(7) 贫血:患者可能出现贫血情况,导致体力、免疫力下降。

5. 该患者如何进行综合康复治疗?

答 (1) 针对阿尔茨海默病:使用胆碱酯酶抑制剂、NMDA受体拮抗剂等药物,以延缓疾病进展,改善认知功能。

(2) 针对肺炎:根据痰培养或血培养结果,选择敏感的抗生素进行抗感染治疗。同时,使用止咳化痰药物,以改善咳嗽和痰液黏稠症状。

(3) 物理治疗:

① 认知康复训练:通过认知训练、记忆训练等方式,提高患者的认知功能和生活质量。

② 饮食调理:提供营养丰富、易消化的食物,如鸡蛋、鱼肉、苹果、香蕉等。同时,避免刺激性食物和饮料,以减少对呼吸道的刺激。

③ 生活习惯:保持良好的生活习惯,如定时作息、适度运动等。若需长期卧床,要定期翻身、拍背,以防

止压疮和坠积性肺炎的发生。

④ 心理支持:给予患者足够的关爱和支持,帮助他们积极面对疾病,提高生活质量。如有需要,可以寻求专业心理咨询师的帮助,进行心理疏导和治疗。

第二节　老年抑郁症

案　例　一

一、案例导入

一般资料:患者,男,75岁。

现病史:患者自两年前老伴去世后,逐渐陷入情绪低落的状态。起初,患者表现为对日常活动的兴趣减退,如不再参与社区的象棋比赛,也不再与老朋友们的定期聚会。随后,他的情绪进一步恶化,出现持续的悲伤、无助感。患者变得沉默寡言,不愿意与人交流,连对以前热爱的园艺工作也失去了兴趣。同时,患者的食欲和睡眠都受到严重影响,体重明显下降。

既往史:既往身体健康,无重大疾病史。退休前为工程师,工作勤奋,性格开朗。老伴去世后,他的生活发生了巨大变化。

心理评估:通过老年抑郁量表(GDS)评估,患者得分极高,提示存在严重的抑郁症状。同时,汉密尔顿抑郁量表(HAMD)也显示他存在明显的抑郁情绪。

血液检查:血常规、肝肾功能、血糖、血脂等检查结果均正常,排除因躯体疾病导致的抑郁症状。

影像学检查:头颅CT检查未见明显异常,排除器质性病变。

心电图检查:心电图结果正常,排除心脏疾病。

主要治疗:① 药物治疗:予患者抗抑郁药物(如舍曲林),同时,根据患者的睡眠情况,给予阿普唑仑片辅助治疗。② 心理治疗:结合认知行为疗法和悲伤辅导,帮助患者修复老伴去世带来的心理创伤。引导患者表达内心的悲伤和愤怒,增强患者的情绪调节能力。同时,鼓励患者重新建立社交关系,参与社区活动,增强社会联系和归属感。

二、临床问题解析

1. 该患者是哪一种类型的老年抑郁症?

答 该患者是反应性老年抑郁障碍,反应性抑郁通常是由于生活中的重大事件(如亲人去世、退休等)引起的,表现为持续的悲伤、无助感和自杀念头。

知识链接

老年抑郁症定义和分类

老年抑郁症泛指存在于老年期(≥60岁)的抑郁症,可导致失能、认知障碍、病情恶化,增加卫生保健服务负担,是严重的健康问题。广义的老年抑郁症患者既包括早年发生抑郁障碍而目前进入老年期患者,也包括老年期首次发生抑郁障碍患者。常见类型有血管性抑郁、精神病性(妄想性)抑郁及反应性抑郁。老年抑郁症以血管性抑郁多见,可能与血管危险因素、脑血管病或亚临床脑血管病密切相关。老年抑郁症诱发因素复杂,涉及遗传、生理、心理及社会等多个方面,女性、社会隔离、神经质人格的老年人更易患抑郁。

一些生理问题如视力下降、骨密度减少、慢性疼痛和轻度认知障碍也可能与抑郁有关。

中国老年抑郁症患病率为15.9%～23.6%，住院老年人中患病率为32.8%。此外，我国老年抑郁症患病率社区低于养老院或医疗机构，农村地区高于城镇。目前，全国地市级以上医院对抑郁症的识别率不到20%，患者就医率仅为10%，老年抑郁症漏诊率高达70%～90%。老年抑郁症总体呈患病率高、筛查率低、误诊率高且治疗率低的特点。

2. 老年抑郁症的影响因素有哪些？

答 影响因素有：脑器质性损害基础、躯体疾病共病、使用药物的影响，回避、依赖和挑剔等人格因素，低文化、贫困、独居和服务照料不良等社会因素，心理灵活性下降、负性生活事件、慢性应激和挫折等心理因素，功能损害、活动受限等躯体因素。

3. 老年抑郁症的临床表现有哪些？

答 根据《JSM指南：老年抑郁症的诊断和治疗》及《老年期抑郁障碍诊疗专家共识》，老年期抑郁障碍的抑郁核心特征与其他年龄段发病者无差别，ICD-10和DSM-5中并未将其单独进行讨论。但是，老年患者固有的生物、心理、社会因素不可避免地对抑郁障碍的临床表现产生影响。老年患者抑郁发作的核心症状包括心境低落、快感缺失和兴趣减退，但常被其他主诉掩盖，而情感痛苦与动机缺乏等症状常常与抑郁密切相关，并且年龄越大越明显。老年期抑郁障碍常见临床特征包括以下内容：

(1) 焦虑/激越：焦虑和激越是老年期抑郁障碍最为常见而突出的特点，以至于掩盖了抑郁障碍的核心主诉。主要表现为过分担心、灾难化的思维与言行以及冲动激惹。

(2) 躯体不适主诉突出：老年期抑郁障碍患者可因躯体不适及担心躯体疾病辗转就诊多家医院，表现为包括慢性疼痛的各种躯体不适，历经检查及对症治疗效果不佳，其中以多种躯体不适为主诉的"隐匿性抑郁"是常见类型。

(3) 精神病性症状：精神病性抑郁常见于老年人，神经生物学易感因素、老龄化心理和人格改变以及社会心理因素均与老年重性抑郁发作时伴发精神病性症状密切相关。常见的精神病性症状为妄想，偶有幻觉出现，需警惕是否存在器质性损害。疑病、虚无、被遗弃、贫穷和灾难以及被害等是老年期抑郁障碍患者常见的妄想症状。

(4) 自杀行为：抑郁是老年人自杀的危险因素，老年期抑郁障碍的危险因素也是其自杀的高危因素。与年轻患者相比，老年期抑郁障碍患者自杀观念频发且牢固，自杀计划周密，自杀成功率高。严重的抑郁发作、精神病性症状、焦虑/激越、自卑和孤独、躯体疾病终末期、缺乏家庭支持和经济困难等因素均可增加老年人的自杀风险。

(5) 认知功能损害：认知功能损害常常与老年期抑郁障碍共存。认知功能损害可能是脑功能不全的体现，是抑郁的易感和促发因素，晚发抑郁障碍(60岁以后起病)患者长期处于抑郁期，可增加痴呆的风险，甚至可能是痴呆的早期表现。抑郁发作时认知功能损害表现是多维度的，涉及注意力、记忆和执行功能等，即使抑郁症状改善之后认知损害仍会存在较长的时间。

(6) 睡眠障碍：失眠是老年期抑郁障碍的主要症状之一，表现形式包括入睡困难、易醒、早醒以及矛盾性失眠。失眠与抑郁常常相互影响，长期失眠是老年期抑郁障碍的危险因素，各种形式的失眠也是抑郁障碍的残留症状。睡眠相关运动障碍包括不宁腿、周期性肢体运动障碍以及快速眼动期睡眠行为障碍等也常出现在老年期抑郁障碍中，需注意排查脑器质性疾病、躯体疾病以及精神药物的影响。

4. 该患者属于何种程度的抑郁症？

答 中度抑郁。

5. 应怎样综合评估患者的抑郁症？

答 老年抑郁症多无心境低沉、思维迟钝、意志活动下降等典型的抑郁症状表现，而更多以躯体不适为主诉，伴随焦虑、激越或混合发作，多伴有明显的认知功能损害，如记忆力下降、注意力减退、学习困难、反应迟钝、语言流畅性差、思维灵活性减退等特点。老年抑郁症患者不仅存在上述症状特点，而且认知功能损害更严重，普遍存在语言功能、执行功能、学习记忆功能、注意力和记忆力等方面的下降，且不仅存在于抑郁期，在症状缓解后仍然存在。

拓展阅读

抑郁症的分型

目前临床依据的抑郁障碍的诊断标准来自《国际疾病与分类（第11版）》（ICD-11，2019）及《美国精神障碍诊断统计手册（第5版）》（DSM-5，2013）。在ICD-10中，抑郁障碍的诊断标准包括三条核心症状：① 心境低落。② 兴趣和愉快感丧失。③ 意志活动降低。另有七条附加症状：① 注意力降低。② 自我评价和自信降低。③ 自罪观念和无价值感。④ 认为前途黯淡悲观。⑤ 自伤或自杀观念或行为。⑥ 任何类型的睡眠障碍。⑦ 食欲降低或体重明显减轻。

ICD-11的分类比较复杂。根据发作次数分为单次和多次发作，根据严重程度，分为轻、中、重度三种类型。

（1）轻度抑郁。具有至少2条核心症状和至少2条附加症状，且患者日常工作和社交活动具有一定的困难，对患者的社会功能有轻度影响。

（2）中度抑郁。具有至少2条核心症状和至少3条（最好4条）附加症状，且患者日常工作、社交活动或生活存在相当的困难。

（3）重度抑郁。3条核心症状都存在和至少具有4条附加症状，且患者日常工作、社交活动或生活严重受损。

（4）伴有精神病性症状。符合中、重度抑郁障碍的诊断标准，并存在妄想、幻觉或抑郁性木僵等症状。诊断抑郁障碍时，一般要求病程持续至少2周，并且存在临床意义的痛苦或社会功能受损。

老年期抑郁障碍的筛查、评估和诊断建立在完整的病史采集、精神检查、体格检查与实验室检查基础上。

（1）症状学评估：

① 抑郁评估。ICD-10中有关轻度、中度、重度抑郁的诊断标准，还需结合合并的躯体疾病、功能状态等综合判断。HAMD和蒙哥马利抑郁量表是常用的评价抑郁严重程度和疗效的量表。老年抑郁症状问卷、患者健康问卷、老年抑郁量表、Zung氏抑郁自评量表等可用于社区和专业医疗机构中抑郁自评筛查，其中老年抑郁症状条目易理解，适合我国老年人社会文化特点。其中老年抑郁量表（geriatric depression scale，GDS）是最常用的筛查评估量表，条目易于理解。GDS-30和简易版GDS-15（表12-3）在我国老年及长寿人群中都表现出了良好的信效度，均可用于筛查大规模社区老年人的抑郁情绪，且相较于其他量表，其敏感性及特异性更高，适用于更多老年人群。

表12-3　简易版GDS-15

题　目	是	否
1.你对生活基本上满意吗？		
2.你是否放弃了许多活动和兴趣爱好？		
3.你是否觉得生活空虚？		
4.你是否常感到厌倦？		
5.你是否大部分时间感觉精神好？		
6.你是否害怕会有不幸的事落到你头上？		
7.你是否大部分时间感到快乐？		

续表

题　　目	是	否
8. 你是否常感有无助的感觉?		
9. 你是否愿意待在家里而不愿去做些新鲜事?		
10. 你是否觉得记忆力比大多数人差?		
11. 你是否认为现在活着很惬意?		
12. 你是否觉得像现在这样活着毫无意义?		
13. 你是否觉得你的处境没有帮助?		
14. 你是否觉得大多数人处境比你好?		
15. 你集中精力有困难吗?		

请选择最切合您一周感受的答案,并在对应位置画"√"。

② 认知功能评估。通过认知功能筛查量表如MMSE、MoCA,可以初步了解患者认知功能,为抑郁与痴呆的鉴别诊断提供线索。还可以选择单项认知测查工具如数字广度测验、范畴流利测验及记忆测查等工具细化评估患者的认知功能损害情况。

③ 自杀风险评估。每例患者均需评价自杀风险,询问患者的自杀意念、自杀计划、自杀准备、目前及既往的自杀行为,自杀手段的便利性及可及性,自杀的危险因素及保护因素等。

④ 其他精神症状评估。意识状态、焦虑症状、睡眠障碍等与老年期抑郁障碍诊断和治疗措施选择有关,幻觉、妄想、紧张症、木僵等精神病性症状是紧急精神科干预的指征,可以通过精神检查进行评估。

(2) 生物学评估:

① 共病躯体疾病和神经系统疾病。老年患者合并多种躯体疾病,应注意躯体疾病本身及对其治疗所带来的风险。主要包括心脑血管病、慢性疼痛、自身免疫病、内分泌代谢疾病、肿瘤以及脑血管病、帕金森病等神经系统疾病,需评估其与抑郁发生的关系,以及其对抑郁治疗的影响。

② 药物使用。包括处方药与非处方药、中药等。需筛查多重用药、药物相互作用和药物不良事件的风险,应注意药物的依从性问题以及了解精神活性物质使用史。利血平、胍乙啶、甲基多巴、奎尼丁、普萘洛尔、类固醇、非甾体类抗炎药、白细胞介素-2、抗肿瘤药、酒石酸伐尼克兰、托吡酯等均可导致抑郁。

③ 重要实验室和脑影像学检查。如全血细胞分析、肝功能、肾功能、血糖、电解质、甲状腺功能、维生素B_{12}与叶酸浓度、血清白蛋白、心电图、脑电图、颅脑CT和(或)MRI等。

④ 营养评定。注意患者体重、饮食习惯、胃肠道功能的改变。当患者体重1个月内减少5%或6个月内减少10%,提示存在营养不良,应给予营养支持。还应注意患者有无水肿及脱水的情况,另外,低白蛋白血症、低胆固醇血症是反映营养不良的非特异性指标。

(3) 心理-社会评估:

① 生活事件评估。评估丧偶、生病、搬迁等生活事件对情绪和生活的影响,并需特别关注持续负性生活事件的影响。

② 日常生活能力和功能状态评估。对患者治疗康复有影响,为制定长期医疗计划和进行预后估计提供参考信息。

③ 家庭状况与社会支持。包括患者的教育文化背景、工作经历、人际关系、人格特征、宗教信仰,丧偶等应激事件,与谁一起居住以及患病后由谁来照顾,注意有无忽视或虐待老人的问题。

6. 该患者的治疗原则是什么?

答 老年期抑郁障碍的治疗目标是有效改善症状,减少自杀率,防止复发,促进功能康复,提高生活质量。治疗的基本原则包括:① 准确识别并鉴别不典型症状,对焦虑、失眠、躯体症状等突出症状选择有针对性的治疗措施,坚持个体化治疗原则。② 充分考虑年龄增长对药物代谢动力学和药效学产生的影响,调整药物剂量,严密监测不良反应。③ 老年患者常合并多种躯体疾病,有多种合并用药,治疗时尽可能减少非必需药物的使用，特别关注药物相互作用。④ 老年患者治疗依从性差，具有较高治疗中断率以及高自杀风险，需加强对有关疾病知识的宣教，提前做好风险防范。⑤ 药物治疗与心理治疗并重，物理治疗、体育锻炼以及生活方式调整等均可作为治疗选择。⑥ 巩固维持期治疗与急性期治疗同等重要，应注重复发预防和整体功能康复。表12-4为老年期抑郁障碍治疗中主要抗抑郁药。

表12-4　老年期抑郁障碍治疗药物

药物种类	建议起始剂量(mg/次)	建议治疗剂量(mg/d)	药物特点	常见不良反应
SSRIs：			一线治疗药物，具有良好的耐受性，使用方便，总体安全性高	低钠血症、静坐不能、锥体外系症状、食欲下降、窦性心动过缓以及便秘、尿潴留等。因剂量依赖性延长QT间期和药物相互作用等安全性问题，FDA提示>60岁的患者使用CYP2C19抑制剂时，如西酞普兰应注意药源性QT间期延长，可选用舍曲林等心血管方面安全性较高的药物
舍曲林	12.5～25.0	50～200		
西酞普兰	5～10	20		
艾司西酞普兰	5	10(监测使用<20 mg)		
氟西汀	10	20～40		
帕罗西汀	10	20～40		
氟伏沙明	25	50～150		
SNRIs：			可作为SSRIs的替代治疗，可以较好缓解老年患者焦虑、抑郁症状，并能改善疼痛等躯体症状，较大剂量文拉法辛可以改善患者的低动力状态	可引起剂量相关的舒张期高血压，高血压老年患者使用时应注意进行监测。少数患者出现胃肠不良反应、头晕头痛、5-羟色胺综合征等
文拉法辛	25.0～37.5	75～225		
度洛西汀	20～30	40～120		
NaSSA：			可作为SSRIs和SNRIs的替代治疗，以米氮平为代表，伴焦虑、失眠、厌食和体重下降老年人可以选用，也可用于药源性帕金森综合征和震颤的抑郁障碍患者	过度镇静、口干便秘、血压降低、食欲、体重增加和高血糖
米氮平	7.5	15～45		
三环及四环类抗抑郁药：			抗抑郁作用疗效较好，可以作为上述几类药物治疗无效的备选	心律失常、体位性低血压、尿潴留、麻痹性肠梗阻、青光眼、口干便秘等，因其抗胆碱作用可能加重认知损害及意识障碍
阿米替林	12.5	50～150		
马普替林	12.5	50～150		
氯米帕明	12.5	50～75		
单胺氧化酶抑制剂：			虽然对非典型抑郁症有效，但较少使用	需限制饮食和避免与5-羟色胺药物合用，可引起体位性低血压及失眠
吗氯贝胺	25	100～300		
去甲肾上腺素和多巴胺再摄取抑制剂：			对困倦、疲劳较突出的患者可以尝试使用	可诱发癫痫发作
安非他酮	37.5～75.0	150～300		

续表

药物种类	建议起始剂量(mg/次)	建议治疗剂量(mg/d)	药物特点	常见不良反应
5-羟色胺受体拮抗剂和再摄取抑制剂：			具有抗焦虑、抑郁作用，低剂量治疗对伴睡眠障碍的老年人有效，且对睡眠结构影响较小	过度镇静、体位性低血压、低钠血症、阴茎异常勃起
曲唑酮	12.5～25.0	50～150		
褪黑素受体激动剂：			具有抗抑郁作用，可以作为治疗选择	恶心、头晕、肝功能损害、多汗，目前无老年人群临床试验证据
阿戈美拉汀	12.5	25～50		
中草药制剂：			安全性较高，具有缓和、改善抑郁情绪的作用	圣约翰草使用时应注意可能引起光过敏
圣约翰草提取物片	1片	2～4片		
舒肝解郁胶囊	1粒	2～4粒		

知识链接

老年抑郁症药物治疗注意事项

药物在老年患者胃肠中吸收缓慢，易出现消化道不良反应；亲水化合物分布体积减小，亲脂性药物分布体积增加，调节机制下降；首过效应减弱；经肾脏排泄随年龄的增加而减少，药物代谢清除率下降，血药浓度蓄积可能性加大；药物敏感性改变以及身体内环境稳态受损，药物不良反应如抗胆碱能作用的影响更大；药物间相互作用突出等。因此，在选择使用药物时建议遵循以下原则：① 尽量单一用药；起始剂量为成人推荐剂量的1/2或更少，在开始治疗2周内复诊了解药物耐受性。② 老年患者药物应答时间延长，起效时间4～12周，甚至16周，缓慢加量获得最大缓解率，确保足量足疗程。③ 治疗过程中检查药物的依从性，整个治疗过程中严密监测药物不良反应。④ 注意药物相互作用，特别是与躯体疾病治疗药物的相互作用。⑤ 减停或换药应逐渐进行，避免如5-HT综合征等撤药反应。⑥ 老年期抑郁障碍患者复发率较年轻患者高，急性期药物治疗后需要更长的巩固维持治疗，巩固维持治疗时间为12个月以上，多次复发的老年期抑郁障碍患者建议长期维持治疗。

7. 该患者可以选哪些心理治疗方法？

答 心理治疗能改善老年抑郁障碍患者的无助感、无力感、自尊心低下以及负性认知，但目前心理治疗在老年人中应用并不充分。适用于老年人的心理治疗方法包括支持性心理治疗、认知行为治疗、问题解决治疗、人际关系治疗、行为激活治疗、生命回顾治疗以及正念治疗等，主要的心理治疗方法如表12-5所示。老年期抑郁障碍治疗中可以单独采用心理治疗和(或)药物治疗联合应用。心理治疗一般需要2～4个月才能显现疗效，老年期抑郁障碍治疗中更倾向于心理治疗与其他治疗措施联合使用。

表12-5 老年期抑郁心理治疗方法

心理治疗方法	基本理念	优势及局限性
认知行为治疗	针对患者的适应不良认知行为模式，改善患者焦虑、抑郁情绪以及改善人际关系	研究证据较多的一种有效心理治疗方法，与抗抑郁药联合应用比单独使用认知行为治疗或单独应用抗抑郁药疗效更好
人际关系治疗	关注老年人角色转换、悲伤和人际关系处理	为一种独立的老年期抑郁障碍心理治疗措施，与抗抑郁药联合治疗可以减轻抑郁症状，对伴躯体疾病和认知损害的老年人不具优势

续表

心理治疗方法	基本理念	优势及局限性
问题解决治疗	着重于对患者既往生活事件的评价并进行重新认识	对老年期抑郁障碍患者抑郁症状改善明显，特别适合有显著执行功能障碍的患者

拓展阅读

心理治疗的基本原则

老年期抑郁障碍治疗中可以单独采用心理治疗和(或)药物治疗联合应用。心理治疗一般需要2～4个月才能显现疗效，老年期抑郁障碍治疗中更倾向于心理治疗与其他治疗措施联合使用。《中国抑郁障碍防治指南》推荐认知行为疗法为抑郁症的一线治疗方案，很多研究显示认知行为疗法能够很好地纠正非理性信念，同时对提高患者生活质量、认知及社会功能有重要作用。

8. 认知行为疗法的内容及特征是什么？有哪些具体的干预方法？

答 (1) 认知行为疗法(CBT)主要内容。CBT主要从两个方面进行干预，分别为认知干预、行为干预。认知干预是干预人员与患者建立良好的关系，对患者的心理状态进行评价，寻找影响因素，使其建立新的对事物的认知。认知干预的最终目标是帮助患者转变思想体系，从源头上纠正情感及行为问题。行为干预主要通过暴露疗法、技能训练、放松技巧等方法，减少其不良行为问题。

(2) CBT具有以下两个方面的特征：① 将患者自身的想法、感觉及针对目标症状的行为联系起来。② 纠正患者对目标症状有关的错误认知、非理性信念及偏见。由于老年抑郁症患者的非理性信念水平非常高，多以绝对化、概括化的方式看待事物，使用逃避、幻想等方式进行应对。CBT可帮助患者调整对事物的认知，重新建立合理、积极的想法，引导患者正确地评价客观事物，以积极的态度及方式应对问题，从而减少其负面情绪，纠正错误认知。

(3) CBT干预方法：

① 行为疗法。抑郁症的行为疗法模型最早于20世纪70年代提出，基本假设为：个体所出现的不良行为是通过学习得到的，因此也能通过学习减少不良行为。近年来通过研究发现行为疗法的治疗方案主要分为行为评估、行为治疗及随访三个步骤，行为评估是确定患者的行为问题，并进行深入分析；行为治疗是行为疗法的核心，获得患者的配合，选择合适的心理疗法进行治疗，并对效果进行评估，及时调整治疗方案；而对患者进行随访是为了巩固治疗效果。有的学者认为认知行为治疗在老年抑郁症患者治疗中，能改善其认知功能，使患者因疾病受到损伤的认知功能得到改善。

② 行为激活疗法。行为激活疗法治疗老年抑郁症的流程如下：a. 治疗前准备：干预人员与患者建立良好的关系，向患者讲述激活疗法的相关知识。b. 实时评估：在治疗的不同阶段，对患者的抑郁症状、情绪状态进行评估，为患者制定有针对性的治疗方案。c. 日常活动：可指导患者记录自己的日常行为，对自己进行各种活动时的快乐感进行分级。d. 布置家庭作业：为患者布置一定的家庭作业，若患者按时完成，给予鼓励。

③ 认知疗法。认知疗法利用认知、行为、情感之间的相互作用进行治疗，其中认知是行为及情感的中介，患者的认知影响其情感与行为，因此可通过改变患者的认知来改善情绪、行为的异常之处。该疗法的治疗过程为：a. 干预人员和患者建立良好的关系。b. 确定治疗目标，发现患者的错误认知并进行纠正。c. 确定问题，通过询问、自我评价等方式帮助患者发现自身思维扭曲之处。d. 发现患者存在于表面的不正确的认识。e. 对患者的核心错误观念进行纠正。f. 通过各种方法，进一步改变患者的错误认知。g. 对患者形成的新的观念进行巩固。认知疗法从抑郁症的病因出发，通过纠正不正确的认知来影响行为、情绪，可从根源处治疗老年抑郁症。

④ 认知行为疗法。认知行为疗法是基于认知、行为理论的干预模式，治疗过程主要为：a. 让患者想象并讲述可使其产生不良情绪的场景。b. 让患者对自己的不良情绪进行自我评价。c. 指导患者在想象出的场景下产生焦虑、抑郁的相应认知。d. 评论患者的认知是否正确。e. 再次让患者在自己描述的情境中评价其不良情绪。该模式在治疗过程中，干预者与患者是平等的关系，让患者积极参与治疗过程，可提高患者的依从性。

案 例 二

一、案例导入

一般资料：患者，女，65岁。

现病史：患者近1年来逐渐出现情绪低落、兴趣丧失、焦虑不安等症状。患者常常独自坐在家中，对周围的人和事漠不关心，连以前最喜欢的广场舞也不再参与。家人发现患者食欲明显减退，体重下降，夜间失眠严重，经常独自流泪。更令家人担忧的是，患者开始频繁表达自杀的想法，认为自己活着没有意义，是家人的累赘，多次提到想要结束生命，前天患者自行在家吞药20多片，被家人及时发现，送往当地医院洗胃。家人深感担忧，带患者来我院就诊。

辅助检查：神经影像学检查：头颅CT检查未见明显异常，排除器质性病变。心理评估：采用老年抑郁量表(GDS)和自杀风险评估量表(NGASR)进行评估，结果显示患者存在重度抑郁症状，且有强烈的自杀意念。血常规、生化检查：结果基本正常，排除其他躯体疾病导致的情绪问题。心电图：窦性心律，未见异常。

主要治疗：药物治疗：抗抑郁药物(如SNRIs类药物，考虑其安全性及有效性)，同时给予抗焦虑药物以缓解其焦虑情绪。药物剂量根据患者的反应逐步调整，在确保疗效的同时减少副作用。心理治疗：旨在帮助她识别并改变消极思维模式，增强求生欲望，同时提供情绪支持和应对策略。物理治疗：考虑患者的年龄和身体状况，采用经颅磁刺激(TMS)治疗，以改善其情绪状态和睡眠质量。家庭支持：医生与家属进行了深入沟通，强调家庭支持的重要性，建议家属多陪伴、倾听患者心声，共同制定生活计划，增强其生活意义感。安全监护：鉴于患者有自杀意念，家属须密切监护，确保家中无危险物品，必要时可考虑住院治疗，以确保安全。

其他史：患者退休前是一名工人，工作勤奋，性格内向，不善言辞。退休后社交活动减少，与邻居交流不多。家族史：家族中无精神疾病史，但患者母亲晚年也曾表现出类似抑郁症状，但未接受专业治疗。生活事件：患者三年前丧偶，此后一直独居，子女因工作原因不能常伴左右，导致她感到孤独和无助。

二、临床问题解析

1. 该患者为什么被诊断为重度抑郁发作？

答 该患者被诊断为重度抑郁发作，主要是基于其临床表现：持续的情绪低落、兴趣丧失、焦虑不安，且有强烈的自杀意念，这些均是重度抑郁的典型症状。

同时，心理评估结果也显示患者存在重度抑郁症状，进一步支持了这一诊断。

2. 该患者为什么会吞药？

答 与抑郁症有关。

知识链接

抑郁症是老年自杀的危险因素

抑郁是老年群体自杀的主要危险因素，患有抑郁症的老年群体自杀率明显高于未患抑郁症的老年健康群体。自杀行为是异质性的，存在多变量的风险因素模型，包括精神疾病、人格特质、冲动、躯体疾病负担、社会人口学因素等。认知障碍对晚年抑郁症患者的自杀行为有一定影响，会加重患者的抑郁严重程度，成为药物治疗、心理治疗效果不佳的危险因素，甚至影响患者出现自杀行为。

3. 该患者为什么是自杀高风险患者？

答 该患者经自杀风险评估量表（the nurses' global assessment of suicide risk，NGASR）评测为高风险。该量表（表12-6）是由英国学者Cutcliffe在精神科临床实践中建立的自杀风险综合评估护理量表，韩国、德国、荷兰、葡萄牙等国家的学者对该量表进行了翻译和检验，认为其信效度尚可，在国外多个国家被广泛使用，我国学者对其进行汉化并应用于住院抑郁症患者，此量表条目较少，简单明了，耗时少，推荐作为精神科护士对住院患者的自杀风险评估工具。

表12-6　NGASR

条　　目	赋　分
1. 绝望感	3
2. 近期负性生活事件(如失业、经济困难、面临诉讼)	1
3. 被害妄想或有被害内容的幻听	1
4. 情绪低落、兴趣丧失或愉快感缺乏	3
5. 人际和社会功能退缩	1
6. 言语流露自杀意图	1
7. 计划采取自杀行动	3
8. 严重精神问题和(或)自杀的家族史	1
9. 近亲死亡或重要亲密关系丧失	3
10. 精神病史	1
11. 丧偶	1
12. 自杀未遂史	3
13. 社会—经济地位低下	1
14. 酒瘾或物质滥用史	1
15. 罹患晚期疾病	1

注：该量表共有15个条目，如果答“否”则计0分，答“是”则计赋值分数，总分为25分，0～5分为低风险，6～8分为中风险，9～11分为高风险，≥12分为非常高的风险。

4. 什么是重复经颅磁刺激治疗？该患者为什么选择这种治疗方式？

答 经颅磁刺激（TMS）是一种安全、无创的非侵入性干预技术，其原理是根据电磁感应效应，通过在颅外施加由变化电场产生的变化磁场，穿过颅骨后在颅内产生感应电流，改变神经元膜电位，从而影响脑内物质代谢和神经元活动，引起脑功能变化。重复经颅磁刺激（rTMS）是在一段时间内，在大脑的特定区域以相同的强度传递一系列脉冲，从而对大脑产生一系列刺激，诱导持久作用，改变和调节皮层神经元的活动。

老年抑郁症目前仍以药物治疗为主，但老年人多合并心脑血管等躯体疾病，肝肾功能明显减退，药物吸收、代谢及排泄能力显著下降，疗效相对较差，副反应相对增加，老年抑郁症患者药物治疗效果欠佳，且老年抑郁症患者在药物的加量、调整及合并用药等方面需要比普通抑郁症患者更谨慎，需格外注意药物副反应。因此，老年抑郁症的物理诊治方法备受关注。

重复经颅磁刺激（rTMS）于2008年由美国食品与药品监督管理局（FDA）批准用于难治性抑郁症的临床诊疗，目前已经在全球范围内广泛应用。重复经颅磁刺激（rTMS）作为非侵入性的神经调控技术，效果与无抽搐电休克（MECT）相当，且具有无需麻醉、安全性高等优点，广泛为临床医生及病患接受，对于合并多种躯体疾病的老年抑郁症患者安全性更高。

拓展阅读

重复经颅磁刺激(rTMS)的适应证和禁忌证

(1) 适应证：抑郁症TMS已经被美国食品药品监督管理局(FDA)批准用于治疗抗抑郁药物反应不佳的重度抑郁症患者，通过高频刺激左侧前额叶皮质，可以有效地缓解抑郁症状；虽然目前TMS在治疗焦虑障碍方面尚未得到广泛认可，但已有研究表明，它对于改善焦虑症状有一定的作用，如广泛性焦虑障碍、社交焦虑障碍等；除了精神心理科的应用外，TMS还被用来研究多种神经系统疾病的机制，并在某些情况下作为辅助治疗手段，如帕金森病、中风后的康复训练等。

(2) 禁忌证：装有心脏起搏器的患者应避免使用经颅磁刺激，以免磁场干扰起搏器的正常工作；金属植入物头部或颈部有金属植入物的患者，如金属支架、金属板等，应避免使用经颅磁刺激；孕妇应谨慎使用经颅磁刺激，以免对胎儿产生影响；严重脑部疾病患有严重脑部疾病，如脑出血、脑肿瘤等的患者应避免使用经颅磁刺激。

5. 护理人员可以实施哪些干预措施以预防该患者在住院期间再次出现自杀意念和自杀行为？

答 (1) 自杀意念的干预措施：

① 护士为患者及其照护者提供心理护理。心理护理是治疗抑郁症的重要干预措施，从早期开始干预，告知患者及家属抑郁症是一种非常常见的疾病，任何人都可能发生；使用简洁、清晰、患者能听懂的语言，尽可能多地使用开放式问题，促进患者表达，总结并复述沟通的关键信息，告知其患抑郁症并不意味着一个人的软弱或懒惰，帮助患者掌握解决问题的方法，增强患者的信心，放弃自杀想法；由于抑郁症不像躯体疾病一样是一种可见的状态，容易导致他人对该疾病的误解，不使用空洞的语言(如“你应该更坚强”“振作起来”)对待患者，对敏感的话题表现出同理心，辅助眼神交流、肢体语言和面部表情以促进信任；抑郁症患者需要系统的治疗，仅仅通过自我的意志力难以控制症状。抑郁症患者往往对自身状况、生活及未来有不切实际的负面看法，抑郁症患者如共病焦虑，其自杀意念会更加强烈，导致产生不合理的、绝望和无用的想法，一旦疾病好转，这些观点会随着认知的改变而改善；抑郁症患者产生自残或自杀的想法很常见，告知患者如有这些想法，不要马上采取行动，而是应该告诉值得信任的人，并立即寻求帮助。

② 减轻压力，促进日常活动和社会功能。a. 护士应评估并尝试减少患者压力源，营造和谐轻松的氛围，理解、接纳患者的痛苦体验；b. 抑郁会导致食欲下降，应保证饮食；c. 作息规律并且坚持运动；d. 鼓励患者重新开始(或继续)以前喜欢的活动或工作，重新激活患者之前的社交活动，以此提供直接或间接的社会心理支持。

③ 药物指导。鼓励患者遵医嘱服药。告知患者治疗目标、使用的药物及起效所需要的时间。向患者及家属阐明药物的性质、作用及不良反应处理措施，争取其主动配合，遵医嘱按时间、剂量服药；告知患者药物治疗对改善情绪的重要性。药物治疗通常需要2～4周才能观察到患者情绪、兴趣或精力的改善，在服药前期指导其树立正确的服药观念，避免前期因药物起效慢导致服药依从性差；抗抑郁药无成瘾性。告知患者不能自行停药或减药，抗抑郁药物治疗通常需要持续至少9～12个月，症状缓解后继续服药至少6个月，为避免复发风险考虑持续治疗时间≥2年；维持治疗推荐继续使用有效的急性期和巩固期抗抑郁药，且继续足剂量维持治疗。在停药后2个月复发风险会增大，在此期间应加强对患者的随访，降低自杀发生概率。考虑患者的年龄、性别、药物副作用等情况合理用药。在用药方面应关注老年人群个性化治疗。

(2) 自杀行为的干预措施：

① 提供安全的治疗环境，消除自我伤害的途径。将患者安置于可24 h监护的病室内，重点观察患者情绪变化，做好基础护理及心理护理；遵医嘱采取药物治疗、物理治疗、限制活动范围或保护性约束，以防意外的发生；床头交接班包括护士与护士、护士与医生两个层面；避免患者接触到可用于自杀、自伤的危险物品，做好安全巡视，做到重点环节、重点时段加强巡视，同时对家属和陪护人员进行安全教育，保证24 h持续留

陪，检查危险物品。

② 树立自我管理理念。帮助患者建立对症状、不良情绪的识别，加强对日常生活、依从性及兴趣爱好的管理。

③ 条件允许，需提供行为治疗或个别、团体心理治疗。研究表明，对于有自杀风险的抑郁症患者可使用的心理治疗包括支持性心理治疗、认知行为治疗、心理动力心理治疗、人际心理治疗、婚姻和家庭治疗等。

④ 动员可利用的社会资源支持患者。构建以家庭为中心的协同护理，逐步建立良好的社会保障，利用家人、朋友和其他人员帮助患者缓解不良情绪；指导家属正确对待患者，主动参加和介入对患者有利的医疗康复活动中，以减轻患者的压抑情绪和心理负担，帮助患者康复及预防复发；向家属宣教与患者有效沟通的技巧及解决问题的方法。

⑤ 对待有自残行为的患者，要关心、尊重患者和保护其隐私。尊重患者，保护其隐私，对自残带来的情感痛苦要有同理心；为患者提供辅助决策的选择。

知识链接

老年抑郁症患者自杀护理重点

(1) 尽量减轻与患者特别相关的心理-社会压力，理解他们的需求。

(2) 注意鉴别抑郁症引发的躯体症状。

(3) 关注患者存在的身体健康问题，并使用适当的设备(如放大镜、助听器)处理感觉缺陷(如视力低下或听力障碍)。

(4) 抗抑郁药物与患者基础服用药物相互作用，风险增加，注意密切观察用药后的反应。

6. 该患者出院后应怎样进行系统的出院指导以避免再次出现自杀意念和可能？

答 (1) 指导患者及照护者识别自杀先兆，如睡眠不佳、情绪不稳、疲乏无力等，及时就医，定期接受随访及进行门诊复查。

(2) 制定可以分散患者自杀意念和冲动的应对策略，拟定简单、适合患者的作息时间表，包括生活起居、社交活动、日常工作的时间及具体内容，给予正性的鼓励及支持。

(3) 列出可以在自杀危机期间提供支持的朋友及家属。

(4) 列出在自杀危机期间要联系的精神卫生专业人员、紧急护理服务机构以及相应联系方式。

(5) 讲解坚持服药的重要性以及识别及处理药物不良反应的方法，告知患者在医生的指导下服药，不可擅自加药、减药或停药。

(6) 家庭环境支持：为照顾者提供心理支持及健康宣教，告知照顾者，询问有关自杀的问题通常会帮助患者感到安心、减少焦虑和更好地被理解，培养其对患者养成健康管理习惯及强化管理的责任；理解照顾者承受的较大心理压力，必要时在为他们提供情感支持的同时满足其合理需求；避免患者独居，告知家属注意在自杀高发时间(如凌晨)关注患者，对家中危险物品做好管理，建议安装窗户防护栏杆等。

7. 怎样有效预防老年抑郁症复发？

答 老年抑郁症具有致残率高、认知能力下降、痴呆风险增加、自杀风险及死亡率升高等特点，其高复发性更是令患者痛苦不堪。对接受治疗且症状缓解的老年抑郁症患者的随访研究发现，其复发率为20%～60%。且研究显示，即使接受抗抑郁药物治疗，老年抑郁症复发率仍可达35%～57%，疾病反复发作严重影响患者生活质量，挫败其对抗疾病的信心，也增加了家庭和社会负担。基于循证方法对老年抑郁症复发危险因素中的可控性危险因素(服药依从性差、活动少、进食差)进行最佳证据总结：采用JBI证据预分级及证据推荐级别系统(2014)对证据进行分级，根据纳入证据的类型将证据划分为1～5等级，1级为最高等级，表明研究设计较为严谨，5级为最低等级(表12-7)。根据FAME结构，结合可行性、临床意义和适用性确定证据的推荐强度，分为A级（强推荐）和B级（弱推荐）。

表12-7　预防老年抑郁症复发护理干预最佳证据总结

项　目	条目内容	证据级别	推荐级别
评估	1. 由符合资质的精神科医生和精神科执业护士对患者进行深入评估，评估前与患者建立充分信任和融洽的治疗关系；	Leve 1	A
	2. 所有患者均要进行自杀行为评估，评估建议在安静的私人空间进行，避免直接使用"自杀"，建议用"伤害自己""希望自己没有活着""结束生命"这样的词代替；	Leve 1	A
	3. 有自杀意念或风险者须及时采取护理策略，如提供"一对一"陪护、密切监测；	Leve 3	A
	4. 评估包括情绪状态、生活事件、营养状况、共患的躯体疾病、人际关系、照顾者的知识态度、照顾负担等；	Leve 3	A
	5. 将汉密尔顿抑郁量表（HAMD）和老年抑郁量表（GDS）作为主要评估工具，筛查老年抑郁的同时评估抑郁症严重程度	Leve 3	A
饮食与营养	1. 营养不良可能是导致抑郁症状的原因，纠正营养不良可以缓解抑郁症状；	Leve 1	A
	2. 介绍地中海饮食并介绍此类饮食在预防老年抑郁症方面的作用（建议患者多食蔬菜、水果、海鲜、豆类、坚果类食物，其次是谷类，并且烹饪时要用植物油）；	Leve 3	A
	3. 介绍抗炎饮食及此类饮食在减少抑郁风险和症状中的作用（建议患者食用含丰富蛋白质、橄榄油和Omega-3脂肪酸等食物，避免油炸、含大量盐或糖类食品等）	Leve 3	A
运动与康复训练	1. 鼓励患者根据能力自我选择喜欢的运动类型；	Leve 1	A
	2. 推荐针对老年人的运动能力制定多种运动方式相结合的运动方案，以有氧运动为主；	Leve 5	A
	3. 对于不愿活动的患者，鼓励先从单一的锻炼方式开始；	Leve 1	A
	4. 每项运动每次运动时长≥20 min；	Leve 5	B
	5. 对于重度抑郁症患者，鼓励其进行高强度阻力训练和足够量的有氧运动	Leve 1	A
社会心理干预	1. 主观支持。口头描述困境场景，引导患者发掘自身资源，如可求助的人、拥有的经济条件与社会资源等，增加其感知家庭和社会支持的能力；	Leve 3	A
	2. 客观支持。老年人更依赖配偶，其次是家人，然后是朋友；	Leve 3	A
	3. 鼓励家庭成员增加与患者交流频次，使其表达内心感受，耐心、倾听、理解和鼓励患者，避免批评。如果患者表达了自杀的想法、计划或谈论死亡，应高度重视并汇报给医护人员；	Leve 3	A
	4. 家属参与患者的各项心理治疗及沟通，提升家人在患者护理中的参与度；	Leve 1	A
	5. 认知-行为团体心理辅导； 5.1 团体8～10名成员，活动分为8次完成，每次团体心理活动2～3名工作人员参与，1 h/次；	Leve 1	A
	5.2 具体实施：① 介绍团体及团体成员。② 增加团体凝聚力和信任关系。③ 帮助团体成员了解和接纳情绪。④ 介绍ABC情绪理论。⑤ 帮助团体成员学会不良情绪的处理技巧。⑥ 饮食与营养管理。⑦ 药物管理。⑧ 团体活动回顾与总结	Leve 1	A

续表

项　目	条目内容	证据级别	推荐级别
服药依从性	1. 家庭成员需要参与患者服药的管理；	Leve 3	A
	2. 与家属协商药物监测的频率和方法；	Leve 1	A
	3. 宣教精神科药物知识、药物副作用的表现与应对，改变患者错误服药观念	Leve 1	A
效果评价	1. 评估干预后 3 个月与 6 个月的复发率；	Leve 3	A
	2. 抑郁情绪评估采用汉密尔顿抑郁量表(HAMD)和老年抑郁评估量表(GDS)；	Leve 3	A
	3. 采用 Morisky 自我报告式的依从性量表(MMAS-8)评估患者服药依从性	Leve 3	A

第三节　老年焦虑症

一、案例导入

一般资料：患者，女，72岁。

现病史：患者近半年来逐渐出现情绪不稳、容易紧张焦虑的症状。起初，家人并未给予足够重视，认为只是老年人常见的情绪波动。然而，随着时间的推移，患者的症状逐渐加重，表现为持续地担忧和不安，常常因为一些小事而忧心忡忡，夜间睡眠质量下降，容易惊醒，白天则感到疲惫不堪。此外，患者还出现了食欲下降、体重减轻、心悸、手抖等躯体症状。家人见状，遂陪同患者前往医院就诊。

体格检查：全身详细检查未发现明显器质性病变。

精神检查：仔细观察患者情绪、认知功能、言语、思维、举止等，发现其面容焦虑，忧心忡忡，言语中透露出对未来的不确定性和恐惧感。

量表检查：采用GAD-7及焦虑自评量表(SAS)进行评估，结果显示，患者属于重度焦虑范围。

实验室检查：血糖、血脂、甲状腺功能等常规检查均未见异常，排除其他躯体疾病引起的焦虑症状。

心理治疗：认知行为治疗：帮助患者识别并纠正不合理的认知模式，如过度担忧、夸大危险等，通过认知重建改善其焦虑情绪。支持性心理治疗：提供情感支持，鼓励患者表达内心的担忧和恐惧，增强其应对焦虑的信心和能力。

药物治疗：遵医嘱服用抗焦虑药物，如氟西汀等抗抑郁类药物，以缓解焦虑症状。药物治疗过程中，定期监测药物副作用，及时调整药物剂量，确保药物疗效和安全性。

其他治疗：呼吸放松训练：指导患者进行深呼吸、渐进性肌肉松弛等放松训练，帮助患者缓解紧张和焦虑情绪。家人陪伴与支持：鼓励家人多陪伴患者，倾听她的心声，给予情感上的支持和理解。

既往史：患者年轻时曾患有轻度抑郁症，经过治疗后好转。近年来，随着年龄的增长，身体健康状况逐渐下降，慢性疾病如高血压、糖尿病等相继出现，增加了她的心理负担。

生活环境：患者退休后，生活环境发生了较大变化，社交圈子缩小，与子女沟通减少，导致情感上的孤独和失落感。

二、临床问题解析

1. 该患者可能得了什么疾病？

答　可能得了焦虑症。

知识链接

焦虑的相关概念

(1) 焦虑。焦虑(anxiety)是一种内心紧张不安,担心或者预感到将要发生某种不利情况同时又感到难以应对的不愉快情绪体验。并非所有焦虑都是病理性的,在日常生活中,焦虑是每个人的防御性情绪,激励我们积极行动,达成更好的结果。

(2) 病理性焦虑(pathological anxiety)。又称焦虑症状,指持续的紧张不安、无充分现实依据地感到将要大难临头。其临床特点包括:① 焦虑情绪的产生无现实依据,或焦虑情绪的强度与现实威胁明显不相称。② 焦虑情绪持久存在,不随客观问题的解决而改善。③ 伴随强烈的自主神经系统症状,如心悸气短、胸闷、口干、出汗、肌紧张性震颤、颤抖或颜面潮红、苍白等。④ 焦虑情绪导致明显的精神痛苦和自我效能下降。⑤ 灾难化的预感,对预感到的威胁感到异常痛苦、害怕,难以控制,缺乏应对能力。

(3) 焦虑障碍(anxiety disorder)。又称焦虑症,是一组以上述病理性焦虑症状为主要临床相的精神障碍的总称。按照临床表现和发病特点,常见的焦虑障碍包括广泛性焦虑障碍(generalized anxiety disorder, GAD)、恐怖性焦虑障碍(社交恐怖、广场恐怖和特定的恐怖等)、惊恐障碍(又称急性焦虑障碍)等。GAD 是一种常见的焦虑障碍。其焦虑没有明确的客观对象,不局限于任何特定的外部环境,症状泛化、持续、波动。病程多慢性,常反复发作,又被称为慢性焦虑。患者常有一定人格基础,起病时常和生活应激事件相关,特别是有威胁性的事件,如人际关系、躯体疾病以及工作问题等。

2. 焦虑障碍有哪些病因?其作用机制是什么?

答《广泛性焦虑障碍基层诊疗指南》指出,广泛性焦虑障碍(GAD)病因尚不清楚,可能与多种因素相关。

(1) 遗传学病因研究结果不一。焦虑人格的个体在应激状态和不良社会因素的影响下容易发生焦虑,而焦虑人格的特质与遗传密切相关。

(2) 神经生物学病因研究:

① 针对正常被试者的功能影像研究提示,焦虑主要引起脑血流及代谢水平的增加。多数脑电图研究发现在正常焦虑和焦虑症患者中存在α波活动的降低、α波频率的增加以及β波活动的增加。② 相关神经解剖区及其功能高警觉性在焦虑中扮演重要角色。唤醒水平很大程度上受脑干的控制,其中包括去甲肾上腺素能(NE)蓝斑核、5-羟色胺(5-HT)中缝核和旁巨细胞核。由杏仁核、海马、隔核和下丘脑组成的边缘系统可能是主司情绪的脑区。根据动物实验研究的数据提出了一个理论,认为隔-海马系统对焦虑产生具有核心作用,即该系统对焦虑的诱导和调节都很重要,其通过NE和5-HT的传入信号产生效应。最近的研究提示小脑参与了额叶的功能并调节焦虑反应。在动物实验中可以观察到中层小脑损伤后恐惧反应消失、侵犯性行为减少。③ 对于神经递质的研究发现,γ-氨基丁酸(GABA)能、NE和5-HT等神经递质和促肾上腺皮质激素释放激素通路与焦虑直接有关。这些递质在焦虑的发生、维持和消除中有重要意义,其通过神经内分泌反应可以引起一系列生理变化。

(3) 心理学病因学说:弗洛伊德的精神分析理论认为焦虑是一种生理的紧张状态,起源于未获得解决的无意识冲突,自我不能运用有效的防御机制,便会导致病理性焦虑。A.Beck的认知理论则认为焦虑是对面临危险的一种反应,信息加工的持久歪曲导致对危险的误解和焦虑体验。病理性焦虑则与对威胁的选择性信息加工有关。对环境不能控制是使焦虑持续的重要因素。Barlow将GAD的核心特征过程命名为"焦虑性担忧"(anxious apprehension)。这是一种未来指向的情绪,在这种状态下,个体时刻准备着去应对将要发生的负性事件。这一情绪状态与高水平的负性情感、慢性的过度唤醒、失控感以及对威胁性刺激的高度注意(如高度的自我注意,对威胁性线索的高度警觉)相关。

3. 焦虑障碍患者的临床表现有哪些?

答 (1) 精神性焦虑:过度担心是精神焦虑的核心症状。表现为经常担心未来可能发生的、难以预料的某种危险或不幸。有的患者经常地、莫名地处于一种提心吊胆、惶恐不安的强烈内心体验中，却不能明确意识到担心的对象或内容，称为自由浮动性焦虑。有时患者担心的是现实生活中可能发生的事情，但其担心程度明显与现实不相符。警觉性增高也是GAD常见的精神症状，表现为对外界刺激敏感，有时出现惊跳反应。注意力难以集中、入睡困难、易醒、易激惹也常见于GAD患者。

(2) 躯体性焦虑：包括运动性不安与肌肉紧张。运动性不安可表现为搓手顿足、不能静坐、不停地来回走动、无目的小动作多。肌肉紧张表现为主观上的一组或多组肌肉不舒服的紧张感，严重时有肌肉酸痛，多见于胸部、颈部及肩背部肌肉，紧张性头痛也很常见，有的患者可出现肢体的震颤，甚至语音发颤。

(3) 自主神经功能紊乱：表现为心动过速、胸闷气短、头晕头痛、皮肤潮红、出汗或苍白、口干、吞咽梗阻感、胃部不适、恶心、腹痛、腹胀、便秘或腹泻、尿频等。有的患者可出现早泄、勃起功能障碍、月经紊乱、性欲减退等症状。其他症状：GAD患者常合并疲劳、抑郁、强迫、恐惧、惊恐发作、人格解体等症状体验，但这些不是疾病的主要临床相。

4. 该患者的焦虑属于哪一级？

答 该患者为重度焦虑。GAD-7量表评分15分，SAS量表评分72分。GAD-7量表(Generalized Anxiety Disorder-7)是一个简短的自评问卷(表12-8)，其得分范围为0～21分，总分5～9分提示轻度(可能存在临床水平以下的焦虑)，建议加强监测；总分10～14提示中度(可能具有临床意义的焦虑)，需进一步评估及治疗；总分15～21分提示严重焦虑，很可能需要治疗。焦虑自评量表(Self-Rating Anxiety Scale，SAS)的分界值为50分(表12-9)，其中50～59分为轻度焦虑，60～69分为中度焦虑，70分及以上为重度焦虑。其他常用的焦虑评估量表还包括医院焦虑抑郁量表(Hospital Anxiety and Depression Scale，HAD)、状态-特质焦虑调查表(State-Trait Anxiety Inventory，STAI)、贝克焦虑量表(BecAnxiety Inventory)以及医生评估的汉密尔顿焦虑量表(Hamilton Anxiety Scale，HAMA)等。

表12-8　广泛焦虑量表(GAD-7)

选　　项	得　　分			
	完全不会(0分)	好几天(1分)	超过1周(2分)	几乎每天(3分)
1. 感觉紧张，焦虑或急切				
2. 不能够停止或控制担忧				
3. 对各种各样的事情担忧过多				
4. 很难放松下来				
5. 由于不安而无法静坐				
6. 变得容易烦恼或急躁				
7. 感到似乎将有可怕的事情发生而害怕				

注：根据过去2周的状况，回答上述问题。

表12-9　焦虑自评量表(SAS)

评 定 项 目	没有或很少有	有时有	大部分时间有(经常有)	绝大多数时间有
1. 我感到比往常更加神经过敏和焦虑	1	2	3	4
2. 我无缘无故感到担心	1	2	3	4
3. 我容易心烦意乱或感到恐慌	1	2	3	4
4. 我感到我的身体好像被分成几块，支离破碎	1	2	3	4
5. 我感到事事都很顺利，不会有倒霉的事情发生	4	3	2	1
6. 我的四肢抖动和震颤	1	2	3	4
7. 我因头痛、颈痛、背痛而烦恼	1	2	3	4

续表

评 定 项 目	没有或很少有	有时有	大部分时间有(经常有)	绝大多数时间有
8. 我感到无力且容易疲劳	1	2	3	4
9. 我感到很平静,能安静坐下来	4	3	2	1
10. 我感到我的心跳较快	1	2	3	4
11. 我因阵阵地眩晕而不舒服	1	2	3	4
12. 我有阵阵要昏倒的感觉	1	2	3	4
13. 我呼吸时进气和出气都不费力	4	3	2	1
14. 我的手指和脚趾感到麻木和刺痛	1	2	3	4
15. 我因胃痛和消化不良而苦恼	1	2	3	4
16. 我必须时常排尿	1	2	3	4
17. 我的手总是很温暖而干燥	4	3	2	1
18. 我觉得脸发烧发红	1	2	3	4
19. 我容易入睡,晚上休息很好	4	3	2	1
20. 我做噩梦	1	2	3	4

5. 对于该患者如何将药物治疗和心理治疗相结合?

答 (1) 药物治疗:

① 一般用药原则。药物治疗除应遵循综合治疗、全病程治疗、个体化治疗原则外,还应注意"剂量滴定给药"和"维持给药"。"剂量滴定给药"指在患者耐受的情况下,药物宜从小剂量开始逐步递增至治疗剂量,尽可能采用最小有效量,减少不良反应。足量(有效药物剂量上限)和足疗程(4~12周)治疗后效果仍不明显的,可换用同类另一种药物,或作用机制不同的另一类药。"维持给药"指患者病情好转后,不调低原药物剂量,继续使用原有效剂量维持治疗12个月以上。

② 药物选择。治疗GAD的主要药物有苯二氮䓬类抗焦虑药、5-HT1A受体部分激动剂、具有抗焦虑作用的抗抑郁药[包括选择性5-HT再摄取抑制剂(SSRIs)、5-HT和去甲肾上腺素再摄取抑制剂(SNRIs)]及其他药物。国家药品监督管理局(NMPA)批准治疗GAD的药物有文拉法辛、度洛西汀、丁螺环酮、坦度螺酮、曲唑酮、多塞平(三环类抗抑郁药)。美国食品药品监督管理局(FDA)批准的治疗GAD的抗抑郁药物有文拉法辛、度洛西汀、帕罗西汀、艾司西酞普兰、丁螺环酮。临床上,SSRIs和SNRIs类药物无成瘾性,整体不良反应较轻,常被推荐为治疗GAD的一线药物。为快速控制焦虑症状,早期可合并使用苯二氮䓬类抗焦虑药。5-HT1A受体部分激动剂常为合并用药,对轻症患者,也可单独使用。

老年GAD患者常以SSRIs类药物为首选,建议小剂量起始,适当延长剂量递增周期,治疗和维持剂量常略低于普通成人剂量。三环类抗抑郁药不良反应多,尤其对心血管影响大,不作为老年患者首选。临床上,SSRIs和SNRIs类药物无成瘾性,整体不良反应较轻,常被推荐为治疗GAD的一线药物。为快速控制焦虑症状,早期可合并使用苯二氮䓬类抗焦虑药。SSRIs最常见的不良反应是胃肠道反应,如恶心、呕吐、腹泻;激活,如坐立不安加重、激越和睡眠障碍;性功能障碍,如勃起或射精困难、性欲丧失、性冷淡;神经系统反应,如偏头痛、紧张性头痛;SSRIs还有体重增加的可能。

(2) 心理治疗。根据临床经验,以下几种情况较适用于心理治疗:自愿首选心理治疗或坚决排斥药物治疗者;孕产妇;有明显药物使用禁忌者;有明显心理-社会应激源导致焦虑证据的人群。心理治疗的目标应注重当前问题,以消除当前症状为主,不以改变和重塑人格作为首选目标;心理治疗应限制疗程时长,防止过度占用医疗资源以及加重患者对自我的关注;如治疗6周焦虑症状无改善或治疗12周症状缓解不彻底,需重新评价和换用或联用药物治疗。

① 一般心理支持治疗。这是心理治疗的基本和常用方法,应是基层医生可操作的、临床可使用的。具

体技巧包括：a. 赋予适当患病角色：应当使患者及家人认识到焦虑是一种需要治疗和帮助的疾病状态。b. 耐心听取患者主诉，适时共情。c. 根据患者的实际情况适当地解释，尽量给予清晰的信息。d. 重视患者担心的问题，安慰患者并强化有希望的可能。放松训练指导：教导患者简单可用的控制焦虑的方法。如呼吸松弛训练，有意识地控制呼吸节奏，运用缓慢的腹式呼吸有助于缓解生理性紧张；渐进性肌肉放松，指导患者体会先紧张再放松，练习主动放松骨骼肌。也可以使用想象式放松、冥想等方法对患者进行放松指导。

② 认知行为疗法（cognitive behavioral therapy，CBT）。可显著改善GAD症状，在多个国际指南中推荐为一线治疗手段。CBT是一系列通过改变个人非适应性的思维和行为模式来改善心理问题的心理治疗方法的总和。由于其循证证据充分，是目前世界上最流行、被使用最多的心理治疗方法。CBT框架认为，GAD患者高估了自己所处环境的危险程度、难以处理的不确定性，低估了自己应对困难的能力。针对GAD的CBT方法包括认知重构，帮助患者了解到他们的担忧可能适得其反；暴露疗法可使患者认识到他们的担心及回避行为具有可塑性等。

③ 家庭治疗。这是一种邀请父母等家庭成员参与到治疗过程中的心理治疗方法。通过对整个家庭工作，进行系统的焦虑管理计划，改善患者及父母的焦虑、改善家庭关系等。对于儿童青少年GAD患者，有证据提示，家庭治疗效果较单独对患者进行认知行为治疗更好。

④ 其他疗法。根据不同患者需要，可选择心理动力学疗法（解决潜在冲突）、正念疗法（鼓励关注当下、接纳及超越症状的核心价值观）、放松疗法（教导达到放松状态）等不同治疗方法。对于轻症患者通过自我放松技术和体育锻炼也可以减轻焦虑。

第四节　老年期睡眠障碍

一、案例导入

一般资料：患者，女，70岁，退休公务员，已婚。

现病史：因“失眠1年，加重2个月”来院就诊。平时白天喜欢“宅”在家里看电视，有时伴着电视声音小睡一会，睡前常躺在床上刷抖音，近半年来，主诉自己晚上入睡困难，即使入睡后也常常多梦易醒，醒来后难以再次入睡，导致每晚睡眠时间不足4 h。长此以往，患者感到白天精神不振，记忆力减退，情绪波动大，对生活兴趣下降，甚至影响到了与家人的日常交流及参与社区活动的积极性。

此次起病以来，食欲可，大小便无异常。自发病以来体重无明显下降。

个人史：病前性格内向，多思多虑。

家族史：否认两系三代以内精神障碍史。

辅助检查：① 神经心理检查：匹兹堡睡眠质量指数量表（PSQI）评分16分，评价等级为睡眠质量很差；焦虑自评量表（SAS）评分60分（中度）；抑郁自评量表（SDS）评分62分（轻度）。② 血液学检查：血常规、血糖、电解质、肝肾功能均正常。③ 多导睡眠监测（polysomnography，PSG）检查：睡眠结构紊乱和觉醒时间延长。睡眠潜伏期持续时间长，总睡眠时间明显缩短，且睡眠效率降低，入睡后清醒时间延长，N2期、N3期、REM总持续时间缩短，N1期占比增加，REM总持续时间占比减少。④ 影像学检查：头颅MRI检查显示无异常。

主要治疗：① 苯二氮卓类药物：劳拉西泮2 mg晚服；非苯二氮卓类药物：酒石酸唑吡坦10 mg晚服。② 心理-社会治疗：CBT-I认知行为治疗，鼓励参与家庭和社会活动以帮助患者保持一定的社交能力和兴趣爱好。③ 一般支持治疗：强调多运动，养成规律作息习惯，健康饮食，多食用蔬菜、水果、谷物、豆类和鱼类。

其他病史：既往高血压病史5年，规律服非洛地平缓释片，控制良好。

二、临床问题解析

1. 该患者得了哪一种睡眠障碍？

答 该患者得了慢性失眠。

知识链接

失眠分类

《国际睡眠障碍分类》(第3版)将失眠分为三类，即慢性失眠、短期失眠和其他失眠。慢性失眠的诊断标准如下：

必须同时符合A～F项标准：

A患者报告，或患者的父母、照护者观察到下列1条或多条：① 睡眠起始困难。② 睡眠维持困难。③ 比期望时间过早醒来。④ 在合适的作息时间点不愿上床。⑤ 没有父母或照护者干预入睡困难。

B患者报告，或患者的父母、照护者观察到下列与夜间睡眠困难相关的1条或多条：① 疲劳、不适。② 注意力或记忆损害。③ 社交、家务、职业或学业能力损害。④ 情绪紊乱/激惹。⑤ 日间瞌睡。⑥ 行为问题，如活动过度、冲动、攻击。⑦ 动机、精力、工作主动性下降。⑧ 易发错误、事故。⑨ 关切或不满足睡眠。

C单纯的睡眠机会不当(没有足够时间用于睡眠)或环境不当(环境并非安全、黑暗、安静和舒适)不能解释的睡眠/觉醒主诉。

D每周至少出现3次睡眠紊乱和相关日间症状。

E睡眠紊乱和相关日间症状至少已存在3个月。

F睡眠/觉醒困难不能由其他睡眠障碍更好地解释。

该标准将失眠≥3个月作为慢性失眠的持续时间标准，发作频次≥3次/周失眠作为最低频次标准，同时存在≥1项与夜间睡眠紊乱相关的日间症状，并排除了仅仅主诉有睡眠质量差、醒后无恢复感的患者。符合A、B、C和F项，而睡眠紊乱和相关日间症状持续不足3个月的，则诊断为短期失眠。其他失眠适用于具备睡眠起始困难和维持困难的失眠症状但不符合慢性失眠或短期失眠诊断标准的罕见情况，可临时使用这一诊断，但由于缺少特异性，建议谨慎使用。有些患者失眠症状反复出现，应按照每次出现失眠持续的时间来判定是否属于慢性失眠。

2. 该患者为什么会发生慢性失眠？

答 该患者已经70岁了，随着年龄的增长，下丘脑视交叉上核作为生物钟的主控中心，在老化过程中出现萎缩，导致其对光刺激的敏感性下降，进而影响睡眠—觉醒的节律性。褪黑素分泌的减少和社交活动的减少也是导致该患者睡眠障碍的重要原因 。此外，老年人因为昼夜节律、睡眠时相和睡眠潜伏期的改变，导致老年人睡眠模式呈现时间缩短、深睡眠持续时间减少、难以入睡和早醒等特征也是该高龄失眠症的一个重要风险因素。再者，不良的睡眠卫生行为被认为是和保持良好睡眠和正常日间警觉不一致的日常行为，该患者睡前喜欢玩手机也是导致失眠的原因。

拓展阅读

老年人患失眠症的因素

老年人大脑皮质功能减退，新陈代谢减慢，体力活动减少，所以所需睡眠时间也相应减少。除此之外，老年人的睡眠模式也随年龄增长而发生改变，可表现为早睡、早醒；也可出现多相性睡眠模式，即睡眠时间在昼夜之间重新分配，夜间睡眠减少、白天瞌睡增多，以及老化引起的脏器功能衰退，导致夜间易醒。有许多因素可干扰老年人的生活节律而影响其睡眠质量，如躯体疾病精神疾病、社会家庭因素、睡眠卫生不良、环境因素等。

3. 失眠的定义是什么？老年人群体的失眠情况如何？

失眠是指尽管有合适的睡眠机会和睡眠环境，依然对睡眠时间和(或)睡眠质量感到不满意，并且影响日间功能或引起躯体不适的一种主观体验。在老年人群体中，失眠的发生率明显高于其他年龄层，据国外报告，老年人睡眠问题的患病率为30％～40％，有时甚至可达90％；国内数据显示，49.9％的老年人存在睡眠障碍的情况。

知识链接

慢性失眠的病因及发病机制

目前对于失眠的病理生理学机制还没有一个公认的模型，以下将介绍几种学界较为认可的失眠障碍的可能病理生理学机制。

(1) 遗传学机制。睡眠时长和睡眠节律等睡眠-觉醒特征，是被许多基因调控和可遗传的。动物和人类的研究结果均提示遗传机制是失眠的病因学之一。

(2) 分子生物学机制。很多内源性分子可被归类为促进觉醒/抑制睡眠(如儿茶酚胺、食欲素和组胺)和促进睡眠抑制觉醒物质(如γ-氨基丁酸、腺苷、5-羟色胺褪黑素和前列腺素D_2)。例如，慢性失眠障碍患者24 h皮质醇水平增高，HPA轴活性增加，提示慢性失眠可能和心血管、代谢类疾病的发生有密切关系。

(3) 睡眠-觉醒调节和睡眠的神经环路。从整体而言，睡眠由负责觉醒和睡眠的大脑神经网络协调调节。失眠可能是由于负责觉醒和睡眠的神经网络失调引起。

(4) 结构和功能。神经影像学结构和功能神经影像学研究结果提示，失眠可能与特定脑区病变或受损相关。结构神经脑影像学研究发现，失眠患者的左侧前额、前额叶、楔前叶、颞皮层灰质体积下降。这些脑结构的改变可能提示失眠患者睡眠-觉醒调节神经网络节点的功能失调。功能神经影像学研究结果提示，和正常睡眠者相比，失眠患者NREM睡眠期相对清醒休息时颞叶、丘脑、扣带前回、方回和脑干唤醒神经网络活动度下降程度更小。

(5) 电生理和生理失调。睡眠和觉醒时电生理(如EEG)和生理指标(如体温、新陈代谢等)测量常被用于评估觉醒程度。高频率EEG(beta和gamma)活动增加、delta活动减少和REM期EEG觉醒增加是大脑皮层过度觉醒的指标。生理测量指标方面，体温增加，皮肤电阻增加，代谢率增加和心率增加等都提示生理性过度觉醒。目前认为，慢性失眠障碍患者存在夜间大脑皮层过度觉醒和24 h生理性过度觉醒。

(6) 行为和认知对失眠的作用。行为和认知机制(如一些引起特定行为的信念)可以调节睡眠，引起失眠甚至加重失眠。正常睡眠到慢性失眠进程的累积模型，称为“3P”模型。“3P”指的是失眠的易感(predisposing)、诱发(precipitating)和维持(perpetuating)因素。易感因素包括：年龄、性别、失眠易感性；诱发因素包括：可以理解为失眠起始的诱因，如重大的应激事件；维持因素是“3P”模式的最重要因素，指的是不良行为和信念对于失眠状态的维持，如增加卧床时间试图补偿睡眠。然而，这种延长在床上的行为会引起觉醒时间增加，睡眠片段化。因此，这种起始意图用于改善失眠的行为会逐渐演变成失眠维持的因素。

4. 该患者应从哪几个方面进行评估？

答　该患者属于慢性失眠，应从病史采集、体格检查、主观评估、量表测评、客观评估这几个方面进行评估。常用量表有匹兹堡睡眠质量指数量表(表12-10)、失眠严重指数量表(表12-11)。

表12-10　匹兹堡睡眠质量指数量表(PSQI)

姓名：　　　　　　　　年龄：　　　　　　　　性别：

文化程度：　　　　　　职业：　　　　　　　　填表日期：　　　　　　编号：

指导语：下面一些问题是关于您最近一个月的睡眠状况，这仅仅与您的睡眠习惯有关。请选择或填写最符合您近一个月白天和晚上实际情况的选项，并尽可能地作精确回答，其中画有横线的部分需要自己填写。

1. 在最近一个月中，您晚上上床睡觉通常是________点钟。
2. 在最近一个月中，您每晚通常要多长时间才能入睡(从上床到入睡) ________ min。
3. 在最近一个月中，您每天早上通常________点钟起床。
4. 在最近一个月中，您每晚实际睡眠的时间为，________小时(注意：不等同于卧床时间，可以有小数)。

从下列问题中选择一个最符合您的情况的选项作为答案，并画"√"。

5. 在最近一个月中，您是否因下列情况影响睡眠而烦恼，并描述其程度：

A. 不能在30 min内入睡：
　(1) 过去一个月没有。　(3) 每周平均有一或两个晚上。
　(2) 每周平均不足一个晚上。　(4) 每周平均有三个或更多晚上。

B. 在晚上睡眠过程中醒来或早醒(凌晨醒后不容易再次入睡)：
　(1) 过去一个月没有。　(3) 每周平均有一或两个晚上。
　(2) 每周平均不足一个晚上。　(4) 每周平均有三个或更多晚上。

C. 晚上起床上洗手间：
　(1) 过去一个月没有。　(3) 每周平均有一或两个晚上。
　(2) 每周平均不足一个晚上。　(4) 每周平均有三个或更多晚上。

D. 晚上睡觉时出现不舒服的呼吸：
　(1) 过去一个月没有。　(3) 每周平均有一或两个晚上。
　(2) 每周平均不足一个晚上。　(4) 每周平均有三个或更多晚上。

E. 晚上睡觉出现大声咳嗽或鼾声：
　(1) 过去一个月没有。　(3) 每周平均有一或两个晚上。
　(2) 每周平均不足一个晚上。　(4) 每周平均有三个或更多晚上。

F. 晚上睡觉感到寒冷：
　(1) 过去一个月没有。　(3) 每周平均有一或两个晚上。
　(2) 每周平均不足一个晚上。　(4) 每周平均有三个或更多晚上。

G. 晚上睡觉感到太热：
　(1) 过去一个月没有。　(3) 每周平均有一或两个晚上。
　(2) 每周平均不足一个晚上。　(4) 每周平均有三个或更多晚上。

H. 晚上睡觉做噩梦：
　(1) 过去一个月没有。　(3) 每周平均有一或两个晚上。
　(2) 每周平均不足一个晚上。　(4) 每周平均有三个或更多晚上。

I. 晚上睡觉身上出现疼痛不适：
　(1) 过去一个月没有。　(3) 每周平均有一或两个晚上。
　(2) 每周平均不足一个晚上。　(4) 每周平均有三个或更多晚上。

J. 其他影响睡眠的问题和原因：

如有，请说明这个问题：____

____，并描述其程度：
　(1) 过去一个月没有。　(3) 每周平均有一或两个晚上。
　(2) 每周平均不足一个晚上。　(4) 每周平均有三个或更多晚上。

续表

6. 在最近一个月中，总的来说，您认为自己的睡眠质量：
(1) 很好。　　(3) 较差。
(2) 较好。　　(4) 很差。

7. 在最近一个月中，您是否要服药物(包括医院和药店购买的药物)才能入睡：
(1) 过去一个月没有。　　(3) 每周平均有一或两个晚上。
(2) 每周平均不足一个晚上。　　(4) 每周平均有三个或更多晚上。

8. 在最近一个月中，您是否在开车、吃饭或参加社会活动时时常感到困倦：
(1) 过去一个月没有。　　(3) 每周平均有一或两个晚上。
(2) 每周平均不足一个晚上。　　(4) 每周平均有三个或更多晚上。

9. 在最近一个月中，您在积极完成事情上是否感到精力不足：
(1) 过去一个月没有。　　(3) 每周平均有一或两个晚上。
(2) 每周平均不足一个晚上。　　(4) 每周平均有三个或更多晚上。

10. 您是否与人同睡一床，或有室友：
(1) 没有。　　(3) 同伴在同一房间但不同床。
(2) 同伴或室友在另外的房间。　　(4) 同伴在同一床上。

如果您是与人同睡一床或有室友，请询问他您在过去一个月里是否出现以下情况：

A 在您睡觉时，有无打鼾声：
(1) 过去一个月没有。　　(3) 每周平均有一或两个晚上。
(2) 每周平均不足一个晚上。　　(4) 每周平均有三个或更多晚上。

B 在您睡觉时，呼吸之间有没有长时间停顿：
(1) 过去一个月没有。　　(3) 每周平均有一或两个晚上。
(2) 每周平均不足一个晚上。　　(4) 每周平均有三个或更多晚上。

C 在您睡觉时，您的腿是否有抽动或痉挛：
(1) 过去一个月没有。　　(3) 每周平均有一或两个晚上。
(2) 每周平均不足一个晚上。　　(4) 每周平均有三个或更多晚上。

D 在您睡觉时，是否出现不能辨认方向或混乱状态：
(1) 过去一个月没有。　　(3) 每周平均有一或两个晚上。
(2) 每周平均不足一个晚上。　　(4) 每周平均有三个或更多晚上。

E 在您睡觉时，是否有其他睡觉不安宁的情况，如果有，请描述这个问题：____，并描述其程度：
(1) 过去一个月没有。　　(3) 每周平均有一或两个晚上。
(2) 每周平均不足一个晚上。　　(4) 每周平均有三个或更多晚上。

您认为您目前的作息制度是否适合您：适合，不适合。

如果不适合，您有对自己的建议或想法吗？________________________________
____

最后，谢谢您抽出时间填写这些表格。

评分标准：总分为0～21分。很好为0分，很差为3分。
总评分≥7分为睡眠紊乱，得分越高表示患者睡眠质量越差。

表12-11 失眠严重指数量表(ISI)

填表人:	填表日期:	第 次评定			
对于以下问题,请您圈出近1个月以来最符合您的睡眠情况的数字。					
1.入睡困难	无	轻度	中度	重度	极重度
	0	1	2	3	4
2.睡眠维持困难	无	轻度	中度	重度	极重度
	0	1	2	3	4
3.早醒	无	轻度	中度	重度	极重度
	0	1	2	3	4
4.对您目前的睡眠模式满意/不满意程度如何?	非常满意	满意	不太满意	不满意	非常不满意
	0	1	2	3	4
5.您认为您的失眠在多大程度上影响了你的日常功能?	无	轻度	中度	重度	极重度
	0	1	2	3	4
6.你的失眠问题影响了你的生活质量,你觉得在别人眼中你的失眠情况如何?	无	轻度	中度	重度	极重度
	0	1	2	3	4
7.您对目前的睡眠问题的担心/痛苦程度如何?	无	轻度	中度	重度	极重度
	0	1	2	3	4
					总分:( )
评分标准:(1) 总分范围是0~28分。(2) 0~7分没有临床上显著的失眠症。(3) 8~14分阈下失眠症。(4) 15~21分临床失眠症(中重度)。(5) 22~28分临床失眠症(重度)。					

5. 该患者属于慢性失眠的哪一类型?

答 该患者属于慢性失眠中的原发性失眠。

拓展阅读

慢性失眠的分型

ICSD-2中,根据失眠的不同临床表现和病理生理特点,将失眠分为原发性失眠和继发性失眠。原发性失眠分为心理生理性失眠、特发性失眠、矛盾性失眠、睡眠卫生不良、儿童行为性失眠。继发性失眠,即基于共存的原发疾病或各种致病条件导致的继发性失眠,具体分为:精神障碍导致的失眠、躯体疾病导致的失眠、药物或物质导致的失眠。

6. 该患者如何进行多导睡眠监测? 有何意义?

答 多导睡眠监测(Polysomnography,PSG)是一种对睡眠过程中呼吸、血氧饱和度、脑电图、心电图、心率等指标进行持续监测的检查方法。较主观量表评估而言,PSG具有客观而全面评价睡眠时间、氧合情况、心率以及睡眠整体稳定性等特点。因此,PSG是诊断睡眠障碍的"金标准",能够客观、规范、科学和量化地记录和分析睡眠结构和睡眠进程,从而评价睡眠质量,被广泛应用于睡眠呼吸暂停综合征、不同时相睡眠障碍、肺泡低通气综合征等睡眠障碍相关疾病的诊断和疗效评估。

知识链接

睡眠分期

多导睡眠监测(polysomnography,PSG)或睡眠脑电图显示,正常人睡眠呈周期性,每个周期由非快速眼动(non-rapid eye movement,NREM)睡眠及其随后的快速眼动(rapid eye movement,REM)睡眠组成,以有无快速眼球运动为鉴别特征。在一夜的睡眠中,NREM睡眠和REM睡眠交替出现,由一个NREM睡眠到另一个NREM睡眠或由一个REM睡眠到另一个REM睡眠的阶段，称为一个睡眠周期。通常每晚有4～6个睡眠周期，每个周期持续90～100 min。睡眠周期参数可用睡眠结构图表示，它由一个夜间时间及其对应的睡眠期组成，能提供整夜睡眠模式的细节。随着睡眠进程每个周期的睡眠结构有所变化，大部分N3期睡眠出现在前半夜，REM期睡眠持续时间在后半夜更长，所以睡行症和睡惊症大部分发生在前半夜，REM睡眠期行为紊乱和梦魇障碍多在后半夜发生。

7. 该患者除了可以进行药物治疗，还可以用什么治疗方法？

答 该患者除了进行药物治疗，还可以采用非药物治疗失眠。非药物治疗失眠的方法分为四大类：一是心理治疗，主要包括CBT-I、正念、冥想、催眠和强化睡眠再训练(intensive sleep retraining)；二是物理治疗，包括光照疗法、经颅微电流刺激、经颅磁刺激和生物反馈治疗等；三是中医技法，包含针灸、刮痧和推拿等；四是其他治疗方法，包括运动锻炼、饮食疗法、芳香气味疗法等。

拓展阅读

失眠的认知行为治疗

失眠的认知行为治疗(cognitive behavioral therapy for insomnia，CBT-I)是目前失眠治疗的首选或一线选择方案，分别为睡眠卫生教育、限制在床时间、刺激控制、重建认知、主动放松缓解紧张焦虑的放松训练五种方式。通过改变错误的认知、不良信念、负性思维反刍等可能会影响睡眠的习惯及行为，建立健康的睡眠行为进而改善失眠。

8. 针对该患者，我们如何进行护理？

答 对失眠患者的护理重在心理护理，通过各种心理护理措施，帮助患者认识失眠，纠正不良睡眠习惯，重建规律、有质量的睡眠模式。

(1) 消除诱因：

① 建立信任的护患关系：对于心理因素、不愉快情绪导致的失眠，心理护理的重点在于建立良好的护患关系，加强护患间的理解和沟通，了解患者深层次的心理问题。

② 支持性心理护理：失眠患者常因陷入失眠—担心—焦虑—失眠这样的恶性循环，导致失眠久治不愈。运用支持性心理护理，帮助患者认识心理刺激、不良情绪对睡眠的影响，使患者学会自行调节情绪，正确面对心理因素，消除失眠诱因。

(2) 失眠认知行为治疗(cognitive-behavioral therapy for insomnia，CBT-I)：主要是帮助患者达到以下几点：对睡眠保持符合实际的期望；不把白天发生的不愉快都归咎于失眠；不试图强迫自己入睡；不给睡眠施加压力；一夜睡不好后不要悲观；学会承受睡眠缺失的后果。引导患者认识睡眠，以正确的态度对待失眠，消除对失眠的顾虑，解除心理负担，纠正恶性循环状态。

① 睡眠卫生宣教：目的是帮助患者了解睡眠的基本知识，如睡眠的生理规律、睡眠质量的高低不在于睡眠时间的长短、失眠的原因和根源。同时教会患者处理失眠的各种措施，包括生活规律，三餐、睡眠、工作的时间尽量固定；睡前2 h避免进行易兴奋的活动，如看刺激紧张的电视节目、长久谈话、进食等，避免食用浓茶、咖啡、巧克力、可乐等；白天多在户外活动，接受太阳光照；用熟悉的物品或习惯帮助入睡，如听音乐、用固定的被褥等；营造最佳的睡眠环境，如避免光线过亮或直射脸部、维持适当的温度和湿度、保持空气流通、避免噪声干扰；选择合适的寝具；正确应用镇静催眠药物。

② 刺激控制训练：属于行为疗法的一种，主要是帮助失眠者减少与睡眠无关的行为和建立规律性睡眠-觉醒模式的手段。具体方法为要求患者做到以下几点：把床当作睡眠的专用场所，感到想睡觉才上床，而不是一累就上床；不在床上从事与睡眠无关的活动，如看书等；睡不着或无法再入睡(无睡眠20 min后)时立刻起床到另一房间，直到睡意袭来再回到床上；无论夜间睡眠质量如何，都必须按时起床；避免白天睡觉。这

些方法看似容易,但患者由于各种客观或主观因素往往不能完全做到,因此需要护士有规律地随访、督促和指导。

③ 睡眠限制疗法:也是行为疗法的一种。失眠患者常常是在床上待很长时间,希望能弥补一些失去的睡眠,但结果往往是适得其反。因此睡眠限制疗法的主要目的是教导失眠者减少在床上的非睡眠时间,限制待在床上的时间,拥有有效的入睡时间。具体方法为如果患者每晚在床上时间是 9 h,但实际睡眠时间为 5.5 h,即通过推迟上床或提前起床来减少患者在床上的时间至 5.5 h,然后将患者上床睡眠的时间每周增加 15 min,每晨固定时间起床,以保证在床上的时间至少有 85%～90% 用于睡眠。这种方法可使轻度失眠患者不断改善睡眠,获得较好睡眠,但这种方法的代价是睡眠时间的相对减少,另外也需要对患者进行随访。

(3) 其他疗法:根据患者失眠的情况,可适当选用暗示疗法、光照治疗、身心干预(气功、瑜伽、太极拳等)及躯体治疗(按摩、针灸、穴位按压、反射疗法等)。暗示疗法适合于暗示性较强的失眠症患者,通常选用某些营养药物作为安慰剂,配合暗示性语言,诱导患者进入睡眠。光照治疗指给予一定强度的光(700～1 200 Lux)和适当时间的光照,以改变患者睡眠-觉醒节律,引导患者养成良好的睡眠卫生习惯,从而获得满意的睡眠质量。

第十三章

血液净化护理

第一节　透析血管通路

一、案例导入

一般资料:患者,男,63岁。

现病史:患者患尿毒症,规律透析10年余,3次/周。干体重为63.8 kg,血压维持在116～148/67～88 mmHg;脉搏69～83次/min,血管通路采用左上肢自体动静脉内瘘,使用5年余。曾主诉透析前一晚自觉内瘘吻合口有痛感,未予重视。透析当日护士触诊自体动静脉内瘘震颤消失。后医生临时给予内瘘再通修补术,内瘘正常使用。使用2年后患者出现内瘘血流量不足,小于200 mL/min。影像学检查:动静脉内瘘狭窄,给予PTA手术治疗。这样患者内瘘又维持使用了2年,去年10月内瘘再次出现血流量不足,医生根据患者手臂血管综合情况,给予移植人工血管U型建立术,目前使用3个月,血流量250 mL/min。

二、临床问题解析

1. 该患者自体动静脉内瘘震颤为何消失?

答 该患者自体动静脉内瘘使用4年多,透析前一晚自觉动静脉内瘘有痛感,透前护士触诊自体动静脉内瘘震颤消失,这是内瘘出现了血管通路并发症:内瘘血栓形成。

2. 自体动静脉内瘘常见并发症有哪些? 如何处理?

答 (1) 血管狭窄:

① 病因:各种原因导致血管内膜局部增生,血流减少。吻合口附近及穿刺点部位血管易发生狭窄。

② 预防及处理:有条件可行经皮血管腔内血管成形术和(或)放置支架,也可开放手术纠正狭窄或重建内瘘。

(2) 血栓形成:

① 病因:多发生在血管狭窄处。高凝状态、低血压、压迫时间过长、低温等是常见诱因。

② 预防与处理:血栓形成24 h内,可采用注射重组组织型纤溶酶原激活剂或局部血管内注射尿激酶等进行药物溶栓。此外,瘘管血栓形成后也可采用取栓术治疗,成功率可达90%以上。目前常用的取栓术方法包括Fogarty导管取栓术及手术切开取栓术,较小的血栓可应用经皮腔内血管成形术(percutaneous transluminal angioplasty,PTA)进行球囊扩张及碎栓开通血管。

该患者内瘘出现了血栓,进行了手术切开取栓后再次使用内瘘维持血液透析。

(3) 感染:

① 病因:内瘘附近部位皮肤等感染以及长期透析患者伴有的免疫功能缺陷。

② 预防及处理:a. 感染部位应禁止穿刺,手臂制动。b. 在病原微生物监测的基础上使用抗生素,初始经验治疗推荐采用广谱的万古霉素联合应用一种头孢类或青霉素类药物,并根据药敏结果调整抗生素的应用;初次自体内瘘感染治疗时间至少6周。c. 极少数情况下内瘘感染需要立即进行外科手术。

(4) 内瘘动脉瘤:

① 原因:病因不明。血管比较表浅、局域穿刺或静脉高压是主要诱因。

② 预防及处理:a. 防止瘤样扩张的血管继续扩张,尽量避免在动脉瘤上穿刺,其表面较薄弱易于发生破溃及感染。b. 静脉流出道的动脉瘤,应该处理狭窄部位,可采取血管成形术。c. 切除血管瘤,重新吻合血管,重建内瘘。d. 用聚四氟乙烯(PTFE)血管做旁路搭桥手术,避免在瘘管穿刺部位放支架。

(5) 假性动脉瘤:

① 原因:常发生于透析内瘘穿刺后或者血管介入治疗后,也常见于穿刺针穿破内瘘血管后壁或毗邻动脉;患者依从性差,紧张和肢体频繁变动体位容易诱发,穿刺术后压迫时间不够或压迫位置不准确是形成假性动脉瘤的原因。

② 预防与处理:穿刺时正确定位,内瘘穿刺不宜过深,尤其附近有肱动脉走行部位。内瘘介入治疗拔出鞘管后按照正确的定位和手法压迫血管。合理使用抗凝药物。内瘘穿刺透析过程中,做好宣教,避免穿刺肢体乱动,避免剧烈咳嗽、打喷嚏。密切观测局部血肿增大情况及患者血压变化,假性动脉瘤大多不能自愈,需要手术治疗。手术包括动脉破口修补、瘤体切除、血管结扎或者血管移植重新制作内瘘。

(6) 充血性心力衰竭:

① 原因:吻合口口径大或近心部位的内瘘,在合并贫血、高血压及其他器质性心脏病或慢性心力衰竭等基础疾病时,容易发生心力衰竭。

② 预防与处理:一般上臂动静脉内瘘吻合口直径应限制在4 mm以下,同时应积极治疗基础疾病。前臂内瘘发生心力衰竭比较少见,一旦发生,可采取外科限流手术。反复心力衰竭者必须闭合内瘘,改用动脉表浅化、带隧道带涤纶套中心静脉导管或腹膜透析治疗。

(7) 静脉高压综合征:

① 原因:由于回流静脉狭窄及动脉血流压力的影响,出现肢体远端静脉回流障碍。

② 预防与处理:2周内出现的静脉高压症可以通过抬高术侧肢体、握拳增加回流以减轻水肿,超过2周持续肿胀手需要做进一步检查,可采用经皮血管腔内血管成形术解除流出道狭窄,特别需要注意解决中心静脉的狭窄,必要时可结扎内瘘,更换部位重新制作内瘘。

(8) 缺血综合征:

① 原因:a. 动脉发育不佳、动脉硬化、动脉炎等疾病,影响手部血液供应;b. 动静脉内瘘建立后,近心端动脉血流增加,并直接经吻合口流入压力低的静脉系统,全部或部分血液不流入远心端动脉及其分支;c. 极少一部分手术缝合原因造成远端动脉闭塞。高危因素包括长期胰岛素依赖的糖尿病、高血压、高龄、女性、之前同侧肢体做过内瘘术、高流量动静脉内瘘、冠状动脉疾病、系统性红斑狼疮、外周动脉闭塞性疾病等。

缺血综合征根据临床症状分为4级:Ⅰ级:手部苍白、发绀和(或)发凉但无疼痛。Ⅱ级:透析期间或运动时出现疼痛痉挛、感觉异常、麻木、寒冷。Ⅱa级:疼痛可以忍受。Ⅱb级:疼痛难以忍受。Ⅲ级:患肢静息痛。Ⅳ级:组织缺失(溃疡、坏死)。Ⅳa级:如果缺血好转,手部主要功能可能恢复。Ⅳb级:手或者肢体近心端不可逆坏死,手部主要功能丧失。

② 预防与处理:a. 保守治疗:手部保暖,功能锻炼,以及使用扩血管药物。b. 手术治疗:Ⅱb级以上建议手术,Ⅳb级建议截肢。因手术缝合原因引起的建议重新吻合。对于流入道动脉狭窄或闭塞可经皮血管内介入治疗(球囊扩张、支架植入)以保证血供。

知识链接

血液透析血管通路定义及分类

(1) 血液透析血管通路定义：血液净化需要把患者血液引出体外，以持续稳定的血流速经过透析器或其他净化装置，并回到体内去，该循环通路称血管通路(vascular access)。建立血管通路是顺利进行血液净化的基本保证。血管通路是保证血液透析正常进行的必备条件，是血液透析患者的生命线。

(2) 血液透析血管通路分类：血液透析血管通路分为两大类：动静脉内瘘(arteriovenous fistula)和中心静脉导管(central vein catheter,CVC)，动静脉内瘘又分为自体动静脉内瘘(autogenous arteriovenous fistula,AVF)和移植物动静脉内瘘(arteriovenous graft,AVG)；中心静脉导管又分为带隧道和涤纶套的透析导管(tunne-cuffed catheter,TCC)和无隧道和涤纶套的透析导管(non-cuffed catheter,NCC)。

自体动静脉内瘘成形术(arteriovenous fistula,AVF)是指通过外科手术，吻合患者的外周动脉和浅表静脉，使得动脉血液流至浅表静脉、静脉动脉化，达到血液透析所需的血流量要求，血管直径及深度便于血管穿刺，从而建立血液透析体外循环。

移植血管内瘘成形术(arteriovenous graft,AVG)是针对患者自身血管无法建立自体动静脉内瘘，而采用移植血管与患者动、静脉吻合，建立血管通路的手术方法。

3. 自体动静脉内瘘护理要点有哪些?

答 (1) 术前注意保护上肢血管资源，避免腕部以上部位血管穿刺和采血；保护手臂皮肤不要破损。

(2) 术后抬高术肢，促进血液回流，减轻水肿，及时活动手指，降低血栓形成风险。术后72 h可进行握拳锻炼，促进内瘘成熟。伤口如有渗血可轻压止血，并听诊杂音，避免压迫过重导致内瘘闭塞；严重出血需开放止血。3~7 d换药1次，10~14 d拆线。避免内瘘侧肢体负重、受压、测血压、输血、输液及采血。

(3) 合并血液高凝状态的患者，如止血良好，术后可给予低分子量肝素或阿司匹林等预防血栓形成，但要注意个体化处理。

(4) 术后8~12周，内瘘成熟后进行穿刺透析。如果评估内瘘成熟，也可考虑提前穿刺透析；但尽可能选择其他静脉穿刺作静脉回路，减轻内瘘损伤。

(5) 穿刺前检查内瘘区域皮肤颜色、温度，有无肿胀、疼痛及破溃，内瘘震颤及杂音情况，血管弹性、张力及搏动情况，进行举臂试验及搏动增强试验，发现异常情况及时行超声或影像学检查。

(6) 初期内瘘由经验丰富的护士进行穿刺；有条件的单位，内瘘首次使用或遇疑难情况时建议超声引导下穿刺。

(7) 血液净化治疗时连接体外循环，应依照无菌原则规范化操作。

(8) 血液净化结束拔出穿刺针后，压迫穿刺点15~30 min。如遇穿刺区域出现血肿，24 h内适当间断冷敷，并注意观察内瘘震颤情况，24 h后确认不再渗血可热敷或涂抹消肿类软膏，或采用理疗等方式消肿。

拓展阅读

自体动静脉内瘘及移植血管内瘘适应证

1. 自体动静脉内瘘适应证

自体动静脉内瘘成形术适用于慢性肾衰竭需要长时间血液透析治疗的患者。

(1) 诊断慢性肾衰竭，eGFR<25 mL/(min·1.73m^2)，并预计3~6个月内需要实施血液透析治疗的患者，应考虑实施自体动静脉内瘘成形术。

(2) 老年患者、糖尿病、系统性红斑狼疮以及合并其他脏器功能不全的患者，更应尽早实施自体动静脉内瘘成形术。

2. 移植血管内瘘适应证

利用自身血管无法建立自体内瘘者,包括:由于反复制作内瘘使上肢动静脉血管耗竭,由于糖尿病、周围血管病、银屑病等使上肢自身血管严重破坏,原有内瘘血管瘤或狭窄切除后需用移植血管搭桥。

4. 自体动静脉内瘘穿刺方法有几种?

答 自体动静脉内瘘穿刺方法有3种:扣眼法、绳梯法和区域法(图13-1)。

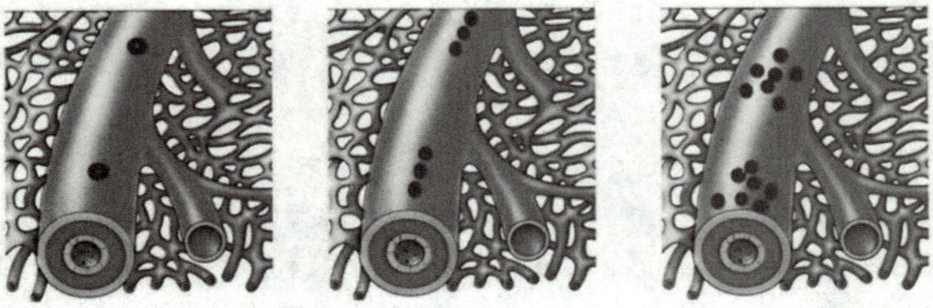

扣眼穿刺法　　绳梯穿刺法　　区域穿刺法

图13-1　自体动静脉内瘘穿刺方法

(1) 扣眼法穿刺。要求每次固定在相同的穿刺点、相同的穿刺角度和相同的穿刺深度进行穿刺,由此形成的皮下隧道,称之为"扣眼"。此法穿刺适用于血管条件限制,血管有狭窄、畸形,可以进行穿刺的血管长度较短;血管位置比较深,不明显,穿刺的成功率比较低;有条件进行家庭血液透析的患者。

(2) 绳梯法穿刺。要求穿刺点呈绳梯状更换,每次穿刺不要在上次穿刺点进针,而要旁开上次的穿刺点0.5~1.0 cm。从动静脉内瘘血管的一侧有计划地往上或往下按序更换穿刺点。绳梯法穿刺对血管长度有要求,适用于内瘘血管具备足够的有效穿刺长度的患者。

(3) 区域法穿刺。选择动脉和静脉穿刺区域,两者要旁开4 cm以上,在固定选择的穿刺区域内,做筛状的不定点穿刺。由于穿刺区域很快会形成血管瘤,所以穿刺很容易成功。

知识链接

自体动静脉内瘘钝针穿刺方法、注意事项及穿刺技巧与穿刺针固定

1. 穿刺方法

(1) 患者内瘘侧肢体下垫无菌巾。

(2) 根据患者的血管条件合理选择动脉穿刺点及静脉穿刺点。

(3) 动脉穿刺点选择距离吻合口5 cm以上。

(4) 静脉穿刺点选择距离动脉穿刺点5 cm以上。

(5) 聚维酮碘消毒穿刺点周围半径8~10 cm区域,穿刺者戴上无菌手套。

(6) 手持16~18 G内瘘针,针尖斜面朝上,与皮肤成25°角,沿血管外侧缘进针,皮下潜行一小段后进入血管。

(7) 见回血后放低角度,平行将针体全部送入血管,最后固定穿刺针。

(8) 扣眼穿刺法,即同一穿刺者采用锐针在患者内瘘的某一固定点,以相同的角度反复穿刺,以便在经过6~9次穿刺后,形成一个由皮肤至静脉管壁的疤痕隧道,即"扣眼"。

(9) 隧道一旦形成,则改用钝针穿刺。

2. 注意事项

(1) 钝针扣眼穿刺前,一定要彻底处理穿刺点的结痂,否则不利于穿刺针从扣眼处送入,同时会引起局部穿刺点渗血。

(2) 可用0.5%碘伏湿敷10 min,待结痂充分湿润变软后去痂。

(3) 湿润去除血痂后,手持钝针从穿刺点慢慢捻转往里轻轻推送,速度要慢,如有阻力,可调整方向,即可顺着皮下固定隧道滑入血管。

(4) 改变以往快速进针的习惯,同时要注意钝针穿刺与锐针穿刺的明显不同:即没有进血管时的突破感。

(5) 感觉进针较紧时,不能使用蛮力,应边捻转边进针。

(6) 如钝针穿刺困难,隧道感觉不明显,可再使用普通锐针穿刺几次,穿刺时注意沿原隧道进针,感觉有隧道形成后,再次用钝针穿刺,以保护已形成的隧道扣眼。

3. 自体动静脉内瘘穿刺技巧与穿刺针固定

(1) 动静脉内瘘首次穿刺前,通过视、触、听对内瘘血管进行评估。

(2) 动静脉内瘘穿刺:动脉穿刺选择向心或离心穿刺方式;静脉穿刺选择向心穿刺方式;动、静脉穿刺点之间至少相距5 cm以上;动脉穿刺点距吻合口3 cm以上。

(3) 动脉尽量与静脉不穿刺于同一血管,防止其影响透析效果;采取绳梯穿刺方式,不可定点穿刺,每两次穿刺点至少间隔0.5 cm。不要在血肿部位穿刺;不要在狭窄处、血管交叉、关节部位穿刺;可疑部位慎穿,感染处禁止穿刺。

(4) 自体动静脉内瘘穿刺针固定:建议采用三级固定法,即初级固定、二级固定、三级固定,加强内瘘穿刺针固定。① 初级固定:目的是固定并发挥微生物阻隔屏障作用,应使用具有固定功能的无菌敷料完全覆盖穿刺点。② 二级固定:穿刺针尾端的固定,目的是抵抗外力牵拉,固定缓冲,保护初级固定。③ 三级固定:透析管路及附属装置的固定,目的是减少因意外或患者快速移动等因素而导致的外力牵拉。初级固定、二级固定,应为患者预留可适当活动的透析管路长度。二级固定和三级固定推荐根据患者的皮肤状况和预期用途选择合适的医用胶带,用“Ω”固定、交叉固定、卷式固定、“U”形固定等方法进行穿刺针尾端、透析管路及附属装置的固定。蝶形固定,在一定程度上能降低穿刺针向外脱出的风险。

5. 该患者内瘘血流量不足,为什么行经皮腔内血管成形术?

答 经皮腔内血管成形术(percutaneous transluminal angioplasty,PTA),是通过穿刺内瘘血管狭窄的近心段,置入血管鞘,使导丝进入狭窄远心段,球囊通过狭窄段,缓慢加压,使狭窄部位充分扩张,从而矫正狭窄部位、恢复血管内径,实现动静脉内瘘正常使用。PTA指征:影像学检查证实动静脉内瘘存在需要干预的狭窄、血流量不足、难以满足血液透析治疗需求的患者。可考虑干预的动静脉内瘘狭窄的影像学征象:动静脉内瘘局部出现一处或多处血管腔狭窄,且最狭窄部位的狭窄程度>50%、血管内径<1.8 mm或峰值血流速为毗邻部位平直段血管的2倍以上。

该患者内瘘多次出现问题,血流量不足,影像学检查证实动静脉内瘘存在需要干预的狭窄,故行PTA手术。

拓展阅读

缺血综合征手术适应证

(1) 吻合口远心端桡动脉结扎术(distal radial artery ligation,DRAL):仅适用于前臂远端动静脉瘘血液逆流所致缺血。

(2) 内瘘缩窄术(banding):适用于高流量内瘘,通过缩窄内瘘,降低通路流量来增加远端肢体血供。

(3) 动脉流入道远端化(revision using distal inflow,RUDI):适用于高流量内瘘、需在远端动脉与原内瘘静脉重建吻合,动脉流入道远端化后流速下降,通路流量降低,达到改善远端肢体缺血的目的。

(4) 远端血管重建并中间结扎(distal revascularization and interval ligation,DRIL):适用于正常或低流量内瘘,更近心端的动脉旁路术直接增加肢体远端血供,结扎内瘘吻合口远端动脉避免远端动脉血进入压力低的内瘘静脉,达到治疗目的。

(5) 动脉流入道近端化(proximalization of the arterial inflow,PAI):适用于低流量或正常流量内瘘,通过人工血管或自体静脉将动静脉内瘘的流入道动脉重建至更近心端动脉,目的在于通过增加分流处压力来增加前臂的血供。

6. 自体动静脉内瘘健康指导包含哪些内容?

答 (1) 内瘘术肢不可负重,睡觉时不要压迫术肢,可将软枕垫于术肢,促进静脉血流,以减轻肿胀程度。

(2) 注意对内瘘术肢的保护,避免碰撞、提重物,防止受伤。

(3) 衣袖要松大,术肢避免佩戴饰物。

(4) 内瘘术肢不能量血压、一切静脉治疗以及抽血。

(5) 每日监测血压,按时服用降压药,防止高血压,避免低血压。

(6) 保持内瘘术肢的清洁,每天清洗局部,预防感染。

(7) 术后10天开始做健瘘操。

(8) 自我监测内瘘吻合口有无震颤以及听诊血管杂音。

知识链接

带隧道带涤纶套及无隧道无涤纶套中心静脉导管适应证

1. 带隧道带涤纶套中心静脉导管适应证

(1) 预期需要4周以上血液净化治疗的患者。

(2) 不适宜自体内瘘及移植物内瘘建立,或手术失败患者。

(3) 预期生命有限的血液透析患者。

2. 无隧道无涤纶套中心静脉导管适应证

(1) 急性药物中毒、免疫性疾病或危重症等需要建立体外循环进行血液净化治疗。

(2) 急性肾损伤需要血液净化治疗。

(3) 需要维持性或长期血液透析,但动静脉内瘘尚未成熟或内瘘失功。

(4) 腹膜透析出现并发症需要血液透析临时过渡性治疗。

7. 移植内瘘手术的术前准备和手术步骤包含哪些内容?

答 (1) 术前检查:

① 患者准备。通过物理检查及血管彩超检查上肢血管(必要时进行血管造影),选择拟做吻合的动静脉,动静脉内径应不小于3 mm,决定拟采用的手术方式。做胸部X线、心电图及超声心动图了解患者心功能,存在心力衰竭应予以改善;抽血检查患者凝血状态;手术前1 h预防性使用抗生素。

② 移植血管选择。自体血管移植多选择大隐静脉,取材前应做血管的相关检查,如血管超声等了解拟取大隐静脉的情况,明确没有曲张、硬化、闭塞等病变。移植人工血管一般选用直径6 mm的标准壁移植人工血管,根据患者年龄与自身血管条件作适当调整。目前市场上常用的移植人工血管有:Core-Tex移植人工血管、Impra移植人工血管,BRAUN及BAXTER移植人工血管等。也可采用立即穿刺型人工血管。

③ 吻合的配对动静脉。多采用上肢血管。肱动脉与头静脉或贵要静脉、正中静脉、肱静脉(前臂袢式)最为常用,成功率高、并发症少、使用方便。其次为桡动脉根部与贵要静脉或正中静脉、头静脉(前臂袢式),其他术式临床应用较少。

(2) 手术步骤:

① 移植血管处理。自体血管处理:a. 患者取仰卧位,下肢外展,常规备皮后用甲紫或画线笔标记出大隐静脉走行,消毒,铺巾。b. 予1%利多卡因局部麻醉后,在卵圆窝部做一小切口,游离大隐静脉。根据需用血管长短,于大隐静脉走行方向做纵行切口或若干小切口,将大隐静脉进一步游离,结扎并切断附近的小分支,完全游离所需大隐静脉后,结扎并切断大隐静脉近心端和远心端,取出大隐静脉,用500 U/mL(4 mg/mL)肝素盐水反复冲洗,记清楚大隐静脉近心端及远心端,然后放入生理盐水中备用。c. 仔细止血后,缝合皮下组织及皮肤。

② 移植血管处理：移植人工血管从包装袋中取出即可直接使用，可不用肝素盐水灌洗，以便减少血流贯通后的血清渗出。

③ 移植步骤：a. 麻醉选择：根据手术部位可选用臂丛阻滞麻醉、局部浸润麻醉、蛛网膜下腔阻滞麻醉（下肢手术）和全麻等。前臂和上臂移植血管内瘘可以采用局部麻醉。b. 切口设计：根据血管移植术式和拟做吻合的动静脉位置选择皮肤切口，通常可做一个或多个，切口形状和长度则应根据静脉的走行、皮下隧道的位置及形状来选择。跨肘窝部位的移植血管搭桥内瘘必须考虑弯曲肘部对血管的影响。c. 游离血管：钝性分离皮下组织，分别暴露和游离一段长2～3 cm拟吻合的动静脉。d. 皮下隧道：用皮下隧道器做袢式（U形）或直桥式（J形）皮下隧道，深浅要适中，过深不易穿刺，过浅可发生局部感染和局部皮肤坏死，移植血管穿过隧道时应避免扭曲、成角和受压。e. 冲洗血管腔：将游离好的动静脉用血管夹分别阻断其血流，如为端侧吻合在血管壁上做一纵向切口，长度与移植血管直径相当，端端吻合（仅限于桡动脉远心端）则拟吻合血管远端结扎切断，以0.1%～0.2%肝素盐水反复冲洗动静脉管腔。f. 吻合血管：修剪移植血管两端，采用6-0无损伤缝合线分别连续或间断吻合自体动、静脉，注意先吻合静脉端后吻合动脉端。g. 开放血流：一般先开放动脉端血管夹，待移植血管内空气由静脉端吻合口针眼排出后再开放静脉血流，若有局部渗血，轻压止血。有活动性喷血点应补针。若针眼或局部组织渗血难以压迫止血时，可使用医用生物蛋白胶止血。用手触摸吻合口，可触及血管震颤。h. 皮肤：轻压包扎，一般不需要放置引流条。

（3）术后医嘱：术后常规使用抗生素3～10 d（自体移植血管3～7 d，移植人工血管7～10 d），术后可口服肠溶阿司匹林抗血小板治疗，对于高凝状态患者，也可每12～24 h皮下注射低分子量肝素。抬高术侧肢体，避免压迫，移植人工血管一般4～6周血清性水肿消退后开始穿刺使用，自体移植血管成熟时间6～8周，建议2～3个月后使用。即穿型人工血管，术后次日即可穿刺使用。

该患者自体动静脉内瘘使用9年，自体血管已经耗竭，医生根据患者手臂血管综合情况选择移植人工血管U型建立术。

拓展阅读

移植血管材料

移植血管材料大致分为以下5种：

（1）自体血管：主要是大隐静脉和股浅静脉。由于取材较方便、无抗原性、口径较合适，目前临床仍较常用。

（2）同种异体血管：尸体大隐静脉、股动脉、脾动脉、肱动脉，以及胎盘脐静脉等，由于取材较困难等，应用越来越少。

（3）异种血管：主要是牛颈动脉。取材较易，但抗原性强、处理工序复杂、价格昂贵，因此，目前较少应用。

（4）移植人工血管：主要是聚四氟乙烯（polytetrafluoroethylene，PTFE）移植人工血管。取材容易、形状及口径容易控制、生物相容性好、容易穿刺，是目前应用最广泛的人工血管。

（5）生物工程血管。

8. 该患者移植血管动静脉内瘘的护理措施有哪些？

答 移植物内瘘的管理与动静脉内瘘相似，以下情况有所不同：

（1）术后2～4周穿刺，即穿型移植物内瘘术后次日即可穿刺。移植物内瘘须注意有无血清肿。

（2）准确判断血流方向，穿刺点距离吻合口3 cm以上，动静脉穿刺点相距5 cm以上，避免在血管袢的转角处穿刺。建议绳梯式穿刺，避免同一穿刺点反复多次穿刺，避免血管壁受损，减少瘢痕、动脉瘤及局部狭窄的形成。

（3）指导患者指压止血，必须在穿刺针完全拔出后加压，徒手用纱布卷轻压穿刺针刺入血管的位置而非皮肤进针位置，压迫止血10～15 min，压力应适中，既能止血又不阻断血流。

(4) 每周进行移植血管的物理检查,包括杂音、震颤、搏动及有无血管瘤形成等;每1~3个月进行常规超声检查。

(5) 移植物内瘘感染建议切除感染段或全部移植血管,并进行局部引流,留取血及移植物进行细菌培养和药敏试验,及时给予抗感染治疗,经验性治疗应覆盖革兰氏阳性及阴性菌,参考药敏结果开展后续治疗。

知识链接

血　清　肿

血清肿指无菌性血清样液体聚集在人工血管周围,外周由纤维软组织假包膜包裹,为人工血管动静脉内瘘特有的并发症。发生原因可能与人工血管多孔性结构相关,血清经多孔结构渗出。可以发生在人工血管全程,较多见于人工血管动脉吻合口。临床表现为术后人工血管周围局部肿块,超声无血流信号,合并感染局部红肿。应避免人工血管内压力过大(如静脉流出道狭窄,术中肝素生理盐水过度加压充盈),以及过度拉伸人工血管。治疗方法:① 保守治疗,纠正可能引起血清肿的因素。② 手术治疗,跨越血清肿段间置人工血管,并去除血清肿。间置人工血管采用无孔隙的即穿型人工血管更佳。如合并感染,同感染人工血管的处理。

9. 中心静脉留置导管分为哪几类?

答 中心静脉留置导管分为无隧道无涤纶套中心静脉导管和带隧道带涤纶套中心静脉导管两大类。

(1) 无隧道无涤纶套中心静脉导管是实施各种血液净化治疗的临时血管通路,包括单腔、双腔和三腔导管,目前双腔导管最常用。

(2) 预期需要4周以上血液净化治疗的患者;不适宜自体内瘘及移植物内瘘建立,或手术失败患者;预期生命有限的血液透析患者建议使用带隧道带涤纶套中心静脉导管。

拓展阅读

导管进化历程

中心静脉导管(CVC)是一种通过大静脉置入的导管,用于输液、输血、药物静脉输注、血流动力学监测和血液透析等治疗。

20世纪50年代,CVC开始被广泛使用。最早的中心静脉导管是采用硬质的钢针或塑料制成的,但使用不便且出现并发症的风险较高。

20世纪60年代,随着材料科学的进展和新技术的引入,CVC取得了重大的突破。引入了导管外壳,这样可以通过一个小切口将导管插入静脉,再通过切口处将外壳拔除,确保导管在体内牢固稳定。这一技术改进大大降低了并发症的风险。

20世纪70年代,CVC开始使用软质导管。硬质导管虽然具有较高的稳定性,但对静脉壁的刺激较大,容易产生并发症。而软质导管具有较好的生物相容性,减少了血栓形成和炎症反应的风险。

20世纪80年代,CVC的设计进一步改善。导管的尖端设计变得更加圆润,减少了对血管壁的损伤。同时,外壳的固定方式也得到改善,可以更好地防止导管的脱落。

20世纪90年代,微创技术的应用使CVC的置入更加安全和方便。通过经皮穿刺,可在床边完成导管的置入,避免了手术的创伤和麻醉的风险。此外,显像技术的进步也使CVC的置入更加精准和安全。

21世纪以来,CVC的发展更加注重个性化和功能化。例如,可在导管内部配置多个通路,实现不同药物的混合输注。此外,可将压力传感器集成到导管中,实时监测血流动力学参数,为临床治疗提供更多的信息支持。同时,CVC的尺寸也逐渐缩小,减少对静脉的占位,降低合并症的风险。

10. 如何对中心静脉留置导管治疗进行上机?

答 ① 准备治疗包、消毒物品和医用垃圾袋等。② 颈部静脉置管的患者头偏向对侧,戴口罩。打开伤口敷料,观察导管皮肤入口处有无红肿和渗出、导管固定情况等,消毒导管皮肤入口周围皮肤后覆盖敷料。③ 辅助人员协助操作者打开导管敷料,分别消毒导管和导管夹子,并协助固定导管。④ 操作者打开治疗包,戴无菌手套,铺无菌治疗巾。⑤ 辅助人员将导管放于无菌治疗巾上。⑥ 操作者先检查导管夹子处于夹闭状态,再取下导管保护帽。⑦ 辅助人员协助消毒导管接头,并避免导管接触非无菌表面,尽可能减少在空气中暴露的时间。推荐使用无色透明、表面光滑、闭合严密、具有直通结构的无针接头,形成导管封闭系统,减少外接口频繁暴露于空气中的机会。如发现接头有裂痕和无法去除的血液残留,应立即更换。⑧ 用注射器回抽导管内封管液,推注在纱布上检查是否有凝血块(推注时距纱布距离>10 cm),回抽量为动、静脉管各2 mL左右。如果导管回血不畅时,认真查找原因,严禁使用注射器用力推注导管腔。⑨ 根据医嘱从导管静脉端推注首剂量抗凝剂,连接体外循环。⑩ 医疗废物放于医疗废物桶中。

11. 如何对中心静脉留置导管治疗进行下机?

答 ① 颈部静脉置管的患者头偏向对侧,戴口罩。② 准备冲管生理盐水或预充式导管冲洗装置。③ 辅助人员分别消毒导管、导管夹和管路接头,并固定透析动静脉管路。④ 操作者戴无菌手套,将已开包装导管保护帽,放置无菌敷料上;断开中心静脉导管动脉端与管路连接,固定导管动脉端。⑤ 辅助人员协助连接已抽吸生理盐水注射器;操作者打开导管夹,辅助人员脉冲式推注生理盐水或预充式导管冲洗液,弹丸式推注封管液;操作者关闭导管夹,连接导管保护帽。推荐使用预充式导管冲洗装置,减少污染及感染风险。如导管使用分隔膜接头,则螺旋断开与透析机管路连接,按规范进行分隔膜接头表面消毒后连接注射器或预充式导管冲洗装置,进行冲管封管操作。⑥ 回血完毕后辅助人员停止血泵,关闭管路导管夹;操作者关闭中心静脉导管静脉端导管夹,断开中心静脉导管静脉端与管路连接;进而固定导管静脉端,打开导管夹;辅助人员协助注射封管液;操作者关闭导管夹,连接导管保护帽。⑦ 操作者用无菌敷料包扎中心静脉导管,辅助人员协助胶布固定。⑧ 辅助人员再次消毒导管皮肤入口周围皮肤,操作者更换无菌敷料覆盖,辅助人员协助胶布固定,并注明更换时间。

12. 如何对中心静脉留置导管进行抗凝处理?

答 无隧道无涤纶套/带隧道带涤纶套中心静脉导管的抗凝方案包括:

(1) 对于没有枸橼酸盐使用禁忌的患者,无论是否合并活动性出血或高危出血风险,可采用4%枸橼酸钠溶液封管。

(2) 对于没有肝素使用禁忌且无严重出血的患者,可采用1 000 U/mL浓度的肝素溶液封管。

(3) 合并导管内血栓形成的患者,建议每周1次使用1 mg重组组织型纤溶酶原激活剂(recombinant tissue plasminogen activator,rtPA)溶液封管;因患者经济条件等因素难以应用rtPA时,可采用10万单位尿激酶溶液封管或20万~30万单位尿激酶静脉注射。

(4) 对于血液高凝状态明显或血栓栓塞疾病高风险的患者,除外药物禁忌后,推荐给予抗血小板药物或低分子量肝素作为基础治疗。

(5) 发生导管感染、需要导管内使用抗菌药物时,推荐以4%枸橼酸钠作为基础抗凝药物;使用肝素溶液作为基础抗凝药物时,必须注意肝素与抗菌药物之间是否存在配伍禁忌。

13. 尿激酶溶栓方法与注意事项有哪些?

透析导管的有效血流量<200 mL/min或血泵流量<200 mL/min,动脉压<−250 mmHg或静脉压>250 mmHg时,就会发生导管功能不良的问题,这时候通常采用尿激酶溶栓法进行处理,具体方法如下:

(1) 干预导管功能不良可首先采用尿激酶溶液封管,或持续滴入。尿激酶的使用方法各地区和中心差异很大,建议采用如下两类方法:常规使用尿激酶封管。浓度一般为10 000~25 000 U/mL,对应导管容积封存。② 持续向导管内灌注尿激酶。推荐的剂量为每小时20 000 U,持续6 h,对纤维蛋白鞘形成引起的导管功能不良有一定疗效。如果无效要考虑更换导管或重新置入导管。

(2) 导管发生流动不畅或上机时导管抽吸困难，需要尿激酶溶栓。① 建议采用至少5 000 U/mL的尿激酶。尿激酶溶栓时在导管内保持25～30 min，也可以保留10 min后每隔3～5 min推注尿激酶溶液0.3 mL。② 反复发生血栓和流动不畅通常需要尿激酶持续滴注。建议方案为：尿激酶25 000～50 000 U/48 mL生理盐水浓度，以2～4 mL/h流量经导管动静脉端缓慢注入，持续时间至少6 h。

(3) NKF-DOQI尿激酶使用方法：① 尝试抽吸堵塞的导管腔，去除肝素。② 用3 mL注射器或者其他小型注射器平稳地把尿激酶(1 mL或足够充盈导管腔的量)注入堵塞的导管腔(尿激酶5 000 U/mL)。③ 如有必要，用生理盐水充填导管腔的剩余部分(比如导管腔1.3 mL，用尿激酶1 mL、盐水0.3 mL)。④ 每隔10 min，追加0.3 mL盐水，共2次，把有活性的尿激酶推向导管远端。⑤ 抽吸导管。⑥ 如有必要，重复上述步骤。

(4) 合并导管内血栓形成的患者，建议每周一次尿激酶封管，可采用10万单位尿激酶溶液封管或20万～30万单位尿激酶注射。尿激酶静脉给予后经肝脏快速清除，血浆半衰期≤20 min。肝硬化等肝功能受损患者其半衰期延长。尿激酶的不良反应有出血、过敏反应、消化道反应、可能SGPT(谷丙转氨酶)升高，使用过程中应注意以下事项：① 适应证评估，确保导管确实存在血栓形成，避免不必要的溶栓治疗。② 监测患者反应，在给药过程中及之后监测患者的生命体征，观察是否有出血倾向或其他不良反应。③ 并发症预防：注意避免导管损伤或感染，保持无菌操作。④ 过敏反应：确认患者对尿激酶成分无过敏史，必要时预先给予抗过敏药物。⑤ 使用时间：溶栓治疗应在医生指导下进行，避免过长时间使用溶栓药物。

第二节　血液透析急性并发症

一、案例导入

一般资料：患者，男，58岁。

现病史：患者有糖尿病病史6年，目前神情、精神尚可，双下肢轻度浮肿，诊断：慢性肾衰竭。拟对其实施血液透析治疗，已签署“医疗风险知情同意书”和“血液透析治疗同意书”。

辅助检查：血常规显示白细胞3.5×10^9/L，红细胞102 g/L，血红蛋白95 g/L，血小板130×10^9/L；急诊八项：血尿素 27.75 mmol/L，肌酐 853 μmol/L，GLU 4.55 mmol/L，CO_2-CP 15 mmol/L，GFR10 mL/(min·1.73m²)。血钾 3.65 mmol/L。患者以轮椅推入透析室，血压125/70 mmHg、脉搏78次/min。血管通路予以股静脉临时导管植入。医嘱：低分子肝素2 000 U单位皮下注射、透析液流量500 mL/h，透析器选择费森尤斯FX10，血流量设定200 mL/min，透析时间1.5 h。

透析过程患者病情：透析1 h血压80/50 mmHg，脉搏90次/min，心律不齐，主诉心前区有轻微不适感。

二、临床问题解析

1. 该患者透析中发生了什么情况？

答 该患者透析1 h血压80/50 mmHg、脉搏90次/min，心律不齐，主诉心前区有轻微不适感。患者发生了低血压和心律不齐。

知识链接

血液透析

血液透析(hemodialysis，HD)是终末期肾脏病(endstage renal disease，ESRD)患者维持生命的主要治

疗方法之一。血液透析是一种体外循环的侵入性操作过程，患者需要周而复始地长期治疗，其风险大，容易产生低血压、心律失常、心力衰竭等各种急性并发症。血液透析急性并发症是指发生在透析治疗过程中或在血液透析结束时发生的与透析相关的并发症，病情重、发生快，需要立即治疗。

2. 什么是透析低血压？

答 透析中低血压（intra-dialytic hypotension，IDH）是指平均动脉压比透析前下降30 mmHg以上，或收缩压降至90 mmHg以下，IDH是血液透析患者常见并发症之一，约发生于20%～30%血液透析人群，尤其易发生于老年和糖尿病患者，可发生在整个血液透析过程中的任何时刻，严重影响透析治疗以及透析的充分性，降低患者的生存质量，增加死亡风险。

3. 请问该患者为什么会发生透析低血压？

答 （1）无法避免的危险因素。包括患者的年龄、性别、透析时间等。一般来说，随着年龄增长、透析时间增长，透析中低血压发生率随之升高，女性比男性更容易发生透析中低血压。

（2）合并症因素。包括糖尿病、心血管疾病、自主神经病变等。

（3）透析液及其温度。含钠量低、含镁量高以及含钙量低的透析液可导致低血压。透析液高于体温也会导致低血压。

（4）可控制的危险因素。包括透析间期体重增长过多、超滤过快或过度、血浆渗透压迅速下降、制定的目标体重太低、自主神经病变以及心脏储备减少、低蛋白血症、高磷血症、严重贫血，透析前已存在低血压或高血压、使用降压药、使用硝酸酯类药物、透析中进食过多等。

4. 透析低血压的临床表现有哪些？

答 少部分患者可表现为无症状性低血压，但大多数患者检测到血压下降前可能观察到迷走神经症状，包括打呵欠、叹息和声音嘶哑。同时伴有面色苍白、胸闷无力、恶心、呕吐、头晕，或者紫绀、出冷汗、呼吸困难，血压下降至＜80/50 mmHg以下甚至测不出，心率增快至＞120次/min，反应迟钝、意识模糊甚至丧失。低血压相关症状包括困倦、嗜睡、叹息、烦躁、头痛、肌肉痉挛、呼吸困难及胸背疼痛、腹痛、恶心呕吐等，甚至有些患者会因为低血压而导致休克。

拓展阅读

透析低血压对患者的影响

低血压是血液透析患者死亡的独立危险因素。透析中低血压影响单次透析的顺利进行，引起患者不适症状，无法完成此次设定的超滤目标和毒素清除，导致此次透析充分性无法达标。透析时出现低血压，不仅会增加预防和治疗的难度，还会增加患者身上的痛苦和对透析治疗的恐惧。

低血压透析的时候，会增加死亡等预后不良终点事件的发生。反复发生的透析中低血压会引起各个器官的血液灌注不足，进而导致动静脉内瘘、残余肾、肠系膜血管及心脑等重要器官相应并发症，甚至增加全因死亡率。

5. 如何防治透析低血压？

答 血液透析中低血压的防治应以预防为主，包括积极预防、早期发现、快速处理、适当扩容。

（1）控制钠盐每日在5 g以内。

（2）改善患者营养，增加热量供给，纠正贫血、低蛋白血症等。

（3）血液透析过程中避免进食。

（4）正确评估计算患者干体重，对于透析中频繁发生低血压者应重新评估目标体重。

（5）透析室温度＜24℃，避免使用低钠透析液，透析液温度设定为36.5℃以下。

(6) 合理使用降压药,需服用降压药者,在透析当天让患者在透析后服药,必要时遵医嘱透析日停用降压药物。

(7) 为防止低血容量引起的低血压,可选择预充量小的透析器和动静脉管路,必要时应用白蛋白生理盐水预充液全预充上机。

(8) 尝试个体化血容量监测与反馈模式,有助于稳定患者有效循环血容量。

(9) 逐渐降低透析液温度,改变透析方式,采用可调钠透析、序贯透析或血液滤过。选择可调钠透析和序贯透析时,应在患者血钠水平较高时进行超滤,有利于控制透析前高血压。

(10) 延长透析时间或增加透析频率,方法是延长每次透析时间或每周增加1次透析。

(11) 采用1.5 mmol/L或1.75 mmol/L高钙透析液,但1.75 mmol/L高钙透析液,有增加血管钙化及心血管事件的风险,应避免长期使用。

(12) 如果其他所有措施都未能降低透析中低血压的发生率,可使用选择性α_1肾上腺素受体激动剂——米多君。通常在透析前15~30 min给予2.5~5 mg。如果在血液透析治疗后期出现低血压,可分次给药。

(13) 对于长期存在严重影响日常生活能力的透析中低血压患者,可选择将标准的1周3次的血液透析改为其他透析方式,如腹膜透析、每日透析、血液透析滤过或夜间长时血液透析。

6. 预防患者透析低血压的护理措施有哪些?

答 (1) 透析中一旦发现血压低或症状明显(面色苍白、出汗),可不必先测血压,立即快速静脉输入生理盐水100~200 mL。

(2) 将超滤速度调整为零,并迅速将患者采取头低足高位,吸氧。

(3) 同时通知医生,观察血压变化,给予心电监护。

(4) 如停止超滤、扩容后低血压仍不能缓解,可遵医嘱给予高渗葡萄糖、血浆和白蛋白,以提高血浆渗透压。

(5) 如上述处理后仍不好转,可遵医嘱给予多巴胺注射液20~40 mg缓慢静脉注射。

(6) 寻找有无其他诱因,以便采取相应的抢救措施。

7. 血液透析患者发生心律失常主要有哪些类型?

答 心律失常是维持性血液透析患者常见并发症之一,可发生在透析过程中或透析间期,是造成心源性猝死的主要因素之一。透析患者心律失常主要类型包括心房颤动、室性心律失常及房室传导阻滞等。

8. 血液透析患者发生心律失常原因有哪些?

答 (1) 电解质紊乱或酸碱平衡失调,如高钾血症、低钾血症 低碳酸血症。

(2) 透析前服用降压药物。

(3) 服用洋地黄制剂的人群是发生心律失常的高危人群,应避免透析前发生高钾血症及透析中钾离子有较大波动。

(4) 透析中超滤量过大、低血容量的急剧变化对心血管系统血流动力学、血压、血管活性物质产生极大的影响,易诱发心律失常。

(5) 原有心包炎、左心室肥厚、缺血性心脏病、淀粉样变的患者在透析中易发生心律失常。

(6) 严重的贫血。

(7) 老年人、儿童、初次透析的患者,在透析中血流量过快也可诱发心律失常。

(8) 新发冠脉事件,尤其是心肌梗死。

(9) 其他原因。包括颈内静脉导管置入右心房过深;服用引起QT间期延长的相关药物,如大环内酯类抗生素、抗真菌药物(伊曲康唑、氟康唑)、喹诺酮类抗生素、他克莫司、西那卡塞、苯二氮䓬类药物、米多君及抗抑郁药物等。

9. 血液透析患者发生心律失常的临床表现有哪些?

答 患者在血液透析过程中或结束后出现心悸、胸闷、心慌、心前区疼痛、头晕、头痛、恶心、呕吐、憋气,严重者出现低血压、意识丧失、抽搐等。严重的透析心律失常导致透析治疗被迫终止,影响血液透析充分性,甚至造成患者猝死。

10. 血液透析患者发生心律失常应如何防治?

答 (1) 积极防治电解质紊乱。对于电解质紊乱造成的心律失常,应积极纠正电解质紊乱,血流动力学稳定的患者,应紧急进行血液透析治疗。高钾血症或伴有酸中毒患者,透析中应避免纠正酸中毒、降钾过快,以免诱发或加重心律失常。低钾血症或伴有低钙血症患者,避免使用低钾、低钙透析液以减少房颤或长QT间期引发室性心律失常和心搏骤停风险。如已发生心律失常,遵医嘱首先通过透析管路或静脉补充氯化钾、氯化钙或葡萄糖酸钙(表13-1)。

表13-1　血液透析患者抗心律失常药物的种类和应用

药物分类	QT间期	药物名称	适应证	常规用法与注意事	透析能否清除
Ⅰa类	延长+	普鲁卡因胺	阵发性室上性心动过速、室性期前收缩、室性心动过速、心房颤动和心房扑动经电复律后的维持治疗	0.1 g静脉注射5 min。必要时每隔5～10 min重复1次静脉注射,总量≤10 mg/kg;或者10～15 mg/kg静脉滴注1h,然后以1.5～2 mg/(kg·h)维持静脉滴注	能
Ⅰb类	缩短+	利多卡因	快速型室性心律失常	1.0 mg/kg,稀释后3～5 min内静脉注射,继以1～4 mg/min维持静脉滴注。如无效,5～10 min后可重复静脉注射,但1 h内最大剂量≤200 mg(4.5 mg/kg)。连续应用24～48 h后半衰期延长,应减少维持量。	不能
		美西律	室性心律失常,如室性期前收缩和室性心动过速	150～200 mg/次,每日3次,口服	不能
Ⅰc类	不变	普罗帕酮	伴或不伴有预激综合征的室上性心动过速	1～1.5 mg/kg或70mg加5%葡萄糖液稀释后,静脉注射10 min,可10～20 min重复1次静脉注射,总量≤210 mg。静脉注射起效后改为0.5～1.0 mg/min静脉滴注	不能
Ⅱ类	不变	美托洛尔	窦性及室上性心动过速,室性心律失常,不伴心力衰竭、低血压或预激综合征的心房颤动	12.5～50 mg/次,2～3次/d,口服。不伴心力衰竭、低血压或预激综合征的心房颤动者:美托洛尔5 mg(5 mL)静脉注射5 min,每5 min重复静脉注射,总量不超过15 mg	不能
		普萘洛尔	房性及室性期前收缩、窦性及室上性心动过速、心房颤动等	动患者:美托洛尔5 mg(5 mL)静脉注射5 min,每5 min重复静脉注射,总量不超过15 mg。10～30 mg/次,3～4次/d,饭前、睡前口服	不能
		阿替洛尔	室上性、室性心律失常、洋地黄及儿茶酚胺引起的快速心律失常	透析患者25 mg/d,分2次口服	能

续表

药物分类	QT间期	药物名称	适应证	常规用法与注意事	透析能否清除
Ⅲ类	延长+++	索他洛尔	室性、室上性心律失常，心房颤动、心房扑动电复律后正常窦性节律的维持	80～160 mg/d，2次/d，口服。从小剂量开始，逐渐加量。室性心动过速患者可增至160～480 mg/d	能
		胺碘酮	室上性心动过速、快速心房颤动、心房扑动；利多卡因治疗无效的室性心动过速	冠脉综合征心房颤动患者：剂量5 mg/kg，稀释后静脉泵注1 h，继之50 mg/h静脉泵注6 h；随后以0.5 mg/min维持静脉滴注18 h。1 d内累积剂量一般不超过1.2 g 室性心动过速患者：300 mg（相当于5 mg/kg）稀释后静脉注射10 min	不能
Ⅳ类	不变	维拉帕米	室率，以及预防阵发性室上性心动过速 静脉注射：治疗快速性室上性心律失常，或在心房扑动或心房颤动时减慢心室率	240～320 mg/d，分3～4次/d，口服。起始剂量5 mg稀释后至少2 min静脉注射。如无效，15～30 min后重复5 mg静脉注射，总量≤20 mg	不能
其他	缩短++	去乙酰毛花苷	慢性心力衰竭，快速心室率的心房颤动、心房扑动	首剂0.2～0.4 mg，5%葡萄糖液稀释后缓慢静脉注射10～20 min，以后0.2～0.4 mg/2～4 h静脉注射，总量≤1.0 mg/d	不能
		阿托品	窦性心动过缓、窦性停搏、二度Ⅰ型	起始剂量0.5 mg静脉注射，必要时重复，总量≤2.0 mg/d	能
		腺苷	房室传导阻滞 阵发性室上性心动过速	6 mg（2 mL）1～2 s内静脉注射，无效可在数分钟后给予12 mg同样速度静脉注射	不能

（2）透前超滤量过大或容量超负荷的心衰患者，超滤速度不宜超过15 mL/min，体重增长过多者可通过延长透时间完成设定的超滤目标。

（3）消除诱因，有左心室肥厚的患者在血容量突然变化、低血压、低血氧饱和度出现时均可诱发心律失常。低氧血症常伴随整个透析过程，预防性吸氧可改善心肌的供氧状况。

（4）新发生冠脉综合征患者，根据其血压状态进行口服或静脉滴注硝酸甘油、口服抗血小板药物，尽快终止透析或者改连续性肾脏替代治疗，转专科治疗。

（5）生活规律，避免寒冷、劳累和过饱。寒冷会诱发冠状动脉等血管阻力增加、血压增高，心肌耗氧量增加，可能加重病情，患者应适当增减衣被，室温调节在18～22℃。注意活动适度，避免劳累，进食规律且定量，避免过饱。

（6）对导致血流动力学不稳定的心律失常，应针对病因与诱因进行处理，迅速给出相应药物治疗。

（7）房室传导阻滞二度Ⅱ型以上、严重窦性心动过缓以及窦性停搏＞3 s的患者可考虑安置心脏起搏器；频发室性期前收缩药物治疗无效者可行射频消融；多发短阵室性心动过速、心室颤动在药物治疗基础上安置埋藏式心脏除颤仪等。

11. 血液透析患者发生心律失常时的护理措施有哪些？

答 （1）当心律失常发作时，护士先做应急处理，立即减小或停止超滤速度，减小血流量，给予患者氧气吸入（2～3 L/min）。同时告知医生。

（2）给予心电监护。明确心律失常类型及原因，立即行心电图检查。疑似心肌梗死的患者，加测肌钙蛋白等心肌损伤标志物。

(3) 遵医嘱使用抗心律失常药物,必要时使用电复律。

(4) 严重心律紊乱经处理无效,或伴有心衰低血压患者应终止透析。

(5) 若出现心脏骤停,立即停止血液透析,启动心肺复苏。

12. 维持性血液透析患者容易发生心衰吗?

答 心力衰竭(heart failure,HF)简称心衰,是血液透析患者常见的心血管疾病。大多数血液透析患者少尿甚至无尿,由于在透析间期液体摄入过多,体重增加过量,或者在透析当日抱有侥幸心理而多饮多食,使水分潴留等都能使血容量过多而容易导致心衰发生。透析患者一旦合并心力衰竭,生存率显著下降。随着肾功能的恶化,心力衰竭患病率不断增高,在透析患者中心力衰竭患发病率约为40%。而急性左心衰是临床常见急症之一,指心衰的症状和体征急性发作或急性加重的一种临床综合征。常表现为突然出现的呼吸困难、端坐呼吸、双肺满布湿啰音、焦虑、心率增快、咳粉红色泡沫痰,严重时可出现心源性休克甚至昏迷。

13. 维持性血液透析患者为什么容易发生心衰?

答 (1) 容量负荷过重。饮食饮水过多、严重贫血及心脏瓣膜关闭不全等。

(2) 压力负荷过重。高血压、主动脉瓣狭窄及肺动脉高压等。

(3) 心脏原因。原发性心肌病、心肌炎、扩张性心肌病、缺血性心肌病变、尿毒症性心肌病、甲状腺功能亢进或甲状腺功能减退心肌病、冠心病、心肌淀粉样病变及心肌梗死等。

(4) 透析治疗参数设置不当或操作失误,导致透析液大量反超,可诱发急性左心衰竭。

(5) 血管通路相关的心力衰竭。建立动静脉内瘘后,局部血流动力学发生变化,部分血流不经过毛细血管而直接通过动静脉内瘘通路进入静脉,导致有效心输出量不足诱发心力衰竭。

14. 维持性血液透析患者发生心衰有哪些临床表现?

答 (1) 心力衰竭是以肺循环或体循环淤血、器官和组织血液灌注不足为临床表现的一组综合征,主要表现为呼吸困难、乏力以及液体潴留。

(2) 特征性体征包括:湿啰音、外周水肿、颈静脉充盈、肝颈静脉回流征、心尖冲动位置改变、第三心音奔马律以及心脏杂音等。

(3) 急性左心衰竭典型的表现为夜间阵发性呼吸困难、胸闷、气急、不能平卧、心率加快,患者面色青紫、口唇发绀、大汗淋漓、烦躁不安或咳出粉红色泡沫痰,心前区可闻及奔马率,双肺有湿啰音。

知识链接

心力衰竭的分级

目前心力衰竭的严重程度通常采用美国纽约心脏病学会(New York heart association,NYHA)的心功能分级标准,以诱发心力衰竭症状的运动量为主要依据,分为4级。

(1) Ⅰ级:心脏病患者日常活动量不受限制,一般活动下不引起乏力、呼吸困难等心力衰竭症状。

(2) Ⅱ级:心脏病患者体力活动轻度受限,休息时无自觉症状,一般活动下出现心力衰竭症状。

(3) Ⅲ级:心脏病患者体力活动明显受限,低于平时一般活动即引起心力衰竭症状。

(4) Ⅳ级:心脏病患者不能从事任何体力活动,休息状态下也存在心力衰竭症状,活动后加重。

15. 维持性血液透析患者如何预防和处理心衰?

答 (1) 预防:

① 加强患者容量管理,准确评估容量状态、调定最佳干体重、控制透析间期体重增长在干体重的5%以下。一般而言,隔日血液透析患者体重增长不超过1 kg,隔两日血液透析患者体重增长不超过1.5 kg。每日食盐摄入量<5 g。

② 加强患者营养治疗，戒烟、禁酒，适当运动。

③ 有效控制并发症：如高血压、透析中低血压、贫血、骨矿物质代谢紊乱、代谢性酸中毒等。

④ 充分透析，严格进行透析充分性管理、采用高通量透析、进行在线HDF及选用生物相容性好的膜材料。患者单次透析 spKt/V≥1.2且URR≥65%；保障透析时间，每周3次、每次4～4.5 h的治疗。

⑤ 使用超纯透析液，改善微炎症状态。

⑥ 注意透析中适当调整透析液浓度；加强透析治疗过程中的管理，避免透析液反超的发生。

⑦ 透析结束回血流速应缓慢，防止患者血容量快速上升。

⑧ 指导患者每日监测血压，定期查胸片，观察心胸比例是否正常。

⑨ 心血管状态不稳定的患者，建议采用血液滤过或血液透析滤过治疗模式。

⑩ 控制心力衰竭的诱因，如上呼吸道和肺部感染等。

⑪ 治疗并发的心肺疾病，如慢性阻塞性肺疾病、肺梗死、瓣膜狭窄或关闭不全等。

⑫ 为预防血管通路相关心力衰竭，对于心力衰竭风险高的患者或已存在心力衰竭的患者，建议避免行高位自体动静脉内瘘。在吻合时可采用端-侧吻合，避免侧-侧吻合带来的高血流量问题。

(2) 治疗：

① 增加透析频率或者采用更长时间的透析，包括更频繁但持续时间更短的日间透析和持续时间更长的夜间透析方案。

② 对于心力衰竭不能耐受间歇式血液透析治疗的患者，可采用连续性肾脏替代治疗(continuous renal replacement therapy，CRRT)。CRRT可以缓慢精确清除液体、持续清除溶质及炎症介质、更好地维持酸碱平衡。对于反复发生透析中低血压等原因不能耐受间歇式血液透析的患者，CRRT更有利于维持其血流动力学稳定、液体精准管理，也避免了心肌缺血；对于严重失代偿的心力衰竭患者，尽早行CRRT治疗，有助于预防进一步的器官损伤，防止多器官功能障碍的进展。

③ 对于已建立动静脉内瘘的患者，如出现心力衰竭或原有心力衰竭症状加重，应及时进行动静脉内瘘血流监测及超声心动图检查，对于血管通路引起相关心力衰竭的患者，当心指数≥3.9 L/(min·m²)时，建议选择内瘘减流手术。如为难治性心力衰竭，建议关闭动静脉内瘘。

④ 对于部分反复出现透析中低血压的心力衰竭患者，可应用低温透析液(＜35℃)增加全身血管阻力、提高心脏收缩力、减少左心室质量、减轻相关症状，也可通过个体化设定透析液钠浓度，从而减轻相关症状。

⑤ 药物治疗。遵医嘱用药：a. 吗啡。静注吗啡3～5 mg可使患者镇静，减少躁动，同时扩张小血管而减轻心脏负荷，必要时每间隔15 min重复用1次，共用2～3次。观察患者有无呼吸抑制或心动过缓、血压下降等不良反应。b. 血管扩张药。可选用硝酸甘油静滴，严格按医嘱定时监测血压，用输液泵控制滴速，根据血压调整剂量，维持收缩压在90～100 mmHg。也可使用硝普钠、乌拉地尔、酚妥拉明等。c. 正性肌力药物。如洋地黄制剂，尤其适用于快速心房颤动或已知有心脏增大伴左心室收缩功能不全的患者。可用毛花苷丙稀释后静注，首剂0.4～0.8 mg，2 h后可酌情再给予0.2～0.4 mg；非洋地黄制剂：多巴胺、米力农、左西孟旦等，适用于低心排血量综合征，可缓解组织低灌注所致的症状，保证重要脏器血液供应。d. 氨茶碱。适用于伴有支气管痉挛的患者。

⑥ 非药物治疗。包括其他血液净化治疗、心室机械辅助装置、主动脉内球囊反搏等。

16. 对于维持性血液透析患者心衰的护理措施有哪些?

答 (1) 急性左心衰竭紧急救治原则：

① 立即协助患者取半卧位或坐位，双腿下垂，以减少静脉回流，减轻心脏负荷。

② 给予高流量吸氧，必要时给予20%～30%乙醇湿化吸氧，将血氧饱和度维持在≥95%。

③ 对于急性左心衰竭而血压稳定的患者，立即给予单纯超滤，超滤脱水速度0.5～1.0 L/30 min，以快速减少容量负荷，可迅速改善心力衰竭的临床症状。

④ 迅速建立两条静脉通道，遵医嘱正确使用强心、利尿、扩血管等药物，并观察疗效与不良反应。

(2) 病情监测。严密监测血压、呼吸、心率、血氧饱和度和心电图情况，检查血电解质、血气分析等。严密观察患者意识、精神状态，观察患者皮肤颜色、温度和出汗情况，以及肺部啰音或哮鸣音的变化，记出入量。护理人员需要在血透治疗过程中对患者是否会出现心衰症状加以识别，并且针对患者实际情况给予相应的护理干预措施。

(3) 心理护理。医护人员在抢救时必须保持镇静、操作熟练、忙而不乱，使患者产生信任与安全感，减少患者恐惧或焦虑。避免在患者面前讨论病情，以减少误解。护士应与患者及家属保持密切接触，提供情感支持。

(4) 健康教育。严格控制患者饮食中的盐分摄入量，以免加重患者的身体负担等。对于贫血患者，给予促红素、叶酸和铁剂纠正贫血，补充足量的优质蛋白。

17. 何为血液透析首次使用综合征？

答 首次使用综合征(first-use syndrome，FUS)又称"透析器反应"，是指使用新透析器时血液与透析膜或血管路接触之后，血中白细胞及补体下降，患者出现的一系列临床症状，是血液透析患者常见的急性并发症之一，其发生率为3%～5%。FUS临床上分为两类：过敏型反应(A型)和非特异型反应(B型)。

B型反应没有A型反应严重，多数反应程度较轻，常于透析开始后20～60 min出现，发生率为3～5次/100透析例次。

18. 首次使用综合征的病因及发病机制分别是什么？

答 A型FUS在透析后几分钟可以发生，突出特点是呼吸困难，内瘘部位或全身有发热感，可突然心搏骤停甚至死亡。轻者仅有瘙痒、荨麻疹、咳嗽、流泪和流涕，也可有腹肌痉挛和(或)腹泻。病因可能是透析器浸出的物质或细菌肽污染。A型反应的一个典型原因是使用环氧乙烷对中空纤维透析器进行消毒。目前对环氧乙烷的反应并不常见，该反应仅在首次使用时发生，通常是在使用透析器前没有进行充分预冲导致的。FUS主要是患者对与血液接触的体外循环管路、透析膜等发生变态反应所致，致病因素包括透析膜材料、管路和透析器的消毒剂(环氧乙烷)、透析液受污染、肝素过敏等。另外，有过敏病史及高嗜酸性粒细胞血症、血管紧张素转换酶抑制剂(angiotensin-converting enzyme inhibitor，ACEI)应用者，也易出现A型反应。

B型反应是由补体介导的。透析膜上游离羟基可激活补体的替代途径，从而导致中性粒细胞激活及之后在肺循环中的隔离。这些变化通常伴有显著而短暂的中性粒细胞减少，开始透析后1 min即可出现，白细胞计数在15 min内达到最低值。随后，循环中未成熟中性粒细胞(杆状核细胞)的数量增加，使中性粒细胞计数在1 h内回升至透析前的数值。

19. 首次使用综合征的临床表现有哪些？

答 A型反应的发生率<5次/100 000透析例次。通常在血液透析的最初几分钟内开始，偶尔可延迟至开始治疗后30 min时出现。依据反应轻重可表现为多种症状，如瘙痒、血液透析入路处灼热感、荨麻疹、潮红、咳嗽、打喷嚏、喘鸣、腹部绞痛、腹泻、头痛、背痛、胸痛、恶心、呕吐、发热和寒战。更严重的反应可导致呼吸困难、濒死感、低血压，还可能导致心搏骤停和死亡。患者血液中可发现环氧乙烷抗体。

B型反应更常见，3～5次/100透析例次，但没有A型反应严重，多数反应程度较轻，常于透析开始后20～60 min出现，表现为胸痛和背痛，少数伴有不同程度的恶心、呕吐和皮肤瘙痒。

20. 如何预防首次使用综合征？

答 (1) 透析前充分预冲透析器和透析管路，如有些透析器的说明书上注明预冲1 000 mL以上可以防止首次使用综合征的发生。

(2) 对于已发生过透析器反应的患者，在透析时应避免选用同样膜材料的透析器。

(3) 尽量选用γ射线或者高压蒸汽灭菌的生物相容性好的透析器。

(4) 对于高危人群,可于透析前应用抗组胺药物,并停用ACEI。

(5) 如透析中出现胸痛和背痛,首先应排除心脏等器质性疾病,如心绞痛、心包炎、胸膜炎、心肌梗死等。排除后应考虑B型透析器反应,并尽快寻找可能的诱因,明确病因后,脱离变应原。

21. 如何处理首次使用综合征?

答 (1) 紧急救治原则:

① 轻者继续透析,严密观察患者病情变化和症状有无加重,可予吸氧对症治疗。反应严重时,立即停止透析。

② 夹闭血路管,丢弃透析器和透析管道内的血液。遵医嘱应用抗组胺类药物、糖皮质激素或肾上腺素药物治疗。

③ 如出现呼吸循环障碍,立即给予心脏呼吸支持治疗。密切监测体温、脉搏、呼吸、血压、意识等变化,保持呼吸道通畅,持续低流量给氧,必要时20%~30%酒精湿化给氧。

④ 出现低血压的患者,立即取头低脚高位,减慢血流速至50~120 mL/min,暂停超滤,透析液温度降至35~36.5℃,遵医嘱快速注入50%葡萄糖注射液或生理盐水100~200 mL,若血压还不回升,可应用升压药物5%+葡萄糖250 mL+多巴胺10~30 mg缓慢静脉滴注。

⑤ B型透析器反应通常不严重,予吸氧及对症处理即可,一般不需要终止血液透析。

(2) 保护好患者皮肤及动静脉内瘘,谨防抓破抓伤皮肤或导致穿刺针、导管脱出。

(3) 做好患者心理护理。对于躁动不安者可根据医嘱予安定5~10 mg肌肉注射,并做好患者及家属的安抚工作。

透析器反应的临床特征和防治要点如表13-2所示。

表13-2 透析器反应的临床特征和防治

	A型透析器反应	B型透析器反应
发生率	较低:<5次/10 000透析例次	3~5次/100透析例次
发生时间	多于透析开始后5 min内,部分迟至30 min	透析开始20~60 min
症状	程度较重,表现为皮肤瘙痒、荨麻疹、咳嗽、喷嚏、流清涕、腹痛腹泻、呼吸困难、休克甚至死亡	轻微,表现胸痛和背痛
原因	环氧乙烷、透析膜材料、透析器复用、透析管路、透析液受污染、肝素过敏、高敏人群应用ACEI等	原因不清,可能与补体激活有关
处理	• 立即终止透析 • 夹闭血路管,丢弃管路和透析器中血液 • 严重者予抗组胺药、激素或肾上腺素药物治疗 • 需要时予心肺支持治疗	• 排除其他引起胸痛原因 • 予对症及支持治疗 • 吸氧 • 如情况好转则继续透析
预后	与上述产生原因相关联;重者死亡	常于30~60 min后缓解
预防	• 避免应用环氧乙烷消毒透析器和血路管 • 透析前充分冲洗透析器和血路管 • 停用ACEI药物 • 换用其他类型透析器	• 换用合成膜透析器(生物相容性好的透析器) • 复用透析器可能有一定预防作用

22. 什么是透析中凝血?有何临床表现?

答 患者处于高凝状态,肝素量不足,静脉回血不畅,血流缓慢或血压降低等容易造成透析中凝血。管道内血液呈高凝状态时,静脉压升高,如超过事先限定的范围则会自动报警。另外血液在管内分层、捕气室外壳变硬、液面上有泡沫说明要凝血,应立刻增加肝素量或找出引起凝血的原因,并加以排除。

23. 透析中凝血如何防治?

答 (1) 透析治疗前全面评估患者凝血状态、合理选择和应用抗凝剂是预防关键。

(2) 加强透析中凝血状况的监测,并早期采取措施进行防治。包括:压力参数改变(动脉压力和静脉压力快速升高、静脉压力快速降低)、管路和透析器血液颜色变暗、透析器中空纤维凝血、管路的动脉壶或静脉壶内出现小凝血块等。

(3) 避免透析中输注血液、血制品和脂肪乳等,特别是输注凝血因子。

(4) 定期监测血管通路血流量,避免透析中再循环过大。

(5) 避免透析时血流速度过低。如需调低血流速度,且时间较长,应加大抗凝剂用量。

24. 透析中凝血的护理措施有哪些?

答 (1) 轻度凝血常可通过追加抗凝剂用量,调高血流速度来解决。在治疗中仍应严密监测患者体外循环凝血情况,一旦凝血程度加重,应立即回血,更换透析器和透析管路。

(2) 重度凝血常需立即回血。如凝血重而不能回血,则建议直接丢弃体外循环透析管路和透析器,不主张强行回血,以免凝血块进入体内发生栓塞事件。

凝血的分级如表 13-3 所示。

表 13-3 凝血的分级

分级	透析器	血路管
0级	回血后无残留血液和血凝块	回血后无残留血液和血凝块
1级	回血后残留血液占透析器面积约 1/3	回血后管路动脉壶或静脉壶内可见一端有血凝块
2级	回血后残留血液占透析器面积 1/2 以上,但没有全部阻塞	回血后管路动脉壶或静脉壶内两端均可见有血凝块
3级	回血后整个透析器全部被残留血液阻塞	回血后管路可见血凝块充满动脉壶或静脉壶内

25. 肌肉痉挛的病因有哪些? 有何临床表现?

答 (1) 病因。① 超滤过多过快。② 循环血量减少。③ 肌肉过多脱水。④ 低钠血症。⑤ 透析液中钠浓度过低。⑥ 透析液温度过低。

(2) 临床表现。血液透析中或透析后数小时内发生局部肌肉强直性收缩(俗称抽筋),表现为下肢肌肉或腹部肌肉痉挛,疼痛剧烈,一般持续 10 min,需要紧急处理。常规透析的患者肌肉痉挛多在透析的后半部分时间出现,可同时或随后有血压下降,一般可持续数分钟。

26. 如何预防肌肉痉挛?

答 (1) 准确设定超滤量,确保透析液浓度正常,适当提高透析液温度和钠浓度(Na^+ 140 mmol/L)。

(2) 发生肌肉痉挛者,如血压没有下降,可以减慢血流量,减缓或停止超滤,使用钠按钮或提高透析液钠浓度,或静脉注射高渗糖或盐水,低钙者可以静脉推注葡萄糖酸钙;如不能缓解或伴有血压下降,则应补充生理盐水,待症状缓解后再继续透析。如患者经上述处理仍不能缓解,可根据医嘱终止透析。

(3) 合适的血液净化方法:碳酸盐透析、序贯透析和血液滤过。

27. 肌肉痉挛的护理措施有哪些?

答 (1) 做好心理护理,指导患者不要紧张,医护人员会采取措施减轻其痛苦。

(2) 如果是下肢痉挛,护士可以让患者身体下移,用脚掌顶住床挡,用力伸展,或帮患者拿捏痉挛的肌肉,对严重者可以扶其站立,用力站直;如是腹部痉挛,可以用热水袋保暖,但温度不可过高,避免烫伤。

(3) 对经常发生者，可以预防性地调高钠浓度，适当调高透析液温度。

(4) 做好宣教工作，指导患者注意控制饮食，避免体重增长过多，同时注意优质蛋白质的摄入，多吃高钙、富含B族维生素的食物，如鲜牛奶、鸡蛋、瘦肉等。

知识链接

肌肉痉挛的缓解方法

(1) 肌肉痉挛时，拉伸肌肉的方法：

方法1：双腿分开站立，将重心放在痉挛侧，膝盖微微弯曲。

方法2：坐姿，用手抓住抽筋一侧的大脚拇趾，然后慢慢将脚掌向身体的方向扳屈，膝盖尽力伸直（图13-2）。

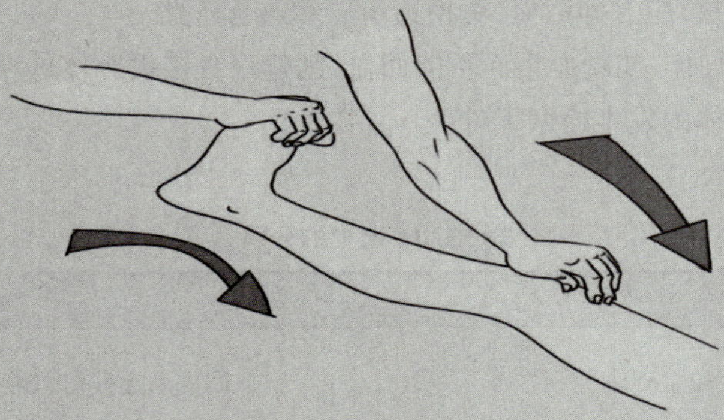

图13-2

(2) 热敷。用热毛巾热敷痉挛侧，可以有助于肌肉放松。

(3) 按摩痉挛的肌肉。用拇指与其余四指对合，适度用力，从上到下反复拿捏痉挛侧小腿后侧肌肉5～10 min，可缓解疼痛（图13-3）。

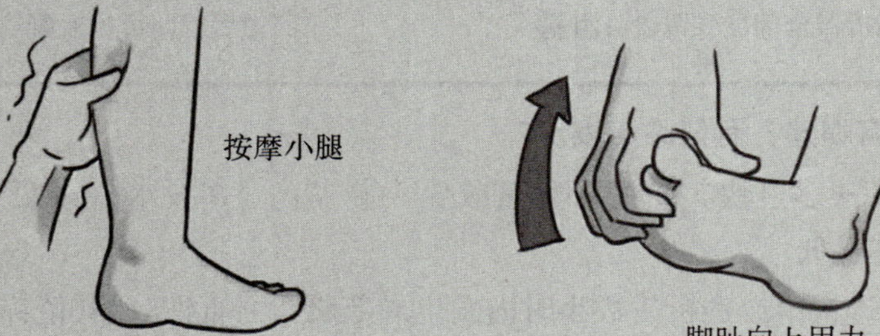

图13-3

28. 什么是空气栓塞？

答 空气栓塞是血液透析过程中一种严重且可能危及生命的并发症。在血液透析时，空气可能通过透析管路的破损、连接不紧密、回血操作不当等途径进入患者的血液循环。当大量空气进入血管后，会随血流阻塞心、肺、脑等重要脏器的血管，引起相应的症状。

29. 空气栓塞的病因有哪些？

答 (1) 透析管道未用盐水预充。

(2) 血液管道连接不良。

(3) 动脉管道补液不当。

(4) 回血操作失误。

(5) 透析液中空气过多、脱气设备失灵。

(6) 静脉管路内空气未排尽;泵管方向装反。

(7) 空气监护装置失灵或忘记打开。

30. 空气栓塞有何临床表现?

答 临床表现与进入人体内空气的量、速度及栓塞的部位有关。如果小气量气体缓慢进入人体,不致引起症状。如果大量气体进入人体内,阻塞心、脑等重要脏器的主要血管,影响心脏的排血功能和脑细胞的血供时,患者会突然出现大声喊叫、呼吸困难、咳嗽、胸闷等症状,重者可出现抽搐、昏迷甚至死亡。

31. 如何预防空气栓塞?

答 (1) 调好穿刺针的位置,确保动脉穿刺针与血路管连接牢固。

(2) 调整静脉留置双腔导管的位置并紧密连接双腔导管和血路管。

(3) 仔细检查穿刺针和管路的质量,确保无破损;及时处理静脉管路中的气泡。

(4) 检查透析液系统,如果发现透析液系统气体较多,要及时联系维修。检查机器报警系统是否完好。

(5) 透析管道连接方向正确。

(6) 预充管道及透析器必须彻底,不能留有空气。

(7) 体外循环管路上输入液体,应严格巡视。

(8) 忌用空气回血。

32. 空气栓塞的护理措施有哪些?

答 当空气进入体内时,立刻夹住静脉管道,使患者处于头低左侧卧位,也可左侧卧位,抬高床的下肢端。发生空气栓塞时禁忌心脏按压,避免空气进入肺血管床和左心室。应给患者吸纯氧,有条件者把病情严重者放在高压氧舱内加压给氧。其他措施有静注地塞米松减少脑水肿,注入肝素和小分子右旋糖酐改善微循环。空气栓塞应急处理流程如图13-4所示。

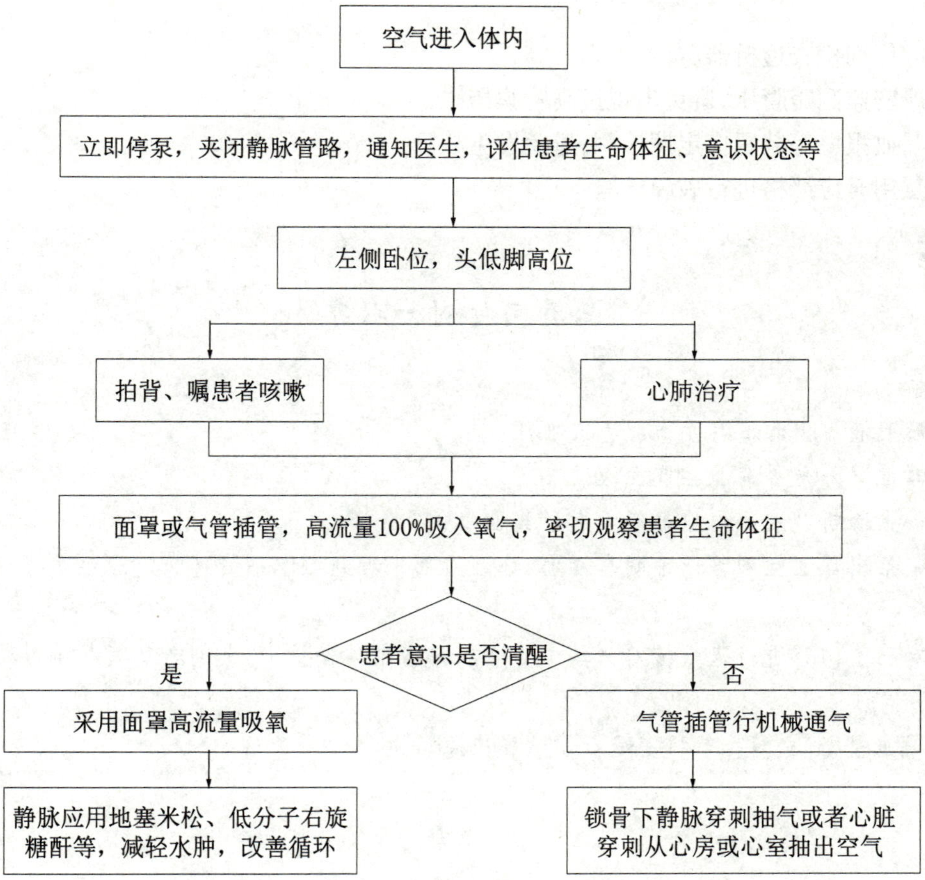

图13-4　空气栓塞应急处理流程

拓展阅读

空气栓塞时为什么需采取左侧头低足高位

空气栓塞是指各种原因导致空气进入血液系统，可分为静脉空气栓塞和动脉空气栓塞。首先，静脉空气栓塞多见于潜水者，从深水区进入浅水区突然丧失意识，当空气进入静脉时，空气顺着静脉系统进入右心房、右心室，然后进入肺动脉，如进入肺动脉内，可出现肺栓塞，导致影响血气交换，出现呼吸系统衰竭，继而严重威胁生命健康，可及时采取左侧头低足高位。因为左侧头低足高位时，肺动脉位置较右心房、右心室低，另外空气密度小于血液密度，空气可上浮右心房或右心室的顶部，利用重力及空气密度低的原理，避免其迅速进入肺动脉，逐渐被吸收或排出去。其次，动脉空气栓塞多见于冠脉搭桥手术或介入手术中，空气进入动脉内，但因为动脉解剖因素，一般采取左侧头低足高位无明显效果。

33. 一旦出现破膜漏血，如何紧急处理？

答 (1) 应立即夹闭透析管路的动脉端和静脉端，丢弃体外循环中血液。

(2) 更换新的透析器和透析管路进行透析。

(3) 严密监测患者生命体征、症状和体征情况，一旦出现发热、溶血等表现，应采取相应处理措施。

34. 破膜漏血的原因是什么？如何预防？

答 (1) 寻找原因：

① 透析器质量问题。

② 透析器储存不当，如冬天储存在温度过低的环境中。

③ 透析中因凝血或大量超滤等而导致跨膜压过高。

④ 对于复用透析器，如复用处理和储存不当、复用次数过多也易发生破膜。

(2) 预防：

① 透析前应仔细检查透析器。

② 透析中严密监测跨膜压，避免出现过高跨膜压。

③ 透析机漏血报警等装置应定期检测，避免发生故障。

④ 透析器复用时应严格进行破膜试验。

知识链接

三看两核对一动手

(1) 三看：

一看透析液废液流出管道有无血红色或血丝。

二看透析器血室外是否有血丝或血液。

三看透析器上透析废液流出口处有无血丝或血红色。

满足其中一条出现血丝则可以证明真漏血，如三看都未看到血丝一般可断定漏血误报。

(2) 两核对：

两名护士对三看内容进行双人核对，(其中必须有一名高年资护士)来判断真假漏血报警。

(3) 一动手：

如断定真漏血报警，立即执行科室透析器破膜应急预案。

第三节 连续性血液净化技术

一、案例导入

一般资料:患者,女,60岁。

现病史:患者多囊肾病史6年,2023年11月查肾功能:血肌酐800 μmol/L、尿毒氮34.5 mmol/L。诊断:"多囊肾并发慢性肾衰竭(尿毒症期)",但患者拒绝透析治疗。2024年1月患者出现全身水肿,伴胸闷、气短、口唇麻木、双下肢无力及水肿,伴呼吸困难,不能平卧,急诊就诊我院,以"急性左心衰竭、慢性肾衰竭(尿毒症期)"收治入院。查体:血压130/80 mmHg,慢性病容,中度贫血貌,口唇发绀,端坐呼吸,眼睑水肿,双肺呼吸音粗,双肺底可闻及较多的湿啰音,心率130次/min,律不齐,可闻及奔马律,心尖部可闻及3/6收缩期杂音,腹软,肝脾肋下触诊不清,双肾区无压痛及叩击痛,移动性浊音阳性,右前臂动静脉内瘘震颤良好,双下肢中度水肿。

辅助检查:急诊生化:Hb 67g/L、WBC 7.8×10^9/L、ALT 361 IU/L、AST 102 IU/L、TP 50 g/L、CO_2CP 10 mmol/L、尿素30.75 mmol/L、肌酐776.5 μmol/L、尿酸458 mmol/L、葡萄糖7.99 mmol/L、血钾7.94 mmol/L、血钠135 mmol/L、血钙1.6 mmol/L、血磷2.7 mmol/L。心电图:① 异位心律。② 加速型室性异波心律。

主要治疗:入院后立即报病危,心电监护,给予呋塞米60 mg静推、毛花苷丙0.2 mg静推、5%葡萄糖50 mL+硝酸甘油10 mg以5 mL/h泵入,症状不缓解,给予患者行连续性肾脏替代治疗(continuous renal replacement therapy,CRRT),予治疗模式(CVVH),血流速180 mL/h,置换液3 L/h,超滤率600~800 mL/h,1 h后患者胸闷、气短逐渐好转,3 h后患者复查心电图为窦性心律,血钾降至4.2 mmol/L,继续行CVVH治疗,治疗8 h,脱水6 kg,患者临床症状减轻,复查血钾3.8 mmol/L,尿素氮、肌酐下降,第2天继续行血液透析治疗,透析4 h,脱水3 kg,患者症状缓解,心力衰竭纠正,后续行常规血液透析治疗。

二、临床问题解析

1. 该患者透析中发生了什么情况?为什么行CRRT治疗?

答 该患者出现口唇发绀,端坐呼吸,眼睑水肿,双肺呼吸音粗,双肺底可闻及较多的湿啰音,心率130次/min,律不齐,可闻及奔马律,心尖部可闻及3/6收缩期杂音,患者发生急性左心衰,病情危重,此时应快速控制症状,床边行CRRT治疗是最直接的抢救方法,CRRT治疗血流动力学稳定,对不能搬动的危重患者适宜。

2. 什么是CRRT?

答 CRRT是指一组体外血液净化的治疗技术,是所有连续、缓慢清除水分和溶质治疗方式的总称。传统CRRT应持续治疗24 h以上,但临床上可根据患者的治疗需求灵活调整治疗时间。CRRT治疗目的不仅仅局限于替代功能受损的肾脏,近来更扩展到常见危重疾病的急救,成为各种危重病救治中最重要的支持治疗措施之一。

3. 患者为什么需要做CRRT?

答 患者肾功能不全,全身水肿,容量负荷过重,心力衰竭需要进行CRRT治疗清除多余的水分和毒素。

知识链接

CRRT治疗指征及治疗模式

1. 治疗指征：需要体外血液净化技术持续清除体内溶质或水分需求的患者，就具有CRRT的治疗指征。CRRT的治疗指征主要包括重症急慢性肾衰竭及其相关的严重电解质紊乱及酸碱失衡并发症，也可以用于急性中毒、心力衰竭、难以控制的水肿、全身炎症反应综合征、横纹肌溶解综合征、难以纠正的高热及低温等非肾脏领域的疾病。临床上需严格控制CRRT的治疗指征，避免过度治疗。

2. 治疗模式：

(1) 缓慢连续超滤(slow continuous ultrafiltration，SCUF)。

(2) 连续性静脉—静脉血液滤过(continuous venovenous hemofiltration，CVVH)。

(3) 连续性静脉—静脉血液透析滤过(continuous venovenous hemodiafiltration，CVVHDF)。

(4) 连续性静脉—静脉血液透析(continuous venovenous hemodialysis，CVVHD)。

(5) 连续性高通量透析(continuous high flux dialysis，CHFD)。

(6) 连续性高容量血液滤过(high volume hemofiltration，HVHF)。

(7) 连续性血浆滤过吸附(continuous plasma filtration adsorption，CPFA)。

4. 患者进行的CVVH是指什么？

答 连续性静脉-静脉血液滤过(continuous venovenous hemofiltration，CVVH)，是CRRT治疗模式中的一种。

拓展阅读

CRRT的应用

(1) 随着血液净化技术的发展，CRRT技术已成为抢救危重症患者的必要技能。

(2) 在地震、SARS、新冠疫情等突发公共卫生事件中护士们挺身而出，利用CRRT技术抢救了一批批因伤情或疫情导致的危重症患者。

(3) 目前国产CRRT机器性能日益完善，在临床工作中越来越占有主导地位。

(4) 在CRRT技术的实施中，医护协助，共同为患者制定最佳的治疗方案，体现了团队的凝聚力。

5. 患者第一次开展CRRT治疗为什么要治疗8 h？

答 患者第一次治疗8 h，时间较长，是为了充分清除患者体内的水分，减轻患者的容量负荷，缓解心衰症状，维持生命体征的稳定。

知识链接

CRRT治疗剂量

CRRT的治疗剂量一般推荐为20～25 mL/(kg·h)，若治疗时间未达到每天24 h，可根据具体的CRRT治疗时间增加单位时间的治疗剂量，使其满足治疗的需求。由于CRRT以血液滤过的治疗方式为主，前稀释的治疗效率低于后稀释，所以采用前稀释的治疗模式时，治疗剂量需增加5%～10%。当推荐剂量不能满足治疗需求时，也可“脉冲式”地在一段时间内加大治疗剂量。

6. 患者第一次治疗为什么选择CRRT模式而不选择普通治疗模式？

答 与普通治疗模式相比，CRRT治疗模式具有血流动力学稳定、补液方便，且总量不受限制、代谢控制更佳，能清除体内炎性介质及重建机体免疫内稳状态、保护重要脏器功能等特点。

拓展阅读

CRRT治疗模式的技术特点

(1) 血流动力学稳定。CRRT能连续、缓慢、等渗地清除水分和溶质，能不断地调节液体平衡，清除更多的液体量，更符合生理状况。治疗中体温稍有下降，能较好地维持血流动力学的稳定性。

(2) 纠正酸碱紊乱。危重患者的酸碱紊乱取决于患者的肾、肺、肝功能及分解状态，应用CRRT治疗患者时，治疗方式选择、置换液及透析液成分能逐渐纠正患者的酸碱平衡状态。

(3) 溶质清除率高。CRRT治疗过程中能使患者氮质血症控制在稳定水平，尿素氮水平低于普通透析后尿毒症毒素水平。

(4) 营养支持。CRRT为患者治疗的营养支持准备了"空间"，控制了代谢产物水平与代谢酸中毒，同时为静脉用药提供了充足的保障。

(5) 清除炎性介质及重建机体免疫内稳状态。CRRT可以清除体内炎性介质，包括IL-1、IL-6、IL-8、TNF-α、血小板活化因子等，并可重建机体的免疫状态。

7. CRRT技术的临床应用有哪些?

答 (1) 肾病领域。① 急性肾衰竭:CRRT能够有效地清除体内的毒素和多余水分，为患者赢得宝贵的治疗时间，帮助稳定病情，甚至促进肾功能恢复。② 慢性肾衰竭:对于合并急性肺水肿、尿毒症脑病、心力衰竭等症状的慢性肾衰竭患者，CRRT同样具有显著的治疗效果。

(2) 重症医学。① 多器官功能衰竭:在重症监护室，CRRT被广泛应用于多器官功能衰竭的治疗，通过清除体内的毒素和多余水分，减轻器官负担，提高生存率。② 脓毒症:CRRT能够快速有效清除炎症介质，控制炎症风暴，为受损脏器修复赢得时间，促进病情恢复。③ 其他危重病症:如急性呼吸窘迫综合征(ARDS)、心力衰竭、肺水肿等，CRRT均能发挥其独特的治疗优势，帮助患者稳定内环境，提高生存质量。

(3) 心脏手术。在进行心脏手术时，患者的心脏功能会受到影响，导致体内水分和毒素的排出受阻。此时，CRRT能够及时介入，保障患者的生命安全，减少手术并发症。

(4) 其他非肾脏疾病。CRRT的治疗范围已扩展到许多非肾脏疾病，如全身炎症反应综合征(SIRS)、急性重症胰腺炎、创伤或挤压综合征、烧伤、充血性心衰、顽固性高血压、药物或毒物中毒等。这些疾病在治疗过程中，往往伴随着体内水分和毒素的积累，而CRRT能够连续、缓慢地清除这些有害物质，改善患者的临床症状和预后。

8. 高容量血液滤过的临床应用有哪些?

答 高容量血液滤过(high volume hemofiltration，HVHF)作为连续性肾脏替代治疗(CRRT)的一种高级形式，近年来在临床应用中展现出独特的优势。HVHF通过显著增加置换液的输入量，提高了对中大分子溶质的对流清除效率，从而在多种危重病症的治疗中发挥了重要作用。

知识链接

CRRT常见并发症及处理

1. 导管相关并发症

(1)导管引流不畅:

① 原因:导管扭曲、打折、堵塞或位置不当。

② 处理:调整导管位置，确保导管通畅;检查是否有血栓形成，必要时进行溶栓治疗;若导管损坏严重，应考虑更换导管。

(2) 导管感染:

① 原因：导管置入时无菌操作不严格，或置管后护理不当导致感染。

② 处理：加强导管护理，保持导管周围皮肤清洁干燥；定期更换敷料，发现感染征象时及时拔除导管，并进行抗感染治疗。

2. 凝血相关并发症

(1) 滤器凝血：

① 原因：抗凝剂使用不足、血流速度过慢、患者凝血功能异常等。

② 处理：调整抗凝剂用量，确保抗凝效果；增加血流速度，提高滤器清除效率；若滤器已严重凝血，需及时更换滤器。

(2) 出血：

① 原因：抗凝剂使用过量、患者存在出血倾向等。

② 处理：减少或停用抗凝剂，根据出血情况给予止血治疗；密切监测患者生命体征和凝血功能指标。

3. 血容量相关并发症

低血容量性休克：

① 原因：超滤过多、过快导致血容量减少。

② 处理：严格控制超滤速度和超滤量，避免超滤过多；及时补充血容量，维持血压稳定。

9. 患者行CRRT时如何进行护理？

答 患者行CRRT时的护理是确保患者安全、增强治疗效果的重要环节。以下从多个方面详细阐述CRRT护理要点：

(1) 病情监测与调整：

① 生命体征监测：24 h持续心电监测血压、脉搏、呼吸、心率等生命体征，准确记录动静脉压、滤器压、跨膜压等参数。密切观察患者有无乏力、眩晕、出汗、呕吐等低血压症状，必要时调整治疗方案。

② 出入量管理：合理记录出入量，保持出入量动态平衡。根据患者心、肺、肾的功能和机体状态制定相应的CRRT计划，正确设置血液量、每小时脱水量、置换液速率等参数。

(2) 血管通路的护理：

① 建立与维护：迅速建立有效的血液通路是CRRT抢救成功的前提。首选深静脉双腔留置导管，并保持穿刺肢体的良好体位，置管时严格执行无菌操作，妥善固定，避免导管脱落、扭曲、贴壁。

② 监测与观察：密切观察穿刺部位有无红肿、渗血、渗液及血肿等情况，及时更换敷料，保持局部皮肤清洁干燥。对于躁动不安的患者，可给予镇静剂以避免导管脱落。

(3) 抗凝剂的应用与护理：

① 预冲与抗凝：在上机前将管路及滤器用生理盐水加适量抗凝剂预冲，尽可能排尽小气泡并浸泡一段时间。治疗过程中密切监测静脉压、跨膜压的数值变化，如有凝血迹象应立即处理。

② 调整与监测：随时调整抗凝剂的用量，避免凝血或出血的发生。密切观察患者的引流液、大便、创口、牙龈等的出血情况，并做好记录。

(4) 机器与管路的护理：

① 熟悉机器操作：护士应熟练掌握各种CRRT机器的使用方法以及CRRT技术操作流程，避免人为因素给患者带来的伤害。

② 报警处理：在机器运行过程中，密切关注各种报警系统，及时排除报警故障，确保机器正常运转。对于血流速度变慢、回路阻力增高等情况，应立即检查并处理。

③ 搬运与存放：在搬运机器时保持平衡，避免震荡。使用后妥善存放机器及管路，防止污染和损坏。

(5) 心理护理：

① 重要性：CRRT治疗时间长，患者往往因病情危重、治疗环境陌生等产生焦虑、恐惧、绝望等情绪，心

理负担极重。

② 护理措施：护士应耐心细致地向患者解释CRRT的治疗目的、过程及重要性，以减轻患者的思想负担，鼓励其积极配合治疗。同时，保持治疗环境的安静舒适，为患者提供情感支持。

(6) 其他护理要点：

① 预防感染：严格执行无菌操作，保持血液通路的清洁与干燥。定期更换敷料和导管，预防导管相关血流感染。

② 环境管理：保持治疗室环境的清洁与安静，减少交叉感染的风险。室内温度保持在适宜范围内，避免患者因环境温度变化而产生不适。

③ 营养支持：根据患者营养状况给予适当的营养支持治疗，以增强机体抵抗力和治疗效果。

综上所述，CRRT技术的护理需要护士具备高度的责任心和专业知识，从心理、血管通路、病情监测、抗凝剂应用、机器与管路以及环境管理等多个方面进行全面细致的护理，以确保患者的安全和治疗效果。

第四节　特殊血液净化技术

一、案例导入

一般资料：患者，男，58岁。

现病史：患者于2023年5月体检发现肝脏多发占位，随后就诊上海仁济医院，住院完善相关检查，临床诊断肝恶性肿瘤。排除禁忌后，于2023年6月2日、2023年7月12日行2次介入治疗(TACE)，术后恢复可，予以出院，并予以口服多纳非尼，未见明显不良反应。

辅助检查：甲胎蛋白614.39 ng/mL；异常凝血酶原>30 000.00 mAU/mL；糖类抗原125 184.20 U/mL；糖类抗原19 943.16 U/mL；2023年10月17日肾功能：肌酐66.6 μmol/L，肝功能：白蛋白38.5 g/L，总胆红素119.56 μmol/L，直接胆红素77.16 μmol/L，谷丙转氨酶67 U/L，谷草转氨酶243 U/L。2023年10月18日本院复查全腹(肝胆胰脾+腹膜后+盆腔)CT平扫+增强，诊断：① “肝恶性肿瘤介入术后”复查：肝内多发结节灶，考虑活性灶可能。② 肝囊肿，胆囊炎，胆囊管结石，脾大。③ 直肠壁及乙状结肠管壁稍增厚，请结合临床。④ 前列腺钙化，盆腔少量积液。⑤ 腹盆腔及腹膜后多发增大淋巴结。

初步诊断：① 肝恶性肿瘤。② 肝功能不全。③ 腹腔淋巴结肿大。④ 胆囊炎。⑤ 腹腔积液。⑥ 直肠肿物。⑦ 慢性乙型病毒性肝炎。⑧ 高血压。

血浆吸附主要治疗：肾小球滤过率65.82 mL/(min·1.73 m^2)；查体：全身皮肤黄染，腹部膨隆，结合病史及检验及检查结果，有床边连续性血浆滤过吸附治疗指征，反复向患者及家属告知治疗的风险及远期预后，家属及患者表示同意，并签署“知情同意书”，先予以左侧股静脉置管，置管过程顺利，予依诺肝素钠4 000 IU皮下注射，选择膜型血浆分离器(OP-08W)及选择性血浆成分吸附器(BR-350)，予左侧股静脉导管静脉端作为出路，另使用16 G内瘘穿刺针穿刺左手肘正中静脉作为回路，建立血管通路，连接体外循环。行床边胆红素吸附治疗，治疗前血压110/70 mmHg，治疗后血压120/78 mmHg。治疗过程中生命体征平稳，本次治疗吸附血浆量6.12 L。并予以治疗前后留血(肝功能、血凝常规及血常规)，治疗结束导管予以10 mg/mL肝素盐水封管，置管处予以换药固定，左前臂肘正中静脉予以拔针后加压固定，告知家属注意事项，病情续观。

既往史：高血压病史20余年，自诉血压控制可；乙肝病史30年余，具体不详。

二、临床问题解析

1. 该患者为什么开展血浆置换?

答 患者总胆红素119.56 μmol/L、直接胆红素77.16 μmol/L、谷丙转氨酶67 U/L、谷草转氨酶243 U/L,经评估患者有血浆置换指征。

2. 什么是血浆置换?

答 血浆置换(plasma exchange,PE)是一种清除血液中大分子物质的血液净化疗法,是将血液引出至体外循环,通过膜式或离心式血浆分离方法,从全血中分离并弃除血浆,再补充等量新鲜冰冻血浆或白蛋白溶液,以非选择性或选择性地清除血液中的致病因子(如自身抗体、免疫复合物、冷球蛋白、轻链蛋白、毒素等),并调节免疫系统,恢复细胞免疫及网状内皮细胞吞噬功能,从而达到治疗疾病的目的。

拓展阅读

血浆置换的治疗模式

膜式血浆分离置换技术根据治疗模式的不同,分为单重血浆置换和双重血浆置换(double filtration plasmapheresis,DFPP)。

(1) 单重血浆置换是将分离出来的血浆全部弃除,同时补充等量的新鲜冰冻血浆或一定比例的新鲜冰冻血浆和白蛋白溶液。

(2) DFPP是将分离出来的血浆再通过更小孔径的膜型血浆成分分离器,弃除含有较大分子致病因子的血浆,同时补充等量的新鲜冰冻血浆、白蛋白溶液或一定比例的两者混合溶液。

3. 什么是血浆吸附?

答 血浆吸附(plasma adsorption,PA)是血液引出后先进入血浆分离器,应用膜式分离技术,将血液的有形成分(血细胞、血小板)和血浆分开,血浆再进入吸附柱进行吸附以清除血浆中特定物质,将吸附后的血浆与分离的有形成分再回输至体内。这一疗法在多种疾病的治疗中展现出显著的效果,尤其适用于肾脏疾病、风湿免疫性疾病以及一些重症药物或毒物中毒的情况。

知识链接

血浆吸附的分类

(1) 一类是分子筛吸附,即利用分子筛原理通过吸附剂携带的电荷和孔隙,非特异性地吸附电荷和分子大小与之相对应的物质,吸附材料包括活性炭、树脂、碳化树脂和阳离子型吸附剂等。

(2) 另一类是免疫吸附(immunoadsorption),即利用高度特异性的抗原、抗体或某些有特定物理化学亲和力的物质(配基)结合在吸附材料(载体)上,制成吸附柱,利用其特异性吸附性能,选择性清除血液中内源性中大分子致病物质(配体)的一种血液净化治疗方法。免疫吸附通过吸附作用直接清除血液循环中致病性抗体、循环免疫复合物和炎症因子等中大分子致病物质,并可改善机体免疫状态。与血浆置换比较,无须补充置换液。

4. 血浆置换的适应证有哪些?

答 血浆置换适用于多种疾病的治疗,包括自身免疫性疾病(如系统性红斑狼疮、类风湿性关节炎)、血液系统疾病(如血栓性血小板减少性紫癜、溶血尿毒综合征)、肾脏疾病(如抗肾小球基底膜病、狼疮性肾炎)、重症药物或毒物中毒、器官移植排斥反应等。

5. 血浆置换的并发症有哪些?

答 血浆置换治疗过程中可能会发生一些并发症,如低钙血症、低容量、过敏反应等,但严重并发症发生率较低。通过严格的操作规程和密切的监测,可以有效减少并发症的发生。

6. 血浆吸附的适应证有哪些?

答 (1) 肾脏疾病:如狼疮性肾炎、抗肾小球基底膜病、新月体肾炎、局灶节段性肾小球硬化、溶血性尿毒症综合征等。

(2) 风湿免疫系统疾病:包括重症系统性红斑狼疮、类风湿关节炎、抗磷脂抗体综合征、冷球蛋白血症等。

(3) 神经系统疾病:如重症肌无力、急性炎症性脱髓鞘性多发性神经病、慢性炎症性脱髓鞘性多发性神经病等。

(4) 血液系统疾病:血栓性血小板减少性紫癜、特发性血小板减少性紫癜、血友病A等。

(5) 血脂代谢紊乱:家族性高胆固醇血症、Lp(a)高脂蛋白血症等。

(6) 肝功能衰竭:重症肝炎、严重肝功能衰竭,尤其是合并高胆红素血症的患者。

(7) 器官移植排斥:肾移植和肝移植的排斥反应。

(8) 重症药物或毒物中毒:化学药物或毒物、生物毒素等。

7. 血浆吸附的并发症有哪些?

答 (1) 低血压:由体外循环引起,特别是在低血容量的患者中更常见。

(2) 过敏反应:对血浆分离器、吸附柱或管路过敏,表现为皮肤瘙痒、皮疹、发热等症状,严重时可能导致过敏性休克。

(3) 低钙血症:新鲜血浆或用枸橼酸抗凝的患者易出现低钙血症。

(4) 出血:抗凝剂过量或凝血因子消耗过多可能导致出血。

(5) 凝血:血浆分离器、血浆吸附柱内凝血和管路凝血,多与抗凝剂使用不足或患者高凝状态有关。

(6) 感染:多次血浆置换可能导致免疫球蛋白丢失,增加感染风险。

(7) 溶血:滤器破膜等可能导致溶血。

8. 血浆置换有哪些护理措施?

答 (1) 治疗前的准备:

① 患者评估:在治疗前,全面评估患者的病史、过敏史、血型及凝血功能,确保患者适合进行血浆置换。

② 签署"知情同意书":在治疗前需与患者及其家属充分沟通,解释治疗过程及可能的风险,并签署"知情同意书"。

③ 物品准备:准备血浆置换所需的设备,如血浆分离器、管路、新鲜冰冻血浆或白蛋白溶液等。同时,确保急救设备和药品的可用性。

④ 心理护理:治疗前与患者沟通,消除其紧张情绪,使其积极配合治疗。

(2) 治疗中的护理:

① 严格执行操作规程:确保所有管路连接紧密,防止空气进入。保持血流速度在100～120 mL/min,以保证治疗效果。

② 血浆的正确使用:使用新鲜的同型冰冻血浆,并在37℃的恒温下融化,融化后的血浆应在规定时间内使用,以防凝血因子失活。

③ 严密观察病情:持续监测患者的心电、血压和血氧饱和度,注意保暖,必要时给予吸氧。密切观察有无出血、凝血、低血压等异常情况。

④ 并发症的预防和处理:

a. 过敏反应:在血浆输入前适量使用糖皮质激素预防,如出现过敏反应,立即停止血浆输入并给予抗过敏治疗。b. 低钙血症：术前补给10%葡萄糖酸钙，以减少低钙血症的发生。c. 低血压：开始时血流量不宜过大，缓慢增加至目标流量，如出现低血压，及时报告医生并做相应处理。d. 出血倾向：根据患者凝血情况调整肝素用量，治疗后用鱼精蛋白中和肝素。

(3) 治疗后的护理：

① 留取血标本送检：治疗结束后，采集血样进行相关检查，以评估治疗效果。

② 防止感染：保持穿刺部位清洁干燥，严格执行无菌操作，防止导管相关感染。

③ 饮食指导：根据患者情况给予合理的饮食建议，保证营养均衡。

④ 观察并处理并发症：继续观察患者有无迟发型过敏反应、出血等情况，及时处理。

血浆置换疗法通过其精准的清除作用，为许多难治类疾病提供了新的治疗手段。随着技术的不断进步，血浆吸附将在未来的临床应用中发挥更加重要的作用。

知识链接

UniCAP检测

瑞典法玛西亚公司研制的UniCAP全自动体外诊断系统是国际上最先进的检查过敏原实验室系统，已获得国际临床实验室标准委员会的确认。以其安全性高、检测结果准确可靠，得到了WHO的确认，被国际上誉为过敏原检测的金标准。原理：过敏原共价结合于CAP的纤维素固相载体上，与患者血清样品中的特异性IgE抗体反应。基于WHO的IGE参考品绘制标准曲线，由荧光强度可推算出样品中的IgE浓度。检测种类：可检测包括吸入、食物等600多种过敏原。由于该检测精确并可以定量测出过敏程度，大大减少人为错误，保障检测结果的可信性，为医生临床治疗提供了可靠依据。

第十四章 呼吸治疗护理

第一节 有创机械通气

一、案例导入

一般资料：患者，男，74岁。

现病史：患者于1个月余前无诱因突发胸闷，无胸痛，无头晕、头痛，未予以重视，10天前因受凉后出现鼻涕和眼泪，偶有咳嗽、咳痰，白色痰，量少，自服感冒药、止咳药，具体不详，症状未见明显好转。4天前胸闷症状加重，伴咳嗽、咳痰，嘴巴紫绀，张口呼吸，神志清楚，前往当地医院就诊，予吸氧、抗感染等对症治疗，今日14:00突然神志不清，呼之不应，来我院急诊就诊，以"呼吸衰竭"收治入院。

病程中：患者昏迷，不能应答，血气分析示：PaO_2 56 mmHg，P/F 70 mmHg，$PaCO_2$ 65 mmHg，立即予气管插管，行右颈内静脉置管术，予舒芬丙泊酚镇痛镇静，血压低予去甲0.32 mg/h静脉泵入。

辅助检查：急诊床边超声心电图示左室收缩功能降低、左室壁运动稍减弱；胸腔积液及定位示双侧胸腔少量积液；双下肢血影彩超示双下肢动脉硬化；CT示两肺炎症，实变，少量胸腔积液。

主要治疗：气管插管呼吸机辅助通气，俯卧位治疗，严密监测生命体征，观察尿量，完善血气分析、血常规、肝肾功能、电解质、凝血功能等相关检查；静脉应用抗生素抗感染，早期进行肠内营养加强营养。

既往史：高血压病史15年，血压最高达150/90 mmHg，服用利血平、罗布麻，血压控制可；糖尿病病史8年，服用二甲双胍、格列齐特，控制血糖不详；支气管扩张病史30余年，1年前出现口齿不清、流口水、右侧下肢无力，否认冠心病等心脏病史，否认肝炎、肺结核等传染病病史，8年前行左侧全髋置换术，否认外伤史及输血史，否认药物过敏史及食物过敏史。

二、临床问题分析

1. 该患者为什么进行有创呼吸机辅助通气？

答 该患者1个月余前无诱因突发胸闷，加重4天，现患者昏迷，不能应答，血气分析示：PaO_2 56 mmHg，P/F 70 mmHg，$PaCO_2$ 65 mmHg，患者低氧血症，重度ARDS，基本生命体征难以维持。使用机械通气，以维持患者呼吸和患者氧合。

知识链接

机械通气

机械通气(mechanical ventilation，MV)是借助呼吸机建立气道口与肺泡间的压力差，给呼吸功能不全的患者以呼吸支持，即利用机械装置来代替、控制或改变自主吸运动的一种通气方式。机械通气作为目前急危重症患者常见的器官功能支持手段，已普遍应用于麻醉、各种原因所致的呼吸衰竭及大手术后的呼吸支持与治疗中。正确使用机械通气，能够预防和治疗呼吸衰竭、挽救或延长患者的生命；若使用不当，可加重患者病情使其恶化，甚至危及生命。

(1) 原理。呼吸的原理在于建立大气-肺泡压力差。机械通气患者由于各种疾病影响，吸气时不能有效建立大气-肺泡压力差，必须借助呼吸机产生的正压建立气道口与肺泡间的压力差，进而完成吸气动作，而呼气动作与正常人相同。机械通气时产生的肺内正压影响肺通气血流比值、肺循环阻力和静脉血回流等，进而对呼吸、循环、胃肠和肝肾等器官功能产生影响。

(2) 分类。机械通气按呼吸机与患者的连接方式可分为有创机械通气和无创机械通气。

① 有创机械通气呼吸机通过经口/鼻气管插管、喉罩、经气管切开插管等人工气道与患者连接。

② 无创机械通气呼吸机不需建立人工气道，呼吸机通过口鼻罩、鼻罩等方式与患者连接。

(3) 目的：

① 改善通气功能。通过气管插管或气管切开维持呼吸道通畅，通过呼吸机正压通气维持患者足够的潮气量，保证代谢所需的肺泡通气量。

② 改善换气功能。使用呼气末正压(positive end-expiratory pressure，PEEP)等方法可防止肺泡塌陷，使肺内气体分布均匀，改善通气血流比例，减少肺内分流，改善氧输，纠正低氧血症。

③ 减少呼吸功耗。使用机械通气可减少呼吸肌做功，降低呼吸肌耗氧量，缓解呼吸肌疲劳。

(4) 适应证。只要患者出现呼吸功能障碍，引起严重缺氧或CO_2潴留，均需要机械通气治疗。

(5) 禁忌证。机械通气的禁忌证是相对的，在出现致命性通气和氧合障碍时，应积极处理原发病(如尽快行胸)腔闭式引流、积极补充血容量等)，同时不失时机地应用机械通气。相对禁忌证包括：

① 肺大疱和未经引流的气胸。② 低血容量性休克未补充血容量。③ 严重肺出血。④ 气管食管瘘等。

2. 该患者应该使用什么机械通气模式？

答 该患者机械通气应该使用V-A/C模式。

拓展阅读

常用的机械通气模式及参数设置

(1) 常用通气模式包括控制通气、辅助通气、辅助/控制通气同步间歇指令通气、压力支持通气、持续气道正压等。

① 控制通气(control ventilation，CV)。呼吸机完全代替患者的自主呼吸，呼吸频率、潮气量或吸气压力、吸呼比、吸气流速由呼吸机控制，呼吸机提供全部的呼吸功。适用于严重呼吸抑制或呼吸停止的患者，如呼吸因素所致心搏骤停、严重脑外伤等情况。

② 辅助通气(assist ventilation，AV)。依靠患者的自主吸气触发呼吸机按预设的潮气量或吸气压力进行通气支持，呼吸功由患者和呼吸机共同完成。该模式通气时可减少或避免应用镇静剂，保留自主呼吸以减轻呼吸肌萎缩，改善机械通气对血流动力学的影响。适用于呼吸中枢驱动正常的患者，如COPD急性发作、重症哮喘等。

③ 辅助/控制通气(assist-control ventilation，ACV)。这是辅助通气(AV)和控制通气(CV)两种模式的结合，当患者自主呼吸频率低于预置频率或患者吸气努力不能触发呼吸机送气时，呼吸机即以预置的潮气量及通气频率进行正压通气，即CV。当患者的吸气能触发呼吸机时，以高于预置频率进行通气，即AV。

④ 同步间歇指令通气(synchronized intermittent mandatory ventilation，SMV)。这是自主呼吸与控制通气相结合的呼吸模式，在触发窗内患者可触发和自主呼吸同步的指令正压通气，在两次指令通气之间触

发窗外允许患者自主呼吸。SIMV能与患者的自主呼吸同步，减少患者与呼吸机的对抗，减低正压通气的血流动力学影响，用于长期带机患者的撤机。

⑤ 压力支持通气(pressure support ventilation，PSV)。属部分通气支持模式，是患者在自主呼吸的前提下，当患者触发吸气时，呼吸机以预设的压力释放出气流，患者每次吸气都能接受一定水平的压力支持，以克服气道阻力，减少呼吸做功，增强患者吸气能力，增加吸气幅度和吸入气量。主要用于机械通气的撤机过渡。

⑥ 持续气道正压(continuous positive airway pressure，CPAP)。这是在自主呼吸条件下，整个呼吸周期内气道均保持正压，患者完成全部的呼吸功，是PEEP在自主呼吸条件下的特殊技术。用于通气功能正常的低氧患者，可防止气道和肺泡的萎陷，增加肺泡内压和功能残气量，增加氧合，改善肺顺应性，降低呼吸功。CPAP过高可增加气道压，减少回心血量，出现低血压、气压伤等表现。

(2) 参数设置：机械通气参数设置时应注意设置参数与实际输出参数可能不同，同时应考虑不同参数之间的相容关系，根据患者病情、治疗需求与目标等合理设置参数。

① 潮气量(tidal volume，Vr)。通常依据体重选择5～12 mL/kg，并结合呼吸系统的顺应性、阻力进行调整，避免气道平台压超过30 cmH_2O。在压力控制通气模式时，潮气量主要由预设的压力、吸气时间、呼吸系统的阻力及顺应性决定。最终应根据动脉血气分析进行调整。

② 吸气压力(inspiratory pressure，Pi)。一般成人先预设15～20 cmH_2O、小儿12～15cmH_2O，然后根据潮气量进行调整。原则上以最低的吸气压力获得满意的潮气量，避免出现气压伤和影响循环功能。

③ 呼吸频率(respiratory rate，RR)。呼吸频率的选择根据分钟通气量、目标$PaCO_2$水平进行，一般成人通常设定为12～20次/min。

④ 吸气时间(inspiratory time，Ti)与吸呼比(I:E)。基于原发疾病、自主呼吸水平、氧合状态、血流动力学及人-机同步性，吸气时间一般为0.8～1.2 s，吸呼比为1:(1.5～3)。

⑤ 峰值流速(peakflow)。采用容量控制通气时，通过调节峰值流速来调节吸气时间，V=峰值流速×吸气时间。理想的峰流速应能满足患者吸气峰流速的需要，成人常用的流速设置在40～60 L/min，根据分钟通气量和呼吸系统的阻力和肺的顺应性调整，流速波形在临床常用减速波或方波。

⑥ 触发灵敏度。一般情况下，压力触发常为−1.5～−0.5 cmH_2O，流速触发常为2～5 L/min。灵敏度过高会引起与患者用力无关的误触发，灵敏度过低会增加患者的吸气负荷，消耗额外呼吸功。

⑦ 吸入氧浓度(FiO_2)。机械通气初始阶段，可给予高浓度的氧(甚至是纯氧)以迅速纠正严重缺氧，以后依据目标PaO_2、PEEP水平、MAP水平和血流动力学状态，酌情降低FiO_2至50%以下，并设法维持SpO_2>90%，若不能达到上述目标，即可加用PEEP、增加MAP、应用镇静剂或肌松剂。若适当加用PEEP和MAP可以使SpO_2>90%，应保持最低的FiO_2。

⑧ 呼气末正压。设置PEEP的作用是使萎陷的肺泡复张，增加功能残气量，提高肺顺应性，改善通气和换气功能。PEEP常应用于以ARDS为代表的Ⅰ型呼吸衰竭，一般初设在5 cmH_2O，然后根据氧饱和度进行调整，直至获得满意的氧饱和度。PEEP可增加胸腔膜内压设置过高易出现气压伤、低血压等表现。

⑨ 报警参数：包括压力报警、呼出潮气量报警、呼出分钟通气量报警呼吸频率报警、窒息时间报警等。

3. 该患者在机械通气过程中有哪些注意事项?

答 该患者机械通气过程中应注意观察并评估机械通气效果，及时发现相关并发症，提高机械通气的安全性。

知识链接

机械通气患者的观察及注意事项

(1) 呼吸功能。观察呼吸节律、呼吸深度，评估有无呼吸困难、人机对抗等。机械通气患者缺氧时可出现脉搏、呼吸增快,须严密观察。注意气道压力、呼出潮气量、SpO_2,评估通气和氧合状况;观察患者皮肤黏膜、口唇和甲床。CO_2潴留时可出现皮肤潮红、多汗和浅表静脉充盈。口唇和甲床青紫提示低氧血症。当患者病情严重必须给予高浓度氧时,应避免长时间吸入,氧浓度尽量不超过60%,同时密切观察有无氧中毒所致肺损伤出现。加强营养支持可以增强或改善呼吸肌功能。

(2) 循环功能。机械通气可使胸腔内压升高,静脉回流减少,心脏前负荷降低和后负荷增加,出现心输出量降低、组织器官灌注不足,表现出低血压、心律失常、末梢循环灌注不良、尿量减少等。

(3) 意识。缺氧和(或)CO_2潴留所致意识障碍患者,若呼吸机支持适当,患者意识状况应逐渐好转。若意识障碍程度加重,应考虑呼吸机支持是否适当或患者病情发生变化。因此,应严密观察患者意识状况,出现异常及时通知医生处理。

(4) 血气分析。机械通气30 min后应做动脉血气分析,以评估机械通气的效果和是否需要调整呼吸机模式和参数。若治疗有效,患者血气分析结果应趋于正常。若治疗无效,血气分析结果显示无改善或继续恶化。在机械通气治疗过程中,需根据患者病情严密监测动脉血气状况。

(5) 体温。观察气道分泌物量、色、性状和气味,评估肺部感染变化情况。患者出现呼吸机相关性肺炎和原有肺部感染恶化时,可出现体温异常改变,应严密监测,及时报告医生。

(6) 其他。观察有无消化道出血、腹胀,评估肠鸣音变化情况;严密监测尿量,准确记录出入量;观察有无水肿、黄疸,监测肝脏转氨酶有无异常;评估心理状况,有无紧张、焦虑;评估意识状况,有无谵妄等。

(7) 常见报警原因与处理。报警功能是呼吸机必备的功能之一,引起呼吸机报警的原因很多,有的报警需要立即处理,否则会危及患者生命,如高压报警、窒息报警等。常见报警信息、原因及处理见表14-1。

表14-1 常见报警信息原因及处理

报警类别	原因	处理
电源报警	停电;电源插头松脱;电源掉闸;蓄电池电量低	将呼吸机与患者断开并行人工通气支持;同时修复电源
气源报警	压缩氧气或空气压力低;气源接头未插到位;氧浓度分析错误	将呼吸机与患者断开;给患者行人工通气支持;同时调整或更换气源,或校对FiO_2分析仪,必要时更换氧电池
断开报警	呼吸回路、人机连接脱开或漏气量过大	检查回路及人机连接,确保两者正常连接及固定
呼出潮气量降低	患者呼吸减弱;呼吸回路漏气;气囊充气不足;气体经胸腔闭式引流管漏出;压力控制通气时肺顺应性降低;呼出流量传感器监测错误	检查患者呼吸;检查呼吸回路;检查气囊压力;检查胸腔闭式引流管;吸痰;检测校正呼出流量传感器
吸气压降低	呼吸回路漏气;导管脱出;气囊充气不足;气体经胸腔闭式引流管漏出;气管食管瘘;峰流速低;气道阻力降低;肺顺应性增加	检查呼吸回路;检查导管位置;检查气囊压力;检查胸腔闭式引流管;重新设置峰流速和潮气量,检查患者是否出现较强自主呼吸
气道高压	呛咳;肺顺应性降低(肺水肿、支气管痉挛、肺纤维化等);分泌物过多,气道阻力增加;导管移位;呼吸回路阻力增加(如管路积水、打折等);吸入气量太多或高压报警限设置不当;患者兴奋、激动、想交谈	吸痰;解除支气管痉挛;听呼吸音;检查呼吸回路并保持通畅;检查导管位置;调整呼吸参数;安抚患者;使用药物镇痛、镇静
呼吸增快	代谢需要增加;缺氧;高碳酸血症;酸中毒;疼痛;焦虑;害怕	监测动脉血气;纠正缺氧和酸中毒;镇痛;镇静;安抚患者
分钟通气量过高	病情变化,患者呼吸增快,潮气量增加;参数设置不当	处理原发疾病,必要时镇痛、镇静;重新调整参数
窒息报警	患者病情改变,呼吸减慢或停止	根据患者病情调整呼吸模式和参数

(8) 注意事项:

① 预防脱管:与导管固定不佳和牵拉等有关,表现为呼吸机低潮气量报警、喉部发声和窒息等。应紧急处理,保持气道通畅,应用简易呼吸器通气和供氧,必要时重新置管。

② 预防气道堵塞:由痰栓、异物、导管扭曲、气囊脱出嵌顿导管口、导管远端开口嵌顿于气管隆嵴、脱管

等引起，表现为不同程度的呼吸困难，严重时出现窒息。应针对原因及时处理，如调整人工气道位置、抽出气囊气体、试验性插入吸痰管等。如气道梗阻仍不缓解，则应立即拔除气管导管，重新建立人工气道。

③ 预防气道损伤：与插管时机械性损伤、气道内吸痰、气道腐蚀、导管压迫气道和气囊压迫气管黏膜等有关，表现为出血、肉芽增生、气管食管瘘等。为避免气道损伤，插管前应选择合适的导管，插管时动作轻柔；带管过程中保持导管中立位，合理吸痰，做好气囊护理等。

④ 观察呼吸机相关性肺损伤(ventilator-inducedlung injury，VILI)：指机械通气对正常肺组织造成的损伤或使已损伤的肺组织进一步加重，包括气压伤、容积伤、萎陷伤和生物伤，临床表现为肺间质气肿、皮下气肿、纵隔气肿、心包积气、气胸和肺水肿等。为了避免减少VILI的发生，机械通气应避免高潮气量和高平台压，吸气末平台压不超过30 cmH_2O，以避免气压伤、容积伤，同时设定合适的PEEP，以预防萎陷伤。出现张力性气胸应立即行胸腔闭式引流。

4. 该患者在应用机械通气过程中应重点预防什么？

答　该患者在机械通气过程中应重点预防呼吸机相关性肺炎。

拓展阅读

呼吸机相关性肺炎

呼吸机相关性肺炎(ventilator associated pneumonia，VAP)指建立人工气道(包括气管插管及气管切开)的患者在接受机械通气48 h后或呼吸机撤机、拔管48 h内出现的肺炎。VAP是ICU机械通气患者最常见的感染性疾病，可导致患者住院时间和ICU留治时间延长，抗菌药物使用增加，严重影响重症患者的预后，是衡量ICU医疗护理质量的重要指标。根据发病时间的早晚，VAP可分为早发VAP和晚发VAP。早发VAP发生时间为机械通气≤4 d，晚发VAP发生时间是机械通气≥5 d。

(1) 病因与发病机制：

① 病原微生物：我国VAP的致病菌多为铜绿假单胞菌、鲍曼不动杆菌，也可由多重耐药的铜绿假单胞菌或金黄色葡萄球菌引起。

② 发病机制：

a. 呼吸道及全身防御机制受损：气管插管使原来相对无菌的下呼吸道直接暴露于外界，增加了感染的风险。同时，气管插管的存在和镇静药物的使用，使得患者无法进行有效咳嗽，削弱了呼吸道黏膜纤毛的清除功能，削弱了呼吸道自然防御功能。此外，重症患者受多种基础疾病、营养状态、免疫功能等因素的影响，机体抵抗力下降，增加了对感染的易感性。

b. 病原菌侵入与定植。可通过两种途径：Ⅰ 误吸：ICU患者在抗菌药物暴露、使用制酸剂或留置胃管等危险因素作用下，口腔正常菌群改变，含定植菌的口腔分泌物在气囊放气或压力不足时，通过气囊与气管壁之间的缝隙进入下呼吸道，是内源性感染的主要途径。Ⅱ 外源性致病微生物侵入：致病微生物以气溶胶等形式进入下呼吸道，气管导管内吸痰操作等均可使病原菌进入呼吸道并定植，从而引发感染。

(2) 病情评估：

① 健康史：除评估患者年龄、性别、病程等一般情况外，应重点评估患者是否存在呼吸机相关性肺炎的危险因素。

② 临床表现：VAP的临床表现缺乏特异性，可有肺内感染常见的症状与体征，包括发热、咳嗽、痰鸣音、痰液增多等。

③ 辅助检查：a. 胸部X线，显示新发生的或进展性的浸润阴影。b. 涂片镜检，合格的下呼吸道分泌物中，中性粒细胞数＞25个/低倍镜视野，上皮细胞数＞10个/低倍镜视野，或两者比值＞2.5∶1，考虑VAP的可能性大。c. 微生物培养，痰定量培养中细菌浓度≥10 CFU/mL，经气管道导管内吸引获取的样本培养细菌浓度≥10 CFU/mL，经气管镜内支气管肺泡灌洗的样本培养细菌浓度≥10^4 CFU/mL或经气管镜保

护性毛刷所取样本培养的细菌浓度≥10^3 CFU/mL，考虑为致病菌的可能性大。气道分泌物定量培养耗时较长，不利于VAP的早期诊断与治疗。d. 感染的生物标志物检测，C反应蛋白和降钙素原是临床上最常用的感染生物标志物。其中降钙素原与肺部感染密切相关，是VAP患者死亡的重要预测因素。

④ 呼吸机相关性肺炎的判断：VAP的临床诊断需满足下列至少2项。a. 体温>38℃，或<36℃。b. 外周血白细胞计数>10×10^9 L，或<4×10^9 L。c. 气管支气管内出现脓性分泌物。此外，临床肺部感染评分(clinical pulmonary infection score，CPIS)可用于诊断VAP并评估其严重程度。该评分由体温、外周血白细胞计数、气管分泌物情况、氧合指数(PaO_2/FiO_2)、胸部X线示肺部浸润进展、气管吸出物微生物培养6项内容组成。简化版的CPIS去除了对痰培养结果的要求，总分为10分，得分≥5分提示存在VAP。

(3) 预防与护理：

① 减少有创机械通气：建立人工气道并应用机械通气是发生VAP最重要的危险因素，因此应尽可能选用无创呼吸支持治疗技术，减少有创通气和缩短有创通气时间。减少镇静剂的使用，尤其应避免使用苯二氮草类镇静剂。每日唤醒患者进行自主呼吸试验，并评估有创通气及气管插管的必要性，尽早脱机或拔管。

② 手卫生：提高医护人员手卫生依从性，严格执行手卫生，可降低VAP的发生率。在接触患者前，进行清洁/无菌操作前，接触患者体液、血液后，接触患者后，接触患者的周围环境后均应该严格执行手卫生。

③ 床头抬高：除非有禁忌证，应将机械通气患者的床头抬高30°~45°，并协助患者翻身拍背及振动排痰。半坐卧位可以减少胃内容反流导致的误吸，是预防VAP最简单有效的方法。但长时间保持相对静止的半坐卧位可引起气管黏膜纤毛运输能力下降、肺不张及肺静脉血流改变等并发症，因此可为机械通气患者人工翻身或实施动力床治疗，帮助患者改变体位。

④ 声门下分泌物引流：上呼吸道分泌物可集聚于气管导管气囊上方，造成局部细菌繁殖，这是机械通气患者误吸物的主要来源。对预期机械通气时间超过48 h的患者，应使用具有声门下分泌物吸引管的气管导管。为了预防黏膜损伤，建议应用间歇声门下吸引，可每1 h采用10 mL注射器进行抽吸，或每2 h采用100~150 mmHg的中心负压进行吸引。

⑤ 气囊压力监测：气管导管气囊压力低是VAP发生的独立危险因素，气囊上方的滞留物也是VAP病原菌的重要来源。因此，气囊充盈压应保持在25~30 cmH_2O，并采用测压表等方式每隔6~8 h测量充气压力。气囊放气或拔出气管插管前清除气囊上方分泌物。

⑥ 口腔护理：保持口腔清洁是预防VAP的另一简单有效的方法。建议使用氯已定溶液冲洗或刷洗患者牙齿和舌面，每6~8 h一次，至拔管后24 h。口腔护理时应抬高床头30°~45°，使患者头偏向一侧。口腔护理前后均应维持气囊压力在25~30 cmH_2O。口腔护理前后均应进行声门下和口腔内分泌物吸引。

⑦ 肠内营养：早期肠内营养可促进胃肠蠕动、刺激胃肠激素分泌、改善肠道血流灌注，有助于维持肠黏膜结构和屏障功能的完整性，减少致病菌定植和细菌移位。经肠管营养与经鼻胃管营养相比，前者可降低VAP的发生率。间断喂养和小残留量喂养可减少胃食管反流，从而降低VAP的发生风险。肠内营养时和肠内营养后30~60 min，应保持患者半卧位。

⑧ 有效清除气道内分泌物：有效清除气道内分泌物，可预防VAP的发生。密闭式吸痰装置和开放式吸痰装置在机械通气患者的VAP发生率、病死率方面无明显差别。如使用密闭式吸痰装置，无须每日更换，但出现破损或污染时应及时更换。口腔吸引可降低VAP白发生率，推荐至少每2~4 h给予口腔吸引1次，且在翻身前、口腔护理后应及时进行口腔吸引。

⑨ 呼吸机管路管理：呼吸机管路的有效管理可以避免VAP的发生。a. 管路清洗与消毒：清洗呼吸机管路时，应先检查呼吸机管路并去除管路的痰痂及其他污物，采用热力机械清洗消毒法进行清洗消毒。b. 管路更换：呼吸机外部管道及配件应一人一用一消毒，无须定期更换呼吸机管路，但有肉眼可见的污渍或破损时应立即更换。c. 湿化：使用灭菌水湿化，每24 h更换，为减少冷凝水产生，建议采用恒温湿化器或含加热导丝的加温湿化器。d. 清除冷凝液：呼吸机管道中常有冷凝液形成，易造成细菌生长繁殖，因此冷凝液收

集瓶应始终处于管道最低位置并保持直立，当冷凝水超过集水杯的1/2容积时应及时清理。

⑩ 选择性口咽部去污染(selective oropharyngeal decontamination, SOD)和选择性消化道去污染(selective digestive tract decontamination, SDD)：SOD指在口咽部使用非吸收性抗菌药物，SDD指在口咽部使用并口服非吸收性抗菌药物，以清除患者口咽部及消化道可能引起继发感染的潜在病原微生物。SOD和SDD可降低呼吸道VAP的发生率，但也会增加耐药菌感染的风险，因此应权衡利弊、谨慎使用。

第二节　无创机械通气

一、案例导入

一般资料：患者，女，34岁

现病史：患者孕38周+1天，在家有轻微呼吸困难1周。"足月要求分娩"就诊，G2P1。查体：神清，轻微贫血貌，双肺呼吸音粗，未及明显干湿啰音，心率95次/min，听诊未及瓣膜区杂音和心音扩大，血压160/98 mmHg，指末氧饱和度90%(未吸氧))，双下肢浮肿明显，浮肿(+++)。实验室检查：WBC 18.31×10^9/L，N% 91%，HB 9.0g/L，蛋白尿(1+)。

入院后完善术前准备，在腰麻下行剖宫产术，术顺，术后患者回产后病房，行床边胸片检查示：心影增大，两下肺轻度感染，常规予吸氧、抗感染治疗。术后第2天夜，患者胸闷气促逐步加重，同时出现大汗淋漓，口唇发绀，咳少许粉红色泡沫痰，两肺满布湿啰音及哮鸣音，呼吸频率40次/min，心率150次/min，可闻及奔马律，指末氧饱和度下降至60%(吸氧8 L/min)。

主要治疗：考虑患者肺部感染合并贫血诱发急性左心衰，立即予转入ICU，转入后立即予无创正压通气(支持压力14 cmH_2O、呼吸末正压8 cmH_2O、氧浓度80%)，指末氧饱和度能维持在95%左右，同时予速尿利尿、甲强龙解痉平喘，约1 h后患者尿量1 500 mL，胸闷及呼吸困难好转，病情较前趋于稳定，继续予无创正压通气，氧浓度下降至60%，复查血常规提示：HB 7.2 g/L，患者病情稍稳定后仍继续予无创正压辅助通气，逐步下调呼吸机参数及氧浓度，予头孢曲松+左氧氟沙星联合抗感染，速尿40 mg (q12 h)利尿消肿减轻肺水和心脏负荷，甲强龙80 mg (q12 h)解痉平喘，输红细胞悬液2 u纠正贫血，同时予输血后利尿防止容量过负荷。积极治疗3天后患者胸闷气促好转，无吸氧情况下指末氧饱和度能维持在95%，肺部啰音消失，双下肢浮肿消退，予转回普通病房。

二、临床问题解析

1. 该患者为什么用无创机械通气？

答 该患者肺部感染合并贫血诱发急性左心衰，无创机械通气可以改善患者氧合，减轻心脏负担，缓解急性左心衰。

知识链接

无创机械通气

无创机械通气(Non-invasive ventilation, NIV)是一种无须气管插管，通过面罩、鼻罩或头罩等设备，向患者提供呼吸支持的治疗方法。无创机械通气常用于治疗急性呼吸衰竭、慢性阻塞性肺疾病(COPD)急性加重、急性心衰等疾病，它可以在无创伤性的前提下，改善患者的通气功能。

无创机械通气的基本原理是通过正压通气(positive pressure ventilation)，为患者提供足够的气流，支持气道通畅，改善氧气交换，解除CO_2潴留，减轻呼吸肌的负担。

(1) 适应证：

① 急性呼吸衰竭：特别是由于COPD急性加重、肺水肿、急性心衰引起的呼吸衰竭，NIV能够有效改善患者的氧合，促进CO_2排出，减轻症状。

② 急性心衰：急性左心衰竭常伴随肺水肿和低氧血症，NIV可以通过正压通气减少心脏负担，改善氧合状态，减轻呼吸困难。

③ 阻塞性睡眠呼吸暂停：无创通气(如CPAP)是治疗阻塞性睡眠呼吸暂停的标准方法，通过持续正压通气维持上呼吸道开放。

④ 其他：如急性哮喘急性加重、肺炎、免疫抑制患者等，NIV也是一种重要的辅助治疗手段。

(2) 禁忌证：

① 绝对禁忌证包括：心搏、呼吸停止；自主呼吸微弱；上呼吸道机械性梗阻；误吸可能性高；自主气道保护能力差；面部创伤、烧伤或畸形；严重脑部疾病；生命体征不稳定(如低血压、严重心律失常等)；严重不合作或紧张等。

② 相对禁忌证包括：气道分泌物多或排痰障碍；昏迷；严重感染；近期面部、颈部、口腔、咽部、食管和胃手术后等。

2. 该患者使用无创机械通气的哪一种模式？

答 该患者使用了无创机械通气的S/T模式。

拓展阅读

无创通气常用的模式

(1) 自主呼吸/时间触发模式(S/T模式)。S/T模式是一种双重触发模式，在这种模式下，通气设备会根据两种方式触发通气：自主呼吸触发(S，spontaneous)：当患者自主发出呼吸努力时，设备会根据患者的呼吸尝试来启动通气，提供吸气压力(IPAP)进行辅助。时间触发(T，timed)：如果患者的自主呼吸频率低于设定的呼吸频率(如患者呼吸过浅或过慢时)，设备会自动按设定的时间间隔进行触发，提供固定的通气支持。

① S/T模式的工作原理。自主呼吸触发(S)：当患者主动进行吸气时，通气设备感知到这一努力，并会自动为患者提供预设的吸气压力(IPAP)，以辅助患者完成吸气过程。时间触发(T)：如果患者未能按时进行自主呼吸，设备会在预定的时间间隔后自动启动，提供必要的吸气支持。

② S/T模式的优势：

a. 灵活性。S/T模式的双重触发功能使其能够根据患者的实际呼吸情况灵活调整。当患者有自主呼吸时，设备支持其呼吸；当患者自主呼吸不充分时，机器能自动进行干预，确保患者始终能获得足够的通气支持。

b. 减少通气依赖。患者能够在自主呼吸的基础上得到部分辅助通气，减少对机器的依赖，避免因长期机械通气引起的气道感染等并发症。

c. 改善患者舒适度。S/T模式适用于呼吸不规则或较为浅表的患者，能够帮助患者恢复自主呼吸的节律，减少不适感，增强治疗的舒适度。

d. 增强氧合效果。通过双重触发机制，S/T模式能够在患者自主呼吸不足时提供足够的支持，有助于保持患者的氧合水平，尤其是在急性呼吸衰竭和COPD急性加重等情况下。

③ S/T模式的临床适应证L：

a. 慢性阻塞性肺疾病(COPD)急性加重。患者常常在急性发作时呼吸困难，且不能维持足够的通气，S/T模式能够灵活地调整支持力度。

b. 急性心衰伴肺水肿。患者呼吸困难，需要无创通气提供辅助，同时减少过多的通气依赖。

c. 神经肌肉疾病。某些神经肌肉疾病患者自主呼吸能力下降，S/T模式可以提供必要的辅助，同时不干扰其自主呼吸能力。

d. 急性呼吸衰竭。包括多种病因引起的急性呼吸衰竭，S/T模式能够根据患者的自主呼吸情况提供呼吸支持。

(2) 持续气道正压(continuous positive airway pressure，CPAP)模式是无创通气(NIV)中最常见的一种模式，广泛应用于治疗阻塞性睡眠呼吸暂停、急性呼吸衰竭、心衰伴肺水肿等疾病。CPAP通过持续向呼吸道提供恒定的正压，帮助保持上气道通畅，增加肺泡的通气量和氧合，从而改善患者的呼吸功能。

① CPAP模式的工作原理。持续气道正压(CPAP)是指在整个呼吸周期(包括吸气和呼气)中，持续提供一个恒定的正压。无论患者的自主呼吸如何变化，CPAP模式始终维持气道内的正压，从而防止气道塌陷，减少呼吸暂停和低氧血症。CPAP设备通过面罩(鼻面罩、全脸面罩等)将空气或氧气通过一个持续的气流压力提供给患者，保证气道始终保持开放状态。

a. 保持气道通畅。CPAP通过在整个呼吸周期中提供一个恒定的气道正压，防止患者的上气道(特别是咽部)因重力作用、松弛等因素而塌陷。常见的气道塌陷症状包括呼吸暂停、打鼾和低氧血症等。

b. 改善氧合。通过维持持续的正压，CPAP有助于将气体推入肺泡，提高肺泡的通气量和氧合功能，减少因肺泡塌陷和通气不足导致的低氧血症。

c. 减少呼吸工作量。CPAP能使患者的呼吸道更为通畅，减少患者用力呼吸的需要，从而降低呼吸的能量消耗，缓解呼吸困难。

d. 增加肺泡的功能残气量(FRC)。通过持续正压，CPAP可以增加肺泡的功能残气量，使肺部保持适当的扩张状态，改善氧气交换。

② CPAP模式的优缺点：

a. 优点。非侵入性：CPAP是一种非侵入性的呼吸支持方式，避免了气管插管或其他侵入性方法带来的风险。减少呼吸暂停：对于阻塞性睡眠呼吸暂停的患者，CPAP能够有效减少呼吸暂停，缓解症状。改善氧合：通过持续气道正压，CPAP可以显著改善患者的氧合水平，尤其在急性心衰伴肺水肿、急性呼吸衰竭等情况下。患者依从性好：与气管插管相比，CPAP设备更舒适且便于患者使用，患者依从性较好。

b. 缺点。面罩不适：一些患者可能对面罩佩戴感到不适，特别是长期佩戴时，可能会导致皮肤压疮或鼻部不适。噪声问题：虽然现代CPAP设备的噪声较低，但一些设备仍可能会产生干扰，影响患者睡眠。不能用于所有类型的呼吸衰竭：CPAP适用于阻塞性呼吸暂停或非气道梗阻型的呼吸衰竭，但对于某些复杂的急性呼吸衰竭，可能需要更高级的通气模式，如BiPAP或机械通气。

③ CPAP模式的适应证：

a. 阻塞性睡眠呼吸暂停(OSA)。CPAP模式最常用于治疗阻塞性睡眠呼吸暂停症(OSA)。在这种情况下，患者的上气道会在睡眠中部分或完全塌陷，导致呼吸暂停或低通气，CPAP能够通过持续气道正压来防止气道塌陷，保持呼吸道通畅。

b. 急性心衰伴肺水肿。在急性心衰伴肺水肿的患者中，CPAP可以通过增加肺泡的氧合面积，改善肺部通气，减少肺水肿的症状，缓解呼吸困难。

c. 急性呼吸衰竭。对于一些非气道梗阻型的急性呼吸衰竭(如肺炎或COPD急性加重)，CPAP通过保持气道通畅、增强肺泡通气，改善氧合状态，减少呼吸困难。

d. 术后恢复期。对于某些患者，尤其是呼吸道有易塌陷风险的患者(如麻醉后的恢复期患者)，CPAP有助于减少呼吸暂停和保持通气。

e. 新生儿及早产儿呼吸窘迫综合征。在新生儿科，CPAP用于早产儿或患有呼吸窘迫综合征的婴儿，帮助他们维持肺泡的扩张，减少呼吸困难。

④ CPAP模式的参数设置。CPAP的主要调节参数是气道正压(IPAP)，它是施加到患者气道的持续

压力。通常,CPAP设备的设置参数包括:

a. 吸气压力(IPAP)。这是持续施加在气道上的压力,通常根据患者的病情和需求来设定。CPAP设备会持续维持这一压力,不会根据患者的呼吸周期进行变化。

b. 呼气压力(EPAP)。一般在CPAP模式中不单独设置,因为CPAP模式的目的是在整个呼吸周期内维持相同的压力。

3. 该患者使用无创通气过程中需要观察及注意什么?

答 该患者在使用无创机械通气过程中要观察以下几点:

(1) 生命体征:包括意识、体温、心率、血压、呼吸、SpO_2等指标,评估通气效果。

(2) 呼吸状况:包括呼吸频率、节律、呼吸动度,评估有无呼吸困难、呼吸辅助肌参与呼吸等异常。

(3) 呼吸机监测:观察呼吸机工作状况,监测患者气道压力、潮气量、通气量等。

(4) 漏气情况:一般呼吸机有漏气补偿,允许60 L/min以下的气体漏出。若漏气过多,应调整鼻罩或口鼻罩位置,必要时增加固定带拉力或更换合适的鼻罩或口鼻罩。

(5) 人机配合:人机配合程度直接影响通气效果。人机配合不良表现为烦躁、呼吸状态差、生命体征无改善或恶化、呼吸机显示漏气明显等。引起人机配合不良的因素包括病情过重、人机连接不适漏气过多、呼吸机选择不当、模式或参数设置不当、患者理解/配合能力低下等。

(6) 血气分析:是判断通气效果的重要参考指标。

(7) 气道分泌物:评估患者咳嗽、咳痰情况,观察痰液量、色、性状等。

(8) 其他:评估患者有无气压伤、胃肠胀气、反流、误吸等异常反应。

(9) 常见报警原因与处理:无创机械通气过程中,由于患者病情呼吸回路、气源、参数设置等原因,容易出现各种报警。

注意事项如下:

(1) 选择密闭性和舒适性好的鼻罩(口鼻罩或面罩),减少漏气,必要时可适当增加固定带的拉力,减少漏气。选择定压型或自主性通气模式,降低通气压力或潮气量减少漏气。

(2) 选择舒适性较好的面罩,减少压力性损伤发生。保持面部清洁干燥,减小固定带的拉力,进而减轻面罩对面部的压力,必要时预防性使用减压贴(或敷料)。间歇停用呼吸机可使受压面部皮肤得到充分减压,降低压力性损伤发生率,但须在病情允许情况下采用。

(3) 根据患者情况选择合适的通气压和面罩,指导患者学会配合呼吸机进行呼吸。气道压力过高和昏迷患者常规留置胃管,一旦出现胃肠胀气,立即进行胃肠减压。

(4) 预防吸入性肺炎。重点包括:抬高床头30°~45°,保持半卧位;减少胃肠胀气;少食多餐。

(5) 合理设置通气压力,降低呼吸机相关性肺损伤的发生率。

(6) 做好患者的健康教育和心理疏导,减轻其使用口鼻罩、全脸面罩幽闭恐惧程度,必要时改变呼吸机与患者的连接。

(7) 定时饮水,对吸入气体进行合理的温化、湿化等可改善口、咽部干燥,保证患者水平衡。鼓励患者主动咳嗽、咳痰,必要时使用吸痰管或纤维支气管镜进行吸痰。

拓展阅读

无创通气的创新实践

无创通气(NIV)作为一种重要的呼吸支持治疗手段,在急危重症患者中发挥了重要作用。随着医学技术的进步和临床需求的变化,无创通气的创新实践不仅体现在技术设备的更新换代,还体现在治疗模式、应用场景、护理干预等方面的创新。以下是无创通气创新实践的一些关键领域和实际应用:

(1) 无创通气设备的创新：

① 便携式与家用无创通气设备。创新背景：传统的无创通气设备多为体积较大、功能复杂的重型设备，主要用于医院内的急性呼吸衰竭患者。而便携式、家用无创通气设备的出现，使得长期需要通气支持的患者可以在家中进行治疗，改善了患者的生活质量。这些设备不仅便于携带，还具备智能化功能，如远程监控、自动调节压力等。例如，智能呼吸机可以实时监测患者的呼吸状况，通过数据反馈自动调整通气参数，降低操作复杂度，并提供定期报告，便于家庭护理人员和医生进行远程跟踪。

② 智能化呼吸机与人工智能的结合。创新背景：传统的无创通气设备主要通过手动设定参数，依赖医护人员的经验判断。而人工智能(AI)技术的引入，使设备能够自动适应患者的呼吸需求，提供个性化治疗。现代无创通气设备集成了AI算法，能够实时分析患者的呼吸波形数据，自动调整吸气压力(IPAP)和呼气压力(EPAP)，优化治疗效果。设备还能根据患者的健康数据变化(如血氧、呼吸频率等)进行动态调整，提供个性化的治疗方案，提高治疗的精准性和效果。例如，AI算法可以预测患者是否会发生呼吸衰竭，提前做出相应的呼吸支持调整，减少人工干预。

(2) 无创通气与护理干预的创新结合：

① 远程监护与智能化护理。创新背景：无创通气的实施往往需要密切监测患者的呼吸状态、氧合水平等多项生理指标。传统的监测方式依赖于护士的现场观察，但这一方法存在一定的局限性。结合智能化监护系统，护理人员能够实时远程监测患者的呼吸参数、血氧饱和度、心率等，及时调整治疗方案。通过患者穿戴式设备或手机APP，患者的家属或医护人员可以随时获取患者的健康数据，及时干预，避免不必要的住院，降低医疗成本。

② 个性化护理与心理支持。创新背景：无创通气治疗过程中，患者的舒适度与心理状态至关重要。护理人员需根据患者的心理需求和病情变化，进行个性化护理。利用虚拟现实(VR)技术为患者提供心理干预和放松训练，帮助患者适应面罩，减轻焦虑感。通过患者自我管理教育，提高其对无创通气治疗的认知，增强患者的治疗依从性，缩短治疗周期。无创通气的创新实践涵盖了设备、治疗模式、临床应用及护理干预等多个方面，技术的进步使得无创通气不仅在急危重症患者的治疗中发挥着越来越重要的作用，也为患者提供了更加个性化、舒适和高效的治疗体验。未来，无创通气技术的不断创新，将进一步推动呼吸支持治疗的精准化、智能化，为患者的恢复与康复提供更多保障。同时，医疗人员的创新思维和综合素养也将成为无创通气应用成功的关键因素。

第三节 经鼻高流量氧疗

一、案例导入

一般资料：患者，女，71岁。

现病史：因受凉后出现胸闷气喘并持续加重3天就诊；血气分析示：pH 7.31、PO_2 68 mmHg、PCO_2 71 mmHg；患者神志清楚。患者既往COPD病史12年，完善检查后，给予患者经鼻高流量氧疗，气体流量根据患者耐受情况逐步升至60 L/min，氧浓度35%。

主要治疗：经鼻高流量氧疗，给予抗生素抗感染、雾化吸入等支持治疗，完善血常规、肝肾功能、电解质、凝血功能等相关检查；加强营养等。

二、临床问题分析

1. 为什么给予该患者经鼻高流量氧疗?

答 该患者为慢性阻塞性肺疾病伴急性加重,患者目前神志清楚,存在CO_2潴留,经鼻高流量氧疗在减少患者CO_2的同时可以保持低浓度吸氧。

知识链接

经鼻高流量氧疗

经鼻高流量氧疗(high-flow nasal cannula,HFNC)是一种非侵入性呼吸支持技术,通过专门的设备将加热、湿化后的高流量氧气或空气氧气混合物经鼻导管输送给患者。它具有高效改善氧合、清除CO_2的能力,近年来广泛应用于急性及慢性呼吸衰竭的治疗。

(1) 技术特点:

① 高流量供气:氧气流量可达40~60 L/min(成人),在满足患者高通气需求的同时,减少了空气混入导致的氧浓度不稳定,同时可冲刷生理死腔。

② 加温加湿:将输送气体加温至37℃、湿化至相对湿度接近100%,提供舒适的吸入气体,保护气道黏膜并减少分泌物干结。

③ 精准氧浓度调节:通过设备可调节氧浓度(FiO_2),范围通常为21%~100%。

④ 正压效果:流量高时在呼气末可产生一定的正压(PEEP效应),改善肺泡复张。

(2) 优点:

① 提高氧合能力。HFNC通过提供高流量的氧气和空气混合物,能够显著改善患者的氧合状态:

a. 稳定的高氧浓度:氧浓度(FiO_2)可以精确调节并保持稳定,无论患者的呼吸频率或潮气量如何变化,吸入气体的氧浓度始终符合设定。

b. 优化肺泡气体交换:高流量气体能有效置换气道和肺泡中的残余气体,减少CO_2滞留,从而提高动脉氧分压(PaO_2)。

c. 适应高需氧状态:对于处于呼吸窘迫或高氧需求的患者(如ARDS、肺炎),HFNC提供了更充足的氧气供应。

② 改善通气效率。HFNC的高流量气体能够清除鼻咽部的呼气残余气体,减少解剖无效腔,从而提高通气效率:

a. 减少CO_2潴留:有效清除CO_2,特别适合慢性阻塞性肺病(COPD)或存在通气障碍的患者。

b. 增强气体交换:通过减小无效腔比例,更多的新鲜氧气可以到达肺泡,促进更高效的氧气摄取和CO_2排出。

③ 降低呼吸功:

a. 减少呼吸肌疲劳:HFNC提供的高流量和微正压效果(PEEP)能帮助患者克服气道阻力和肺泡塌陷,减轻辅助呼吸肌的负担。

b. 缓解呼吸困难:对于呼吸窘迫的患者,HFNC通过提供充足气体供应,降低吸气阻力,迅速缓解呼吸困难症状。

④ 舒适性好,患者耐受性高。在患者的舒适性方面,HFNC显著优于传统氧疗和无创通气(NIV):

a. 轻便的鼻导管:与面罩相比,鼻导管更易佩戴,不会对面部造成压迫,也更利于患者交流、进食和咳嗽。

b. 加温湿化气体:湿润、加温的氧气减少了鼻腔和气道的不适,特别适合长时间治疗或气道敏感的患者。

c. 低噪声：相比无创通气设备，HFNC的工作噪声更低，不易干扰患者的休息和睡眠。

⑤ 减少气道损伤风险。HFNC通过非侵入性的治疗方式避免了传统有创通气可能带来的并发症：

a. 避免气管插管相关并发症：如气道感染、气管黏膜损伤、机械通气相关性肺炎(VAP)等。

b. 保护气道功能：患者可保留自主咳嗽和清理分泌物的能力，降低分泌物滞留引发感染的风险。

⑥ 降低插管或无创通气的需求。HFNC在某些情况下能够有效避免气管插管或升级为无创通气的需要：

a. 延缓插管时机：对于早期的低氧性呼吸衰竭患者，HFNC提供了强有力的氧疗支持，争取时间改善病情。

b. 拔管后支持：在呼吸机拔管后，HFNC能有效防止拔管失败和气道塌陷，是无创通气的理想替代方案。

⑦ 操作简单，易于使用。HFNC设备设计简洁，易于快速部署，适合各种临床场景：

a. 启动迅速：无须复杂设置，医护人员经过简单培训即可熟练使用。

b. 护理工作负担低：患者依从性高，不需要频繁调整面罩位置或监控气道压迫情况。

c. 广泛适用：从新生儿到老年人，均可根据个体需求灵活调节氧流量和浓度。

2. 经鼻高流量氧疗(HFNC)常见并发症有哪些？主要的处理措施是什么？

答 (1) 鼻腔或气道不适：

① 表现：鼻腔干燥、刺痛感或不适，尤其在流量过大或湿化不足时。部分患者可能出现鼻黏膜充血、轻微鼻出血等症状。

② 处理措施：

a. 调整气体温度和湿度：推荐气体温度设置为31～37℃，确保湿化充分(湿度接近100%)。

b. 降低气流速度：初始流量过高可逐步调低，待患者适应后再逐步增加。

c. 使用润滑剂：对鼻腔黏膜干燥的患者，可以涂抹适量医用润滑剂。

d. 鼻腔护理：清洁鼻腔分泌物，保持导管和鼻腔的清洁与通畅。

(2) 气腹或腹胀：

① 表现：腹部胀气或不适，严重者可能影响胃肠功能，婴儿和老年患者较为常见。

② 处理措施：

a. 调整流量：将流量逐步调低至患者能够耐受的范围，同时保证氧合需求。

b. 鼓励患者吞咽和排气：指导患者定时吞咽或轻拍腹部，帮助释放气体。

c. 胃肠减压：对于严重气腹的患者，可考虑短期使用胃管进行胃内减压。

(3) 氧中毒：

①表现：呼吸频率减慢、嗜睡，甚至引发高碳酸血症，长期高浓度氧疗可能引起肺泡炎、肺纤维化等。

② 处理措施：

a. 动态调整氧浓度：根据目标血氧饱和度(SpO_2 >92%)或动脉血气分析结果逐步降低FiO_2。

b. 监测患者氧合水平：特别是COPD等存在慢性高碳酸血症的患者，避免过高FiO_2导致呼吸抑制。

c. 鼓励早期停用高浓度氧疗：待氧合改善后尽早过渡至低氧浓度。

(4) 治疗失败：

① 表现：呼吸频率持续增加，呼吸困难加重；血氧饱和度(SpO_2)难以维持在目标水平，PaO_2/FiO_2比值显著下降；出现呼吸衰竭进展的体征，如CO_2潴留、意识模糊等。

② 处理措施：

a. 及时评估患者病情：根据临床参数和影像学结果判断HFNC是否仍适合。

b. 升级治疗：必要时快速转为无创通气(NIV)或有创机械通气，避免延误治疗时机。

c. 多学科合作：包括重症医学、呼吸科和麻醉科团队，共同制定治疗方案。

(5) 鼻导管相关皮肤压力性损伤：

① 表现：鼻梁、耳后或鼻腔内部出现压疮、红肿或疼痛，长时间佩戴鼻导管的患者尤为常见。

② 处理措施：

a. 调整鼻导管位置：定期更换鼻导管佩戴位置，避免局部长期受压。

b. 使用保护贴：在鼻导管接触部位使用软垫或保护贴减轻压力。

c. 加强局部护理：保持皮肤清洁干燥，避免感染或溃烂进一步恶化。

(6) 循环影响：

① 表现：高流量可能引发心率增快或血压下降的情况，少见但需警惕。

② 处理措施：

a. 调整气道压力：在氧合需求和循环稳定性之间寻找平衡，避免流量设置过高。

b. 补充液体：对于低血容量或循环受损的患者，可适当增加液体入量改善血流动力学。

c. 严密监测：动态观察患者心率、血压及其他循环指标，必要时减少HFNC的使用。

(7) 感染风险：

① 表现：鼻腔或呼吸道感染的可能性增加，尤其是在设备清洁不到位的情况下。

② 处理措施：

a. 严格执行无菌操作：定期更换鼻导管、湿化罐和连接管，防止细菌感染。

b. 加强环境消毒：保持设备周围环境清洁，减少空气传播风险。

c. 定期监测感染指标：特别是在长期治疗患者中，及时发现和处理感染症状。

3. 经鼻高流量氧疗(HFNC)有哪些应用前景?

答 (1) 急性呼吸衰竭中的广泛应用。HFNC已成为治疗急性呼吸衰竭的重要工具，尤其在急诊科和重症监护病房(ICU)中展现了显著优势：

① 新冠肺炎及ARDS：HFNC在COVID-19引发的急性低氧性呼吸衰竭中被广泛应用，展现出良好的氧合改善效果，同时避免了大量患者的气管插管。

② 肺炎相关低氧血症：对于各种病因引起的重症肺炎，HFNC提供了更高效的氧疗支持，有助于改善患者预后。

③ 拔管后支持：术后或机械通气拔管后的患者，HFNC作为桥接疗法，有助于减少拔管失败率并提升康复速度。

(2) 在慢性呼吸疾病管理中的潜力。随着HFNC技术的成熟，其在慢性呼吸疾病管理中的潜力逐步显现：

① 慢性阻塞性肺病(COPD)：HFNC对改善气道清除功能、降低高碳酸血症和减轻呼吸负担有显著作用。它可以成为传统氧疗的替代方案，特别是在家庭长期氧疗中展现前景。

② 间质性肺病(ILD)：HFNC通过提供高效的氧疗支持，改善患者生活质量，并可能减少急性加重期的住院率。

③ 睡眠相关呼吸障碍：对于无法耐受持续气道正压通气(CPAP)的患者，HFNC或可成为一种更舒适的替代选择。

(3) 医疗场景的多样化应用。HFNC逐步扩展至更广泛的医疗场景，适应不同患者需求：

① 围术期管理：在外科手术后，特别是胸腹部或心肺手术后，HFNC能够改善肺功能，预防肺不张和低氧血症，同时降低术后并发症风险。

② 急诊场景：在急诊科，HFNC因其启动迅速、操作简单，已成为急性低氧血症、心衰和哮喘发作等急诊病情的首选支持手段之一。

③ 分级医疗与社区推广：HFNC的便携性和易操作性使其在基层医院和家庭护理中的使用成为可能，为慢性病患者提供更为经济、高效的氧疗支持。

(4) 新生儿与儿科领域的深入发展。HFNC在儿科和新生儿呼吸支持中的应用前景广阔：

① 新生儿呼吸窘迫综合征(NRDS)：HFNC为早产儿和新生儿提供温和且高效的呼吸支持，避免了侵入性通气可能带来的肺损伤。

② 小儿感染性疾病：在小儿肺炎或其他感染性疾病导致的呼吸衰竭中，HFNC提供了良好的支持效果，减少了插管需求。

③ 儿科无创通气替代：与传统面罩相比，HFNC更舒适、依从性更高，尤其适用于活动性较大的儿童。

(5) 在老年患者中的优异表现。老年患者常伴有多系统疾病和治疗耐受性较低的问题，HFNC提供了适合这一群体的独特优势：

① 减少治疗侵袭性：避免气管插管和无创面罩的压力相关并发症，提升患者接受度。

② 提高生活质量：对于行动不便的老年患者，HFNC在家庭护理中的应用将显著改善他们的舒适性与长期预后。

③ 慢性疾病支持：如心衰伴肺淤血的老年患者，HFNC可在低流量模式下提供有效支持，同时减少肺水肿。

(6) 改善资源利用，降低医疗成本。HFNC具有降低医疗资源消耗的潜力，是发展中的医疗体系的重要补充：

① 减少ICU依赖：许多患者在急性期可以通过HFNC在普通病房完成治疗，避免占用重症监护病床资源。

② 降低插管率与相关成本：减少气管插管和机械通气的使用率，降低并发症发生率，进而减少治疗费用。

③ 支持家庭护理：在慢性病管理中，HFNC有望成为家庭长期氧疗设备的一部分，大幅减少住院治疗需求。

(7) 临床研究推动新适应证拓展。随着HFNC相关研究的深入，更多适应证和治疗场景正在被开发：

① 神经重症：HFNC在颅脑损伤、脑卒中等疾病中对改善氧合及降低脑缺氧风险的潜力值得进一步研究。

② 心血管疾病：HFNC对急性心衰、肺动脉高压患者的辅助作用正在被探索，未来可能扩展其应用范围。

③ 康复医学：在慢性疾病康复期，HFNC可能被广泛用于促进患者的肺功能恢复和运动耐力提高。

经鼻高流量氧疗(HFNC)凭借其高效、舒适和安全的特点，在急慢性呼吸疾病、术后管理、基层医疗、儿科和老年护理等多个领域展现了广阔的应用前景。结合技术革新和医疗服务模式的转变，HFNC有望进一步提高医疗质量、优化资源配置，并成为现代呼吸支持领域的重要支柱。

第四节　体外膜肺氧合技术

一、案例导入

一般资料：患者，女，53岁。

现病史：因受凉后出现胸闷气喘并持续加重1个月余，后就诊于外院，效果不佳来我院就诊；心脏彩超示：二尖瓣后叶赘生物形成，二尖瓣脱垂并重度关闭不全。

完善检查：患者行二尖瓣机械瓣置换术＋三尖瓣成形术＋左心耳结扎术＋临时起搏器置入术，手术结束心功能较差，血压难以维持，行ECMO置入术进行ECMO治疗，术后转入ICU。

主要治疗：呼吸机辅助通气、ECMO治疗、CRRT治疗、大剂量血管活性药物维持循环。严密监测生命体征，观察尿量，完善血气分析、血常规、肝肾功能、电解质、凝血功能等相关检查；予预防性抗感染，镇静镇痛，肠外营养液加强营养。

其他史：尿毒症病史10余年。

二、临床问题分析

1. 该患者为什么进行ECMO治疗？使用了什么模式？

答 该患者手术结束后心功能较差，血压难以维持，予VA-ECMO行心脏支持。

知识链接

体外膜肺氧合

体外膜肺氧合(extracorporeal membrane oxygenation, ECMO)是一种针对循环或呼吸衰竭的患者，通过机械装置进行持续体外心肺功能支持的技术。它是一个密闭系统，基本结构包括血管内插管、连接管、动力泵、氧合器、供气系统和监测系统等，管路内无相对静止的血液，再借助管路内壁的肝素涂层技术(heparin-coating stent, HCS)，一般将激活全血凝固时间(activated clotting time, ACT)维持在120～200 s即可。ECMO通常经股部或颈部血管置管，无须开胸，操作相对简单，维持时间可达数周。

(1) 原理。ECMO的原理是将静脉血引出体外，通过氧合器(即膜肺)进行气体交换转换为动脉血，再通过驱动泵提供动力，将动脉血回输体内。对严重心肺功能衰竭及罹患危及心肺功能的创伤、中毒、感染等患者，ECMO能较长时间地全部或部分替代心肺功能，维持全身脏器的灌注，使心、肺得到休息，为心、肺功能恢复和病变的治愈争取时间。

(2) 分类。ECMO根据其工作模式，主要分为静脉-静脉模式(VV-ECMO)和静脉-动脉模式(VA-ECMO)两种。

① 静脉-静脉模式将静脉血引出经氧合器氧合并排出CO_2后，从静脉回到体内者为VV-ECMO。VV-ECMO为心脏功能良好的患者提供呼吸支持但并不提供心脏功能支持；置管方式包括股静脉-颈内静脉和颈内静脉双腔管置管。

② 静脉-动脉模式将静脉血引出经氧合器氧合并排出CO_2后，从动脉回到体内者为VA-ECMO。VA-ECMO能同时提供心脏功能支持和呼吸支持；置管方式包括股静脉-股动脉、右心房-主动脉和右颈内静脉-右颈动脉。

2. 该患者行ECMO治疗期间需要注意哪些？

答 该患者行ECMO治疗期间应该注意对循环系统、呼吸系统的监测，更重要的是对ECMO系统的监测。

拓展阅读

ECMO治疗期间的注意事项

(1) 循环系统监护：持续监测心电、有创血压、中心静脉压、血氧饱和度、电解质、出入量、体温；使用微量泵静脉输入血管活性药物，根据病情调节剂量，观察尿量及颜色。

(2) 呼吸系统监护：每2～4 h进行1次动脉血气分析；呼吸机设置在正常范围的最小参数，使肺得到充分的休息，并根据血气分析结果及时调整呼吸机各项参数；采用密闭式吸痰，保持呼吸道通畅；定期复查胸部X线检查，了解肺部情况。

(3) ECMO系统监测：

① 灌注量监测：须严密监测灌注量，防止灌注量过低而发生并发症。

② 氧合器监测：观察氧合器进出两端血液颜色的变化，如发现两端颜色为暗红色，及时通知医生，采取两端血标本做血气分析。

③ 管道护理：定时检查管道各接口是否妥善固定，保持管道功能位。

④ 每小时记录离心泵头转速及血流速，观察泵前压力及泵后压力。

(4) 并发症的预防：出血、栓塞、感染、肢体缺血性损伤、肾功能不全都是可能出现的并发症。因此，应定时做凝血常规检查，严密观察动静脉穿刺部位及全身出血情况；每小时观察并记录四肢动脉尤其是足背动脉的搏动情况，皮肤温度、颜色，有无水肿等情况，评估患者意识情况，防止脑血栓的发生。

3. 该患者ECMO治疗期间的监测与护理？

答 该患者行ECMO治疗期间应该监测指标包括心电图、血压、ACT、出入量、体温等。

(1) 患者指标及并发症的监测：

① 重点指标监测：a. 心电图：及时发现并处理心律失常。b. 平均动脉压：是反映机体主要脏器和组织血液供应的一个重要指标，应保持在50～70 mmHg。c. 中心静脉压：压应维持在5～12 cmH_2O。d. 血氧饱和度。e. ACT：定时监测ACT，通常维持在120～200 s。f. 出入量：其中尿量是反映心功能及肾功能的重要指标。g. 体温：调节变温水箱温度，并配合变温毯等措施将患者体温控制在35～37℃，避免温度过高引起机体耗氧量增加，或温度太低影响机体的凝血机制并造成血流动力学紊乱。

② 并发症监测：a. 出血：是ECMO最常见的并发症，如插管处出血、颅内出血、消化道出血等。ECMO过程中ACT通常维持在120～200 s，抗凝过度可引起出血。此外，ECMO会消耗大量血小板，需密切观察手术创面、引流及各管道插管处的出血状况。尽可能在ECMO实施前完成好静脉穿刺、气管内吸痰、留置鼻胃管、留置导尿管等操作，减少在ECMO实施期间进行侵入性操作而造成的出血。b. 血栓：ECMO过程中抗凝不足将在系统内形成血栓，可造成包括脑组织在内的血管栓塞；肢体缺血可能会引发截肢的风险。c. 肾功能不全：缺血再灌注损伤、灌注不足、毒生代谢产物堆积等因素，可导致肾功能不全。严密监测肾功能和尿量。d. 溶血：ECMO系统不可避免地使红细胞受到不同程度的机械性损害而引发溶血，需监测患者是否出现黄疸、高胆红素血症和血红蛋白尿等。e. 感染：密切观察切口及敷料、体温变化等，严格执行无菌操作。f. 动脉插管远端肢体缺血：密切观察插管侧肢体颜色、温度及足背动脉搏动情况，测量腿围，并与健侧对比；足背动脉未触及时可用多普勒超声探查血流；注意肢体保暖；发现肢体发绀、发凉，应及时通知医生给予处理。

(2) ECMO运行中仪器监测：

① 离心泵头转速及血流速度监测。离心泵头转速决定ECMO产生的血流速度，护士应严密监测离心泵头转速和血流速度。初始流量为全流量[成人2.2～2.6 L/(m^2·min)，儿童70～100 mL/(kg·min)，婴幼儿100 mL/(kg·min)，新生儿150 mL/(kg·min)]的1/2～2/3，以尽快补充血氧。稳定以后，流量逐渐下调。

② 压力监测。动力泵前压力反映引血状态，一般不应超过－30 mmHg，负压绝对值越大，表示ECMO机器越吸不到血，如血容量不足、静脉插管阻塞时；负压绝对值过高容易造成溶血。氧合器血流入口及出口的压力，主要用于监测泵后至回输患者体内的管路及氧合器的工作状态。当两点压力均增高时，提示氧合器后患者动脉插管端可能阻塞；当两点压力差增大时提示氧合器内阻力增高，见于氧合器血栓形成。

③ 气体管理。根据进入氧合器的血流量，对进入氧合器的气流量和氧浓度进行设定，气流量过大容易产生气栓。开始运转后先将氧合器的氧浓度调至70%～80%，气血流量比(0.5～0.8)∶1。稳定期氧合器的氧浓度调至40%～50%。取氧合器入口、出口端血液进行血气分析，依此判断氧合器的工作状况，并对气流量和氧浓度进行调整。

④ 保证可靠的氧源，及时添加变温水箱的水量。

(3) 护理：

① 基础护理。患者在接受ECMO治疗前通常呈相对缺氧和低灌注状态，ECMO开始后，由于缺血再灌注损伤等原因，血管通透性增加引起水肿，以头面部多见，应加强基础护理，保护患者皮肤。长期肝素化可造成患者口腔、鼻腔等处出血，应仔细清洁，保护黏膜。动静脉置管使患者的体位、活动等受到限制，应加强基础护理，提升其舒适度。

② 感染控制。血管插管是局部感染并诱发全身感染的主要途径。ECMO系统中大量非生物表面可通过补体激活、白细胞和炎性介质释放等，导致全身炎性反应和免疫功能紊乱。此外，肠源性感染、肺不张和肺炎也较为常见。应严格遵守各项无菌技术原则，定时更换插管部位敷料，尽量避免所有在接口处的操作。必要时取患者体液标本进行培养，配合抗生素等药物的使用并观察药物使用效果。

③ 镇静管理运行ECMO初期，为减少疼痛不适、降低机体耗氧量和避免管道脱落，通常给予患者适度镇静。应对患者的镇静程度进行持续监测。尽量避免使用脂溶性镇静剂，如丙泊酚，因其可能会造成氧合器的堵塞。脱离ECMO之前，根据医嘱逐渐减少镇静剂剂量。

④ 心理护理严重的病情、频繁的医护活动可引发患者焦虑、恐惧、抑郁等。护士要营造平和的环境，加强心理护理，通过讲解疾病知识、延长家属陪伴时间等方法，维持患者稳定的精神状态。

⑤ 营养支持ECMO期间，患者处于高分解代谢状态，应进行积极营养支持。因ECMO患者早期心肺系统情况差，血管活性药物、镇静剂等多种药物同时使用，可能影响肠道功能，因此可采取肠外营养方法。静脉营养应尽量避免输注脂肪乳，因脂肪乳会破坏氧合器中空纤维。随着患者循环、呼吸功能的恢复，要尽早开始肠内营养。

⑥ 管道护理应保证ECMO的密闭性，避免进气。妥善固定管道，避免发生牵拉、移位、打折、卷漏和脱落等情况。若发现有血栓形成、渗漏等情况，要通知医生及时处理。

⑦ 各种意外及仪器故障的紧急处理引流出血液和泵入血液的管道之间的短路管称为管路桥，ECMO期间出现特殊情况需紧急停止循环时，应先钳夹动静脉管道，开放管路桥。若管道中出现气栓，应立即钳夹近患者一侧管路，防止气栓进入患者体内。当离心泵转速不变但血液流速下降，应首先排除是否存在管道扭转或受压，进一步检查是否存在静脉管道抖动(静脉管道抖动可能提示引流不畅等情况)。氧合器出口发生渗漏提示氧合器可能出现故障，应报告医生准备立即更换氧合器。当驱动泵失灵，应先用紧急手动转动泵头维持循环，再查找原因。

第十五章 临床专科护理

第一节 静脉治疗

一、案例导入

一般资料：患者，男性，63岁。

现病史：患者因“确诊直肠癌，拟化疗”入院，因治疗需要，在超声引导下行“右上臂贵要静脉PICC穿刺置管术”，置入管长40 cm，置管过程顺利，置管后情况良好。患者在输注奥沙利铂化疗药物期间，呕吐严重。次日输液前发现，右侧PICC管路不通畅，回抽有阻力无回血。根据PICC血栓性堵管的判断标准，排除药物性和机械性堵塞，判断为血栓性堵管，因患者家属有强烈意愿保留PICC置管，拟定尿激酶溶栓治疗，并予以治疗前的评估，严格按照通管规范要求进行操作。

辅助检查：白细胞5.48×10^9/L，血小板192×10^9/L，血红蛋白91 g/L，胸片显示PICC导管尖端位置正CAJ。

主要治疗：严密监测生命体征及营养支持，完善包括血气分析、血常规、肝肾功能、电解质、凝血功能等相关检查；静脉输注的化疗药物有奥沙利铂150 mg+5% GS 500 mL、格拉司琼注射液3 mg止吐，地塞米松5 mg抗过敏。

其他史：高血压病史数十年。

二、临床问题解析

1. 患者PICC导管发生了何种因素的堵管？堵管程度如何？

答 血栓性堵管；完全性堵塞：不能回抽血液，不能通过导管推注和输注液体。

知识链接

PICC堵管因素

PICC堵管的原因主要包括血栓栓塞、非血栓性因素、机械性因素以及药物因素。

(1) 血栓栓塞约占37%，这包括封管时机和方法不正确导致的血液反流在管腔内形成血凝块或血栓，以及PICC导管在血液中长时间漂浮可能形成的微血栓。此外，患者本身的血液黏稠度增加或凝血功能紊乱也容易导致血栓形成，多次穿刺损伤血管内皮或血液黏度异常者也可能形成血栓。

(2) 非血栓性因素占27%，可能与置管一侧手臂过度屈曲活动、量血压、扎止血带或翻身时受压导致血液回流引起堵管，或者敷贴松脱使导管扭曲、打折以及接头松动导致血液回流引起堵管。

(3) 机械性因素占16%,包括置管不熟练损伤血管内膜形成血栓导致堵管,以及封管时机、方法不正确导致血液回流在管腔内形成凝块或血栓。

(4) 药物因素也可能导致堵管,占一定比例。长期输注高黏度大分子物质如脂肪乳、氨基酸等,加之冲封管手法不够规范,易导致药物沉积。

2. 该患者发生导管相关性深静脉血栓的原因是什么?

答 癌症患者血液呈高凝状态,为静脉血栓的高危人群,其次化疗引起呕吐不适等并发症,使患者卧床时间增加,自主活动减少,血流缓慢致血液淤滞,血栓发生率高。

拓展阅读

识别导管相关性深静脉血栓的风险因素

(1) 年龄较大(>60岁)、恶性肿瘤、糖尿病、肥胖、化疗、血栓形成(如凝血因子V异常、C蛋白缺乏、S蛋白缺乏)、危重疾病,以及血栓形成病史被多项研究确定为重大风险因素。

(2) 其他风险因素包括:成人/儿童慢性疾病,包括炎症性肠病、先天性心脏病、镰状细胞疾病、终末期肾衰竭、手术/创伤患者、妊娠期、非糖尿病危重症儿童高血糖症、既往CVAD置管史、同臂重复PICC置入术。

3. 溶栓治疗的操作流程是什么?

答 尿激酶或肝素钠溶栓法一般在导管堵塞后6 h内溶栓,对溶栓药物反应敏感,复通机会较大。通常采用负压溶栓法:

(1) 将尿激酶稀释成5 000 U/mL(无尿激酶可使用100 U/mL的肝素钠),通过三通管分别连接导管、装有1 mL的尿激酶注射器、20 mL空注射器。

(2) 开通注射器与导管连接(尿激酶注射器关闭)通路,回抽后关闭该通路,使导管内形成负压。

(3) 开放三通使1 mL尿激酶注射器与导管相通,尿激酶进入导管内,保留0.5~1 h后用10 mL注射器回抽通畅,再用20 mL生理盐水脉冲冲管。

(4) 如果回抽不畅,再重复以上步骤数次直至再通,如果不能溶栓再通,多为非血凝堵塞,可考虑拔管。

知识链接

PICC溶栓治疗禁忌证

当PICC导管内形成血栓时,溶栓治疗虽为常用手段,但其应用并非毫无限制,存在一系列明确的禁忌证需严格遵循。

(1) 出血性疾病是PICC溶栓治疗的首要禁忌。这类疾病包括血友病、严重血小板减少症及近期有活动性出血史的患者,溶栓药物可能加剧出血风险,危及生命安全。

(2) 未控制的高血压也是溶栓治疗的相对禁忌之一。高血压状态下溶栓,可能因血压骤升导致脑血管意外或其他重要脏器出血。

(3) 近期接受过大手术或严重创伤的患者,由于机体处于应激状态,凝血功能异常,此时进行溶栓治疗易引发出血并发症。

(4) 颅内病变。如动脉瘤、脑出血或颅内占位性病变等,同样列为禁忌,因溶栓可能增加颅内出血的风险,加重病情。

对溶栓药物成分过敏的患者,显然也是溶栓治疗的绝对禁忌。过敏反应可轻可重,严重时甚至导致过敏性休克,危及生命。

PICC溶栓治疗虽能有效处理导管相关性血栓，但其禁忌证不容忽视。临床医生在决定治疗方案前，应全面评估患者病情，确保治疗的安全性与有效性。

4. 如何预防PICC导管堵塞？

答 (1) 使用短暂间隔的脉冲式冲管方法，每次推注1 mL，能更加有效地清除固体沉积物。

(2) 使用正压技术封管，以减少血液回流至血管通路腔。

(3) 药物与生理盐水不相容时，应先用5%GS冲洗，再使用生理盐水冲管。

(4) 不可使用静滴生理盐水代替手动脉冲封管。

(5) 观察流速，及时处理输液泵或注射泵报警。

(6) 输液时防止PICC置管肢体受压导致回血引起堵管。

拓展阅读

PICC维护注意事项及PICC患者的健康宣教

1. 注意事项

(1) 严格执行手卫生和无菌技术操作。

(2) 禁止用<10 mL的注射器冲、封管。

(3) 采用脉冲式冲管法，防止药液残留管壁；采用正压式封管法，防止血液反流。

(4) 输液接头使用最长不超过7 d；如输注血液或肠外营养液，需24 h更换1次。

(5) 去除原有透明敷料时应注意沿导管置入方向横向揭开敷料，观察局部有无渗出及皮下血肿。

(6) 出现出汗、穿刺处局部皮肤感染、敷料卷边、松脱、污染、破损等情况随时更换。

(7) 导管的固定方式应不影响对穿刺部位的监测和评估，不影响血液循环和治疗。

2. 健康宣教

(1) 告知患者带管期间注意事项。

① 每天测量臂围，进行动态观察。每次在肘横纹上10 cm处进行测量，如臂围增加2 cm，且进行辅助治疗不缓解者，应考虑拔管。

② 穿刺侧上肢可进行日常生活活动，如吃饭、梳头等，避免提重物，可进行用力握拳松拳活动。

(2) 睡眠时注意不要压迫穿刺侧肢体。

(3) 衣服袖口不宜过紧，更衣时不要将导管勾出或者拔出；穿衣时先穿置管侧衣袖，再穿健侧衣袖；脱衣时先脱健侧衣袖，后脱置管侧衣袖。

第二节 术后伤口感染

一、案例导入

一般资料：患者，男性，76岁。

现病史：20天前进食后出现呕吐，呕吐物为胃内容物，后逐渐出现哽噎感，胃镜提示胃占位，门诊以“胃占位”收治入院。入院后完善相关检查后于5月8日在全麻下行胃空肠吻合术(旁路)+腹腔镜检查，术后患者胃管无法拔出，胃镜显示胃管挂壁，遂于5月10日在全麻下行胃切开探查术，术后6天患者腹部切口出现红肿渗液，考虑切口感染。予以常规换药后未见好转且腹壁全层裂开，剑突下可见肠管，切口左侧皮肤与腹壁分离,可见最大潜行深度12 cm,伤口下缘有一不规则裂隙,腹压增高时可膨起。

辅助检查:血清白蛋白水平最低为25.7 g/L,血红蛋白69g/L,红细胞2.73×10^{12}/L。

主要治疗:6月1日请伤口护理门诊专家会诊后采用自制封闭式负压冲洗系统进行创面冲洗,经过3次共计10天的封闭式负压冲洗后,伤口基底肉芽组织红润,剑突下裂口愈合,伤口下缘裂隙愈合,增高腹压时无膨起,遂改为普通换药,经过25 d的处理,患者切口愈合良好,考虑到患者肿瘤晚期,家属要求回家自行换药处理,出院时伤口大小9 cm×4 cm,无潜行无异味,基底红润,已达二期缝合标准。

其他史:既往有脑梗病史、吸烟饮酒史。

二、临床问题解析

1. 什么是术后切口感染?

答 切口感染是外科手术常见的并发症,是指手术切口部位出现红肿、疼痛、渗液,撑开切口后见炎性液体溢出,与手术方式、手术时长、基础疾病、是否使用抗菌药物有关。

2. 术后伤口愈合类型有哪些?

答 伤口愈合的类型主要有两种:一期愈合和二期愈合。大部分手术伤口以一期愈合而闭合,组织缺损少,伤口边缘可以完美对合。一期愈合伤口的上皮化速度快,疤痕少。二期愈合伤口由于可能存在感染或伤口边缘无法满意对合,全层伤口被有意识地敞开。二期愈合中伤口要经历肉芽组织增生、伤口收缩和再上皮化等过程。二期愈合的伤口常会产生较大的疤痕。

3. 伤口愈合如何分期?

答 按时间先后分为三个阶段(炎症期、增生期、成熟期,图15-1),但事实上每一个阶段的发生都是彼此重叠的,难以清楚地区分伤口愈合过程为三个独立的阶段。

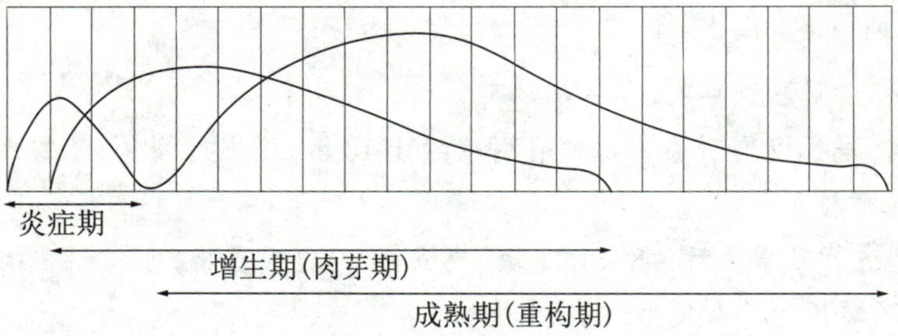

图15-1 伤口愈合分期

(1) 炎症期:伤后即刻至3~5 d。临床意义:伤口止血;清除致伤因子(如病原体)和坏死组织,防止感染。临床表现:局部红、肿、热、痛,需清创伤口。炎症期会持续1~5 d;若感染或有坏死组织存在,则炎症期会延长,导致伤口愈合延迟。巨噬细胞及中性粒白细胞在对抗感染的过程中大量死亡,导致伤口出现渗液或脓液。表15-1为与不同手术类型相关的常见致病菌。

表15-1 与不同手术类型相关的常见致病菌

手术类型	致病菌
腹部手术	革兰氏阴性杆菌、厌氧菌、链球菌
心胸手术	金葡菌、凝固酶阴性的葡萄球菌
头颈部手术	金葡菌、凝固酶阴性的葡萄球菌
骨科手术	金葡菌、凝固酶阴性的葡萄球菌
妇科手术	革兰氏阴性杆菌、厌氧菌、B族链球菌
血管外科手术	金葡菌、表皮葡萄球菌、革兰氏阴性杆菌

(2) 增生期:伤后24~48 h开始。临床意义:填补、修补创面缺损。临床表现:当伤口清创后,首先是肉

芽组织、血管及胶原蛋白的出现;其次是伤口表面被上皮增生组织覆盖;最后是伤口缩合。这些可能同时发生,表现为肉眼可见鲜红色的肉芽组织生长。增生期的新生毛细血管、成纤维细胞的增殖,最终促进了肉芽组织的生成。若需要进一步促进肉芽组织生长,可使用液体伤口敷料为伤口提供湿性愈合环境,以促进创面愈合。

(3) 成熟期:无菌手术伤口约2~3周开始;感染伤口约4~5周开始。临床意义:瘢痕逐渐形成,伤口抗拉强度得到加强(瘢痕可使创缘比较牢固地结合)。临床表现:肉眼可见伤口瘢痕性收缩、变淡。伤口局部抗拉力的强度于伤后不久就开始增加,在第3~5周抗拉力强度增加迅速,然后缓慢下来,至3个月左右抗拉力强度达到顶点(达到原有抗拉强度的80%)。

4. 有效伤口愈合的六个基本要素是什么?

答 消除原因、湿性伤口疗法、去除坏死组织和卷边、管理生物负荷、充足的组织灌注、充足的营养。

知识链接

湿性愈合理念

1962年,WINTER通过动物实验对干性愈合的方法提出了挑战,创面的湿度作为影响创面愈合的一个局部因素被提出,并逐渐受到重视。湿性创面愈合理论认为:在无菌条件下,运用封闭性敷料和药液保持创面湿度,可以加快上皮细胞增生移行和肉芽组织生长的速度,从而促进创面愈合。

5. 该患者的伤口管理方法有哪些?

答 (1) 患者评估:

① 全身评估:患者系胃癌晚期,连续两次手术打击以及肿瘤消耗性特点给患者机体造成极大创伤,导致患者出现活动无耐力、电解质紊乱、低蛋白血症、切口愈合不良感染等系列并发症,血清白蛋白水平最低为25.7 g/L,血红蛋白69 g/L,红细胞2.73×10^{12}/L。

② 心理-社会因素评估:二次手术、切口感染导致长达55 d的住院对患者及其家属带来较大心理负担,主要存在以下矛盾:家属对手术期望值较高与手术效果不理想之间的矛盾,肿瘤晚期生存期短暂与未愈合的切口导致无法出院回家间的矛盾。

③ 伤口评估:患者伤口位于腹部正中,大小为11 cm×3 cm×1 cm,3~6点钟方向潜行最大深度12 cm,剑突下空腔约1 cm×1 cm可见蠕动肠管,伤口下缘有一不规则裂隙,腹压增高时可膨起。伤口床基底组织为100%黄色组织,有大量黏稠黄色样分泌物;伤口边缘:水肿;伤口周围皮肤:发红局部表皮黏胶撕脱伤;换药时伤口中度疼痛,疼痛评分:3分(VRS);气味:1级(进入病室即可闻到异味)。

④ 总体目标:控制感染,清除坏死组织,管理渗液,促进肉芽组织生长和上皮组织爬行,促进伤口愈合,减轻患者焦虑和疼痛,早日出院。

(2) 治疗措施:

① 自制负压封闭冲洗系统控制感染、管理渗液:5月10日行二次手术后第6 d出现腹部切口红肿伴脓性分泌物,拆除缝线普通换药14 d伤口未见好转趋势,且腹壁全层裂开可见部分肠管暴露,局部切口处腹压增高时有疝出。考虑到伤口渗液量大,部分腹壁与肌层分离,为避免进一步损伤暴露的肠管及时吸收渗液,采用自制负压引流系统进行伤口冲洗(图15-2)。具体方法:a. 16号一次性硅胶吸痰管根据伤口深度修剪侧吸孔,输液延长管头端置入吸痰管(长度不超过吸痰管头端),两管并行(缝线固定),为避免冲洗时对组织造成吸附伤,冲洗管采用磺胺嘧啶银水胶体油纱包裹(缝线固定)。b. 剑突下肠管暴露部位先使用磺胺嘧啶银水胶体油纱隔离以保护肠管,将制作好的冲洗管延切口及潜行方向交叉置入;c. 表面纱布覆盖,3M透明贴完全密闭,防漏膏垫衬导管,目的是预防器械压伤以及保持密闭性。d. 输液延长管端连接生理盐水,吸痰管接负压源,负压范围10~20 kPa,动态调整冲洗液速度和负压大小。冲洗过程负压的维持非常必要,过大容易

造成吸附伤,过小则达不到有效引流不利于控制感染,必须加强引流管护理。

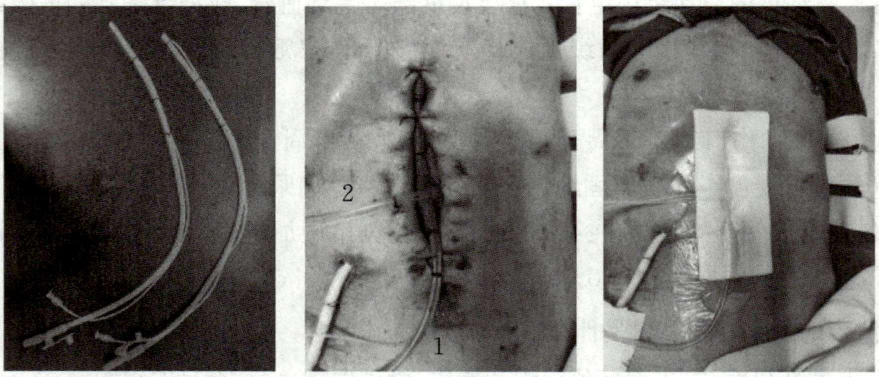

图15-2　自制负压冲洗装置

拓展阅读

负压封闭引流技术

负压封闭引流技术(vacuum sealing drainage,VSD)是一种通过覆盖生物材料及薄膜形成负压密闭腔隙,外接引流管吸引创面引流物的医疗技术。VSD可促进湿性伤口愈合,有效管理渗出液,去除死腔和防止外部污染,通过促进局部血液循环加快愈合,有效减小组织张力,降低血管通透性,减轻创周水肿,促进创面血管内皮细胞和成纤维细胞增生。

② 具体换药方法:

患者6月1日开始进行负压封闭冲洗,生理盐水清洗创面后放置冲洗系统,根据引流液颜色调整冲洗速度。6月4日打开负压冲洗系统观察创面情况,创面基底可见红润肉芽组织,剑突下空腔缩小,下缘有一不规则裂隙,可见腹腔脏器随患者咳嗽时膨起。探查左侧腔隙较前张力升高,潜行缩小,表面皮肤发红,予溃疡贴保护后继续予负压冲洗,置管方式同前,管2置入深度较前缩小(图15-3)。

6月7日创面基底可见红润肉芽组织,剑突下空腔约棉签头大小,下缘不规则裂隙基本愈合,表皮红肿好转。处理措施:伤口基底银离子覆盖,撤除管2,放置管1后继续负压封闭冲洗。

6月10日拆除残余缝线,予生理盐水清洗伤口,创面基底可见肉芽组织红润部分水肿,剑突下空腔完全闭合,下缘不规则裂隙愈合,腹压增高未见膨起,左侧潜行未完全闭合,停止负压冲洗,改为普通换药每日1次。予康复新液+浓钠湿敷,自制3M胶布拉合伤口,减轻切口张力,腹带加压二次固定。患者活动增加,焦虑情绪缓解(图15-4)。

负压封闭冲洗系统拆除后可见切口渗液量少,肉芽红润,遂采用普通换药方式,每日1次,予生理盐水清创,康复新液湿敷,表面纱布覆盖,伤口周围予3M胶布减张拉合,腹带二次固定,患者每日可正常活动。考虑到患者肿瘤晚期,家属要求回家自行换药处理,于6月25日出院,此时伤口大小9 cm×4 cm,无潜行,基底红润,已达二期缝合标准(图15-5)。

③ 其他处理措施:

a. 全身因素治疗:对症治疗患者低蛋白血症、低钾血症,除静脉补充脂肪乳氨基酸混合物外,嘱患者进食蛋白粉制剂,保证高热量、高蛋白、高维生素饮食。负压冲洗过程中发现患者食欲低下,肉芽组织新鲜但生长缓慢,究其原因与患者情绪低落以及活动限制有关,调整冲洗时间,告知营养补充的重要性后患者依从性提高。

b. 心理-社会因素处理:患者焦虑伤口迟迟未愈,向患者讲解伤口愈合机制,告知伤口治疗方案,并以以往此类成功案例增强治疗信心。兼顾患者需求,使其能在治疗间歇期下床活动,每次换药时告知其伤口好转情况增强其信心。

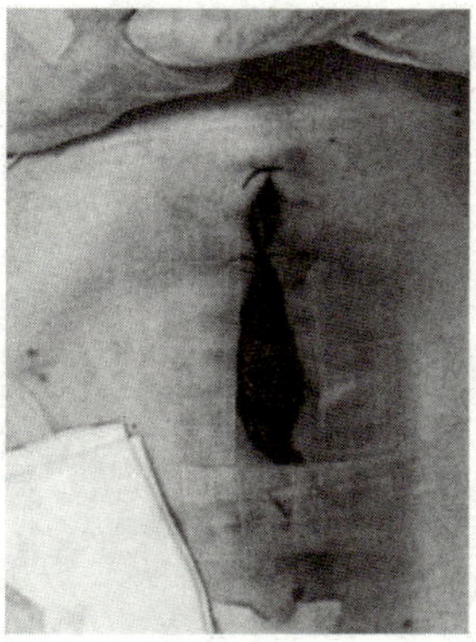

图15-3　溃疡贴保护周围皮肤

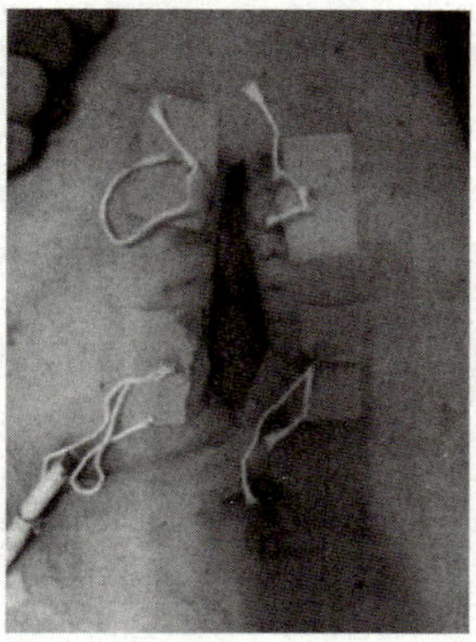

图15-4　自制3M胶布拉合切口

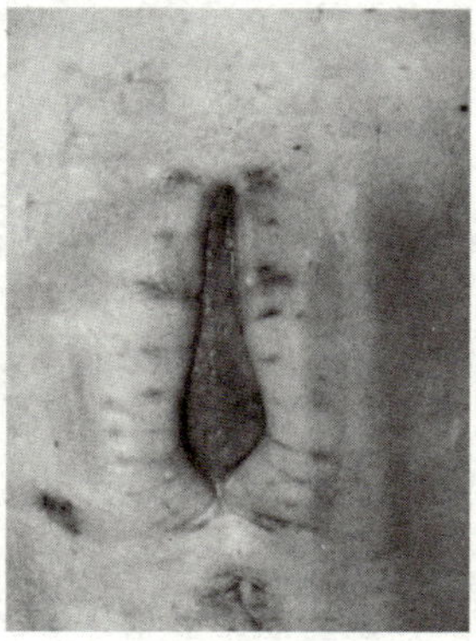

图15-5　出院时伤口情况

知识链接

姑息伤口治疗与伤口治疗原则

姑息患者常患有慢性消耗性疾病、与主要器官(肾脏、肝脏、肺或心脏)衰竭相关的晚期疾病、严重痴呆、复杂的社会-心理问题、自我照护能力减退和难以应对的伤口相关症状。姑息照护不排斥积极治疗和其他支持策略以防止已有伤口恶化和新伤口的发生,其需要在患者个体需求和其照护圈之间寻找平衡,重点由传统伤口治疗转变为改善患者舒适度和提高尊严、缓解痛苦和改善生活质量。对于晚期肿瘤患者,有温度的医疗护理绝不是仅仅治愈某个具体医学问题,在漫长的治疗周期及患者有限的生命周期之间,选择对患者、家庭-社会支持者最有利的模式亦是医学人文的体现。

以人为本,把握伤口治疗原则:

以患者为中心:时刻牢记我们面对的是一个有慢性伤口的人。我们可以制定一个精妙的治疗计划,但如果得不到患者的认同和配合,计划注定要失败。

整体性:最佳实践需要对患者进行整体评估,而不仅仅是患者身上的伤口。需探寻所有可能的影响因素。

多学科合作:伤口治疗是一项复杂的任务,需要多学科的技能。高年资护士、物理治疗师、职业治疗师、营养师和医生(全科和专科如皮肤科、整形外科和血管外科)是治疗团队组成的核心成员。此外,在某些情况下,还需要社会工作者的介入。

循证医学:在当今医疗环境中,治疗必须基于已有的最佳证据,且需具有好的性价比。

参考文献

[1] 慢性阻塞性肺疾病(COPD)诊治规范:草案[J].中华结核和呼吸杂志,1997(4):8-12.

[2] 慢性阻塞性肺疾病诊疗规范:2011年版[J].中国医学前沿杂志(电子版),2012,4(1):69-76.

[3] 陈亚红.2020年GOLD慢性阻塞性肺疾病诊断、治疗及预防全球策略解读[J].中国医学前沿杂志(电子版),2019,11(12):32-50.

[4] 李育莲,李红.慢性阻塞性肺疾病患者长期家庭氧疗护理的研究进展[J].中华护理杂志,2019,54(11):1746-1751.

[5] 李正欢,张晓云,陈杨,等.基于2021年GOLD《COPD诊断、治疗与预防全球策略》解析慢性阻塞性肺疾病稳定期非药物管理策略[J].中国全科医学,2022,25(2):131-138.

[6] 蔡柏蔷.慢性阻塞性肺疾病急性加重(AECOPD)诊治中国专家共识(草案)[J].中华哮喘杂志(电子版),2013,7(1):1-13.

[7] 方慧,刘贤亮,王斌,等.远程医疗技术在慢性阻塞性肺疾病患者居家肺康复中的应用进展[J].中华护理杂志,2019,54(10):1597-1600.

[8] 蒙明虑,许建国,陈高,等.成人吸烟及二手烟暴露与哮喘发病的关系[J].广西医学,2021,43(12):1466-1469,1473.

[9] 陈继威,侯松茂,王岳川.高流量湿化氧疗联合甲泼尼龙治疗重症哮喘患者的疗效[J].慢性病学杂志,2023,24(4):633-635+639.

[10] 燕小莉,宋慧,饶会林.变应性支气管肺曲霉病的临床特征及急性加重影响因素[J].临床肺科杂志,2024,29(10):1485-1489.

[11] 陈明诚.布地奈德联合伏立康唑治疗变应性支气管肺曲霉病的临床效果[J].临床合理用药,2023,16(29):63-66.

[12] 王丽梅.支气管哮喘患者的护理要点[J].内蒙古中医药,2005(4):45.

[13] 林江涛,祝墡珠,王家骥,等.中国支气管哮喘防治指南:基层版[J].中国实用内科杂志,2013,33(8):615-622.

[14] 刘白鸽.肺炎常见病理分类及护理措施[J].中西医结合心血管病电子杂志,2019(7):2

[15] 高赛英,王韵文.20例老年人肺部感染的特殊临床表现[C].中华医学会急诊医学学会第六次全国急诊医学学术会议论文汇编.1996.

[16] 米娟,裴理辉,李君,等.胸部X线联合CT检查对肺部感染早期筛查的诊断意义[J].中华医院感染学杂志,2016,26(13):3.

[17] 黄棋,黄锐银,雷铖,等.我国“互联网+护理服务”开展现状及影响因素分析[J].循证护理,2023,9(13):2386-2390.

[18] 何礼贤.重症肺炎诊断和治疗进展[J].当代医学,2001,7(7):5.

[19] 黎子武,郑志坚.纤维支气管镜检查联合肺泡灌洗液检查用于肺炎支原体早期感染诊断可行性[J].包头医学院学报,2019,35(7):2.

[20] 王洁,赫捷.原发性肺癌化疗规范化应用中国指南:2024版[J].中国肿瘤临床与康复,2024,31(9):525-548.

[21] 王洁,赫捷.中国肺癌免疫治疗规范化应用指南:2024版[J].中国肿瘤临床与康复,2024,31(11):659-700.

[22] 张婧尧,崔久嵬.肺癌免疫治疗耐药的挑战与对策[J].中国肿瘤生物治疗杂志,2024,31(11):1073-1084.

[23] 陈宗喻,杜娟,张先明.肺血栓栓塞症的临床诊治进展[J].中华全科医学,2020,18(7):1181-1184.

[24] 徐丹.阿替普酶与尿激酶溶栓治疗急性中高危肺栓塞患者的临床疗效及出血风险分析[D].济宁:济宁医学院,2023.

[25] 孙雪,施举红.肺栓塞溶栓治疗新理念[J].协和医学杂志,2020,11(2):135-139.

[26] 王苏敏,杨玉金,颜兴伟,等.静脉血栓栓塞症患者下腔静脉滤器植入术围术期护理的研究进展[J].护理研究,2021,35

(2):286-288.

[27] 胡春梅,田鑫悦,陈蒙华.腔静脉滤器的应用进展[J].血管与腔内血管外科杂志,2024,10(2):180-184,209.

[28] 马玉芬,徐园,王晓杰,等.普通外科患者静脉血栓栓塞症风险评估与预防护理专家共识[J].中华护理杂志,2022,57(4):444-449.

[29] 吴洲鹏,李凤贺,戴贻权,等.老年人静脉血栓栓塞症防治中国专家共识[J].中国普外基础与临床杂志,2023,30(10):1173-1187.

[30] 任章朋,史梦婕,熊申明.阿替普酶联合华法林治疗急性肺栓塞患者的有效性分析[J].黑龙江医学,2022,46(3):301-303.

[31] 吴洲鹏,李凤贺,戴贻权,等.老年人静脉血栓栓塞症防治中国专家共识[J].中国普外基础与临床杂志,2023,30(10):1173-1187.

[32] 王卫国,戴正行,詹一,等.下腔静脉滤器置入联合导管接触性溶栓治疗急性下肢深静脉血栓疗效分析[J].中国现代医药杂志,2024,26(2):60-62.

[33] 魏秀超,雷蕾,欧阳晓丽.气道管理小组在重症呼吸衰竭患者护理中的应用[J].齐鲁护理杂志,2019,25(23):91-93.

[34] 梁向清.关于慢性呼吸衰竭护理新进展的研究[J].全科口腔医学电子杂志,2019,6(21):76-77.

[35] 中华医学会,中华医学会杂志社,中华医学会全科医学分会,等.中国慢性阻塞性肺疾病基层诊疗与管理指南:2024年[J].中华全科医师杂志,2024,23(6):578-602.

[36] 李苗苗,罗健,谢霖,等.预防ICU获得性谵妄和获得性衰弱的集束化策略研究进展[J].中华护理杂志,2018,53(3):358-362.

[37] HUANG F, SUN J, ZHANG L, et al.SIRT1在血液系统肿瘤中的研究进展[J].Journal of Zhejiang University-Science B,2019,20(5):391-398.

[38] 徐萌,张蓓,贾滟文.不同封管方式在白血病患者植入静脉输液港护理中的应用[J].齐鲁护理杂志,2022,28(15):161-162.

[39] 叶宝东,李杭超.中西医结合治疗再生障碍性贫血[J].中国实用内科杂志,2023,43(7):551-555.

[40] 沈宏宇,唐文娇,陈凤姣,等.多发性骨髓瘤患者的日常护理:基于医护患一体化模式的全生命周期健康管理[J].华西医学,2025,40(3):490-494.

[41] 王利秀,李建芳,程红霞,等.造血干细胞移植并发移植物抗宿主病患者皮肤护理的最佳证据总结[J].中华护理杂志,2023,58(9):1120-1126.

[42] 方云,刘敏杰,吴耀辉,等.提升成人造血干细胞移植患者营养管理质量的证据总结[J].中华护理杂志,2019,54(10):1488-1494.

[43] 叶梦华,徐敏.造血干细胞移植患者肌少症管理的研究进展[J].中华护理杂志,2021,56(10):1595-1600.

[44] 宋亚亚,朱霞明,陆茵,等.异基因造血干细胞移植患者生活质量变化轨迹及影响因素研究[J].中华护理杂志,2021,56(6):867-872.

[45] 谢煜,李鑫,杜世正,等.踝泵运动预防关节置换患者围术期下肢深静脉血栓形成的循证实践[J].中华现代护理杂志,2024,30(29):3986-3994.

[46] 王霞,袁红,高丽萍.系统化快速康复训练在老年股骨颈骨折患者术后的应用效果[J].中国医药导报,2024,21(1):181-184.

[47] 程丽.舒适护理对高龄髋关节置换患者术后康复锻炼依从性及生活质量的影响研究[J].中医学报,2019(S2):181-182.

[48] 陈孝平,汪建平.外科学[M].9版.北京:人民卫生出版社,2018.

[49] 王达义,常巍.脊柱外科诊断与治疗原则指南[M].上海:第二军医大学出版社,2013.

[50] 莫文,袁文.脊髓型颈椎病中西医结合诊疗指南:2023[J].中国骨伤,2024,37(1):103-110.

[51] 李乐之.外科护理学[M].7版.北京:人民卫生出版社,2024.

[52] 李伦兰.现代骨科临床护理[M].合肥:安徽科学技术出版社,2016.

[53] 章薇,李金香,娄必丹,等.中医康复临床实践指南·项痹(颈椎病)[J].康复学报,2020,30(5):337-342.

[54] 崔学军,姚敏.颈椎病中西医结合诊疗专家共识[J].世界中医药,2023,18(7):918-922.

[55] 中华医学会骨科学分会关节外科学组,中国医师协会骨科医师分会骨关节炎学组,国家老年疾病临床医学研究中心(湘雅医院),等.中国骨关节炎诊疗指南:2021年版[J].中华骨科杂志,2021,41(18):1291-1314.

[56] 周广福,唐本森,伍旭林,等.膝骨关节炎患者全膝关节置换术后影响膝关节功能恢复相关因素的研究[J].中华实验外科杂志,2020,37(2):279.

[57] 李明鹏.骨关节炎患者术后膝关节功能恢复的影响因素[J].黑龙江医药学,2021,44(6)17:174.

[58] 黄双霜,向小娜,余曦,等.富血小板血浆来源外泌体治疗膝骨关节炎的机制与作用[J].中国组织工程研究,2023,27(15):2420-2426.

[59] 严娅岚,江雪,周颖,等.菱形阻滞联合腔内臭氧注射和运动康复治疗膝关节骨性关节炎的疗效分析[J].中国现代医学杂志,2021,31(4):15-20.

[60] Mcalindon T E, Bannuru R R, Sullivan M C, et al. OARSI guidelines for the non-surgical management of knee osteoarthritis[J]. Osteoarthritis and Cartilage, 2014, 22(3):363-388.

[61] Jamjittrong S, Matsuda A, Matsumoto S, et al. Postoperative non -steroidal anti-inflammatory drugs and anastomotic leakage after gastrointestinal anastomoses: systematic review and meta-analysis[J]. Ann Gastroenterol Surg, 2020, 4(1):64-75.

[62] 李明,胡铭,邱玺鹏. 盐酸氨基葡萄糖联合唑来膦酸注射液治疗绝经后骨质疏松合并膝骨关节炎患者的效果[J]. 临床医学研究与实践,2020,5(18):40-42.

[63] 张杰,刘永飞,曹建泽,等.多模式镇痛在全膝关节置换术中应用的研究进展[J].骨科,2024,15(6):568-572.

[64] 张子安,李涛,李晨恺,等.机器人辅助全膝关节置换术治疗Krackow Ⅰ型膝关节外翻畸形的早期临床疗效研究[J].中华骨与关节外科杂志,2022,15(8):605-611.

[65] 徐倩慧,张洁,陶天奇,等.个案管理模式联合加速康复外科护理在髋关节置换术患者围术期中的应用[J].中华现代护理杂志,2021,27(3):379-383.

[66] 李倩倩,郝艳艳,陈岩.快速康复理念结合冰敷疗法在老年膝关节置换术后应用效果[J].中国老年学杂志,2022,42(16):4101-4104.

[67] 黄聪慧.中医中药护理干预在膝关节骨性关节炎护理中的效果[J].新疆中医药,2021,39(6):57-58.

[68] 朱彩云,熊怡胜,刘琍,等. 中医护理干预在膝骨关节炎体外冲击波穴位治疗患者中的应用效果[J].护理实践与研究,2021,18(7):969-973.

[69] 张玲,黄蓉,喻靖,等. 温针灸结合中药熏洗护理对膝关节骨性关节炎患者关节功能及血清炎性因子水平的影响[J].长春中医药大学学报,2020,36(5):955-958.

[70] 任敬,巩航辉,郑世成,等.单半径假体全膝关节置换术对重度膝关节骨性关节炎患者膝关节活动度和术后并发症的影响[J].陕西医学杂志,2022,51(10):1249-1252.

[71] 李晓乐,杨自权,刘旭,等.膝关节镜手术对随后全膝关节置换术疗效影响的Meta分析[J].中国骨伤,2022,35(9):886-892.

[72] 廖洁琼.医养融合理念下髋膝关节置换术后延续性护理模式在术后康复中的应用效果[J].实用临床护理学电子杂志,2020,5(49):11-27.

[73] 陈敏,田少娟,王冬梅.延续性护理模式在全髋关节置换术后的应用效果[J].中国当代医药,2021,28(9):188-190.

[74] 李章来,吴立忠,祝福贵,便携式膝关节智能康复训练系统在全膝关节置换术后患者康复训练中的应用[J].中国骨与关节损伤杂志,2023,2(38):144-148.

[75] 帅贞瑜,侯金倩,高维纬,等.可穿戴惯性传感器在膝骨关节炎康复评估与治疗中的应用[J].中国康复医学杂志,2024,39(5):747-752.

[76] Zhu D, Zhao J N, Wang M X, et al. Rehabilitation applications based on behavioral therapy for people with knee osteoarthritis: systematic review[J]. JMIR mHealth and uHealth, 2024, 12(1):e53798.

[77] 杨鑫,程晴灏,张富强,等.机器人辅助全膝关节置换术治疗膝骨关节炎内翻畸形的早期疗效[J].中国骨伤,2024,11(10):1-9.

[78] 王炜,陈鑫,范彧,等.机器人辅助全膝关节置换术治疗严重膝骨关节炎的临床研究[J].中华骨与关节外科杂志,2021,14(5):393-398.

[79] 张姣姣.自护理论联合医护协同护理模式对脑梗死出院患者健康行为及自我护理能力的影响研究[J].航空航天医学杂志,2024,35(10):1271-1274.

[80] 樊玉霞.延续护理联合吞咽功能分级护理在急性脑梗死后吞咽障碍患者中的应用效果[J].中国民康医学,2024,36(20):159-161.

[81] 徐敏,杨露.老年脑梗死鼻饲患者发生吸入性肺炎的危险因素分析及预测模型构建[J].东南大学学报(医学版),2024,43(5):704-711.

[82] 黄丽霞,李丽婷,邬细静.优化溶栓护理流程联合超早期个性化护理应用于急性脑梗死溶栓患者的临床效果[J].岭南急诊医学杂志,2024,29(5):573-575.

[83] 任青,王婷,杜峰.基于应激系统理论的护理模式结合集束化护理策略在急性脑梗死患者溶栓治疗后的应用效果[J].临床医学研究与实践,2024,9(29):183-186.

[84] 车雅男,葛晓梅,郭天天.医护患协同管理模式在急性脑梗死患者中的应用效果[J].河北医药,2024,46(19):2978-2981.

[85] 刘莹.院前急救与控制溶栓时间的急救护理在急性脑梗死中的应用[J].中国医药指南,2024,22(27):167-169.

[86] 曹娟.综合护理在老年急性脑梗死患者中的应用[J].中国医药指南,2024,22(27):173-175.

[87] 程贺勤,姚明松,马爱勤.全程护理联合心理干预应用在老年脑梗死患者长期药物治疗期间的效果[J].中国药物滥用防治杂志,2024,30(9):1743-1746.

[88] 杜立新,任金红,于新妍,等.急性前循环大血管闭塞机械取栓196例围术期护理[J].齐鲁护理杂志,2024,30(16):103-105.

[89] 《中国卒中中心报告2022》概要[J].中国脑血管病杂志,2024,21(8):565-576.

[90] 王攀君,张晓敏.快速康复护理在脑梗死血管内介入治疗患者中的应用[J].中国医药指南,2024,22(22):167-169.

[91] 叶淑英,郑应红,林舜贤,等.急诊一体化溶栓护理模式对急诊脑梗死患者急救效率、神经功能及短期预后的影响[J].护理实践与研究,2024,21(7):1095-1100.

[92] 秦盼盼,崔艳,程小丽,等.ICU标准化急救护理对急性脑梗死机械取栓患者救治效果的影响[J].现代实用医学,2024,36(6):809-811.

[93] 吴贞.急性脑梗死患者静脉溶栓后应用综合护理干预效果[J].中国医药指南,2024,22(15):170-172.

[94] 《中国卒中中心报告2022》概要[J].中国脑血管病杂志,2024,21(8):565-576.

[95] 王增武,王圣,冯彩霞,等.中国卒中患者高血压管理专家共识[J].中国卒中杂志,2024,19(6):672-698.

[96] 赵洁,杨君艳,张珍,等.ICU标准化护理流程在重症脑出血患者中的应用价值[J].中国标准化,2024(18):261-264.

[97] 余春慧,赵春梅,李慧.基于患者需求的全方位护理干预结合集束化管理策略在高血压脑出血围术期的应用效果[J].临床医学研究与实践,2024,9(28):183-186.

[98] 薛红,邵传亮.重症脑出血微创颅内血肿清除引流手术的护理配合及结局观察[J].中国初级卫生保健,2024,38(9):92-94.

[99] 朱甜甜.浅析围术期康复护理对脑出血患者术后感染及炎症应激状态的影响[J].中国感染与化疗杂志,2023,23(4):538.

[100] 段洋.临床护理路径对脑出血患者护理中的效果分析:评《神经科疾病观察与护理技能》[J].中国实验方剂学杂志,2023,29(9):260.

[101] 卜娜分,蔡海云,黄涛,等.46例脑出血患者神经内镜下颅内血肿清除术的并发症观察及护理[J].护理学报,2022,29(2):71-72.

[102] 周雨,钟维佳,黄天星,等.平扫CT深度学习用于自发性脑出血研究进展[J].中国医学影像技术,2024,40(12):1945-1948.

[103] 李之明,王孜杰,李琦.2024美国卒中学会Code ICH脑出血早期一体化诊治方案专家共识解读[J].中国卒中杂志,2024,19(6):714-724.

[104] 董强,赵性泉,王晶,等.脑出血医疗质量控制指标[J].中国卒中杂志,2024,19(1):44-49.

[105] 王晶,李子孝,董强,等.《脑出血医疗质量控制指标》的解读[J].中国卒中杂志,2024,19(1):50-54.
[106] 吴冬云,周月华,李京,等.动脉瘤性蛛网膜下腔出血患者脑CTP特征及其与不良预后的相关性[J].卒中与神经疾病,2024,31(5):436-441.
[107] 马鹤桐,王春娟,杨林,等.中英文标准化动脉粥样硬化性脑血管病术语中国专家共识[J].中国卒中杂志,2024,19(8):973-977.
[108] 刘秋华.急性重症胰腺炎患者开展床旁血液滤过治疗的护理干预措施分析[J].基层医学论坛,2024,28(17):20-22.
[109] 黄雪梅.经鼻肠管早期肠内营养治疗急性重症胰腺炎的应用及护理[J].吉林医学,2023,44(9):2632-2634.
[110] 杨微,李琳.循证护理在重症急性胰腺炎患者中的应用效果分析[J].中国社区医师,2025,41(10):79-81.
[111] 陈丽颖.基于LEARNS模式的健康教育方案在重症急性胰腺炎患者护理中的应用研究[D].兰州:甘肃中医药大学,2024.
[112] 李备,林俊,翟惠敏.基于床旁简易指标急性胰腺炎护理预警模型的构建[J].护理学报,2022(12):6-10.
[113] 郭晶,底瑞青.零缺陷护理干预应用于重症急性胰腺炎护理中的效果观察[J].岭南急诊医学杂志,2023,28(3):282-284.
[114] 杨雪梅,吴光柳,刘芳,等.重症急性胰腺炎患者静脉输液管理的循证护理实践[J].循证护理,2023,9(4):621-625.
[115] 覃冬雪.急性重症胰腺炎护理的研究进展[J].当代护理,2023,3.
[116] 翁燕燕.系统化护理在连续性肾脏替代法(CRRT)治疗重症急性胰腺炎护理中的应用价值[J].中文科技期刊数据库(全文版)医药卫生,2022(1):93-96.
[117] 韩优,郝婧,董红霞,等.经鼻空肠营养管在急性重症胰腺炎的早期应用及护理方法分析[J].中华胃肠内镜电子杂志,2023,10(4):274-277.
[118] 杨艳丽,杨晓丽.序贯化营养与肠外营养在小儿急性胰腺炎护理中的应用效果观察[J].护理研究,2022,36(8):1480-1483.
[119] 孙梅.预见性护理在急性上消化道大出血患者护理中的效果[J].中华灾害救援医学,2024,11(1):120-123.
[120] 马文娟,杨金涛.肝硬化合并上消化道大出血急诊治疗及综合护理效果分析[J].青海医药杂志,2023,53(11):35-38.
[121] 武作家,王飒.上消化道大出血患者行复苏性主动脉球囊阻断止血的急救护理[J].中华急危重症护理杂志,2023,4(4):340-343.
[122] 牛辉.重症上消化道出血整体护理要点分析[J].国际医学与数据杂志,2023(6).
[123] 王玉娟,韩国杰,柴宇霞.Rockall评分系统的护理流程在肝硬化失代偿期合并急性上消化道大出血患者中的应用[J].齐鲁护理杂志,2021,2(7):119-121.
[124] 陈晓,吴壮填,陈思玲,等.急诊快速护理流程在危险性上消化道出血中的应用效果分析[J].岭南急诊医学杂志,2023,28(6):619-621.
[125] 翟晓莲.不同输血方法对上消化道大出血患者输血情况的影响[J].中外医学研究,2024,22(33):100-103.
[126] 武如艳.肝硬化并上消化道大出血的急救护理措施[J].养生保健指南,2021(1):202.
[127] 曹佳琴.阶段性健康教育在上消化道出血护理中的应用[J].临床护理研究,2023,32:163-165.
[128] 蒋丽.舒适护理在上消化道出血护理中的价值[J].国际护理学研究,2023,4(6).
[129] 朱芮,王珠珠,张巧仙,等.急性非静脉曲张性上消化道出血患者早期经口进食效果的Meta分析[J].中华护理杂志,2023,58(3):334-341.
[130] 高诗雨.上消化道出血的临床护理:评《消化内科护理手册》[J].世界中医药,2024,19(4):1.
[131] 刘道粤,王艳梅,潘欣欣,等.消化道出血护理质量指标体系的构建[J].上海护理,2023,23(8):7-12.
[132] 罗宇君,张雅敏.肝部分切除术后连续监测吲哚菁绿15分钟滞留率联合标准残肝体积对肝细胞癌患者肝功能不全的预测价值[J].临床肝胆病杂志,2024,40(6):1162-1168.
[133] 赵东.基于三维可视化Couinaud肝分段与血流拓扑学肝分段在原发性肝癌诊治中的对比研究[D].广州:南方医科大学,2020.
[134] 胡艳艳.原发性肝癌患者TACE术后综合征的危险因素分析[J].实用癌症杂志,2024,39(10):1643-1645,1654.

[135] 王威,周国锋.影像学检查技术在评估肝癌TACE疗效方面的进展[J].临床放射学杂志,2021,40(6):1239-1242.

[136] 曹晖,陈亚进,顾小萍,等.中国加速康复外科临床实践指南:2021版[J].中国实用外科杂志,2021,41(9):961-992.

[137] 潘淑芳,黄丽红,崔丽娜.基于微信平台的延续护理在行胆道术后带T管出院患者中的应用效果[J].中西医结合护理(中英文),2022,8(12):193-195.

[138] 王昭月,杨明,周军.2023年度胰腺癌系统治疗研究进展[J].肿瘤综合治疗电子杂志,2024,10(2):20-27.

[139] 陈裕斌,张传钊,侯宝华.胰十二指肠切除术后胰瘘及胰瘘合并出血的预防及治疗策略[J].实用医学杂志,2024,40(15):2084-2091.

[140] 李伟,许志伟.腹腔双套管匀速冲洗引流治疗胰十二指肠切除术后胰漏[J].外科理论与实践,2019,24(1):51-54.

[141] 于易通,任心爽,尹卫华,等.B型主动脉夹层患者的临床特点及预后随访[J].中国循环杂志,2022,37(11):1130-1137.

[142] 申银艳,侯星丽,欧青兰,等.基于互联网的ERAS护理模式在颈椎前路手术患者康复中的应用[J].湖北医药学院学报,2023,42(3):325-328.

[143] 中国医师协会检验医师分会心血管专家委员会.心肌肌钙蛋白实验室检测与临床应用中国专家共识[J].中华医学杂志,2021,101(37):2947-2961.

[144] 心肌肌钙蛋白实验室检测与临床应用中国专家共识.中华医学杂志[J].2021,101(37):2947-2961.

[145] 张晓萌,胡雁,张延红.踝泵运动预防妇科肿瘤术后下肢深静脉血栓的最佳证据总结[J].护士进修杂志,2023,38(3):241-246.

[146] 徐文彦,杨瑞,刘宝平.老年脊柱转移瘤患者手术治疗后远期预后的影响因素分析[J].颈腰痛杂志,2020,41(4):417-419.

[147] 李夏雨,罗士针.对糖尿病周围神经病变患者行中医全面护理的效果观察[J].医学食疗与健康,2022,20(18):102-105.

[148] 袁莉,孙晓宁,王春生.左心室辅助装置治疗心力衰竭的现状及进展[J].中国胸心血管外科临床杂志,2022,29(4):508-513.

[149] 陈杏梅,金晓英,方丽萍,等.腹部手术患者切口感染的临床护理研究[J].中华医院感染学杂志,2016,26(3):703-705.

[150] 任南.2014年全国医院感染横断面调查报告[J].中国感染控制杂志,2016,15(2):83-87.

[151] 曹颖,廖玲,覃焦,等.成人术后急性疼痛评估工具的范围综述[J].护理学杂志,2023,38(7):110-116.

[152] 瞿小龙,蒋琪霞.恶性肿瘤伤口气味评估与管理的研究进展[J].中国护理管理,2014,14(4):435-437.

[153] 闫永宏,苏成明.负压封闭引流技术国内临床应用进展[J].河北北方学院学报(自然科学版),2020,36(12):55-58,63.

[154] 李现乐,宋志伟.负压封闭引流在骨科创伤患者中的应用效果分析[J].中国烧伤创疡杂志,2023,35(3):200-203.

[155] 周凌寒,康丽萍,康良琦,等.银离子敷料联合负压引流治疗感染性伤口的系统评价[J].中华护理教育,2021,18(11):1032-1039.

[156] 胡海涛,彭亮,冯伟清,等.改良封闭式负压引流技术治疗腹部手术切口感染临床研究[J].中国实用外科杂志,2019,39(3):266-267.

[157] 李永刚,李平,赵光锋,等.简易负压封闭引流技术在25例腹部创伤患者感染切口中的应用效果[J].中国医药指南,2023,21(8):68-70.

[158] 王增武,王文.中国高血压防治指南(2018年修订版)解读[J].中国心血管病研究,2019,17(3):5.

[159] 王增武.《中国高血压防治指南(2024年修订版)》更新要点解读[J].中国心血管杂志,2024,29(5):391-395.

[160] 张玲,常峪文,热孜亚·夏吾东.团队模式下闭环式健康教育在老年高血压患者护理中的应用观察[J].老年医学与保健,2024,30(1):84-88.

[161] 中华医学会物理医学与康复学分会,四川大学华西医院.中国冠心病康复循证实践指南(2024版)第一部分[J].中华物理医学与康复杂志,2024,46(6):481-491.

[162] 李小芬,丁玲,潘光美,等.King达标理论下分阶段康复运动对冠心病PCI术后Tei指数,有氧运动能力的影响[J].中国康复医学杂志,2023,38(8):1096-1101.

[163] 莫春桃,李欢,陈新馨.老年心肌梗死患者后期心脏康复依从性的影响因素[J].中华老年多器官疾病杂志,2023,22(9):674-677.

[164] 朱宇倩,高亚南,贾俊婉,等.炎症性肠病患者饮食限制体验的质性研究[J].中华护理杂志,2024,59(1):50-56.

[165] 侯瑾.互动式健康教育在溃疡性结肠炎护理中的应用和效果探究[J].中文科技期刊数据库(全文版)医药卫生,2023(6):96-98.

[166] 何镭,刘兴会.正常分娩指南(2020)要点解读:产程的观察及处理[J].实用妇产科杂志,2021,37(2):95-96.

[167] 魏琳娜,庞婉颖,漆洪波.NICE《产时管理》指南(2023)解读[J].实用妇产科杂志,2024,40(8):625-629.

[168] 徐韬.《新生儿早期基本保健技术服务与质量评估指南(试行)》解读[J].中国妇幼卫生杂志,2023,14(4):1-2.

[169] 孔北华,马丁,段涛.妇产科学[M].10版.北京:人民卫生出版社,2018.

[170] 李雅岑,刘宁宁,肖云霞,等."互联网+"母婴居家护理服务中的安全管理实践[J].中国护理管理,2023,23(7):984-988.

[171] 周玮.产后出血预防与处理指南(2023年)解读[J].实用妇产科杂志,2024,40(3):195-198.

[172] 凌利,马少平,孔丽娜.球囊压迫对前置胎盘剖宫产产后出血患者创伤应激状态和性激素的影响[J].中国妇产科临床杂志,2020,21(3)::289-290.

[173] 郭晓玥,王妍,赵扬玉.严重产后出血的危险因素识别[J].中国实用妇科与产科杂志 2024,40(4):396-399.

[174] 孔北华,马丁,段涛.妇产科学[M].10版.北京:人民卫生出版社,2024.

[175] Lippi G, Favaloro E, Cervellin G.Prevention of venous thromboembolism: focus on mechanical prophylaxis[J]. Semin Thromb Hemost,2011(37):237-251.

[176] 王巧松,张坤,郑奇容,等.妊娠期糖尿病患者产后管理的最佳证据总结[J].中华护理杂志,2024,59(6):691-698.

[177] 邢年路,周英凤,陈姝宇,等.妊娠期糖尿病非药物管理患者指南[J].中华护理杂志,2024,59(6):662-668.

[178] 查慧贤,蒋英,蒋玲,等.妊娠期糖尿病患者血糖自我管理教育及支持的最佳证据总结[J].中华护理杂志,2023,58(11):1308-1315.

[179] 邢年路,周英凤,方园,等.妊娠期糖尿病患者孕期热量及三大营养素分配相关指南的系统评价[J].中华护理杂志,2023,58(24):2967-2975.

[180] 张欣,尹卫,刘巧艳,等.妊娠期糖尿病患者家庭支持与血糖管理决策行为的纵向研究[J].中华护理杂志,2024,59(6):669-676.

[181] 中华医学会妇产科学分会产科学组.早产临床防治指南:2024版[J].中华妇产科杂志,2024,59(4):257-269.

[182] 刘月华,冉雨鑫,漆洪波.WAPM/PMF2023年《早产管理的临床实践指南》解读[J].中国实用妇科与产科杂志,2024,40(3):329-333.

[183] 吴艳,钟晓云.早产儿胎盘输血的研究进展[J].中华围产医学杂志,2020,23(9):630-634.

[184] Seaman R D, Kopkin R H, Turrentine M A. Erythromycin vs azithromycin for treatment of preterm prelabor rupture of membranes :a systematic review and meta-analysis [J]. Am J. Obstet Gynecol,2022,226(6):794-801.

[185] 李巾宇,李正红.捐赠母乳的临床应用及人乳库发展[J].中华临床营养杂志,2024,32(3):180-185.

[186] 蒋湘,应豪.子宫颈手术史孕妇自发性早产的预测和预防[J].中国实用妇科与产科杂志,2023,39(6):597-601.

[187] 刘月华,冉雨鑫,漆洪波.WAPM/PMF2023年《早产管理的临床实践指南》解读[J].中国实用妇科与产科杂志,2024,40(3):329-333.

[188] 黄金妹,曾磊.袋鼠式护理联合抚触护理在早产儿护理中的应用效果[J].中国社区医师,2024,40(34):121-123.

[189] 苏丽娜,杨雪兰,方晓纯,等.新生儿低体温预防和处理的最佳证据总结[J].循证护理,2024,10(21):3820-3830.

[190] 中国妇幼保健协会麻醉专业委员会.剖宫产术后加速康复麻醉实践专家共识[J].中国医刊,2022,57(7):717-722.

[191] 国家产科专业医疗质量控制中心,中华医学会围产医学分会.剖宫产手术专家共识:2023[J].中华妇产科杂志,2024,59(1):14-21.

[192] 崔改英,董丽菲,宁文杰.妊高症孕、产妇采用优质护理方案的护理效果及满意度:评《实用妇产科护理》[J].中国实验方剂学杂志,2021,27(14):174.

[193] 郝振宇,闫慧兰,王峰.《专科健康教育与护患沟通》出版:妊高症孕产妇采用优质护理方案的护理效果及满意度分析[J].介入放射学杂志,2023,32(3):307.